中国気功学

●著／馬済人　●監訳／浅川　要　●解題／津村　喬
●訳／植地博子・加藤恒夫・塩原智恵子

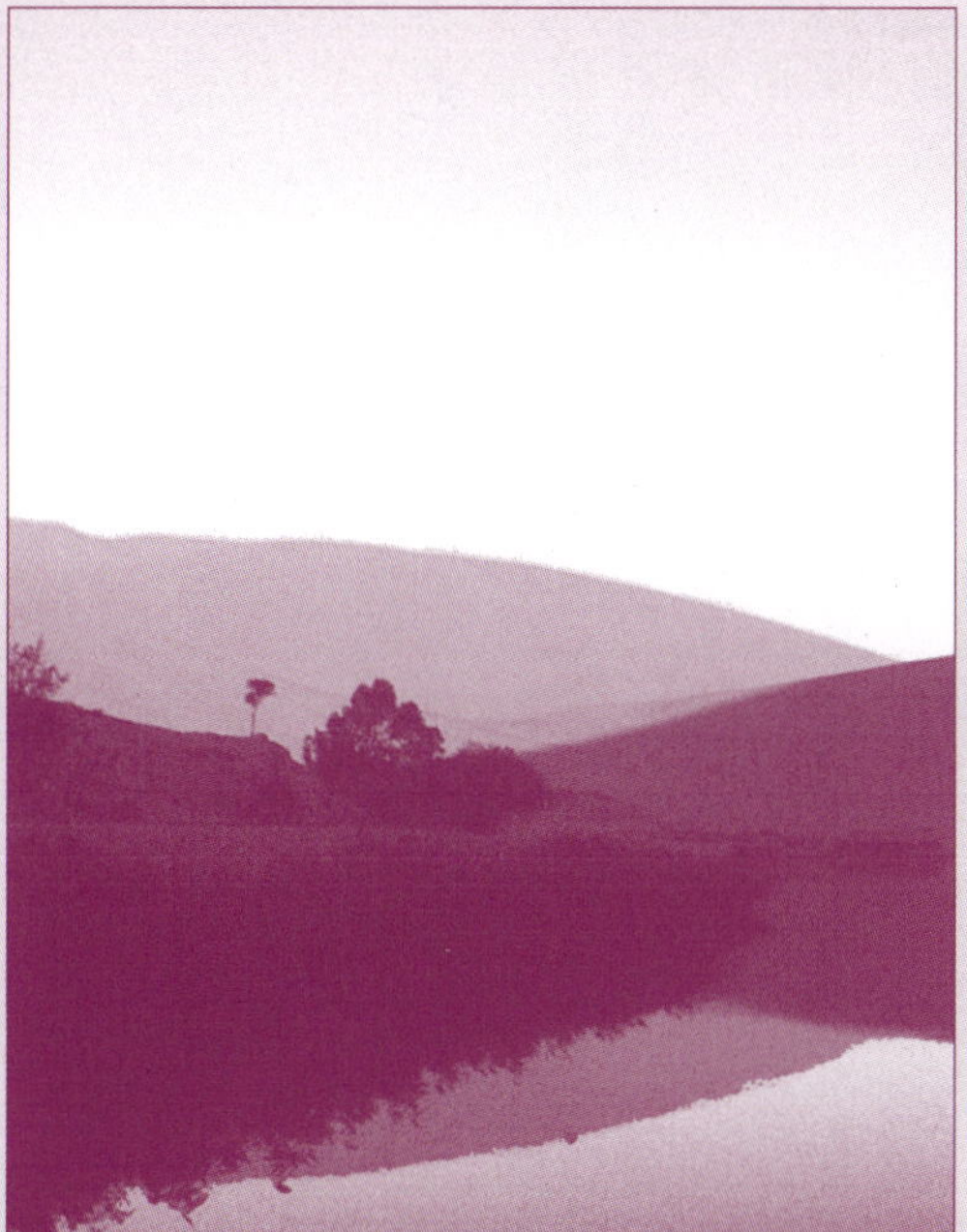

東洋学術出版社

監　訳：浅川　要　（浅川鍼灸治療院）
翻訳者：植地　博子　（中目黒中医針灸）
加藤　恒夫　（加藤鍼灸治療院）
塩原　智恵子　（のぞみ治療院）
解　題：津村　喬　（関西気功協会代表）
写　真：岡田　明彦
モデル：黄　健理　（上海中医学院付属曙光医院主治医師・気功医師）
企画協力：学校法人・後藤学園中国室

中国気功学

日本語版出版によせて

このたび東洋学術出版社より、拙著『中国気功学』が翻訳・出版され、日本の気功愛好者に紹介されるはこびとなったことに対し、中国の気功研究者として心から感謝の意を表します。

気功は民族文化遺産の中でもとくに中国独自のものとして異彩を放っており、ことに医療気功は中国伝統医学を構成する重要な一部分であって、五千年の歴史をもっています。中国気功はその悠久の歴史の中で、豊富で多彩な内容を形成してきました。歴史の発展過程において、身心の健康に有益なありとあらゆる自己鍛練の方法および理論が絶えず吸収・融合されつづけてきており、人びとの医療保健の面に大いなる貢献をはたしてきました。

気功とは、

①姿勢調整・一定の動作――「調身」

②呼吸鍛練・内気運行のコントロール――「調息」

③身心のリラックス・意念の集中と運用――「調心」

の三つの要素を総合したものであり、体内の気を練ることを主眼とする自己身心鍛練法です。鍛練を通して元気を増強し、臓腑の機能を調整し、体質の改善をはかり、人体に潜在する能力を発揮させることによって、病気の予防・治療および益智延年の効果を得ることができます。気功学とはこの自己身心鍛練の方法、プログラムおよび理論を研究する学科であるということができます。

気功の特徴は、意と気を結合させながら鍛練を行うという点にあり、それは病気を予防・治療する方法を、一人ひとりが身につけるという独特の医療保健措置であるということです。

そこである程度の功法を学ぶ必要があるわけですが、功法をいっそうよく体得し、理解して、運用できるようになるためには、気功師も気功愛好家も、気功に対して全面的に理解を深めなければなりません。そうすることによってムダな労力をはぶき、能率よく修得することができるのであって、本書を執筆した目的もここにあります。

近年来の気功師・気功愛好者による日中間の相互交流、さらには多くの人々の努力により、中国気功が急ピッチで日本に広まると同時に、日ごと市民権を得つつある状況は誠に喜ばしいかぎりです。

本書が日中交流のひとつの賜として、広く日本の気功研究者ならびに気功愛好者の方々に奉献されることを期待しております。

一九八七年　　中国上海市気功研究所にて

馬　済　人

序

もとより上海市気功療養所は、当時全国に二つしかなかった気功の専門研究機関のひとつとして、臨床的な実践をはじめ原理の探究、功法の研究、人材の養成などの面でかなりの貢献をはたしていた。また気功関係文献の整理、教材の作成、気功知識の普及などの活動も数多く行ってきた。実際このような業績があったにもかかわらず、その後気功は厳しい弾圧を加えられ、打撃を受け、気功療養所もその活動を中断せざるをえない時期があった。

現在、気功およびその治療方法が再評価されるようになり、慢性疾患患者、長寿法を研究する人々、気功愛好者、気功研究家といった人たちからは、気功について系統的にまとめた本を望む声が高まってきた。適当なテキストがあれば、それによって気功への理解をいちだんと深め、学習・体得・運用できるようになるであろうし、ひいては人びとの健康づくりに役立たせることができるだろう。また人びとの体質を強化し、病気を予防し、老化を防ぎ、人に潜在する有用な能力を発揮させることができるだろう。——私も上海市気功療養所の古参として、さらに中国医学科学院の特別研究員・上海市気功療養所所長・陳濤氏の助手としての立場上、やはり心中穏やかならず、絶えず思案にくれていた。

世間の要望に答えて『中国気功学』の編纂を思いたって以来、各方面の意見を虚心に傾聴し、いく度かの修正を加えた末、やっと本書ができ上がった。

この『中国気功学』は上海市気功療養所編の『気功療法講義』を元本としている。臨床経験を基礎とし、唯物弁証法と唯物史観の視点に立った論述を心がけており、さらに同系諸機関で発表された信頼度の高い資料を取り入れた。全十章とかなり大部の書籍になり、取り上げた問題も多岐にわたっている、まったくの気功専門書である。この本が中医学院で気功の教材として使われるばかりでなく、各種気功勉強会や、気功研究グループで読まれたり、さらに気功愛好者の参考書や、気功研究所で臨床ハンドブックとして利用されることを望みつつ執筆したのであるが、その目的にかなうものとなったかどうか。読者の鑑定に委ねることにしたい。

気功は悠久の歴史をもっている。発展の過程で大量の文献が著わされており、古典や医籍の中にも多くの記載をみることができる。その功法と理論は、四部書『経』『史』『子』『集』や道教、仏教、儒教とも密接な関係がある。さらに気功自身が、古今たくさんの流派を生み出してきた。したがってそれらすべてを篩にかけ、本当の精華というべきものを選びとってこそ、気功およびその療法を普及させ、ひいては人びとの健康に奉仕させることができるようになると考えている。

本書の編纂にあたって、上海中医学院院長・黄文東教授ほか、各関係の諸先生方から熱情あふれる支援と励ましをいただいた。さらに本書の完成は次の方々の応援なくしては考えられない。ここに紙面を借りて感謝の意を表したい。

閻啓民（陝西中医学院・副院長）
劉元亮（陝西中医学院経絡研究室・主任）
柴宏寿（上海中医研究所・医師）
黄健理（上海中医学院付属曙光医院・龍華医院医師）

邵長栄（右・副主任医師）
戚志成（医師）
夏詩齢（医師）

一九八二年　六月　上海にて

編著者記す

目次

第Ⅰ部［総論］　気の系譜

第II部［功法］ 気の練養

第III部［練丹術］気の周流

凡例

1、本書は、中国の原書『中国気功学』(馬済人編著、陝西科学技術出版社)を底本として翻訳・出版したものである。

2、翻訳にあたって、原文中の第八章「気功の指導」部分のみ頁数の都合で割愛した。また、第九章第二節の「気功の臨床治療」の部分では、疾患に対する現代医学的説明の部分は削除した。

3、文中のイラスト及び一部の文物等の写真は、著者・馬済人先生が本書のために特にご提供くださったものである。

4、功法の写真は、著者・馬済人先生の依頼で来日中の気功師・黄健理先生に特にモデルになっていただいた。黄健理先生は馬済人先生とともに放松功の開発者である故陳乾明老師の現在活躍中の三人の弟子の一人である。

5、翻訳は、三人の訳者が翻訳し、浅川要が全体の監訳をした。

6、翻訳の担当：序文から第四章までは生田智恵子が、第五章から第八章の大部分(第六章の第六節から第十五節を除く)を植地博子が翻訳を担当した。加藤恒夫は第六章第六節から第十五節、及び第九章と第Ⅲ部を担当した。各頁の脚注はすべて浅川要が作成した。

第Ｉ部 総論

気の系譜

第一章　気功の概念と特徴

気功を学びマスターするために、また気功を正確に継承、発展させ、臨床治療や科学的研究へと展開させるために、あるいは気功師や気功愛好家の間で気功に関する討論を行うときに必要な共通の認識を得るために、まず気功の概念と特徴を明らかにしておかなければならない。

第一節　気功の概念

気功の概念とは、何をもって気功というのか、という定義づけである。一九五〇年代、非常に古い医療技術であった気功が、発掘されて新たに臨床に応用されはじめ、一定の効果をあげた。その後さらに広範囲にわたって応用され現在に至っているが、現在も気功についての認識にはさまざまなものがあり、統一されるにはほど遠い段階にあるといってよい。

ある人たちは、気功を「気功」という文字から理解しようとしている。すなわち「気」は呼吸を表し、「功」は呼吸と姿勢の調整の意味である、といった説明のしかたである。しかし一方には、こうした理解のしかたに反対する人もいる。たとえば李立知という人は『気功療法についての若干の体得』という文章の中で、「名称にとらわれ、気功とはすなわち練気であると理解している人が多いが、これは、『気』を練ることにばかり注目した偏った見方であり、さまざまな弊害を生む原因になっている」と述べている。さらに気功という名称そのものが不適当であると考える人もいる。たとえば蔣維喬は『気功療法について語る』という文章の中で、「現在一般に『気功』の名で呼ばれているが、本来これは名称としてまったく不適当である。ただ一般に通用しているという理由から、仕方なく私も従っている。昔は『養生法』と呼ばれていた」と述べている。

蔣維喬は気功を養生法と同義に考えたほか、『銅鍾式気功による各種慢性病百四十八例の治療報告』という文章の中では、気功を「休息中に行う一種の鍛練方法である」とも述べている。さらに『医療業務における主観能動性と心理療法』（肖孝嵘）の中には「気功はまちがいなく一種の心理療法である」という認識もみられる。

古代の練功書には、「気功」の二文字を見つけ出すことはほとんどできない。伝説によれば晋代の道士であった許遜が著した『浄明宗教録』の中にあるといわれており、清末に出版された『元和篇』の中に、「気功補輯」という一章がみられる。一般に気功の文字は武術界で用いられることが多く、近年ではたとえば尊我齋主人編『少林拳術秘訣』の中に、「気功に二説あり。一つは養気、一つは練気なり」という一文がある。しかし、前者は道教の功夫を、後者は武術における鍛練法を指しており、我々のいう気功とは異なった内容を含んでいる。解放前に「意気功」と呼ばれていたものが、かろうじて気功の範疇に属すものである。一九三四年、抗州の祥林医院から、董浩著『肺結核の特殊療養法──気功療法』という本が出版されているが、人々の関心を引かなかった。

一九六〇年の夏、唐山市気功療養院の院長・王錦溥と主任医師・王樹彬が、気功の学術交流のため上海を訪れた際に、私たちと気功命名の由来について話しあったことがあるが、要するに当時他によい名がなかったので、ひとまずこう名づけたという経緯であったらしい。したがって気功の概念を明らかにしようとするときは「気」の字義にとらわれず、実際の内容から推し量らねばならないのである。もちろん「気」の理論研究が重要であることに変わりはない。

気功は中国古代の人々が生活や労働の中で、疾病や老衰と闘いながらしだいに認識し創造するに至った一種の自己身心鍛練の方法および理論であると思われる。それは姿勢調節、呼吸鍛練、身心のリラックス、意念の集中と運用、リズミカルな動作などの鍛練方法を行うことを通して、人体の各部分の諸機能を調節・増強させ、人体の潜在能力を誘導し、啓発することを目的とする。気功には保健、強壮、疾病の予防と治療、延命の作用があり、そのなかで気功を疾病の予防および治療に用いるときに、これを気功療法と呼ぶ。この意味で、気功は医学的遺産のひとつに数えられるのである。

［1］医学的遺産としての気功

最古の教典である『黄帝内経』が、当時すでに行われていた有効な治療手段を砭石《へんせき》[1]、毒薬[2]、灸焫《ぜつ》[3]、九針[4]、導引按蹻（古代の気功にあたる）の五つに総括しているように、気功はわが国における伝統的な医療手段のひとつである。清の呉尚先が『理瀹駢文《りやくべんぶん》』の中で述べた「呼吸吐納、熊経鳥伸（熊のようにぶらさがり、鳥のように身を伸ばすなどの動物の動きをまねる意）の八文字こそ導引法」とは、ちょうど現代気功でいうところの静功と動功をさしている。内経以後も、漢代末期の偉大な

1――砭石　楔形の石塊で排膿や瀉血などに用いた。その起源は新石器時代まで遡る中国最古の医療器具。針の原型。

2――毒薬　薬餌を総称した語、疾病を除くことができる動植物の類をすべて毒薬という。

3――灸焫　焫は火で焼くこと。艾灸法。

4――九針　『霊枢』の「九鍼十二原」篇や「官鍼」篇などに記されている9種の針。そのうち円針と鍉針は体表の按摩に用いられ、鈹針、鋒針、鑱針は皮膚を破るのに用いられ、大針、長針、円利針、毫針は深部に刺入するのに用いられた。

医学家である張仲景と華佗の著作や伝記の中に、あるいは隋唐の三大医学書『諸病源候論』『備急千金要方』『外台秘要』や、宋代の医学全書『聖済総録』、金元四大家の劉河間『素問玄機原病式』、張子和『儒門事親』、李東垣『蘭室秘蔵』、朱丹渓『丹渓心法』、明代の大薬物学者・李時珍の『奇経八脈考』、清代に陳夢雷らによって編纂されたわが国最大の医学類書『古今図書集成』（医部全録）といったあらゆる書物の中に、導引練功を用いた治療についての記載をみることができる。この点に関する資料をあげだしたらきりがない。

しかし、気功の方法は文字では表しにくいものであり、古今の医家でもこれを体得した人となると、そう多くはない。清代の周学海が『新刻諸病源候論序』で述べたとおり、「導引法の説明文は奇妙にして意味深長なのでまったくもって解り難く、恥ずかしいことにその法を習うことができない」ものであった。ここからしばしば神秘的で不可思議なものとみなされてきたうえ、医者からは医学的な価値はなく、とるにたらないものとして、見離されてしまうことになった。過去の中医学界に気功の専門家が少なかった主な原因はこの点にある。

気功を含む中国の医薬学は、偉大な宝庫というべきものではあるが、そこには歴史的条件による制限が反映されており、精華ばかりでなく糟粕までが多分に含まれている。そこで不断の臨床実践によってこれらを継承し、整理し、発展させる必要がある。したがって書籍に記載された気功の方法をうのみにして、すべてそのまま臨床に応用できると考えてはならないのであり、何を捨て何を残すのかが重要なポイントである。

なかには、気功を道教における功夫[5]と単純に結びつけて理解した人々もいた。先の蔣維喬は「わが国の古代の養生法（気功）は老子に至ってさらに発展し……以後道門に加えられ、道家の修業法

5——功夫　仕事を意味する語であるが、ここでは修行法のこと。

となった。後漢時代に仏教が伝入し、さらに道教とも併合するなどして、養生法は少なからず変化してきた」といい、また「気功には流派が多く、道家のものは大きく南派と北派に分けられる」と述べている。

気功の起源を、私は唐堯時代（紀元前一七〇〇年以前・五帝のうちの堯帝の都を唐といった）にさかのぼるものと考えており、春秋戦国時代に発展したと考えている。それ以後の発展過程のなかでは、当然道家、儒家、道教、仏教、あるいは民間に伝承された各種の健康法の中からさまざまなものを吸収し、その内容を補充し、豊かなものにしていったことは確かである。だからといって、気功を医学領域以外の何物か、たとえば道家の功夫や道教の一方法とみなすことはできないのである。しかもここで問題になるのは、道家と道教が、蔣維喬といった人々から同一のものとして認識されている点である。前漢の劉歆《りゅうきん》は『七略』の中で、先秦・漢初に流布していた学説を十家にまとめて、儒家、道家、陰陽家、法家、名家、墨家、縦横家、雑家、農家、小説家の名をあげている。つまり老子・荘子に代表される道家はひとつの学派であり、哲学思想なのである。たしかに『老子』という本には「その心を虚しくして、その腹を実たさしめ」とか、「綿々として存するが若《ごと》し、之を用うれども勤《つ》きず」「虚を致すこと極まり、静を守ること篤《あつ》くす」といった文章がみられる。また『荘子』刻意篇にも(6)吹呴《すいく》呼吸の話があり、しばしば練功を行う人物が引用されている。しかし、これは当時の社会で気功が行われていたことを説明しているにすぎず、老子・荘子もこれを実践し体得していたために、おのずと書物に現れたにすぎない。『老子』にみられるこれらの言葉は、当然哲学的な角度から理解されてよいのである。一方、後漢末期に登場した道教は、一種の宗教的組織であり、両者はまったくの別物と考えるべきである。

6——吹呴呼吸　吹・呼は息を吐くこと、呴も吐くことであるが一説に吸の意とするものもある。養生の術として呼吸を調えること。

これについて清の方維甸は、「道家の宗旨は清浄衝虚であり、いわゆる金丹仙薬（不老長寿の薬）、黄白元素（錬金術）、吐納導引、禁呪符録（呪詛祈禱）の術とは異なる」といい、候外廬らは『中国思想通史』の中で、「長生を求める神仙思想と道家の無生[7]あるいは斉生死[8]の説とは、まったく異質のものである」と述べている。

最初に道家と道教を混同したのは、おそらく晋代の葛洪であろう。彼は『抱朴子』自叙の中で「『抱朴子』の内篇は神仙の道、仙薬の処方、鬼怪変化の使い方、不老不死の法、悪気を祓い禍いを避ける術を述べるもので、道家に属する」といい、清静[9]・無為[10]を主張する道家に道教の要素をもち込んでいる。その後、老子は道教の祖師とされ、荘子も南華真君に封ぜられた。

実際は、後漢末期、張道陵の創始になる五斗米道と、張角兄弟の創始になる太平道が、おのおの『老子五千文』、『太平清領書』を主要経典としながら、いずれも符水（まじないのお札や水）や呪法を用いて病気を治すことを主な活動としており、これらが後に道教と改称したのである。要するに道家と道教とは、本来まったく無関係のものなのである。蔣維喬が気功の流派について「道家は大きく南北二派に分かれる」と述べたのは、道教における、南宗、北宗を、道家の流派とはきちがえてしまったためにおこった誤解である。

道教自体には、多くの派が存在した。宋・元時代の馬端臨撰『文献通考』経籍考には、「……清浄も一説、錬養も一説、服食も一説、符録も一説、経典科教も一説」として、その多様さが述べられている。錬功を行うのは、このうちの一派にすぎない。宋・元代以後の道教は大きく二つの派に分けられる。ひとつは正一派（符籙科教派ともいう）であり、禁呪・符籙（おみくじ）による駆鬼除邪（厄よけ）を提唱した。もうひとつは丹鼎派（錬養派、北方では全真派という）であり、錬丹術

7――無生　もともと生命はないといった意味。荘子の妻の死に際し、荘子が恵子に、人間の生死とは春夏秋冬の四季の移り変わりと同じで自然必然的さだめであると述べた『荘子・至楽篇』の一節にみえる。

8――斉生死　『淮南子・精神訓』にみえる。その意味するところは生と死とは一体で、生きていても死んでいても同じだということで、道家の自然観に立脚したものである。斉はひとしくする、ひとしいの意。

9――清静　清く静かなこと、無欲で安静なこと。『老子』四十五章にみえる。

10――無為　何もしないこと、他人に対する不干渉、自然のままで作為のないことなどを意味する語で、『老子』を貫く道家思想の中心的語句の一つ。

を行って長生きすることを主眼にしていたことから、金丹道教とも呼ばれた。金丹道教の練功方法は総称して「内丹術」と呼ばれている。これは宋・元代から盛んに行われるようになり、張伯端を南宗の祖師に、王嚞を北宗の祖師に奉じている。明・清代には、陸潜虚の東派と李涵虚の西派といわれる二派が現われた。こうした資料によって、医学的な気功と道教の内丹術には、それぞれ独自の特徴があることがわかる。

しかし、道教や仏教における練功方法を頭から否定して捨て去るのもどうかと思われる。これらも練功である以上、なかには適当な方法や具体的な経験に裏づけられたものもあるはずであり、選択しながら取り入れていくのがよいと思われる。

[2] 気功の主作用は病気の予防と治療である

慢性疾患の患者が気功を行うと、しばしば病状の安定あるいは改善がみられ、ときには治癒に向かい、体力が回復することからみて、気功が病気の治療に有効であることは明らかである。さらに病気が基本的に治った後も練功を続行することにより、体質が改善されることも証明されている。虚弱体質や加齢による衰弱も気功を行うことで著しい改善がみられる。気功のもつこうした作用を中医学の見方で説明すると、[11]気血の流れをうながし、[12]臓腑の機能を調節し、[13]正気を増強し、心神を安寧にし、[14]経絡の流れをよくし、筋骨を強健にする作用であるということができる。

中医学では、人の情志の活動として、喜・怒・憂・思・悲・恐・驚の七情があると考えており、普通の状態でこれらが生理的範囲内にあるうちは、病気にならないとされている。しかし、たとえば精神的な刺激が長く続いたり、突然ひどいショックを受けたりすると、これらが生理的に調節可

11――気血　中医学では血の運行は気の力によって行われ、気は血によってその作用を発揮できると考える。したがって気は陽であり動力であり、血は陰であり気の物質的基礎である。気血は経脈中を絶えず循環して全身を滋養し、外邪の侵入を防ぐ役割をになう。

12――臓腑　五臓六腑のこと。臓は主に実質臓器で心・肺・腎・脾・肝と心包、腑は主に中腔臓器で胃・大腸・小腸・胆・膀胱と三焦。

13――正気　真気と同じ。通常、病邪との対比で用いられ、その場合は人間のもつ抗病能力のことを指す。

14――経絡　全身に気血を運ぶ通路。幹線を経脈、そこから派生している支脈を絡脈という。内臓をはじめ全身をくまなく網羅して全体を有機的に結びつけている。詳細は第三章第三節を参照のこと。

能な範囲を越えてしまい、体内で陰陽、気血、臓腑の機能失調がひきおこされ、病気が発生する。生理心理学的にも、人間の情緒は自律神経や内分泌系の機能と大いに関係があるとされている。

人は良好で積極的な状態にあるとき、精力は旺盛で、知力、体力とも優れ、生体と外界、あるいは内臓間のバランスがとれ、機嫌がよく、健康である。逆に不良で消極的な状態のときは不安で怒りやすく、悲しむ、恐れる、苦しむ、矛盾するといった心理状態を伴うことが多く、何をやっても力が入らず、脈拍が速く、筋肉が硬く震えるようになり、自律神経が乱れ、病気にかかりやすい。

気功において放松（身体の力を抜き、リラックスした状態になること）、入静、調息などを行うと、中枢神経や自律神経系に直接作用し、情緒を改善させることができる。情緒を絶えず良い状態に保つことによって、生化学的にも安定した身体になり、体内循環に良い影響を与える。

たとえば、筋肉や骨格をゆるめることによって、中枢神経系、なかでも交感神経の緊張を解くことができる。練功において、外界との連絡が断たれた入静の状態になると、大脳皮質に対する抑制的作用が現れる。過度の興奮によって機能に乱れを生じていた大脳皮質の細胞がこれによって回復し、さらには外界からの有害な刺激に対抗する保護作用が生じることもわかっている。また調息には、内臓を按摩し、血液循環をうながし、各器官の機能を増進させる作用がある。調息を行っている間は呼吸中枢が興奮しているので、自律神経の交感神経と副交感神経にも調整的に働く。

これら鍛練法とそれに伴う生体の変化から、七情など有害な刺激に対する大脳の感受性は、鍛練中必然的に低下すると考えられる。さらに別の面からいえば、練功中には呼吸が抑制され、交感神経が抑制され、骨格筋がリラックスして、生体としては安静時の統一的反応形式がとられており、低代謝で、栄養を貯える方向に働いている。つまり生体の内部環境としては最も正常に機能していいる状態といってよい。

したがって、気功の鍛練は保健・強身のためばかりではなく、体力が消耗する慢性疾患、なかでも中枢神経の乱れと自律神経失調が主な原因で発生する、中医学でいうところの内傷[15]七情に属する疾病に対して、かなりよい治療効果をもっているのである。気功は医療措置のひとつとして、疾病の予防および治療に役だつほか、次にあげる多くの方面に応用することができる。

❶……スポーツ

スポーツ選手が気功の鍛練法、なかでも神経系を安定させる作用のある放松を習得すると、大脳皮質の興奮を一点に集中させ、その他の神経系は安静状態におくことができるようになる。それによって試合前の緊張はほぐれ、気分が落ちつくので、試合中に動作の協調性が乱されることがなく、実力を十分発揮して良い成果をあげることができる。上海市気功療養所に経験交流の目的で訪れた穆成寛氏が、気功を練習に加えているという天津市水泳チームを紹介したのは、二十年ほど前のことである。現在では西ドイツや日本などでも、試合前の緊張をほぐす方法として気功を取り入れた心理訓練を行っており、よい成果をあげている。

❷……演劇

役者は呼気を長くもたせるために、丹田の気を鍛えることが必要である。これも気功鍛練法のひとつといってよい。長いせりふの間に呼気が切れないように、深く吸った気を下腹に収めなければならない。このとき下腹を収縮させてしばらくそのまま保持し、せりふや歌にあわせて呼出するのが理想的である。そのほか、役者や歌手の情緒が不安定だと、しばしば表情筋を支配することができず、表情が不自然になって舞台効果が低下することがある。放松では表情筋の調節能力を回復さ

15――内傷　臓気を内損する発症因子を広く指す語。内傷には七情、飲食の不節制、疲労、過度の房事などがあげられる。

せることもできる。

❸……書画

わが国の歴代の書家には長寿の人が多いが、これも気功の鍛練と関係がある。昔の人は良い書画を描くための極意といったものを、さまざまな表現で残している。いくつかあげてみると、「神を瑩《みが》き慮を静め、己を端《ただ》し容を正す。筆を乗《と》りて思が生じ、池に臨みて（字を書くとき）は志が逸《う》せる」「視を収め聴を返し、慮を絶し神を凝し、心正しく気和めば、則ち妙において契る、心神正しからざれば字則ち欹斜《かたむく》す。志気和まざれば書必ず顛仆《たおれる》す」。つまるところ、精神を集中して雑念を追い払い、心と気を整えて、イメージと筆力との結びつきから書画が創造されるということをいっているのである。まずは丹田に気を下ろし、それから指や腕へ運び、筆を紙に落としてからは、ときに重くときに軽く、一筆ごとに筆力を丹田から押し出すようにする、という人もいる。したがって、書画の過程はひとつの練功の過程でもあり、書画芸術の向上に欠かすことのできない一面である。

❹……著作

練功して気を養うことによって、文章がうまく書けるようになる。このことは南北朝時代の劉勰《りゅうきょう》著『文心雕龍《ちょうりょう》』にも指摘されている。そこでは創作のコツを「虚静」[16]であるといい、また節度と発散のバランスをとり、心を清く和《なご》ませ、さらに気を調えてのびやかに保つために吐納を行うとして、その呼吸術まで紹介されている。現代作家・梁斌《ひん》は「精神が至れば文章も老成する」と述べているが、ここでいう「精神」とは、彼が考え出した「調節雲手」や「触地観天」といった鍛練法によって得られるものの意味であると考えられる。

❺……教育

16——虚静　自己を虚しくし、外物に心を乱されない状態。『荘子・天道篇』に「夫れ虚静恬淡、寂莫無為は、天地の中にして道徳の至りなり」とある。

学生が気功の訓練を行うと、勉強による緊張感など、環境的因子によっておこる神経機能の失調を回復させることができる。本格的な訓練を行うと、神経系統は鎮静し、脳細胞の疲労がとり除かれ、過度の興奮をおこさないような抑制作用が現れるので、集中力が強化され、学習の能率も上がり、潜在能力を開発させることさえできるようになる。

［3］気功は一種の自己身心鍛練法である

昔から身心の鍛練方法にはさまざまなものがあり、各種の武術やスポーツもこれに含まれるが、気功もその一方法である。気功はあらゆる鍛練法の総称でもなければ、大ざっぱに養生法あるいは長生術と規定してしまうこともできない。養生法というときには、内容的に非常に幅広いものが含まれるからである。

『素問』上古天真論に、「其の道を知る者は、陰陽に法《のっと》り、術数に和し、食飲に節あり、起居に常あり、妄《みだ》りに労を作《な》さず、故に能《よ》く形と神と倶《とも》にして其の天年を尽き終わり、百歳を度《わた》りてすなわち去る」という言葉があるが、これが養生の道、養生法、長生法をまとめたものといえる。つまり、春夏秋冬の気候の変化に合わせて生活し、一定の鍛練法、一定時刻にとる適量の食事、バランスのとれた労働と休息、身体的にも精神的にも働きすぎず、一定の限度を守る、といったことが長生きの秘訣であるといっている。気功はこの中の「術数（精・気・神を調養する方法）」にあたるものである。

気功は病気の予防・治療と体質強化を目的とし、意識的に心理的生理的活動を調節することによって、対象とされる自己の身心失調を予防・治療するための鍛練方法である。これは大きく静功と動功の二つに区別することができる。静功とは、坐位・臥位・立位など表面上は静的な姿勢をとって、松・静・守・息などを行うものを指し、身体内部の鍛練を重視する意味で「内功」とも呼ばれている。しかし、鍛練方法といわれる以上、そこには必ず動の要素が含まれている。清代初期の王夫之が『思問録』の内篇・外篇の中でいうように、「静すなわち静動なり。不動ならず」「静は動を含み、動は静を舎《す》てず」ということになろう。したがって、静功はまた「静中の動」を鍛練する方法であるともいえる。

動功とは意と気を結合させ、各種の身体運動および自己按摩、叩打などを行うことによって内臓・筋骨・皮膚を鍛える方法である。動きが外に現れることから「外功」ともよばれる。さらに注意力が集中し、想念が安定した状態におかれていることから、これは「動中の静」といわれている。

このように、気功とは非常に深い内容をもつものであり、一種独特で積極的な、生体内部を鍛える訓練方法なのであって、単なる呼吸法でもなければ休養でもなく、ましてや心理療法などではない。

さらに分析を押し進めれば、気功とスポーツや武術の訓練との違いがわかってくる。スポーツは競技なので、種目ごとによりよい記録というものが要求される。たとえばフィールド競技の走り高跳びではより高いバーを跳び越えることが要求されるし、走り幅跳びはより遠く、競走ではより速く走らなければならない。重量挙げではより重いバーベルを挙げることが、球技ではいかに相手に勝つかが求められる。気功にはこういった競技性がまったくない。もちろんスポーツでも競争性を排除して動作を遅くすれば、一般的な運動として応用できるものはたくさんある。

また武術についていえば、これは攻撃性をもった格闘技であり、さらに保身術の訓練ということができる。動作のひとつひとつには、格闘の技法が十分に反映されている。しかし、気功はこうした性格ももちあわせていない。一方、最近非常にポピュラーになった太極拳は一種の拳術である。格闘の法則としては「柔軟をもって力に対抗する」タイプのものである。張文元の『太極拳常識問答』という本の中にもあるとおり、「太極拳は拳術であって気功ではない」。ただし、太極拳における動作は柔和で自然な動きなので、静かに行うことによって動作と意識が結びつき、さらに呼吸とも調和がとれてくる。そこから拳術のうちでも特に「内家拳」の名で呼ばれるのであり、気功の動きに共通する面もあり、気功に取り入れてもよいと思われるものもある。

「硬気功」というのは、体内で気を練りながら、皮膚・筋肉を鍛練する訓練方法である。すなわち、吸気・運気・併気・充気といった呼吸法に合わせて体表を叩打したりぶつけたりして、筋肉を硬くひきしめる。たくさん吸ってから息をこらえ、体内のエネルギーを意識的に集中させたあと、身体の一部からそれを爆発的に放出することができるようになる。その放出速度が速ければかなり大きな衝撃力となるし、ゆっくりであれば重量のある物体を支えることができるような力になる。つまり、この「硬気功」と我々のいっている気功には、それぞれ異なった要素があるのであって、両者ははっきりと区別することができる。現在「硬気功」については、関係部門が分析研究を行っており、その結果を待つとしても、「硬気功」は体質増強の目的で使えるものでもなく、格闘技としての性格ももっていないので、スポーツや武術の範ちゅうにも属さない。ただ、このなかで虚偽の部分は排して、価値の認められるものは保存し残していくべきであると思われる。

第二節　気功の特徴

気功の主な特徴は、以下の二つにまとめることができる。

［1］気功は、内因に主眼をおいた整体法である

気功はある疾病に対して特異的に行う治療法ではなく、人体の全体的な機能を改善し、内因に主眼をおくことを特徴とする整体療法である。伝統医学においては、人体の正気が虚弱していると、外邪に対抗したり情緒の変化に対応することができず、臓腑や気血の機能が失調をきたして発病に至ると考えられている。正気の衰弱は疾病発生の基本的原因であるばかりでなく、さらに疾病の発展、変化、予後、転帰などにも大いに関係している。とくに病気が長びいて全身が衰弱している場合には、正気を扶助することがもっとも大切になってくる。気功は、この正気を助けることによって全身状態の改善をはかろうとする整体療法なのである。たとえば、松・静・守・息という四つの主な鍛錬法の内容を考えてみると、これらはそれぞれ身体を弛緩させ（松）、気持ちを安静にし（静）、意識を丹田に下ろしてそのまま維持し（守）、呼吸を整える（息）ということであって、すべて一種の整体鍛錬法としての内容をもっている。気功の鍛錬を行ったあとは、ほとんどの場合よく眠れるようになり、食欲が増進し、大便が正常となり、精力が充実してくるといった変化が現れるが、これらはとりもなおさず体内の正気がしだいに旺盛になって、身体に反映されたものである。多くの虚弱体質の人や病人が、気功によって正気を充実させ、その後これを基礎として体質の増強や疾病

の治癒に成功している。

気功を用いて治癒することができる疾病には、七情によるものが多い点も見逃せない。七情が原因でおこる疾病では、七情と関係する臓腑が損傷を受けていることが多いが、主としてそれらの臓腑の機能が影響を受けており、内臓機能の乱れという形で発病している。中国医学では、心臓が五臓六腑を支配しているので、心臓が正常に働いていれば他の臓腑や諸器官もその機能を全うできると考えられている。雑念を排除して気功を行ううちに、精神が安らかになり、入静の状態に達すれば、心臓は機能の乱れた臓腑を調節するように働き出す。これは大脳皮質を自己的に抑制した場合、脳－内臓反射の働きによって臓器の機能を正常にさせうるという現代医学の理論とも一致している。この意味でも気功療法が全体性をもつものであるということができる。また、人体の内部を鍛える点に主眼をおいていることも、気功の特色のひとつである。

しかしながら、病気は外邪やその他の原因、あるいは患者自身の体質、精神状態、生活環境、栄養状態などによって、さまざまな病症の現れ方をするので、病状に即した鍛錬法を採用しながら、片手落ちにならないような両面からの治療を行わなければならない。

［2］気功は自己鍛錬を強調する療法である

気功は自己鍛錬の方法であるから、自ら実践することによってはじめて、体質を増強し、疾病を予防、治療する効果を得ることができる。たとえば同じ按摩でも、他人の手でやってもらえば推拿であり、自分でやれば気功である。

推拿はもっとも古くは「折技」と呼ばれていた。漢代の趙岐の注釈したものに「折技とは、按摩をし、手の節々を折り曲げて、疲労した枝（肢に通じる）体をほぐすものである。一部の者はこれを卑しいものと思い、他人にしてやらない」というのがある。これからみても推拿は他動運動の医療法として定義されており、気功の自己鍛錬とは異質のものである。

気功は自己鍛錬であることから、本人の心構えが非常に重要なポイントになる。とくに慢性疾患を患っている人は、長期間正常な生活や勉強ができずにおり、精神的にも肉体的にもかなり消耗しているために、消極的で、疾病に対して悲観的になり、自暴自棄な気分になりやすい。こうした精神状態は、疾病を治療するとき、非常にマイナスの因子として働き、気功の練習においても障害となる。したがって、練習中は自分の病気は必ずよくなると信じて、病気を治すという目的をはっきりと意識し、主観的能動性を十分に発揮し、さらに練習法をよく理解することによって確実な効果を得ることができるのである。

気功の方法自体は、マスターするのにそれほど難しいことはないが、段階をふまえて行うべきであって、焦ってはいけない。また短期間で全面的にマスターできるとか、身体を強壮にして疾病を治すことができるなどと思ってはならない。よりよさそうなものに目移りしてあれこれと手を出すのは、結局損である。練習を習慣づけ、三日坊主ではなくひとつのものを忍耐強く恒常的に続けるようにすべきである。

およそ鍛錬法というものは、専門の指導者に直接ついて行うのが理想である。太極拳なども同じだが、本に書かれていることをいくら真似してみても、拳術ができるようになるはずがない。文字では表現しきれないことが多いのである。とくに気功を治療に用いようとするときは、気功を行う人の身体状況や病状に合わせて、正確な運用方法が指導されるべきであり、書籍や資料はその参考となるに過ぎない。

第二章　気功の発展小史

気功は非常に長い発展の歴史をもっており、すでに二千年以上前の医学書やその他の文献の中に、これに関する記載を見い出すことができる。その後著された膨大な医学書、養生書、あるいは宗教家や文人、学者の著書の中にも、気功に関する資料はかなりたくさん探しあてることができる。さらに、広く民間に伝わっているさまざまな鍛練方法がある。人々は各々にそれを行うなかで、多くの貴重な経験を積み重ね、異なる体質や必要性に応じて練功方法を精選していったのであり、それに伴い気功の内容も豊富で多彩なものになっていった。

中華人民共和国の成立後は、中国共産党の対中医政策が徹底され、気功もまた整理・発掘されて、改めて見直されるようになった。気功の専門機関が設けられ、多くの気功専門家が誕生し、臨床実践や科学研究、さらに原理的研究などの面で、画期的な成果があげられている。

第一節　気功の起源とその名称

　古代において気功が認識されてくる過程は、次のようであっただろうと考えられる。たとえば、身体が疲れてだるいときに伸びをして深呼吸し、目を閉じてしばらく安静にしていると、気分が軽く感じられるようになる。また腰背部が重だるくて痛みがあるとき、そこを自分で揉んだり軽く叩いたりすると、その感覚が軽減あるいは消失する。また胸腹部が脹って苦しいときに口を開けて息を吐き出すとか、手でその場所をさするとよくなる、といったことがある。こうした経験の中で気功の芽ばえが生じたのであろう。それに実践と模索を加え、繰り返しその効果的なことを確かめ証明しながら、ひとつの方法として保存され応用されてきたと考えられる。

　気功法のなかには、古代の舞踏の動作を起源とするものもある。伝説によれば、四千年以上前の唐堯時代、中国の中原地方(1)では洪水が非常に長い間続いたという。その後、夏の禹王の治水方法によって水害は治まったものの、溢れた水のために湿気がひどく、多くの人が筋肉痛やだるさ、関節の運動障害を訴えるようになった。人々はそれまでの経験をもとに、ある種の舞踏の動作を行うことによって、筋骨を鍛え、血脈を通じさせ、体質を強めたという。これについては、次の三書にほぼ同様の記載がみられる。

　秦（BC二四六〜二〇六）の呂不韋の『呂氏春秋』に、「むかし陶唐（堯王の号）の時代の初めは、陰気が多く滞り沈積していた。水道が塞がり、水は水道をめぐらず洪水をおこした。そのため人々の気は鬱結して滞り、筋骨が攣縮して不自由となった。そこで舞をつくり、これによって気を宣導

1――中原地方　中国文化の発源たる黄河中流の南北の地域、即ち河南および山東、山西の大部と河北、陝西の一部の地域。

したのである」とある。『路史』の前紀巻九には、「太古の陰康氏のとき、水道が不通となり、川の水が溢れた。そのため陰気が凝結して煩悶をおこしやすくなった。体内に陰気の鬱した人は、皮膚の働きが滞り、多くは足が腫れてしまった。そこで関節の動きを正常にする方法として、舞がつくられた。人々に舞を踊らせて、鬱滞を導かせたのである。これを大舞という」とある。孟頫の『帝王統録』には『教坊記』を引いて、「むかし陰康氏は、葛天氏の後に天下を治めたが、天地の気が分裂し、災害が止まず、足の腫れる病にかかるものが多かった。そこで関節を利する方法を考え、舞が初めてつくられた」とある。

古代人には、神や祖先の祭礼、あるいは狩猟、採集などで多くの収穫が得られたときに、動物の跳躍や飛翔の動作をまねて舞いながら祝う習慣があったことはよく知られている。この舞は、たとえば獣のようによじ登り、左右を見回し、跳びはね、鳥のように羽を伸ばすといった動作でできており、気血を宣導する作用があって、原始的な気功といってよいものである。後漢（二五〜二二〇）の傅毅は『舞賦』の中で、舞踏の効能として「心を楽しませ老いを忘れさせ、年を永らえさせる術」と述べている。これは舞踏のもつ気功としての一面を端的に表している。

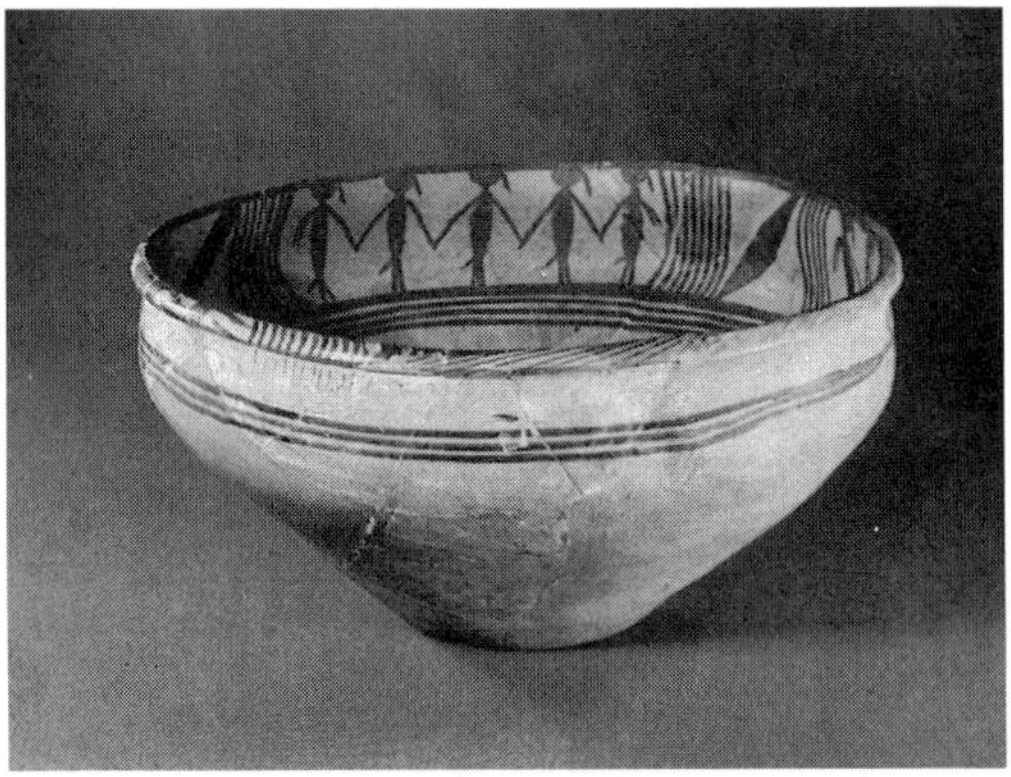

舞踏紋彩陶盆：５千年以上前のものとみられる出土文物。これによって中国古代気功（舞）の様子をうかがうことができる。

戦国時代（BC四〇三～二二一）に現れたわが国最古の医書である『黄帝内経』（以下『内経』とする）にある次の一文は、上述してきたことをふまえて理解することができよう。「中央はその地勢が平らかで湿気が多い……故にその病には痿《い》（手足がなえる）、厥《けつ》（気が上逆して陰陽失調となるもの）、寒熱（悪寒・発熱）のものが多い。このような病気の治療法としては、導引按蹻が適している。そういうわけで導引按蹻という治療法は中央部に発達したのである」（『素問』異法方宜論）。中央とは中原地方のことであり、洪水のために湿気が多かった場所である。導引按蹻というのは「舞」やその他の動作を発達させて医学的につけられた名詞なので、古代の気功と考えてよい。さらに導引按蹻というものは、はじめから病気を予防し治療する目的で行われていたということもわかる。

「導引」の名は『内経』だけでなく、『荘子』の中にもみられる。刻意篇に、「深々と呼吸して、気の新陳代謝を図り、身体を熊が木にぶらさがったときのようにしたり、足を鳥が飛び立つときのようにすばやく伸ばしたりして、長命を保とうとする。こういうことは導引の術を行う人、身体を強健にしようとする人、彭祖（養生法の開祖とされる人物）のように長命であろうとする者などが好むことである」とあるのがそれである。清末の学者、王先謙の著した『荘子』の注釈書である『荘子集解』には、この部分に対する各時代の人の注釈を集めており、これをみることによって、導引の内容に対する理解をいっそう深めることができる。そこには次のように記されている。

成元英の注：「吹の冷呼で故《ふる》い気を吐き、呴の暖吸で新しい気を入れたり、熊が木に登ってぶらさがり、鳥が空を跳ぶとき足をそろえるようにすることはすべて導引神気であり、これによって形魂を養うことが延年の道であり、駐形（不老）の術である」。

司馬彪の注：「熊経とは熊が木に登って引気を行うことである。鳥伸とは鳥が鳴き叫ぶことである」。

李頤の注：「(導引の) 導とは気を和ましめ、引とは体を柔らかくすることである」。

先に述べた『内経』に出てくる導引について、中医学者はどのように理解していたか、みてみることにしよう。まず唐代の王冰は、「導引とは、筋骨を揺らし、支節を動かすことである」と考えた。清代の張志聡は、「導引とは両手を高く上げて、呼吸することだ」といい、『理瀹駢文《りやくべんぶん》』という本には、「呼吸の調整法と、熊や鳥といった動物の動きをまねることが、すなわち導引である」と述べられている。

このほか、唐代の慧琳の『一切経音義』の中には、「人が自分自身の体をなでさすったり、手足を動かしたりして疲労やいらいらを取り除く方法を導引という」と書かれている。

古代の呼吸法のことを指して「吐納」というが、「吐」とは口から濁気を吐くことであり、「納」とは鼻から新鮮な空気を吸い込むという意味で、導引に含まれる呼吸鍛練の方法を表しているのである。

以上を総合して考えると、肢体を動かし、呼吸を鍛練し、自己按摩を行うといった、動的あるいは静的な鍛練法は、すべて導引に含まれてよいと考えられる。そこから郭沫若は、『奴隷制時代』という本の中で、「昔の人のいう『道行』(導引と同じ) は、現代人のいう気功と同じものである」と指摘し、さらに「戦国時代に、気功に注目していた養生家たちがいたのは確かである」とも述べている。

「按蹻」の字が初めて登場するのは、先に述べた『黄帝内経・素問』の中である。『素問』を注釈したある医家は、この文字について、「按は皮肉をもみ、さすること。蹻は手足をすばやく上げることをいう。導引按蹻は人々が神を養い、気を調えるために行った正道である」「按蹻とは、蹻足（足を高く上げること）して按摩することである」といっている。つまり按蹻は自分で自分に按摩することであると考えてよい。古代の人々は、自分自身で按摩を行うのが当然で、他人からやってもらうのを嫌ったようである。これは『孟子』の中の「年長者に按摩してあげるのを私はできないという人がいるが、それはできないわけではなく、やらないだけだ」という言葉からもわかる。どうやら昔の人は、自分で身体を動かすことの方が、他人にやってもらう按摩より、利点が多いと考えていたようである。清代の鄭文焯の『医故』という本の中には、「昔の按摩はみな自動運動で、身体を振ったりねじったり、屈伸したりもんだりすることで、関節や四肢の動きをよくした。そうすると身体は、戸枢が使うことで朽ちないのと同様で、衰えにくくなるのである」とある。自分自身に按摩するという面は、気功においても大切なポイントである。

他人から按摩してもらう方法は、後に発展して推拿と名を変えている。先の『一切経音義』には、「他人に身体をもんだり、さすったりされるのを按摩という（按蹻とはいわない）」という一文がみられる。

現代用いられている気功という名称は、中華人民共和国の成立後に通用するようになったものである。

第二節　先秦時代（紀元前二〇六年以前）

春秋戦国時代は、社会的な生産力の増大に伴って社会経済が急激な変化を遂げた時期である。文化面における影響も大きく、さまざまな思想が出現して、諸子百家による学術論争が繰り広げられた。そのなかで気功も相当の発展を遂げて、各方面から重視されていたようである。

医学の面でまず注目に値するのは、医書の経典ともいうべき『黄帝内経』が著されたことである。また医療技術が大いに発展し、『素問』異法方宜論には、当時行われていた医療措置として、砭石、毒薬、灸焫《きゅうぜつ》、九針、導引按蹻（気功）の五つがあげられている。また『霊枢』病伝篇には、「導引行気、按摩、灸法、熨法[2]、刺法、火針[3]法、薬物療法」が並べられており、導引行気、按摩が筆頭におかれている。

『素問』上古天真論の中にある次の言葉も、古代の気功が保健に役立つものだったことを述べている。すなわち「心を静かにして、無欲、無為の状態であれば、体内に真気が満ち生気が溢れてくるから、病気にかかることはない」「天地万物の根本となる気を呼吸し、心を清らかにして精神を充実させれば、体内は強健になる」などである。

治療作用については、『素問』奇病論に〝息積〟という、肺の粛降作用が失調したためにおこる肺気腫様の病の例がある。「息積には導引と服薬を併用すべきである。薬のみでは治すことができない」というのがそれである。さらに北宋の劉温舒がまとめた『素問遺篇』刺法論にも、導引を用いた治療が記載されている。すなわち「腎が慢性の病にかかっているときは、寅の刻（午前四時、または

2――熨法　火気を皮膚にあてて、経脈を温通し、気血を調和させて温中散寒、回陽救逆といった効果をはかること。薬物を使った薬熨法が古代中国で広く行われていたことが『霊枢』などからみてとれる。

3――火針　針を焼いてツボに刺入する方法。

その前後二時間）に南を向いて、心を静め雑念がおきないようにし、息を吐き出さないようにこらえて七回吸い頸咽の気をめぐらせる。硬い物を飲み込むように七回息を吸ったら、舌下にたまった津液を何回も飲み込む」とある。

『史記』扁鵲倉公列伝には、春秋戦国後期の名医・扁鵲が、仮死状態にある虢太子の治療にあたったとき、太子の属官である中庶子（官名。戸籍係）と古代の医療方法について話す場面がある。そこでは湯液[4]、醴酒[5]、鑱石《ざんせき》[6]、撟引、案杌、毒熨[7]が登場するが、撟引とは導引按蹻のことであり、案杌の案は按、杌には筋骨を動かすという意味がある。唐・司馬貞の『史記索隠』には、按杌とは「按摩して身体を調《ととの》えること」とある。つまり按摩である。『史記』のこの部分には、導引按蹻という古代の気功の長い歴史が反映している。

道家にあっては、代表人物である老子・荘子の著作に、古代の気功について述べられているところがある。『老子』には、「その心を虚しくし、その腹を実にす」「綿々として存在し、用いても尽きず」「虚の極限にいたり、静を専一に守る」「気を完全に保ち、それを柔軟にし、嬰児のようになりうるか」等とある。これらは老子の哲学的観点を反映した言葉だが、また練功を述べたものであり、しばしば後世の人によって引用される。『荘子』の「深々と呼吸して気の新陳代謝をはかり、身体を熊が木にぶらさがったときのようにしたり、足を鳥が飛び立つときのようにすばやく伸ばしたりして、長命を保とうとする」の部分は、明らかに古代の気功について述べたものである。彭祖という人は殷商代に八百歳まで生きたと伝えられ、古代には長寿を代表する人とされていた。また『荘子』大宗師に「古《いにし》えの真人[8]は……深く静かな呼吸をした」と古代の呼吸による鍛練が述べられている。

儒家の孔子は、『論語』述而篇で「疏食《そし》（粗食）を飯《くら》い、水を飲み、肱を曲げてこれを枕とす。楽

4――湯液　薬物を水で煎じその汁をこして服用すること。
5――醴酒　あま酒の類。
6――鑱石　石製の針具。
7――毒熨　薬物の貼敷の罨法。
8――真人　道の奥義を悟り得た人。即ち仙人になり得た人。

しみはまたそのなかにあり」と述べているが、これは練功の経験をいったものかもしれない。孔子の弟子、顔回が静坐を研究していたことは、『荘子』大宗師の中にみられる。「顔回が曰《い》う、『私は坐忘できるようになりました』。仲尼（孔子）は身を正して曰う、『坐忘とは何か』、顔回が曰う『肉体の存在を忘れ、耳目の働きを捨て、肉体と知を離れ、自然と一体化すること、これを坐忘といいます』」。郭沫若は『静坐という功夫』という文章の中で、「静坐という功夫が、宋、明代に儒者の間で重視されていた。禅からきたものだとする学者が多いが、私は顔回に始まったものと考える。『荘子』に顔回の〝坐忘〟の一説があるが、これがおそらく中国における静坐の起源であろう」と述べている。

『孟子』に「その気たるや、直を以て養いて害《そこな》うことなし」とあり、自然な呼吸を身につけるのがよいとしている。「人の欲心は危うい。道にかなった人は微《わず》かである。それゆえ精細に集一に、中庸の道を維持すべきである」（『尚書・大禹謨』）という儒家の十六字心伝訣と、「至善の所在を知ることができれば、志は定まる。志が定まれば、心は静となる。心が静であれば、安定し、思慮することができるようになる。思慮できれば、至善を把握しうるのである」（『大学』）という言葉は、ともに気功について述べた一面をもつものと考えることもできる。

雑家の巨書である『呂氏春秋』の季春紀には、鍛練における動と静の重要性が述べられている。すなわち「流水は腐らない、戸枢は虫ばまれない。動くからである。形（肉体）と気もまた同様である。形が動かなければ、精は流れない。精が流れなければ、気は鬱してしまう」という。そしてこれに続けて、頭・耳・目・鼻・腹・足などに気が鬱しておこる病証をあげている。さらに「形（肉体）の内に精神が安定していれば、長く生きることができる。長寿とは、短命でなく命を長らえて寿命をまっとうするものである」という一文もある。これは、『内経』にある「よく養生するものは、寿命をつくして、百歳まで生きる」という考え方と一致している。

呼吸の鍛錬について整理された形で残っているもっとも古いものとして、『行《こう》気《き》玉《ぎょく》佩《はい》銘《めい》』と呼ばれる石刻文がある。これは戦国初期（BC三八〇年頃）のものと考えられている。小さな十二面体の石柱に彫られた四十五文字であり、それを郭沫若が現代文学に直したものを次に記しておく。

行気、深則蓄、蓄則伸、伸則下、下則定、定則固、固則萌、萌則長、長則退、退則天。天幾春在上、地幾春在下。順則生、逆則死。

郭沫若は、この銘文の意味を解釈して、『奴隷制時代』の中で次のように述べている。

「これは深呼吸の手順を示している。つまり、深く息を吸えば、その量は多くなり、下に伸びていく。下に伸びれば、定まって固まる。そのあと吐き出すわけだが、ちょうど草木の芽が萌えるように、上へ上へと、入ってきたときの経路を逆に通って戻っていき、最後は頂に至る。このようにして、天機は上に向かって動き、地機は下に向かって動く。これに順って行えば生き、逆に行えば死ぬ。」

以上の資料から、春秋戦国時代には、古代の気功とその応用法が、すでに広く行われていたことがわかる。

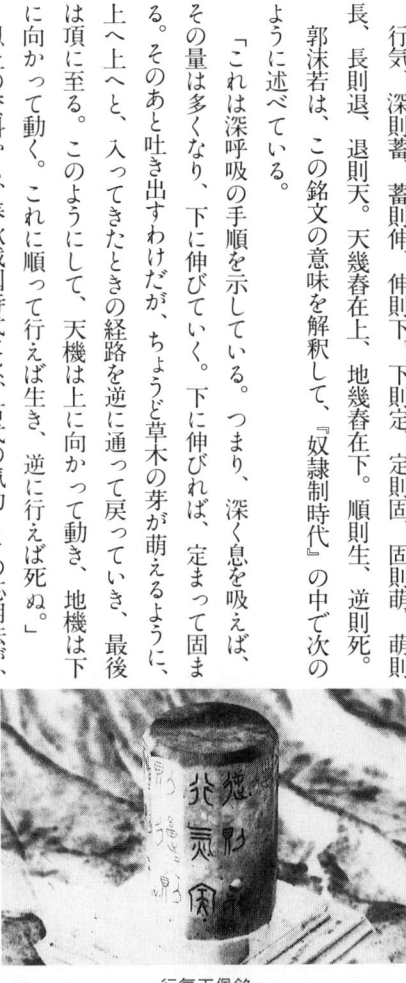

行気玉佩銘

功法を具体的に描写した、現存するものの中で中国最古の出土文物。これは、天津博物館の実物を撮影したもので、このような文字の鮮明な写真は中国でも初めてである。

第三節　両漢時代（紀元前二〇六～紀元後二二〇年）

古代の気功は、漢代に入ってさらに発展する。一九七三年末に発掘された長沙の馬王堆三号墓の副葬品の中に、一枚の帛画（絹に書かれた絵）と一篇の古佚書があった。帛画には各種の運動の姿勢が書かれており、現在『導引図』と名づけられている。古佚書は『却穀食気《きゃくこくしょくき》』といわれ、戦国時代から伝えられたものと考えられている。この二つは、古代の気功の研究に豊富な資料を提供することとなった。

『導引図』には四十あまりの画像が描かれている。一部破損しており、画像や文字に識別不能なところもあるが、初歩的な復元の結果、描かれた人体の動作や形態、それに付された標題ならびにいくつかの疾病名から推察して、前漢初期のものとみなされている。馬王堆三号墓が当時の長沙の丞相[9]であった利蒼《りそう》の子供の墓で、紀元前一六八年に葬られたことからも、この推定は正しいと思われる。

『導引図』は長さが約一メートル、各画像は九～一二センチメートルの大きさで描かれており、男性、女性、老人、子供もみられる。ほとんどは徒手だが、器物を手にしたものも何人かいる。動作に「蜚登《ひと》」（蜚は飛ぶこと）、「卬謼《ごうこ》」（仰呼）、「堂狼《どうろう》」（螳螂）、「信《しん》」（呻または伸）といった名をつけたもの、「引厀痛《いんしつつう》」（厀は膝のこと）、「引胠責《いんきょせき》」（胠はわきの下、責は積）、「引温病」、「引脾痛」（脾痛は痺痛）など簡単な作用を述べたもの、「仰呼《ぎょうこ》」、「猿呼《えんこ》」と呼吸法を併記したものなどもあって、実に豊富な内容をもっている。『却穀食気』という古佚書は、発掘時に、文字の残欠がみられた。これが、

9――丞相　丞は承、相は助の意で、君主を補佐して執政する大臣のこと。

食気を主とした練功法について述べたものであることは明らかである。「食気」は「服気」ともいい、呼吸鍛錬法を指している。この書の中では次のような方法が説かれている。「食気とは呴吹《くすい》を行うことである。寝るときと朝起きたときにやるのがよい。呴（ゆっくり呼く）を行ってからやや止め、そして吹《すい》（強く吐く）を行う。二〇歳の者は朝二〇回と暮二〇回、二日めの暮に二〇〇回。三〇歳の者は朝三〇回と暮三〇回、二日めの暮に三〇〇回。これを標準とする」。

この食気法は、一般に次のような場合に行うとよいとされている。

「首が重く、足が軽く、体が痛いときに呴吹をする。効果が現れたら止める」。

この他、季節の特徴をいかにとらえるかということとか、食気を行うのに不適当な四種の気候についての記述がある。

さらに「却穀する者は石葦《せきい》を食べる」という言葉がある。「却穀」とは食物を摂らない、という意味であり、その代わり石葦を食べるのだという。石葦は薬物とし

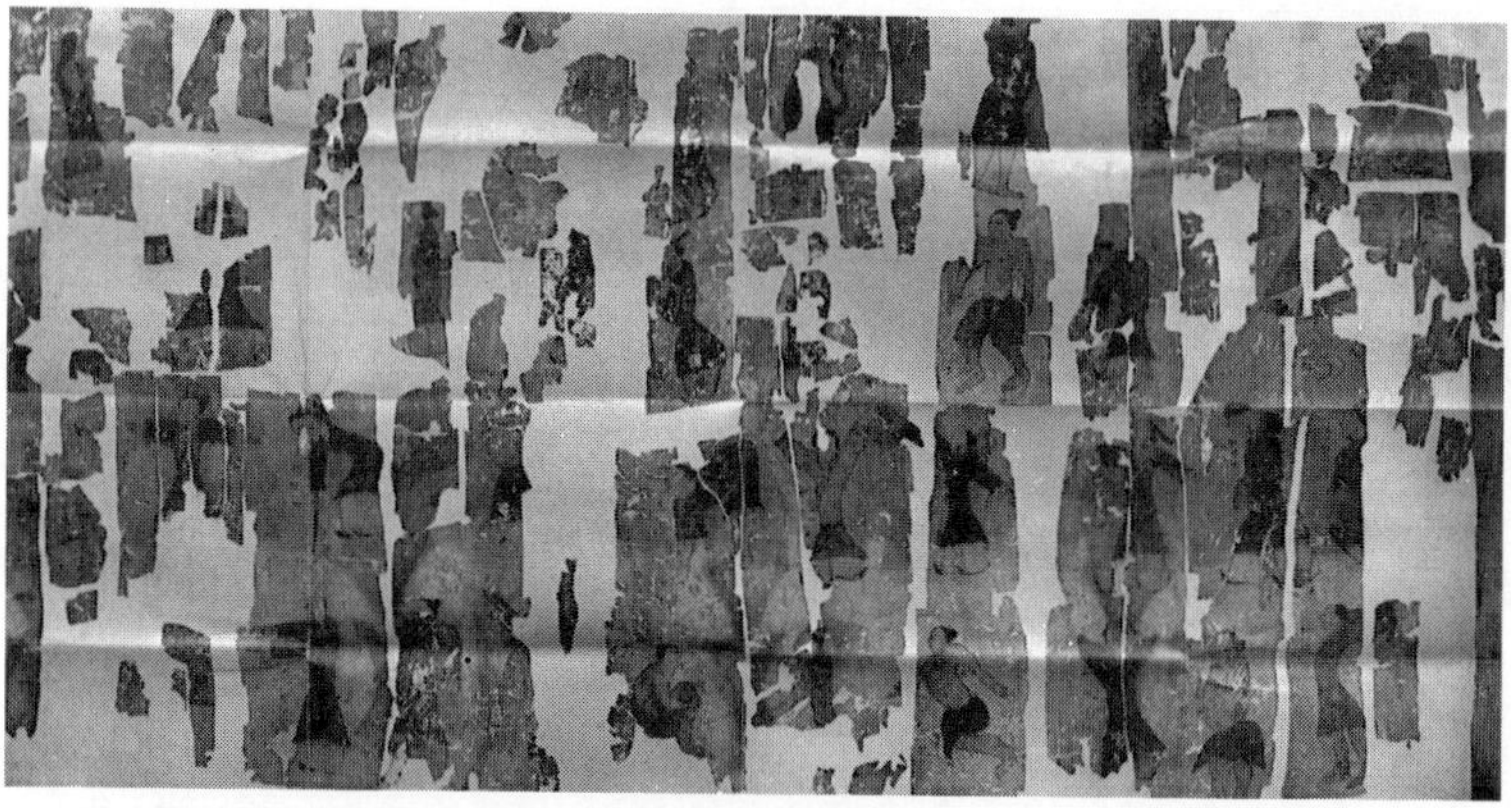

馬王堆三号漢墓導引図

て用いられる植物で、『神農本草経』によれば「労熱邪[10]気、五癃閉《ごりゅうへい》[11]不通を主り、小便水道を利す」効能があるという。後世、これは通淋利尿薬として応用されているが、食物の代用になるかどうかについては、問題の残るところなので参考として記しておく。考えるに、却穀とは食気が前提にあってのことではないだろうか。後漢の王充が著した『論衡』道虚篇には、当時の言い伝えとして、「食気する者は長生きして死なない。穀物によって腹を満たさなくとも、気によって満たすからである」という言葉がみられるからである。馬王堆漢墓からやや時代が下ったころ、漢の淮南王劉安《りゅうあん》は、その著『淮南子《えなんじ》』精神訓の中で、練功について次のように語っている。「吹呴《すいく》や吐故納新の呼吸をしたり、熊のぶらさがりや鳥の羽張り、鳧《かも》の水浴、猿の足踏み、鴟《とび》の首振り、虎の後顧などを行うのは形骸を養う人である」。これは後に「六禽戯」とよばれるものだが、惜しいことに具体的な動作は残されていない。『淮南子』にはこれ以外にも、古代の気功を知るための資料が数か所に記載されている。

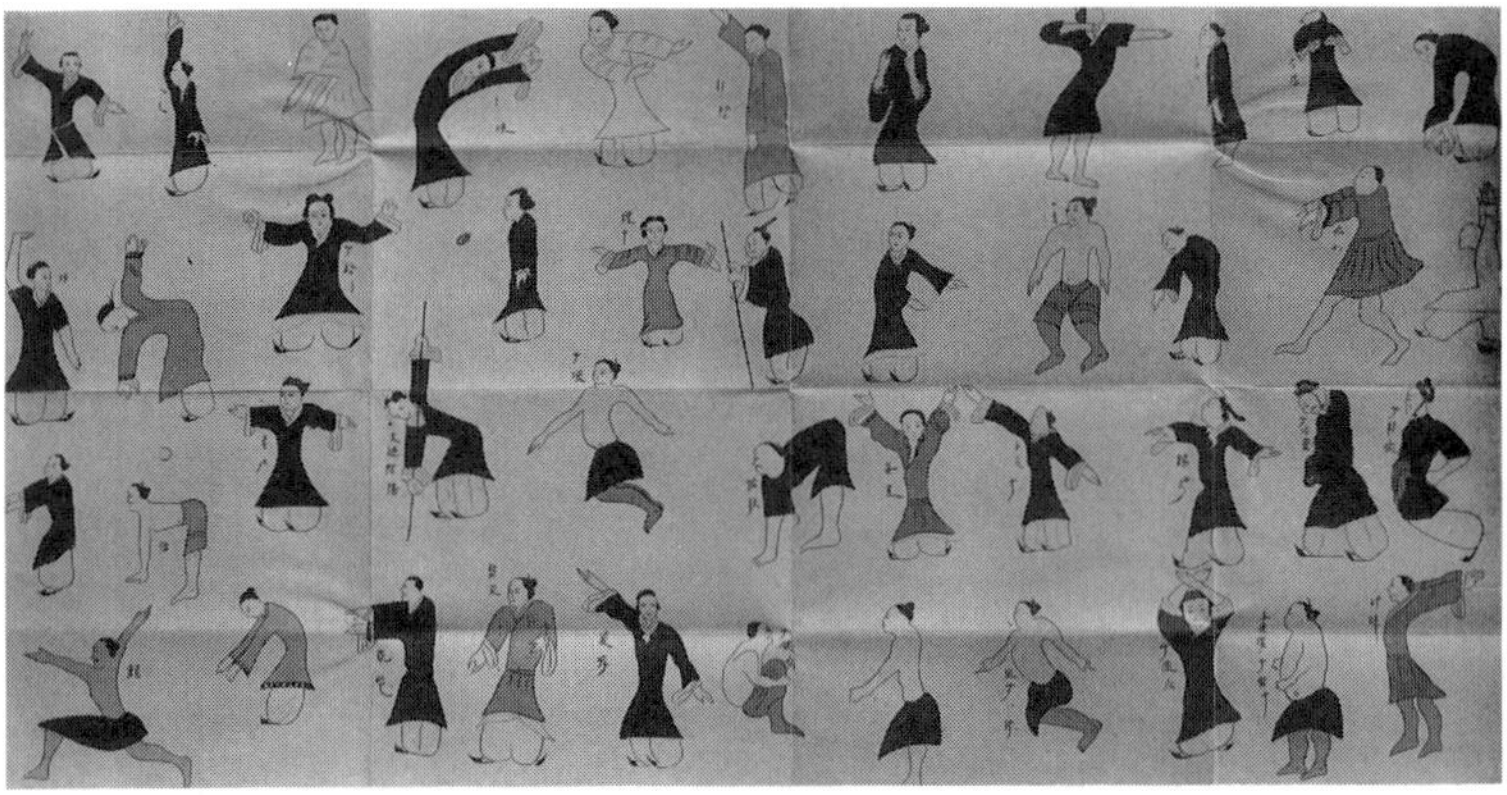

馬王堆三号漢墓導引図復元図

10――労熱邪気　労熱は虚労発熱のこと、邪気は外邪を指す。石葦は肺腎を主るので腎の病である労熱と皮膚にある邪気をともに治すことができる。

11――五癃閉　津液は五道に分れて全身に運行され、汗・尿・唾・涙・髄になるが、その道が閉ざされた状態が五癃である。特に癃閉は排尿困難を指す。

漢代には、気功の実践者やこれに関する著作がまだまだたくさんあった。

漢初の張良が赤松子（神農時代の仙人）に就いて「辟穀《へきこく》」「導引」「軽身」(12)を学ぶことを望んだという記述（『史記』留侯世家）や、有名な二人の仙人・王子喬《おうしきょう》と赤松子の呼吸導引法をうたった桓譚《かんたん》の『仙賦』の「王子喬と赤松子は、故《ふる》いものを呼《は》き出し、新しいものを翕《す》い納《い》れ、手足を屈伸し体を伸ばし、気を関元に蓄え、精神を清め、気の流れをよくする」（『芸文類聚《げいもんるいじゅう》』第七十八）などをあげることができる。

前出の王充は、仙人がいるという説には反対しながらも、「（道術を会得した効果があるわけでもないのに）長寿の人は確かにいる。世間では長寿の人をみると、道術を学んで仙となった、そのために百歳を超えても死なないのだといい、この人たちをみな仙人とよんでいる」といっている（『論衡』道虚篇）。王充自身、長寿を求めて七〇歳の頃「気を養って自らを守った」といい（『論衡』自紀篇）、やはり気功を行ったひとりである。

さらに矯慎《きょうしん》が「赤松子、王子喬の導引術を仰慕した」という記載（『後漢書』逸民伝）もある。また、熊経鳥伸、呼吸吐納とを結びつけ、平時における保養を強調した崔寔《さいしょく》（『政論』）や、「導引して気を蓄え、意識の集中をすれば、病気を治すことができる」「臍下二寸のところを関という。関は、呼吸の気を蔵える関所であり、四肢に与え授ける所である。したがって道を知る者は、常に気を関に導き、集めておくことを要諦とする」といって、導引のもつ治療効果と、臍下に意守することの重要性を説いた荀悦《じゅんえつ》（『申鑑』俗嫌篇）等々がいる。

これらの資料から、古代の気功は漢代にはかなり普遍的に重視されており、保健や治療の面で用いられていたこと、さらに「気を丹田に沈める」ことがいわれだしたということがわかる。

12――軽身　文字通り身を軽くすることであるが、これがヨガなどで行われている空中浮遊や定中において体が軽く上がる感じがする「八触」中の「軽」と同じものなのか、あるいは体内が純陽になり仙人になることなのか真意不明。『本草綱目』「人参」の項には「久服、軽身延年」とある。

後漢末に現れた二人の大医学家、張仲景と華佗《かだ》も、気功について言及している。たとえば張仲景は、その著書『金匱要略《きんきようりやく》』の中で次のように語っている。

「人は養い慎んでおれば邪風に経絡を犯されることはない。もし経絡に侵入したとしても、臓腑に流伝する前であれば、治すことができる。四肢が重だるく感じたら導引吐納・針灸膏摩[13]を行う。このようにして九竅《きゆうきよう》を閉塞させないようにしなければならない」。

ここでは導引吐納に、気血の流れをよくして九竅（左右の眼・耳・鼻・口と陰部・肛門の九穴）を通じさせ、疾病を予防治療する作用のあることが述べられている。

張仲景と同時代の外科医・華佗は、『呂氏春秋《りよししゆんじゆう》』季春紀にある「流水は腐らず、戸枢は朽ちない。それは動くからである。人の形気もまた同様である」という理論と、『淮南子』にみえる六種の動物の動きを結びつけることによって、「五禽戯《ごきんぎ》」を編み出した。『後漢書』方術列伝には、華佗が弟子の呉普に五禽戯を教える話があり、呉普がそれを実行したところ、非常に効果があったという。

「華佗が呉普にいった。『人体は動かさなければならないが、度を越してはならない。体を動かせれば穀気は消化され、血脈の流れはよくなり、病気は生じない。それは戸枢が朽ちないのと同じ理屈である。そこで古《いにしえ》の仙人は、導引や熊経鴟顧《ゆうけいしこ》を行い、腰を伸ばし関節を動かして、老化を防いだのである。私はそこで〝五禽戯〟というものをつくった。五禽とは虎、鹿、熊、猿、鳥の五つの禽のことである。これを行うことによって、疾病を除き、足を丈夫にすることができるから、導引の代用になる。体に不快があるとき、このうちひとつを行えば、体がほぐれて汗が出る。そうしたら粉をつける。体は軽くなり、食欲がわくだろう』。呉普がこの術を実行したところ、九〇歳近くになっても耳目ははっきりとし、歯も堅固であったという」。

13――膏摩　外用薬を用いて身体の特定の部位を摩擦する外治法。

五禽戯の具体的なやり方は、残念ながら伝わらなかった。現在あるものは後に再編されたものである。

この他、華佗に託名され、華佗の弟子たちが集録したとされる『中蔵経《ちゅうぞうきょう》』にも、導引按摩の作用についての記述がみられる。

「導引すれば関節にある客邪を逐《お》うことができる。按摩すれば肌肉にある浮淫(14)を駆《お》うことができる」「導引すべきときに導引をしないと、邪が関節に侵入し、固結して気が通じにくくなる。按摩すべきときに按摩をしないと、淫が肌肉に侵入し、久しく留まって消えない」。

『漢書』芸文志には、気功関係の書籍で、漢代およびそれ以前から伝わったものの名があげられている。『黄帝雑子歩行《こうていぞうしほこう》』『黄帝岐伯按摩《こうていきはくあんま》』といった名前がみられるが、残念ながら今に伝わるものはひとつもない。

後漢の初めには、仏教が中国に伝入した。後漢末の仏教翻訳家、安世高によって翻訳され、当時非常によく読まれた『安般守意経《あんはんしゆいきょう》』にもまた四種の呼吸の形態が書かれている。

「息には四事あり。一つは風、二つは気、三つは息、四つは喘である。有声のものを風といい、無声のものを気といい、出入することを息といい、気の出入がよくできないのを喘という」。

これは呼吸の分類法のひとつだが、後に呼吸鍛錬を行う際の参考としてよく引用された。

中国最古の道経の経典である『太平経』は、後漢の中期、于吉《うきつ》という人が曲陽泉水の上で得たという伝説をもつ神書だが、ここにも古代の気功に関する記載がなされている。そこではたとえば精・気・神の三つの関係について、次のように述べられている。

「そもそも人は混沌の気から生ずる。気は精を生じ、精は神を生じ、神は明を生ずる。陰陽の気

14――浮淫　淫は外界に存在する風・寒・暑・湿・燥・火の六気が人体に害作用を及ぼしたときに用いられる語。六淫という。浮は表面とか浅層といった意。

がもとにあり、気は精に転じ、精は神に転じ、神は明に転ずる。寿《ながいき》を欲する者は、気を守って神を合し、精をその形より分離させないようにする。この三つを合わせて一つにするよう念じ、これを続けていくうちに理《ことわり》がわかってくる。筋力をつけるのとは違う。自然に太平に至るのである」。

さらに意守法について述べたところもある。

「室内に独居して、臓の色と形を思い描く。四季に相応する気を窓から射し込む光の中に感じとる。上に臓像、下に十郷を描き、臥せてこれを近づけるように念ずる。これを続けていると、五臓の神は二十四時の気を知らせ、五行の神も出でてこれを助けるので、万病は皆治癒する」。

第四節　魏晋南北朝時代（二二〇～五八九年）

魏《ぎ》王・曹操は多くの方術士を集めた。その中には甘始、王真、皇甫隆《こうほりゅう》といった練功の実践者たちも含まれていた。子の曹丕《そうひ》（文帝）の『典論』に、「甘陵の甘始はよく行気を行い、老いても若々しい。……甘始が来てから、人々はみな鴟視狼顧《ししろうこ》(15、呼吸吐納を行うようになった」とある。王真について『後漢書』には、「王真は百歳近いというのに、顔に光沢があって五〇歳ほどにしかみえない。よく胎息、胎食の方術を行うからである」という記述がある。「胎息」とは閉気を主とする微弱な呼吸法のことであり、「胎食」とは、唾液を飲み込む方法のことで、両方とも古代の気功法である。また唐・孫思邈《そんしばく》の『備急千金方』によれば、皇甫隆と魏武帝・曹操との間で、気功について次のようなやりとりがあったという。

「魏武帝の曹操が皇甫隆に向かっていった。『あなたは百歳を過ぎておられるというのに、体力は

15――鴟視狼顧　鴟視はとび（一説にふくろう）が体は動かさず首だけまわしてふりむく動作をまねた運動。狼顧は狼のように身を動かさず後方をふりかえること。

衰えず耳も目も正常で、顔色もよく、まったくすばらしい。服食[16]、導引のことを話して聞かせていただきたいものだ。教えてもよいということであれば、文書にしてそっと示せばよい』。皇甫隆はそこで上疏文にして答えた。『臣《わたくし》は道人・蒯京《けいきょう》が、すでに百七十八歳であるにもかかわらず、非常に元気だと聞いております。蒯京は、〃毎朝玉泉を飲み、歯を嚙み鳴らせば、顔色はよくなり、三虫[17]は去って歯が固くなる〃といっています。玉泉とは唾液のことです。朝起床する前に口中にいっぱい満たし、これを飲み込みます。そして一四回歯をならす。これを名づけて練精《れんせい》といっております』。

『養生論』『答難養生論』を著した竹林の七賢のひとり嵆康《けいこう》は老荘の学を好み、よく養生や服食について語っている。彼は呼吸・導引を長生きするための方法としてとらえていた。「呼吸吐納、服食養身は、形と神、表と裏を調和させる」といい、また『秋胡行』という詩の中でも、「呼吸が太和すると、形は練られ、色は易《か》わる」と詠んでいる。

晋の人張湛《ちょうたん》は『養生要集』を著し、その中で養生のための大要を十項目あげている。嗇神《しょくしん》[18]、愛気[19]、養形、導引、言語、飲食、房室、反俗、医薬、禁忌の十項目だが、このうちはじめの四項目が古代の気功である。

晋の葛洪《かっこう》は、医学者であると同時に神仙導引を提唱した人でもあった。『晋書《しんじょ》』葛洪伝には、「葛洪。字《あざな》は稚川、丹陽句容の人、神仙、導引の法を好む。……『金匱薬方』百巻、『肘後備急方《ちゅうごびきゅうほう》』四巻を著す」とある。

その著『抱朴子』には、各種の長生きの方法が記されている。練丹術（練金術）に関する部分は、後漢・魏伯陽の『周易参同契《しゅうえきさんどうけい》』よりも具体的な内容になってはいるが、多分に迷信的である。しかし、気功導引についての記述には見るべきものが多い。

16――服食　薬餌を服用して長生を求める道教の修煉術。薬は丹薬や草木薬、餌は栄養価の高い食品などであった。

17――三虫　腹中の虫、また三尸を指すこともある。三尸は身体にやどる三匹の虫で、庚申の日に天に昇り、司命の神に人の罪状を告げその人の寿命を縮めるとされる。

18――嗇神　嗇は愛と同義語。心を愛し養う養生法。

19――愛気　気を浪費しないこと。

「導引は、名をつけたり物にかたどったり、絵や図に描き表すことができないものである。伸屈、俯仰《ふぎょう》、仰臥、倚立《きりつ》、躑躅《てきちょく》（足ぶみ）、徐歩、吟、息など、どれも導引である。毎朝行う必要はなく、身体に不調を感じたらこれらを行う。すべては閉気のためである。閉気とは、気が突き上げるのを調節することである。またせわしく呼吸しない。苦しくなったら、まず鼻から少し吸い入れて、その後口から吐き出すようにする。閉気を長くしているうちに気が喉を突き上げてくる。これを引き下ろさずに口から吐いてしまうと、気は統一を失って、肺を傷《やぶ》ってしまう。ただし、疾病が治ったら止める。また身体に汗をかいてはならない。汗をかくと身体は風邪を受けて動揺するからである。導引を行うと、骨節で音がする。大きく動けば大きな音が、小さく動けば小さな音がする。これは筋が緩んで気が通ずる音である。導引は未患の疾を治し、不和の気を通じさせる。動けば百関の気が流れ、閉じれば三宮[20]の血が凝滞する。実に養生の大律であり、疾を去る玄術である」。

「胎息を体得した人は、鼻口で呼吸せず、まるで胞胎[21]の中にいるように静かである。そうなってこそ道を成したといえるのである。行気の初歩の段階では、まず鼻中に気を引き入れ、これを閉じ、心の中で百二十まで数え、それから口より少しずつ吐くようにする。呼吸するとき、気の出入りする音が自分で聞こえないようにする。常に吸気を多く、呼気を少なくする。水鳥の羽毛を鼻口の前につけておいて、吐気のときこれが動かないように練習する。練習するにつれて、数える数を増していき、千を数えるようになれば、老人も一日ごとに若返る。行気は生気の時間に行うべきであり、死気の時間に行ってはならない。『仙人は六気を服す』とは、このことを指すのである。すなわち一日一夜は十二時である。夜半より日中までの六時は生気であり、日中より夜半までの六時は死気である。死気のときに行気しても無益である」。

20――三宮　ここの三宮は三丹田のことか、あるいは仙道の修煉で陽神の出入する場所である玄丹宮・太乙宮・流珠宮を指すのか不明。

21――胞胎　子宮を指す。

以上が葛洪の述べた姿勢、導引の作用、胎息・閉気の方法である。この他にも、動功鍛錬の方法として「早朝に歯を三百回以上噛みしめていれば、永久にぐらつかない」という堅歯の法、龍導《りゅうどう》という「聡耳の法」、虎引、熊経《ゆうけい》、亀咽、燕飛、蛇屈、鳥伸、天俛《てんべん》、地仰、猿据《えんきょ》、兎驚等の導引もあげられている。[22] 三丹田の説も、『抱朴子』に初めて見られる。

晋代に現れる『黄庭経《こうていきょう》』も、練功について述べた書であり、道教において重要な練功参考書とされていた。この本は晋代の魏夫人（華存）によって伝えられたといわれ、主として「黄庭」すなわち丹田について論じている他、練功法についての記述も若干なされている。中国史上で最も著名な書家、王羲之（三〇三～三七九・晋）はこの『黄庭経』の外篇を楷書で書いたことでも知られている。

『太平御覧《たいへいぎょらん》』巻六六九に、「王羲之は許邁《きょまい》と世外の交わりをもっていた。羲之も養生を賞讃し、許邁を尋ねると帰るのを忘れるほどだった。手紙をやりとりし、服餌について大いに論じあった」とある。

また『晋書』巻八〇には、「王羲之は道士の許邁とともに服食（道家の養生法）を修め、千里を遠しとせず薬石を採りに行った」とある。王羲之が行っていた練功は「鵝掌戯《がしょうぎ》」といわれるもので、腕力が強くなるという。彼が字を書くとき、その筆は木に三分《ぶ》も食い込んだと伝えられているが、この訓練と関係があるかもしれない。書法と練功を結びつけ、筆の先に意を集中させると、筆先に集まった意と気の力で強い筆力が生まれるのだと考えられる。

南北朝期の陶弘景は、道教徒であり医師でもあった。その著『名医別録』の自序に、「隠居先生は茅山の上に在り、余暇には吐納を行い、方技をたのしみ、植物の薬性を研究し、聖人の心をきわめ

22――三丹田　『抱朴子』で示した三丹田とは、両眉間の上丹田、心下の中丹田、臍下の下丹田で、気功の際の意守の部位の名称でもある。

ようとしている。かくしてこれを撰した」とある。これは陶弘景が「華陽隠居」と自称して、茅山[23]にこもり、道士となったことを示している。本草の研究の傍ら『養性延命録』という本も編述しており、これには古代の気功の方法と理論がかなり収録されている。この書物の半分は「服気療病」「導引按摩」の二篇で費やされており、その内容は現在応用されている動功・静功と非常に似かよったものが多い。

まず「服気療病」篇だが、ここでは閉気納息方《へいきのうそくほう》について述べられ、次のような記載がある。

「およそ行気するには鼻から気を納《い》れ、口から気を吐《は》き、これを微かに行う。長息とよぶ。納気は一種、吐気には六種ある。納気の一種とは吸。六種の吐気とは吹（チュイー）、呼（フー）、唏（シー）、呵（コー）、嘘（シュイー）、呬（スー）であり、いずれも気の出し方を指す。人の息は一呼一吸が原則である。長息吐気の法を行うときは、寒いときには吹、温かいときには呼がよい。病気の治療にも用いる。吹は熱を去り、呼は風を去り、唏は煩を去り、呵は気を下ろし、嘘は滞を散じ、呬は極を解く」。

陶弘景以前の呼吸法は、吸気を主体にしたものだったが、呼気に重点をおいて吹、唏、呵、嘘、呬の方法をあみだしたのは、陶氏が最初である。これはのちに「六字訣《ろくじけつ》」と名づけられ、内容的にも充実したものとなり、現在も臨床に応用されている。「六字訣」は五臓の病を治すともいわれている。

「心臓病で体に冷えや熱があるものは、吹、呼の二気によってこれを出す。肺臓病で胸膈の脹満するものは、嘘気によってこれを出す。脾臓病で体に風があたるように感じ、痛《いた》がゆくて困るものは、唏気によってこれを出す。肝臓病で眼が痛み、憂鬱なものは、呵気によってこれを出す」。

23――茅山　江蘇省句宮県の東南。

「導引按摩」篇の内容は、いっそう豊富で多彩である。現在常用されている動功の多くはすでにこの篇の中にみることができる。陶弘景は『導引経』をもとにして、たくさんの動功をまとめて紹介している。啄歯《たくし》、漱唾《そうだ》、狼距《ろうきょ》、鴟顧左右《しこさゆう》、頓踵《とんしょう》、義手、伸足、熨眼《いがん》、按目、引耳、髪挙、摩面、乾浴、托頭仰手《たくとうぎょうしゅ》、挽弓《ばんきゅう》、托天《たくてん》、両手前推などがみられる。本篇にはまた、華佗・五禽戯の方法が述べられており、文字に表されたものとしては現存する最古の資料である。晁公武《ちょうこうぶ》の『群斎読書誌』によれば、陶弘景は他に『導引養生図』を著しており、そこには「鴻鶴徘回《こうかくはいかい》・鴛鴦戢羽《えんおうしゅうう》など、三六の姿勢が描かれていた」という。しかし、残念ながらこの書は現存しない。

北斉・顔之推の『顔氏家訓』養生篇には、「神明を愛養し、気息を調護し、起臥を節し、時候に適した生活をし、飲食の禁忌を守り、薬物を上手にのむ」という六項目が、養生の要点としてあげられているが、この中の「気息を調え護《まも》る」というのは呼吸による鍛練を指している。顔氏はまた『抱朴子』にある牢歯《ろうし》法の実践者でもあり、良い効果をあげたといわれる。

南北朝時代、インドの高僧達磨《だるま》が中国に至り、五二七年に河南の嵩山少林寺で仏教の伝授を始め、禅宗を創始した。達磨は新しい禅定《ぜんじょう》[24]の方法を考え出したが、それは壁に向かって終日黙然と坐っているというもので、「壁観《へきかん》」とよばれる。唐の道宣が著した『唐高僧伝』によれば、壁観とは心を壁のようにまっすぐに立たせることであるという。唐の宗密《そうみつ》が著した『禅源諸詮集都序』巻二には、「達磨は壁観を以て人に安心を教えた。外界と縁を断ち、内心に乱れなく、心を牆壁《しょうへき》の如くすれば、道に入る[25]ことができる」という文字がある。したがって壁観とは、意念を鍛練する静功の一種ということができる。

24――禅定　仏教の修行方法の一つで坐禅のこと。
25――道に入る　入道。禅定に入ること。また阿羅漢になること。

第五節　隋唐五代時代（五八一～九七九年）

古代の気功は隋唐時代に至って広く医療の面で応用されるようになった。隋唐代の三大古典医籍である『諸病源候論』『備急千金要方』『外台《げだい》秘要《ひよう》』には、いずれも古代の気功に関する記載がみられる。

『諸病源候論』は、隋の煬帝《ようだい》の頃、巣元方《そうげんぽう》らの撰になるものである。病源・症候を論述した専門書で、一七〇〇余りの症候があげられている。この書物の特徴は、気功以外の治療方法がまったく述べられていない点であり、症候のあとに続けて、しばしば「湯熨針石については他の書物に正方が書かれているので、ここでは補陽宣導についてのみ附す」という言葉が置かれている。「補陽宣導」はこの本の中の「養生方導引法」あるいは「養生方」の項目で述べられており、二六〇〇余条の気功法が示されている。清末の廖平《りょうへい》はこの気功法に関する部分を抜粋して編集した。これに漏れた後半部分は、ようやく近代に至って曹炳章《そうへいしょう》が再編集し、『巣氏宣導法』という本にまとめている。

これらの本にみられる宣導法は実に多彩な内容をもっている。姿勢の種類だけでも、偃《えん》臥（仰臥位）、側臥、端坐《たんざ》（正坐）、跪坐《きざ》（ひざまずいて、腿や腰をまっすぐ伸ばす）、距坐《きょざ》（腰をかけ、足底を全部地面につける）、蹲坐《そんざ》（膝を立てて坐る、うずくまる）、舒足坐《じょそくざ》（足を投げ出して坐る）などがある。

呼吸には呼気の鍛練、吸気の鍛練、呼吸回数を規定するものなどがある。意の鍛練としては内視丹田、存視五臓、存念、引気などがあり、動作には腕の伸展、足の屈伸、前屈、旋転、頭部の運動などがみられる。次にいくつかの条文を引いて内容をみてみよう。

風邪で身体手足が不随となった場合・・四肢の痛み・不快感・麻痺および腹中の積気《しゃくき》[26]を治すには、平らなベッドにあお向けで寝て、着衣をゆるめ、枕は三寸の高さとする。母指を四指で包むように拳《こぶし》を握る。腕を伸ばして体から五寸離す。両脚は趾《ゆび》を立て、五寸開く。心を安んじ意を定め、呼吸を調え、他のことは考えず、もっぱら気を念じ、徐々にわき出る唾液で口中をすすぐ。そのとき舌で唇や歯をなめ、口中に唾液を満たしてから飲み込むようにする。静かに口から気を吐き、鼻から喉に気を入れる。かならず微かにゆるやかに行うようにして、急に強くしてはならない。呼吸を調えているときは、出入の音が自分に聞こえないようにする。吸気するときは、気を脚趾《あしゆび》の先に送り込むように念じる。吸気を五、六回行ってから一回呼気を行うのを一息と数え、一〇息、一〇〇息としだいにその数を増やす。一〇〇息、二〇〇息とできるようになれば、病は治る。

虚労の場合・・早朝の鶏鳴の時刻に、上下の歯を三六回嚙みあわせる。唇をなめ、口中を漱ぎ、上歯の表面をなめまわして、唾液を三度飲み込む。こうすると虫を殺し、虚労は補われ、人は強壮になる。

痰飲の場合・・側臥して一二息を止めると、しつこい痰飲[27]が治る。右半身に飲病があれば右側臥、左半身に飲病があれば、左側臥で行う。

風邪で四肢が拘攣《こうれん》して屈伸不能となった場合・・まっすぐに立ち、一方の腕は上げて物を支えるように、もう片方の腕は下げて物を押さえつけるような形をとる。上下を交替させながら二八回行う。こうすると、肩や腕の中の風邪や冷血が去って、両腋の筋脈の痙攣がとれ、病気は治る。

風痺《ひ》のために手足が不随となった場合・・両手で両腋を抱きかかえるようにして腕を組み、息を止

26――積気　正気が不足したところに乗じて邪気が侵襲して留まり、臓気の活動を妨げておこる病症。

27――痰飲　水液が一か所に停留ないし滲注しておこる病証。一般に水液が病的に変化したもののうち粘稠なのを痰、稀薄なものを飲とする。

める。九息行う。腕や足の痛み、労倦、[28]風痺[29]による不随が治る。

次に『備急千金要方』だが、これは唐・孫思邈《そんしばく》の著書である。豊富な内容をもち、臨床各科すべてについて言及されており、その中の「養性」の巻に、多くの鍛練法をみることができる。孫思邈にはまた『摂養枕中方《せつようちんちゅうほう》』という著書があり、その中の「導引」「行気」の二節の中でも、古代の気功について述べられている。

彼は呼吸の鍛練の重要さを、以下のように説明する。「気息が理《ことわり》を得たなら、百病は生じない。もし消息[30]がうまく行われなければ、諸病が生じる。摂養をきちんとできる人は、調気の方法を知っている人だ。調気の方法は、万病、大患を治療することができる」。

具体的な鍛練法としてこう述べている。「調気は次のようにして行う。夜半から翌日の午前までは、生気のときなので気を調えることができる。午後から夜半前までは、気が死ぬときなので、気を調えることができない。調気をするときはあお向けに寝る。ふとんは軟らかくて厚いものにし、枕の高さは頭が体と水平になるようにする。手を伸ばし、足を開き、両手は母指を握って身体から四、五寸離す。両足の開きも四、五寸にする。何度も歯を嚙み鳴らし、唾液を飲み、気を鼻から腹へ引き入れ、足まで送ったら止める。力を入れてさらに吸い込み、苦しくなる所で止めた後、口から少しずつ吐き出し、出し終えたらまた鼻から少しずつ入れるようにする。このようにして気を出すのだが、口を閉じている間は心の中で数を数える。しかし、数える声が耳に聞こえないこと。誤りがおきやすいからである」。

これは吸い方について述べた部分である。呼気の方法としては「六字訣」をあげており、次のような説明がなされている。

28――労倦　七情内傷などで脾気が疲労し傷られて、気衰火旺になり、自汗、心煩、疲労感、動くと呼吸が苦しいなどの症状が現れること。

29――風痺　痺証の一種で風邪が肢節や経絡を襲っておこる。行痺・走注と別称されるように、肢節の痛みが游走することを特徴とする。

30――消息　時運が循環して増減不息なことをいう。陽気の生ずるのを息とし、陰気の死するを消とする。つまり時のうつりかわりや日月の往来を消息という。ここでは消息に則した気息が行われれば百病が生じないという意味である。

「冷病には、大呼を三〇回、細呼を一〇回用いる。鼻から気を入れ、口から吐き出すが、呼（フー）という声を出しながら吐くようにする。

熱病は、大吹（チュイー）を五〇回、細吹を一〇回。吹の字を発音しながら気を吐く。

肺病は、大嘘（シュイー）三〇回、細嘘一〇回を用いる。

肝病は、大呵（コー）三〇回、細呵一〇回を用いる。

脾病は、大唏（シー）三〇回、細唏一〇回を用いる。

腎病は、大呬（スー）五〇回、細呬三〇回を用いる。

この一二種類の調気法を、病いのあるとき心をこめてていねいに行えば、必ず効果があがる」。

この六字訣の方法は、『養性延命録』のものに比べ、発展がみられる。

さらに『備急千金要方』には、動功の方法が完全な形で保存されている。それは『天竺国按摩婆羅門法《てんじくこくあんまばらもんほう》』にある一八の姿勢と、『老子按摩法《ろうしあんまほう》』にある四九の動作である。

『外台秘要』の著者は、孫思邈よりやや後の王燾《おうとう》である。具体的な医方の記述がみられない『諸病源候論』を充実させるために、医方やその他の資料を大量に集め、『諸病源候論』の病候および養生方、導引法につけ加えた。全部で一一〇四門からなり、さらに若干の鍛練法も補充している。たとえば現在でもよく行われている「双手攀《はん》足」（両手を組んで足背につける）などは、一八巻にみえる。

仏教で、天台宗の創始者として有名な智顗《ちぎ》は「止観法」というものを唱えた。そこでいう「調身、調息、調心」とは、すなわち姿勢、呼吸、意念鍛練を他の言葉に置き換えたにほかならず、後に練功の士によって採用されるようになった。智顗が復活させたという[31]「六妙法門」（数、随、止、観、還、浄の六つを指す）は、雑念を取り除く方法であり、参考に値するものである。

31――六妙法門　後述「止観法」の項参照のこと。

『隋書』の経籍志医方部には、気功の資料となる書物の名がたくさん記載されている。『養生要集』(張湛)、『彭祖養性経《ほうそようせいきょう》』、『養生注』、『養生術』(翟平《てきへい》)、『龍樹菩薩養性方』、『引気図』、『導引図』、『養生要術』、『養生伝』などだが、残念なことにこれらはすべて失われてしまった。この中で、『引気図』と『導引図』の二つは、馬王堆漢墓から出土した導引図を継承する、重要な資料である。『導引図』は三巻からなり、巻の名称は「立一、坐一、臥一」であると、原注には書かれている。

唐代の士大夫階級[32]には、服気や静坐などの鍛練法をみずから実行している人々がいた。柳宗元もそのひとりで、服気についてかなり理解が深かったらしく、『李睦州《りぼくしゅう》と服気書を論ず』という著作の中で、次のような意見を述べている。

「昨今の服気書には美言の目立つものが多く、これらは伝える価値のまったくないものである。服気は本を見てやるものではない。よき指導者についてこそ効果があるというもので、そうでなければ有害でさえある。だから李睦州は『服気を始めてから容貌が老けこみ、愉快を感じなくなってしまった』などと嘆いているが、これは術を真似るだけで正しい方法を知らないためなのだ」。これは実に的確な指摘である。

さらに大詩人、白居易も、晩年はよく静坐したといわれており、かなりの境地に到達したようである。彼の詩に『静坐詩』というのがある。

負暄閉目坐、和気生肌膚。
初飲似醇醪、又為蟄者蘇。
外融百骸暢、中適一念無。
曠然忘所在、心与虚倶空。

32――士大夫階級　科挙によって官の資格を得た官僚知識階層。

曠（日だまり）を負い目を閉じて坐せば、気は和し肌膚《きふ》は生《せい》たり。
初めて飲む醇醪（にごり酒）に似て、また蟄《かく》れたる者を蘇《よみがえ》らせる。
外は百骸[33]を融かして暢《のびやか》なり、中はまさに一念もなし。
曠然として在る所を忘れ、心は虚と空とにしたしむ

（世事を離れて日向ぼっこし、眼を閉じて静坐すると、気血が調和し筋肉皮膚がいきいきしてきて、初めは芳醇な酒を飲んだようだし、やがて長い冬眠を終えた動物が春に目覚めたような心地になる。全身にはとろけるような快感があり、心には少しも雑念がない。気分は広々としてわだかまりがなく、どこにいるのかも忘れてしまう。心に何もないのは虚空とひとつになったかのようだ。）

これらの詩から、詩人が体験した奥深い心境を感じとることができるのである。

さらに『在家出家』という詩の中には、次のような一節がある。

「中宵（真夜中）に入定《にゅうじょう》[34]し跏趺《かふ》[35]して坐す。女喚《よ》び妻が呼べども多く応《こた》えず」

第六節　宋金元時代（九六〇～一三六八年）

宋、金、元時代、道教に内丹術がおこり、その一部が古代気功と融合した。この時期の気功の発展の最も特徴的なのがこの点である。さらに中国医学の流派が盛んに興り、隆盛を迎えたのもこの時代である。

『聖済総録《せいざいそうろく》』は、北宋（九六〇～一一二九）後期に著された、理論と経験を兼ね備えた医学の巨著である。北宋の朝廷が全国の著名な医学家を招集して広く民間の方薬を集め、これに官所蔵の医

33――百骸　人体中の大小の骨骼全部を指す。

34――入定　禅定に入ることで坐禅修行を指す。

35――跏趺　結跏趺坐の略称。両足を組み合わせてすわること。両方の足首をもものの上におく全跏坐と左右どちらかの足首を左右の他の一つのもものの上におく半跏坐がある。

書および医方をあわせて編集された。この中の「導引」と「服気」に関する部分に、古代の気功の資料がかなりたくさん記載されている。

「導引」の部分では、『左洞真経按摩導引訣』から、次の各項目が引用されている。

転脇舒足・鼓腹淘気・導引按蹺・捏目四眦・摩手熨目・対修常居・俯按山源・営治城郭・撃探天鼓・拭摩神庭・上朝三元・下摩生門・櫛髪去風・運動水土など。

この中には、現在行われている保健功の原形といえるものがいくつかある。たとえば「撃探天鼓」は今の「鳴天鼓」であり、「拭摩神庭」は現在の「浴面」、「下摩生門」は現在の「摩腹」である。

服気について述べた部分には、呼吸鍛練法がたくさん紹介されている。そこには行気の鍛練を行うときの注意事項が、経験に基づいて語られている。

「行気を始めるときは、まず身体を安静にする。もし気が調わず、身体が安らかでなかったら、しばらく休み、和《なご》んでから行う。気が至れば形は安《やす》んじ、形が安んずれば鼻息《はないき》は調和する。鼻息が調和してこそ清気は至る」。

「服気は導引の前に行ったほうがよい。毎日三〇～五〇回津液を飲むのは、薬を服するに勝る」。

「服気するときは、かならず心意をゆったりともち、疑ったり畏れたりしてはならない。畏惧の心があると気はめぐりにくくなる。四肢が調和すれば意は自《おの》ずから楽しく心地よく、一切のことに欲がなくなって、日に日に体調がよくなる」。

服気の方法についても数多く紹介されているが、ここではそのうちの二つをあげておく。

「丹書にある玉房とは丹田のことである。臍の下三寸で一寸四方のところを指す。玉房を精念し、丹田を内に視て、気を丹田に納めるようにする。はじめに鼻毛を除いておき、あお向けに寝る。両足を五寸離し、両腕も身体から五寸離す。目を閉じ、手を握固（嬰児のように握る）し、ガマの穂でつくった枕を三寸の高さにつくる。胸中に病があるときは高さを七寸にし、臍の下に病があるときは枕をはずす」。

「行気は練気ともいう。そのやり方は、正臥し、醴泉（唾液）で口をすすいでから飲み込む。鼻からゆっくり気を入れてゆくが、充満するまで入れてはならない。五息入れたら止め、一息はく。指を屈して九〇息まで数える。苦しくて堪えられないときは顔をしかめて伸びをうってもよい。息を出し終えたらまた行う。全部で四回、九〇掛ける四で三六〇息を一周とする。長くやっていればあらゆる病は治癒する」。

『聖済総録』と同じ時期に編集され、宋の徽宗《きそう》の署名まである『聖済経』の中にも、練気と長生との関係が論述されているところがある。参考までに書きとめておくことにする。

「人は天地の中に生を受ける。いわゆる命である。形《かたち》は生の舎《すまい》であり、気は生の源《みなもと》であり、神は生の制《おきて》である。形は気によって充実し、気がぬければ形は病《や》む。神は気に支えられており、気が納まっておれば神も存《たも》たれる。

修真の士は、陰陽に法《のっと》る。術数に和し、もっともよい時期に神を御《おさ》め、ひたすら気を守る。神を車に、気は馬にたとえられ、神と気が調和してこそ長生きすることができる。この意味で、『精に主あり、気に原あり。元気を呼吸して自然に合す』といわれているのである。

昔このことを知っていた賢者たちは、呼吸によって故《ふる》きを吐き、新しきを入れ、熊経鳥伸、導引按蹻することによって、気を調《ととの》えていた。気を守るためには、気息をおだやかに調え、こぶしを握り、思いをこらして神宮[36]を内視し、五臓を映しだした。気を交わらせるためには、天地、陰陽の法

36――神宮　神の居宮のことで三丹田を指す。

則にしたがって坎離[37]を交媾し、水火を済用した。神水、華池（唾液のこと）で口をそそぎ、営衛[38]をめぐらせ、元宮[39]に入って五臓をうるおした。服気は朝行い、暮は息を閉ざして微かにする。陽をみだりに溢れさせず、陰が隠れてしまわないように、陰陽を練った」

南宋の初期、宮中の医院である太医院の教授だった張鋭は、彼の著作『鶏峰普済方《けいほうふさいほう》』の中で二つの導引法を紹介している。ひとつは脚気導引法で、現在の「双手攀《はん》足」にあたる動功である。もうひとつは消化を促進し滞壅を取り除くための導引法で、そこでは次のように述べられている。

「意は、気の使である。意の到るところには、気も到る。体に異常を感じたら、そっと気を閉じ、意によって気を病のあるところに到らせてこれを攻める。こうすれば病は必ず治る」

ここでいう、意をつかって気を導く方法は、現在も鍛練を行う人々によって用いられる。

金元四大家の著作の中にも、気功による治療に関する記述をみることができる。

劉河間の『素問玄機原病式《そもんげんきげんびょうしき》』には、「仙経における吐納法には、人体の三陰三陽と適応し、臓腑の六気と適応する、『六字の気』というのがある。実証に対してはその『本化の字』を用いて実を瀉し、虚証に対しては『勝己の字』を用いて瀉し、それによって補う。これは我を剋する盛気、すなわち鬼賊を瀉すことによって弱から強に転換させることである。『六字の気』とは、肝の嘘、心の呵、相火の唏、脾の呼、肺の呬、腎の吹である」と、六字訣による治療が述べられている。彼には他に『摂生論』という著書もある。

汗吐下の三法による治療を主張した張子和《ちょうしわ》は、『儒門事親《じゅもんじしん》』という著書の中で、風寒の邪が侵入して病気になったものは、邪が皮膚の間か経絡の内にあるときは汗法を用いるが、「……導引、按摩は、すべて表を解くものだから、汗法である」と述べている。

37――坎離　坎は腎、離は心を指す。

38――営衛　営気と衛気の合称。両気とも水穀の精気から化生したものであるが、営気は脈中をめぐって全身を栄養する作用があり、衛気は脈外をめぐって肌膚を温め潤したり、汗孔の開閉を主り、外邪に対し防衛する作用がある。営衛についての詳細は第三章第四節参照のこと。

39――元宮　中丹田を指す。

李東垣は『蘭室秘蔵』の中で、労倦が原因で木が土を剋し、脾がやられた病証を論じてこう述べている。「この病気のときは、心を安らかにして静坐し、その気を養うようにするのがよく」、その後漢方薬を組み合わせて治療するという。気を養うということについては『脾胃論』でも何度か論及されている。

朱丹渓《しゅたんけい》の『丹渓心法』には、「気滞痿厥寒熱の者は、導引によって治す」という言葉がみられる。宋・蒲虔貫《ほけんかん》は動功鍛練を重視した。『保生要録』という著書の中で、日常生活で行う簡単な方法をいくつかあげている。

「養生のために運動するときは、少し疲労するくらいやるのがよく、疲れすぎてはいけない。水は流れれば清く、滞れば濁る、といわれる。……そこで手足はときに屈伸をさせるのが望ましい。両腕は左右に引っ張る挽弓法などがよい。あるいは両手を合わせてふり下ろす拓石法もよい。腰胯を左右にねじり、前屈、後屈する。洗手法のように両手を近づけわずかにねじる。あるいは両手をすり合わせて温め、目を覆ったり顔をこすったりする。暇をみつけては、これらを各々十数回ずつ行う。毎日やれば身体は軽くなり、物ははっきり見え、筋肉は壮健になり、血脈の流れがよくなり、飲食物の消化が促進して壅滞がなくなる。体に少し不快を感じたときこれらをやれば、すぐに解消する」。

五代（宋の建国前五〇年間をいう。この時代は戦乱が相次いでおこった）の戦火で散佚してしまった道教の経典が、北宋の初め、真宗のときに政府の主宰で整理されている。編纂にあたったのは張君房という人物で、彼は道士(40)ではなかったが、当時著作郎という位にあったことから選ばれ、『大宋天宮宝蔵』七蔵を編んだ。さらにこの七蔵から要点を精選して、一般に小道蔵とよばれる『雲笈《うんきゅう》

40——道士　道教を奉じて長生不死の術などを研究するもの。方士と同じ。

七籤《しちしん》』を成した。これには宋代以前の主な道書が集められているほか、古代気功の資料も数多く含まれている。名前をいくつかあげると、『太清導引養生経』『甯先生導引養生法』『彭祖導引法』『王子喬導引法』『胎息法』『玄鑑導引法』『玄真先生服内元気訣法』などがみられる。道教の内丹術に関するものでは、張紫陽の『悟真篇』がよく知られている。

宋代の文学者たち、欧陽修、蘇東坡、陸游なども、静功、導引を体験しており、またその経験を語っている。

欧陽修は、みずから無仙子と号していた。『刪正黄庭経序』の中で、次のように述べている。

「後世の貪生の徒《ともがら》は、養生術を求めて、草木や日月の精光を探しにありとあらゆる所へ行く。また外界の物に飽き足らず、かえって内に求めるという者もいる。心を安らかにして欲を断ち、精気を練り、吐納《とのう》に努め、もっぱら内守してその神《しん》を養うのである。これは生を貪らないために行うことではあるが、実行すれば、身体は丈夫になり、病気は治すことができる」。

これは生を貪る者が仙術を欲しがることに反対していると同時に、内守をすれば病気の予防、治療する力が現れることを正しく評価したものである。

蘇東坡は、先人の練功経験を収拾し、また自らの体験もあわせて、養生練功のノートをつくっていた。『東坡志林』『仇池筆記』『蘇沈良方』の中にそれらをみることができる。たとえば次のような記述がなされている。

「鼻の先を見ながら、出入りする息を数え、綿々と力まずに行う。数百まで数えてゆくと、心は寂然《じゃくせん》となり、身は兀然《こつ》と動かず、虚空の状態に等しくなり、禁制に煩わされない心地になる。数千を数え、そのうち数がわからないほど長く続けていると、随という法則が現れてくる。息をともに出し、また入れ、これを止めることなくやるうちに一息は自ずと止まり、出もしなければ入りもしない。この一息が感じられるようになると、毛竅《けあな》八万四千より、雲霧のごとく蒸散して、諸病は除かれてしまう」。

これは数息から随息に到達し、さらに進むと体呼吸ができるようになる過程を述べたものである。蘇東坡は他にも、張安道にあてた手紙の中で、養生の方法を教えている。これは動・静おり混ぜた練功で、かなり具体的であり、参考価値が高いものである。

南宋の愛国詩人、陸游も気功の実践者であり、それが陸游の詩に反映している。『好事近詞』の中に次のようによまれている。


心如潭水静無風　一坐数千息。

夜半忽驚奇事、看鯨波暾日。

（心は潭水の如く静かにして風なく、ひとたび坐せば千息を数える。

夜半忽ち奇事に驚く。鯨波《おおなみ》に暾日《あさひ》を看《み》たり）

また『咏睡』という七言絶句の詩のひとつに、次のようなものがある。


相対蒲団睡味長、主人与客両相忘。

須臾客去主人睡、一枕西窓半夕陽。

（蒲団《しきもの》に相い対し睡味長《ひさ》し、主人と客と両《ふた》りながら相《とも》に忘れる。

須臾《しゅゆ》にして客去り、主人は睡る。ひと眠りして目覚めてみれば、西窓に夕陽は半ばなり）。


これらは、練功で入静した後の体験をよんだものである。陸游は練功をするための専用の部屋をもっていたらしく、その様子が『夏日』という詩に詠われている。

新辟虚堂痛掃除、蕭然終日屛僮奴、
此間恐是維摩室、除却藜床一物無。
（新たに虚堂を辟《ひら》きおおいに掃除す。蕭然《しょうぜん》として終日僮奴《しもべ》を屛《とおざ》ける。
此《こ》の間《ま》はおそらく維摩室ならん。藜《あかざ》の床をのぞけば一物もなし）

　練功の効果はてきめんだったようであり、『戯遣老懐《ぎけんろうかい》』の中には、「已《すで》に九齢に迫るも身はいよいよ健《すこ》やかにして、万巻を熟視するも眼なお明らかなり」と述べられている。

　宋代の理学者、程頤《ていい》や朱熹らも、静坐を非常に大事なものと考えていた。程頤は静坐に「静」と同じ発音である「敬《ジン》」の字をあてた。これは仏教のものとの混同を避けるためである。しかし静も敬も、実際の内容はそれほど違うわけではなく、明の薛瑄《せっせん》は『読書録』に、「身心を収斂することを、敬に居る（居敬）という」と説明している。

　さらに朱熹は、「半日静坐、半日読書」を提唱した。彼は崆峒《こうどう》[41]道士・鄒訴《すうそ》という仮の名で『周易参同契』の注釈もしている。『宋元学案』には朱熹の『調息箴《しん》』が記載されている。

「私は調息の箴を作った。これも養心の一方法である。およそ心が不安定な者は、鼻息の虚気が常に長く、吸気が短いのである。そこでこれを調える必要がある。息数が調えば、心も次第に安定するものだ。その志を持てば、その気を暴《あら》すことなし、といわれるごとくである。箴とは、

鼻端有白、我其観之。　鼻端に白有り、我之を観る。
随時随處、容与猗猗。　随時、随所に容与たり猗猗たり。
静極而嘘、如春沼魚。　静極まって嘘けば、春沼の魚の如し。
動己而吸、如百虫蟄。　動己みて吸えば、百虫は蟄す。

41――崆峒　山名。仙人広成子が住み、黄帝が道を問うた所という。

氤氳開闔、其妙無窮。　氤氳し開闔す。其の妙たるや無窮なり。」

これは呼吸訓練の実践中に得た体験だろう。

北宋と南宋の時代が交差する頃、ある無名氏によってつくられた「八段錦」は、比較的早い時期に人々の間で人気を得た動功の鍛練法である。

宋元金時代には、この他いくつかの養生書が著されている。著名なものとして、宋代・陳直の『養老奉親書』がある。この書は後に元の鄒鉉《すうげん》によって増補され、『寿親養老新書』の名がつけられた。さらに元、王中陽の『泰定養生主論』がある。鄒鉉は叔祖（祖父の弟）である鄒朴庵の『炎詹集《えんたんしゅう》』から「太上玉軸六字気訣」を引用しているが、これは六字訣をもっとも具体的に説明したものであり、臨床上たいへん参考価値が高い。

第七節　明清時代（一三六八～一八四〇年）

明清時代における気功の特徴としては、広く医家の理解を得て、応用されるようになったことである。そのため医学書の中に、気功に関する資料が多く現れることになる。

金元四大家のひとりであった朱丹渓の弟子、王履《おうり》は、明代初期に著した『医経溯洄集《そかい》』の中で、『内経』にある「亢すれば則ち害し、承ければ乃ち制す」の理論を解説して、次のように述べている。「気というものは、もともと亢進したら自制力が働くものである。亢進して自制がきかないときは、湯液、針灸、導引の手段を用いて、援助するのである」。気が盛んになりすぎて害を生じるようなときは抑制させなくてはならないが、その方法のひとつとして導引が考えられているのである。

万全の著した『万密斎医書十種』のなかの第三種『養生四要』には、静坐に関する考えが語られている。そこでは、「人が養生を学ぶことを打坐といい、調息という。まさに静かな功夫である。打坐、調息を行うときは、心をみだりに動かしてはならない。妄動すれば打坐も調息も徒労であり、何の得るところもない」といい、心が安静であることの重要性を強調している。さらに「打坐によって心を収斂するのであって、心を解き放ってはならない。心があちこち行ってしまっては呆坐というべきしろものになってしまう」とある。静坐は形式的に行うだけではだめであり、静坐の鍛練に重要なことは、「其の簾《すだれ》を垂れ、其の兌《あな》を塞ぐ」ことだとも述べられている。すなわち「簾を垂れるとは、眼を閉じて物を視ないようにすること、兌を塞ぐとは話をしないこと」である。みだりに視たり話したりせず、意識を呼吸に集中させようというのである。彼は呼吸鍛練において胎息をもっとも重要なものと考え、次のように述べている。

「養生訣に次のようにいう。調息は真息を調《ととの》えて息すべし、と。真息とは胎息のことである。胎児は無呼無吸のようでいて、気は自《おの》ずとめぐっている。養生を行う者の綿々と呼吸する様子が、まるで胎中にいるかのようなので、そこから胎息の名がつけられているのである」。

明代の中葉、徐春圃《じょしゅんぽ》の編になる『古今医統大全』百巻が現れる。これは各医家の長所を集めて整理し、科ごとに分けて編集した医学全書である。この書物のうしろ数巻には、気功を含めた養生の経験が豊富に記されている。ここでは静功とともに、動功にも注意が向けられている。例をあげると、全身自己按摩法を平素から常に行うよう、強調して述べられている。「忙しかろうがなかろうが、一日一度必ず行うべきである。首から足に至るまで、関節につながる部分を手で各々数十回ずつ按摩する」。こうすると感冒の予防、いわゆる「泄風」が可能だという。やり方は次の順序で行う。「まず、[42]百会穴、次に頭の周り、両眉、目尻、鼻、耳孔、耳の後ろの順に按ずる。[43]風池穴、項の左右を擦する。両肩甲、腕、手首、手の十指の順に捻る。次に、背骨を按じたり叩いたりする。次に腰と腎部をさする。次に胸から腹をよくもむ。次に股の骨を叩く。両膝、下腿、足踝、十趾、足底の中心を捻《こね》る」。

偉大な医学者、李時珍も気功についてかなりの認識をもっていた。『奇経八脈考』の中の、任脈、督脈、陰蹻脈の重要性を説明する部分で、道教の内丹術の資料を引き合いに出している。「任脈と督脈は人身における子午である。すなわち丹術家がいうところの陽火陰符昇降の道であり、坎水と離火が交媾する場所である。……この二脈が通じれば、すべての脈は通ずる。……鹿は鼻を[44]尾閭に運んで督脈を通じさせているし、亀は鼻息を納めることによって任脈を通じさせている。したがって鹿も亀も長寿なのである」。また李時珍が練功と経絡を結びつけ、次のような論断を下したことはよく知られている。「内臓と経絡は、それを意識的に観ようとするものだけが察することができる」。

著名な針灸学者の楊継洲は、その著書『針灸大成』の中で任脈、督脈の流れについて述べている。「黍米《もちあわ》の大きさの珠を想い描き」、「それが任脈は下り督脈は昇るようにして、任、督二脈を上下に円を描いて動かし、絶えず循環させる。長く行うほど病気にかからない」。

王肯堂《おうこうどう》の『六科証治準縄』は自らの臨床経験をまとめたもので、後世の人からおおいに崇敬を受けている。その『雑病』という分冊の中で、外見上は異常がないようで実は視力のない緑内障に対して、「真を保ち虚にいたり、元を抱いて[45]一を守る者は、しばしば治療しなくとも治癒することがある」と述べているところがある。これは緑内障の治療に気功が有効であることを示したものである。

傅仁宇の著した眼科専門書『審視瑤函』は、その豊富な内容から『眼科大全』ともよばれる。こ

42――百会穴　頭頂部の中央。

43――風池穴　後頭部で、外後頭隆起の下にある陥凹部と乳様突起を結んだ線の中央。

44――尾閭　尾骨のところ、また尾骨端。

45――一を守る　守一の一については諸説がある。『抱朴子』地真篇では「道の根源」の意味に用いている。また身中の魂神が外界からの誘惑によって外に出ていかないようにその通路を断絶し、長く体内に留めて形魄としっかりと結びつけ一体化させることを守一とするものや、静坐のときに「神気混然」となることを守一とするものなどがある。

こでも眼疾患に対して気功が有効であることが強調され、巻頭に「動功六字延寿訣」を記している。龔居中《きょうきょちゅう》の『紅爐点雪』という虚損癆瘵の専門書にも、却病秘訣、却病延年十六句術、動功六字延寿訣、静坐功夫と、気功について四部にわたる記述がみられる。

曹元白の『保生秘要』の中には四〇種近い病証に対する導引運功法が記されていたが、今では原本が失われてしまった。しかしその資料は清、沈金鰲《ちんきんごう》の『雑病源流犀燭』に収められている。

沈金鰲は長生にはまず病気を却《しりぞ》けることが必要だという考えをもっており、この本の中で次のように語っている。「導引、運功はもともと養生する者の鍛錬の要訣である。ただし長生を望むならば、まず病を却けなければならない。したがって導引、運功はまた病を却ける法でもある。今、各篇の末にこれを附す。病者がこのとおりに行えば、薬力の不足を補うことができるだろう」。

沈氏は主として『保生秘要』に基づき、四十六種の病症に導引と運功法を附している。病症には次のものがあげられている。

咳嗽、哮喘(46)、脾病、傷食嘔吐、噎膈《いつかく》、胸腹脹悶、膨脹、心病、心痛、膀胱気、癃閉、虚労、遺泄、淋濁、秘結、肝病、肝家積聚、疝痛、傷風、癱瘓、偏風、麻木、痞塊、息積、瘧疾、痰火、咳紅、呑酸、邪祟、面疾、目病、耳病、耳重、鼻病、鼻淵、鼻血、口乾、歯痛、頭痛、頭重目花、頭暈脳痛および痰滞、神暈頭暈、頭風、背痛、腰痛、脚気

このうちから二つの病症の導引と運功を引用してみよう。

哮喘・・手で両乳下を数度摩擦し、次に背を擦し、両肩を擦し、心を安定させ、津を飲んで気を下ろすと、喘はおさまる。

便秘・・舌を上顎につけ、口蓋垂を守り、静かに念じて口中に津液を満たす。舌を動かして口をす

46――哮喘　哮証と喘証の合称。哮は呼吸が荒く喉中から痰のからんだ音が聞こえること。喘は呼吸が逼迫し困難になること。

すいでは津液を飲み、まっすぐ丹田に下ろし、また静を守る。数回これを行うと、大腸は潤ってきて、効果が現れる。

張景岳は『黄帝内経』の注釈を行う際、すべての原文を分類、再編して『類経』『図翼』『附翼』の三つを著し、『黄帝内経』の研究に多大の貢献をなした。これらの著書の中で、やはり若干、古代気功に関する資料があげられている。彼は『黄庭経』の「上に黄庭(47)あり、下に関元(48)あり。後に幽闕(49)あり、前に命門(50)あり」という一説を引用しながら、命門の重要性を強調している。

「人の初めて生ずるのは臍帯においてであり、臍は丹田に接している。これが気海であり、すなわち命門である。我を生ずる先天のエネルギーは命門から受け、我に生じている後天のエネルギーは命門につぎ足されるのである。生の門はまた死の戸でもある。人の盛衰安危がいずれもここにかかっているのは、そこが生気の源だからである。したがって気が強ければ身体も強く、気が衰えれば病むのである」。

「命門は水火の腑、陰陽の宅、精気の海、死生の竇《あな》なり」。

これらの理論は丹田（命門）に意守することの重要性を研究するうえで、参考に値するものといえる。

明末の李中梓《りちゅうし》は『内経知要』『医宗必読』など、優れた医学入門書を著した。これらは後世の医家によってよく読まれた。その中の一つ『頤生微論』は養生、導引について書かれたものである。ここでは精、気、神を人の「三奇」とよんでおり、またいくつかの修養法も紹介されている。

清初の尤生洲《ゆうせいしゅう》は、彼の師である李中梓の遺著『士材三書』の増訂を行ったとき、『寿世青編』という一編を新たに書いて書末に加えた。この『寿世青編』の上巻にあたる『勿薬須知《ぶつやくしゅち》』には、導引却

47――黄庭　中丹田を指す。また臍部を指すこともある。
48――関元　臍下三寸。下丹田と同じ。
49――幽闕　両腎の間を指したり、臍部の神闕と同義としたりするなど諸説がある。
50――命門　第三章第二節参照のこと。

病法、十二段動功、運気法などの練功方法が収められている。

清代の陳夢雷《ちんむらい》らの編輯になる、中国最大の医学類書『古今図書集成』（医部全録）にも、やはり導引についての記載がみられる。臓腑に関する部分だけみても五臓の証および治療について述べられたところに『備急千金要方』『養性書』『保生秘要』などから引用された導引法が、治療方法として並記されている。

清代の著名な温病学者、葉天士《ようてんし》と呉鞠通《ごきくつう》は、ともに気功の実践者でもあって論述を残している。葉天士は八十歳に近い高齢になっても、なお精神が盛んで疲れを知らなかったといわれる。彼の言葉に次のようなものがある。

「子午に静功をもって参ずれば、水火を交わらせ、陰陽を偶《あ》わせることができる。これは薬餌以外の功夫であり、生気を増す助けとなる」「元功経年按法《げんこうけいねんあんぽう》を用い、陰陽を交えると、生き生きとし、自ら振るってくる。治療を医薬にばかり頼るのは、おそらく正しいとはいえない」。

偉大な臨床家である一方で、気功についてもこうした深い認識をもっていたのは、実際行った中で体得した認識だからであろう。

葉天士より少し後の呉鞠通は、奇経の調節方法を説明するところで、次のように述べている。

「奇経八脈は肝腎に連なっている。これは樹木に根があるのと同じようなものである。陰陽交り、胎前から産後へと生化する過程はみなここに頼っている。古い言葉に、医道は仙道に通ず、というのがあるが、実に当を得たものである」。ここでいう仙道とは、古代の気功を指している。

清・沈嘉澍《ちんかじゅ》は『養病庸言』の中で、「導引には、医薬の百倍の効果がある。これを認識したうえできちんと学ばなければならない」と強調している。また心息相依[51]の方法を簡単に紹介している。

51――心息相依　数息に精通してくると呼吸を数えるまでもなくなり、心と息があるがままに連れ添い心が安静な状態になってくること。

「導引は必ず数息から始め、心息相依の状態に達するまで行う。始めたばかりのころ心が煩燥し息を数えることができないときは、息を観るようにする。初め息が粗くても、観息を行ううちに、しだいに細かくなり、そのうち心息相依に達するのである」。

清代の医学者、張璐《ちょうろ》は数十年の間に何度も推稿を繰り返した末、やっと『張氏医通』を完成したという。この著書の中で、彼は気功によってひきおこされる生体のひずみを走火入魔という言葉で表し、次のように述べている。「私は敏《さと》い者ではないが、かつて導引の道をきわめようと修行に励み、あらゆる方書を読んだ。しかし成就しなかった」。その原因は「愚かな修行者は物を見きわめる力がないため、しばしば魔境に入り込んでしまい」、「心を浪費するので神心は空虚となり、痰火[52]の勢いに負けてしまう」からである。そうなると「壮火は激しく上昇し、頭面は赤く熱くなり、胸は塞がり、心は不安となる。喘逆して蒸汗し、上脱の症候となる。あるいは陰気が消亡し、陽が逆に強くなりすぎるため精髄は不固となり、大小便が失禁して、下脱の症状が現れる」。彼はさらにこうした症状には、黄耆建中湯、天王補心丹がよいと、意見を述べている。これらの論述には実用的な価値が認められる。

明代にはいくつかの著名な養生練功書が著されている。たとえば冷謙《れいけん》の『修齢要旨《しゅうれいようし》』、高濂《こうれん》の『遵《じゅん》生八牋《せいはっせん》』、胡文煥《こぶんかん》の『類修要訣《るいしょうようけつ》』などである。なかでも『遵生八牋』には豊富な内容が収められており、「四時調摂牋」「延年却病牋」の二篇には、先人たちによって整理されてきた多くの練功方法が収録されている。

『類修要訣』にも参考にすべき部分がたくさんある。この書の下巻、調息について書かれた部分から先は、清初の汪昂《おうこう》が著した『医方集解』の附篇として、『勿薬元詮』と題され、そっくりそのま

52――痰火　無形の火と有形の痰が胸中で結びつきおこる病証。頭痛、耳鳴、不眠、動悸、煩燥、眩暈、痙攣、狂乱などの症状がおこる。

ま引用されている。

袁了凡《えんりょうほん》の『静坐要訣』では、仏教の禅定の理論を用いて静坐を系統的に説明している。袁了凡の後の人が『祈《き》嗣真詮《ししんせん》』から抜粋してつくった『摂生三要』は、聚精、養気、存神の三つについて論じたものであり、その理論と方法が述べられている。

明末の陳継儒は『養生膚語』の中で、練功は虚、実、寒、熱を弁別して運用すべきものである、と述べている。

「病を却《しりぞ》ける術のひとつに、行功の法がある。虚病には、存想を収斂し、心志を固秘し、内守の法によって虚を補うようにする。実病には、按摩導引を行い、吸気を絞って外発の功により実を散ずる。熱病には、吐故納新し、口から出し、鼻から入れる。これによって熱を涼す。寒病には、存気を閉息し、意を用いて火を生じ、これによって温める」。

明の王陽明は、学問を講義する一方で静坐を非常に奨励していたらしい。彼は静坐を仏教の「坐禅入定」とは異なった目的のものと考え、「放心を収める功夫である」と考えていた。弟子の劉君亮が山中にこもり静坐をしようとしたところ、王陽明は彼に向かって、「あなたにもし外物を厭う心があって静を求めようというのであれば、それはむしろ驕慢、怠惰の気を養うことになるだろう。そうではなく、しかも静かな所で涵養するというのであれば、それは実に結構なことだ」と言ったという。この話は『伝習録』の中にみられるが、的を射たいかにもありそうな話である。やはり彼の弟子である王龍渓は『調息法』を著している。その部分を引用しよう。

「静坐を習おうとするならば、調息が入門の第一歩である。心をあつめ、神気を守ることも大切である。調息は数息とは違う。数えることは有意であり、調えることは無意で行われる。心を虚無の状態におき、沈ませず、乱さない。息が調えば心は定まり、心が定まれば息はますます調う。真息が往来し、呼吸の機《しくみ》は天地造化の道理にとってかわる。心息相依とは、すなわち息がその根に帰ることであり、命の根蒂《こんてい》（草木の根）というべきものである」

　ここでは心と息の関係が、うまく述べられていると思われる。

　明代の高攀龍《こうはんりゅう》は『静坐説』という文の中で次のように述べている。「静坐の方法にさじ加減など一切不用である。ただ平常にして、黙然と静かであればよい。平常の二字を軽んじてはならないのである」。平常の意味を積極的に受けとめることが、練功の秘訣であると説いているのである。

　清の初期、顔元は朱熹の「半日静坐、半日読書」の考えに反論し、「身を養うのに、動を習うより善いものはない」「身は動かせばそれだけ強くなる」「常に動かすことによって筋骨は引き締まり、気脈はよく通じる」といった。これは卓見であり、健康な人はやはり練功を主体にしたほうがよいだろう。ただし顔元も動功に「端坐功」を組み合わせた鍛練法を考えている。具体的な方法は、次のようなものである。

　「冠《かんむり》を正し衣《ころも》を整え、身をまっすぐにして肘を平らにはり、手を交えて心にあてる。鼻を視るようにするが、頭はまっすぐにして、神心をつつしむ。このようにすると、本心の天理[53]を回復させることができる。天理が働けば、道理に合わないすべてのものは、おのずと退くものだ」。

　ここに説明されているのは、一種の静坐法であるといってさしつかえないだろう。

53――天理　自然のはたらき。天道と同義。

第八節　近代の百年間（一八四〇〜一九四九年）

この期間は清朝の腐敗した封建主義統治が行われた時期である。帝国主義による侵略を受け、後には国民党反動派による残虐な統治がなされた。反動階級は洋奴買弁思想を宣揚し、中国の民族文化遺産に対しては、全面的に否定的な政策をとった。中国の伝統医学に対しても、民族虚無主義の姿勢がとられ、その結果、伝統医学にとっては受難の時期となり、気功もまた停滞状態を余儀なくされた。

清代後期、潘霨《はんい》の編になる『衛生要術』には、次のように記されている。

「人の臓腑、経絡、血気、肌肉は、不摂生が原因で外邪に犯されることから発病するのである。古《いにしえ》の人は、主には針灸、さらに砭石、導引、按摩、酒醴などの方法によって、関節と気血を通利させ、速やかに邪を取り去った。邪が去ることで正気が回復し、正気が回復すれば病はおのずと癒《いえ》る。平時はとくに丹田を意識することが重要である。体内の水と火を調和させるようにすれば、神と気は充足し、邪気に侵入されることはない。疾病を受け痛みが出てから治療を受けるよりは、常々わずかな時間、練功を行って、苦しみを予防するほうがずっとよい」。

この書は、このように予防を重視する考え方が基盤になっている。後の王祖源は、これに十二段錦総訣、図解、分行外功訣、易筋経、却病延年法などを加え、『内功図説』の名で再編している。この書では動功が重視されており、図解を用いた点が特徴である。

席錫藩《せきしゃくはん》は古代の内功、外功を図説に表した。導引、五禽戯、八段錦、易筋経など多くのものを図説で紹介しており、これらをまとめて『内外功図説輯要』と題し、二八門に分類し、一二四の図を収録している。

辛亥革命以後、知識階級の中から静坐に注目する人々が現れた。楊昌済は湖南第一師範学校に勤めながら、学生に対し常に静坐の要訣とその効用を説いていた。上海の蔣維喬は『因是子静坐法』を著し、静坐の学習と普及に当時大きな影響を及ぼした。しかしながら、この文章には消極的で迷信的な部分がかなり多く、さらに静坐のみで動功については何も語っていなかったのが最大の欠点といえる。毛沢東は一九一七年四月一日の『新青年』誌上に、「二十八画生」というペンネームで『体育の研究』という一文を発表し、この点について次のように指摘している。

「静坐の法は、朱子、陸九淵らによって尊ばれた。近ごろは因是子という者が、静坐法について論じ、その法の神髄を宣揚するかたわら、運動する人に対して自ら体を損ねる者だと見下げたようなことを言っている。これにも一理あるかもしれないが、私はこの考えに従わない。なぜといって私が観察するところによれば、天地のすべては運動性をもっているからである」。

この他、静坐について書かれた比較的著名な本に、丁福保の『静坐法精義』がある。陳乾明の『静的修養法』は要点を簡略にまとめている点が特徴である。資料の豊富さでいえば楊中一の『指道真詮』が抜きん出ている。当時は日本の静坐書も、中国で翻訳、出版されていた。

日本では明治の後期に静坐ブームがおこった。藤田霊斎と岡田虎二郎がそれぞれ一派を築き、多くの人々が彼らについて静坐を学んだ。両派には異なった特徴があった。藤田は自然腹式呼吸を主張し、ある種の意念をひきおこすことで雑念に置き換える方法をとった。これに対して岡田は逆腹式呼吸を主張し、すべての思念を消し去るようにと要求した。この二人の著書は中国にも一定の影響を与えた。

こうした動きがあったにもかかわらず、解放以前は反動統治階級が人民の健康に対して配慮しなかったため、気功は発展しないばかりか、普及活動すら行えない状態であった。一方では統治階級の人々が気功を私物化し、自分自身の「不老長寿」を保証してくれるものという妄想を抱いていた。また一部の人々によって迷信を宣伝する道具として利用されたために、神秘的な色彩を帯びることになった。中国の伝統医学が差別を受け悲惨な状況に陥ったなかで、気功もまた存続不可能かというところまで追い込まれていったのである。

第九節　解放後の気功の発展

解放以後は、中国共産党の対中医政策により、中国伝統医薬学の遺産が大いに継承、発揚されるようになる。気功療法もやはり発掘、整理が進められ、急速な発展をみた。

一九五五年、河北省唐山に有史以来初めての気功専門機関である唐山市気功療養所が建てられた。ここにおいて気功療法の臨床観察が進められ、臨床実践の資料を総括し、「内養功」の鍛練方法の普及活動が進められた。ここのスタッフによって慢性胃腸病治療の経験が次々と発表された結果、気功はより多くの方面から注目を集めることになった。一九五六年、唐山と北戴河に相次いで気功訓練班が開設され、多くの気功専門家が養成された。以後いくつかの療養施設において、気功による慢性疾患の治療が少しずつ試みられるようになった。

一九五七年七月、上海市気功療養所が開設された。ここの活動としては、まず蔣維喬が上海で気功講座を開いたときの失敗例を取り上げ、総括することから始めた。臨床観察と結びつけた結果、この失敗例の患者の身体のあちこちに緊張状態が出現することが認められた。この緊張状態は疾患の症状として現れるもの、疾病に対する感受性によってひきおこされるもの、もともと病気自体が、緊張が原因でおこったと考えられるもの、あるいは練功中の姿勢に関わるもの、強引な呼吸によるもの、意識の集中が強いもの、感覚を追求しすぎたものなどにみられた。そこで緊張状態をとり除き、気功鍛練の弊害を防ぎながら疾病を治療するためには、静功において、姿勢、呼吸、精神内守などを行うとき「松《そん》」（リラックスすること）がいかに重要であるかが注目されるようになった。この考えに基づいて、一種の基本練功法である「放松功」あるいは「松功」とよばれる功法がつくられた。放松功は全国的に普及し、良い効果が得られたために、気功を行う有識者の賞讃を得ることになった。

一九五八年以後、気功療法は臨床実践と科学的研究を通じて、臨床経験の基礎を築きあげた。これにより気功療法を病気の予防、治療に用いる医療機関がしだいに増加した。特に潰瘍病、胃下垂症、高血圧症、肺結核といった慢性病に対して良好な治療効果をあげた。上海市では、現代の科学的方法を用いて気功の原理の解明にあたった。呼吸、循環、神経系統に対する実験研究に加え、臨床、研究、教育機関の協力体制の強化が進められて、研究の基盤が整えられた。

気功の専門家養成については、一九六〇年に上海市が衛生部の委託を受けて、上海気功療養所に「全国気功師資進修班」が設立され、各省の医学校や医療機関の気功専門家三十九人が教育を受けた。また上海市には「上海市気功訓練班」が設けられた。これは中西医を結合した総合療法の発展の必要性から、短期間に気功専門家を養成し、気功療法の普及をはかるためである。

疾病の予防、治療の面では、潰瘍病など慢性の消化器疾患にはじまって、しだいに多くの慢性疾患の治療に応用されるようになった。たとえば慢性肝炎、高血圧症、頻脈、肺結核、肺気腫、硅肺、気管支喘息、神経衰弱、糖尿病、腎下垂、緑内障、妊娠中毒症、子宮脱、慢性骨盤腔内炎症などである。また急性病でも、たとえば急性虫垂炎には治療法として用いられている。さらに外科手術の前後や、針麻酔との併用など、補助手段のひとつとしても取り入れられている。

書籍としては、上海市気功療養所編『気功療法講義』、陳濤『気功科学常識』、唐山市気功療養院『内養功療法』、劉貴珍『気功療法実践』および『気功療法と保健』『気功養生法』『気功療法』第一・二集があり、広く気功の指導者、気功愛好家、実践者たちに参考材料を提供している。

第三章——気功と中医理論

気功療法は中国伝統医学のなかの一分野である。したがって、中医理論を用いて気功のすべてを解釈しつくすことはできないが、部分的に確かに共通するものがある。本章ではこの中国伝統医学の基本理論にもとづき、気功療法の原理をいくつか探ってみることにする。

第一節　気功の鍛練と陰陽

伝統医学の理論のなかでもっとも重要な陰陽学説は、宇宙に存在するすべての事物について相対する二面性を認め、これを陰と陽に分ける考え方である。天と地、日と月、昼と夜、寒と暑、男と女、上と下、内と外、動と静、水と火、呼と吸、虚と実等々。こうした両極の間の変化によって、この世の一切は構成されており、また陰陽は事物の発展・変化をうながす動力でもあるとする考え方である。

『素問』陰陽応象大論ではこのことが、「陰陽は天地の道なり、万物の綱紀なり、変化の父母なり、行われている。

生殺の本始なり」という言葉で表現されている。気功の鍛練もまた、この陰陽の考えにのっとって

[1] 陰陽学説の基本的内容

中医学で応用されている陰陽学説の基本は、次のいくつかにまとめられる。

❶……陰陽の相互対立

陰陽学説の基本は、まずすべての事物に陰・陽という相互対立的な二面性が存在することを認めることである。これらは互いに排斥しあい、闘争しあう関係にあり、したがって事物の変化・発展というのは、これらの絶えることのない排斥と闘争の現れと考えるのである。『素問』瘧論の「陰陽の気が上下して交争が生じ、そのために虚と実とが更々《こもごも》おこり、陰陽の気が相移る」という言葉は、このことを述べている。

排斥し争うばかりではなく、さらに両者は互いに牽制しあう関係でもある。一方が過剰になると他の一方が不足の状態となり、また不足が先に生じると、他の一方に過剰をひきおこす、というぐあいである。これについては『素問』陰陽応象大論に「陰勝るときは則ち陽病み、陽勝るときは則ち陰病む」と説明されている。

❷……陰陽の相互依存

陰と陽は互いに対立的でありながら、なおかつ相互に依存しあっている。一方がないまま、もう一方が単独に存在するということは不可能である。陽は陰に依存しており、陰は陽に依存している。一方の存在が、他方が存在するための条件なのであり、この関係は一般に「互根」と呼ばれる。『素

問』陰陽応象大論には「陰は内にありて陽の守なり、陽は外にありて陰の使なり」として、この関係が表現されている。

❸……陰陽の相互消長

互いに対立し、依存しあう関係にある陰と陽は、たとえば四季にしたがって気候が寒暖の変化を示すように、止まった状態としてではなく互いに消長する運動のなかでとらえられている。陽が消えていけば陰が長じていき、陰が消えていけば陽が長じていく。この過程で、一方がある度を越えた変化をおこしたとき、両者の間の平衡が崩れ、陰あるいは陽に偏勝・偏衰といわれる偏りが生じるのである。

❹……陰陽の相互転化

陰陽は相対立するものでありながら、その発展段階において、一方が他方に転化することがある、という考え方がある。陰は陽に転化することがあり、反対に陽は陰に転化することがありうる。これを『素問』陰陽応象大論では「陰重《かさな》れば必ず陽となり、陽重れば必ず陰となる」といい、また「寒極《きわ》まって熱を生ず」「熱極まって寒を生ず」というのも同様のことを述べたものである。

［2］気功における陰陽学説の応用

陰陽学説は次にあげるいくつかの点で、気功に応用されている。

❶……呼吸

呼吸の場合、呼を陽、吸を陰とする。「凡《およ》そ入気は陰たり、出気は陽たり」（『聖済総録』）、「呼すれば則ち気出ず、陽が闢《ひら》くなり。吸すれば則ち気入る、陰が闔《とじ》るなり」（『東医宝鑑』）。

そこで臨床では、陽亢火旺[1]の患者には練功を行うにあたって、もっぱら呼気に注意を向けさせる。すると胸がすっきりとして頭脳は明晰となる。これは余分な陽を呼気によって体外に散らすことになるからである。そこで全く反対の証である陽虚気陥[2]の患者に、同じく呼気に注意を向けさせたとすると、患者は胸腹部の空虚感やめまい、動悸などを訴える。この場合は陽がもともと足りないのだから、それ以上出さないように、吸気に重点をおかなければならないのである。呼吸の陰陽を『景岳全書』では次のように述べている。「陽微《かす》かな者は呼《は》くあたわず、陰微かな者は吸うあたわず」。

❷……時間

昔の人は、練功を行うのに、現在の午後十一時から翌午前一時までにあたる子《ね》、それに続く丑《うし》、寅《とら》、卯《う》、辰《たつ》、巳《み》の時間帯が適していることを強調している。この六つの時刻が六陽である。残りの六つ、午《うま》、未《ひつじ》、申《さる》、酉《とり》、戌《いぬ》、亥《い》は六陰であり、この時間帯には鍛練しないほうがよいと考えられていた。六陽の時間帯には外界に生気があり、六陰の時には死気があるからである。さらに陽の始まる時間である子の刻に練習を始めれば、もっとも効果があがると考えて、実際この時間帯に鍛練したり、別に活子時[3]を設けて鍛練する人もいた。

❸……周天

大・小周天功法は、もともと陰陽消長の考えにもとづいて行われたものである。たとえば、任脈は「陰脈の海」であり、督脈は「陽脈の綱」であり、これら二脈を通じさせることは、とりもなおさず陰陽を調節することなのである。

また周天の火候[4]を例にとると、武火[5]は陽息であり、文火[6]は陰消であり、一陽が生ずるときには進火が始まり、一陰が生ずるときには退火が始まるが、これらも陰陽消長の関係にあるといえる。

1――陽亢火旺　陽が偏勝しておこる高熱、口渇、煩燥などの熱性の病変を指す。

2――陽虚気陥　陽が不足することによっておこる全身的機能低下や内臓下垂などを指す。

3――活子時　小周天において陽生または薬産による景象が生じた時をすべて活子時という。『金仙証論』では寛元子の言葉として、小周天の功中、無心の状態で陰茎が勃起する時が活子時だと記している。

4――火候　火は煉功中の意念、候は順序や節度を示す。つまり文火、武火といった意念をもって呼吸を掌握し、精気を運んで丹を煉ること。

5――武火　実際的には練功中における強烈な呼吸を指す。

6――文火　実際的には練功中における軽微な呼吸を指す。

これらの陰陽は卦爻《こう》の⚊（陽）と⚋（陰）の二つの爻で表されている。

❹……季節

気功には、温かい春、暑い夏、涼しい秋、寒い冬の四季それぞれに適した鍛練方法がある。『素問』四気調神論によれば、「春・夏は陽を養い、秋・冬は陰を養う」べきであり、この原則にもとづいて具体的な方法が考えられている。季節と鍛練の関係についてまとめた専門書として、元代の邱長春が著わした『摂生消息論』などがある。

❺……病状

「病を治すに、必ずその本を求めよ」というときの「本」とは、陰陽のことを指している。張景岳は『類経』で、次のように述べている。「人の疾病には……必ず本がある。本は陰か陽のどちらかであり、病変がいかに多彩であろうと、その本はひとつなのだ」。

気功の鍛練の場合、陽証のものは動・放を重点的に行い、陰証のものは静・守を心がけるようにする。陰陽挟雑したものについては、病状に応じた適切な配慮が必要である。

第二節　気功鍛練と臓腑

伝統医学において臓象学説は各科に共通した基礎であり、気功にとってもまた例外ではない。ここでは五臓をとり上げ、それぞれについて説明を加えると同時に、気功鍛練との関連を述べることにする。

［1］心

❶……心（実際は大脳を指す）は神明を主る。

「心は、生の本、神の変（別説に、神の処）なり」（『素問』六節臓象論）。

「心は君主なるが故《ゆえ》に生の本という。心は神を蔵し、神明は変化するものであるから、神の変なりという」。これは『類経』にみえる張景岳の注釈である。「神」とはあらゆる精神活動の総称であり、それは心と密接な関係にある。心は生命の根源である。

神はここに宿っており、そのため神は心の影響をもっとも強く受ける。つまり「心」の機能に失調がおこると、精神錯乱の症状が現れるのである。「びくびくしたり深く思慮する者は神を傷《やぶ》る。神が傷られたときには、恐れおののき茫然自失の状態があらわれる」と『霊枢』本神篇に述べられている。

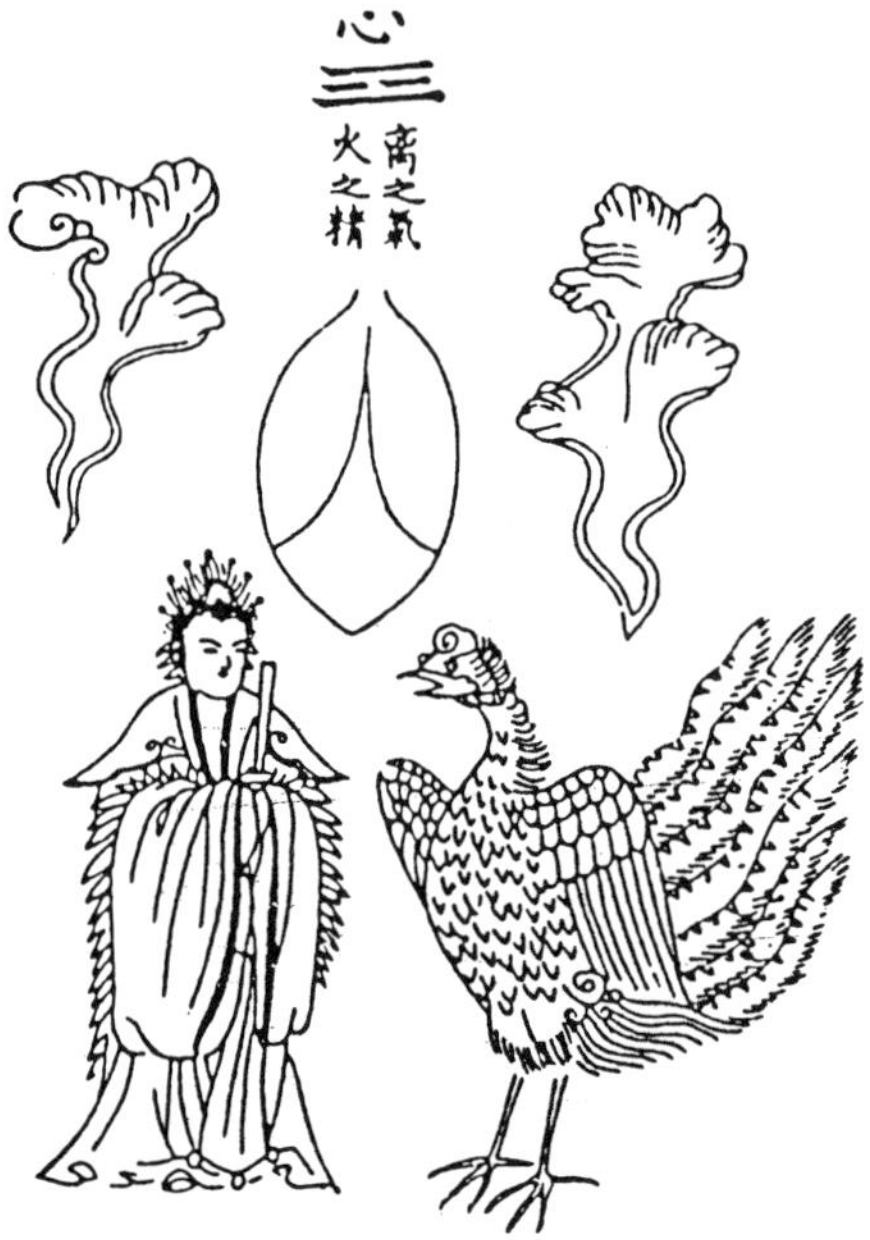

気功の鍛練では、意念を集中させることによって精神活動を「入静」の状態にもっていき、身体は「放松」すなわちリラックスするので、心神は調和がとれ、保養される。神を外界のいかなるものによっても乱されないようにすることができれば、他の臓腑を協調的に働かせる心の作用も十分に発揮され、臓腑間の調和は保たれることになる。この意味で、「心は五臓六腑の大主なり」といわれるのであり、さらに「神明を主ることができれば、その他の臓腑も安定する。こうして養生すれば長生きができる。……もし神明を主ることができなければ、十二官（六臓六腑のこと）は危険にさらされる」といわれるのである。

❷……心は血脈を主る。

「心は身体の血脈を主る」（『素問』痿論）。

全身を流れている血脈は心によって統轄されている。つまり血液の生成の源は脾胃によって運化される水穀の精微なのだが、それが血管の中を通って全身をめぐり、栄養を与え続けることができるのは、旺盛な心気が血液を一定の方向に推動させているからこそなのである。『素問』五臓生成論にある「諸血は皆心に属す」とは、このことをいっている。

気功の鍛練を行って心神が安定してくると、血液運行を統轄する心の作用も強まってくる。練功後、脈拍がおだやかにしかも力強くなり、顔面に赤みがさすのはこのためである。まさしく「心は……その華は面にあり、その充は血脈にあり」（『素問』六節臓象論）というとおりである。

［2］肺

❶……肺は気を主り、呼吸を司る。

「天気は肺に通ず」（『素問』陰陽応象大論）、「真気は天より受け、穀気と併せて身を充たす者なり」（『素問』刺節真邪論）。

〝天気〟とは大気・空気のことである。また「肺は五臓六腑の華蓋なり」（『霊枢』九針論）といわれ、古い気功の本では、肺は華蓋（頭上にさしかける絹の天蓋）の形に描かれている。『黄庭経』にも「肺部の宮は華蓋に似たり」という記述がみられる。

明の趙献可はこの点をやや詳しく次のように説明している。「喉下に肺がある。二葉の白瑩（美しくつやのある石）からなり、これを華蓋という。諸臓を覆い、虚なること蜂巣のごとし。底は閉じているので吸えば充満し、呼けば空虚となる。一呼一吸は源にもとづいて行われており、つきることはない。すなわち清濁の交運、人身の橐籥（ふいご）なり」（『医貫』）。同じ記載が張景岳の『類経図翼』の中にもみられる。ここにいう橐籥とは、呼吸が出入りするさまをたとえたものである。

他にも呼吸を表す言葉として、たとえば「巽風《そんぷう》」[7]というのがある。古代の気功の資料に次のように説明されている。「橐籥は、即ち往来する呼吸なり、古人は喩えて巽風となす」（『金仙正論』）。

気功鍛練の一部として呼吸鍛練を行うことによって、天地の精気を納め、臓腑内の濁気を吐き出すことができるようになる。『素問』上古天真論に、「精気を呼吸する」という言葉があるが、これは呼吸鍛練を指しているのである。

意識的に呼吸を行うのは、天気を体内に取り入れることにより真気を充実させるためだけではない。「気は血の帥」であり、「気行《めぐ》れば血も行る」「肺は百脈を朝す」といわれるように、肺気が充実

7——巽風　易の卦の名。巽を風と為す。呼吸の喩。

すれば気血のめぐりがよくなり、それによって五臓六腑、四肢百骸といった全身に栄養と活力が供給されるからである。この関連がわかると、『黄庭経』にみられる「元気を呼吸して仙を求む」という言葉の意味を理解することができる。

❷……肺は降を主り、腎は納を主る。

「肺は気の主たり、腎は気の本たり」（『景岳全書』）。

この肺と腎の関連からいえば、意識的に呼吸をして、気を丹田に沈めるようにすることにより、腎の摂納能力を強化することができると考えられる。深い腹式呼吸を体得したのち、「胎息」の状態が現れるのも、この理由からである。「胎息」における呼吸は軽くて乱れがなく、「鴻毛を鼻に近づけても動かない」と記されているように、空気の出入りは外からは察知できないほど微かなものである。この状態下で肺の後天の気と、腎の先

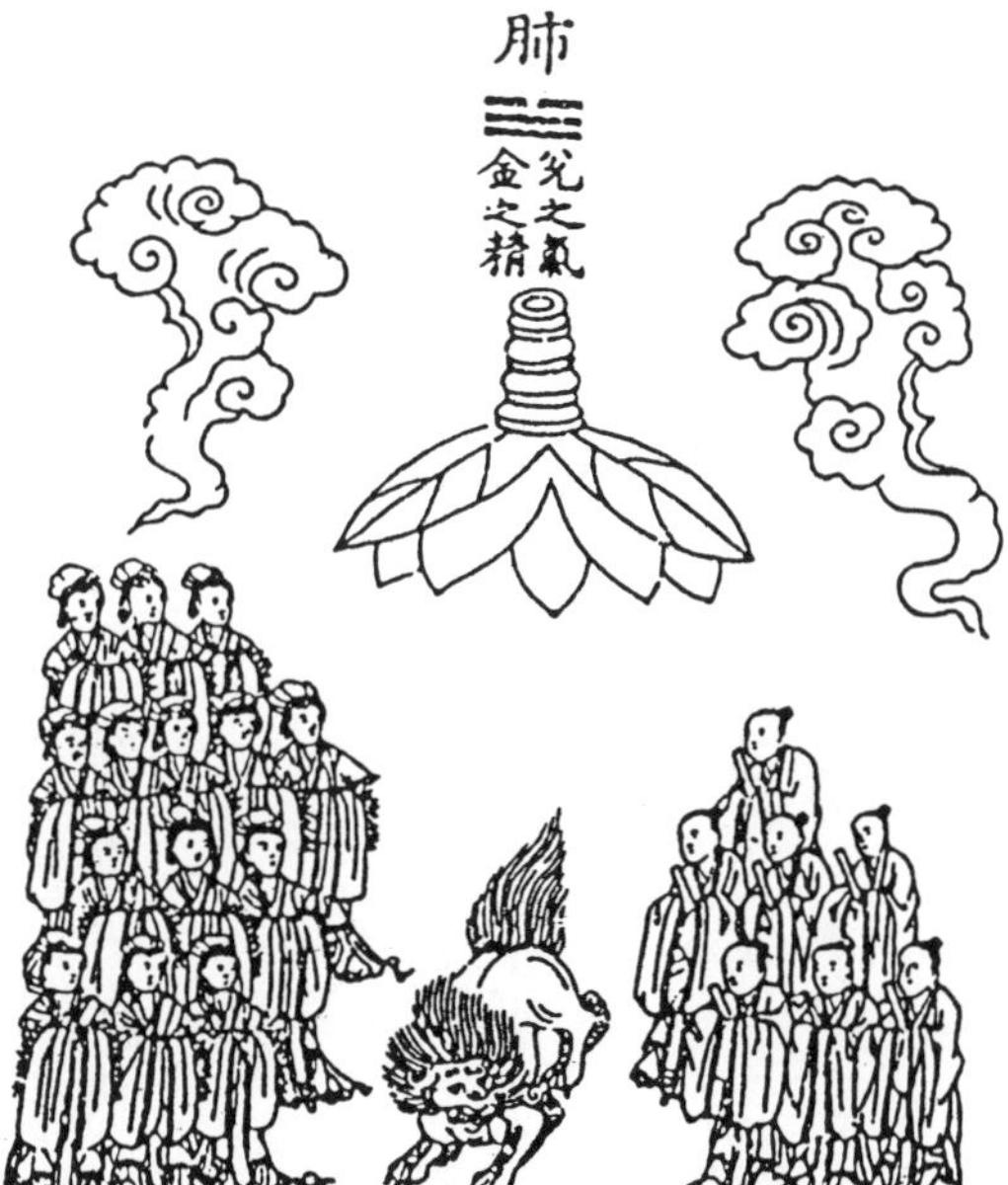

天の精気が、それぞれの降と納の作用を通じて結びついて人体の真気が生成されるのであり、人体内部のエネルギーが集中し、強化されるのである。昔の人が胎息の訓練を重視したのは、こうした理由による。

❸……肺は皮毛を主る。

「肺の合は皮なり。その栄は毛なり」（『素問』五臓生成論）。

「皮毛」とは体の表部にある組織、すなわち皮膚、汗腺、毛髪などを指す。汗が分泌されて皮膚が適度に潤っていれば、外邪の侵入を防ぐことができる。これは衛気が皮毛に十分に分布し、その作用が発揮されていてこそ可能なのである。『霊枢』本臓篇には、次のように述べられている。「衛気は、分肉[8]を温め、皮膚を充たし、腠理[9]を肥やし、開闔[10]を司る者なり」。

衛気のこの働きは、肺の宣発とよばれる作用を前提としている。宣発作用は次のように説明されている。「上焦[11]開発し五穀の味を宣《の》べ、膚を熏じ身を充し、毛を沢すること、霧露の漑《そそ》ぐが如し」（『霊枢』決気篇）。

練功を行っていると、毛孔の開閉と肺の呼吸との間に、直接の関係があることが感じとれるようになる。これが、「体呼吸」といわれるものである。普通の人でも意識的に自然な呼吸を心がけながら練習すれば、しばしば皮膚が温かくなったように感じられたり、少し発汗することがある。これも先の内経の言葉を裏づけるものである。したがって陽虚畏冷の患者にはこの方法は非常に適しており、また感冒にかかってすぐ鼻がつまるような人にも効果的である。鍛練で肺気が増強されれば、それに相応して腠理も逞しくなるからである。

気の呼吸鍛練でもっとも大切なのは自然に行うことであり、決して無理をしてはならない。意識

8――分肉　筋肉のこと。
9――腠理　皮膚と筋肉の交接している所。また皮膚・筋肉・臓腑の紋理を指す。
10――開闔　汗腺の開閉。
11――上焦　三焦の一つで、胸膈より上の部分。心・肺をその中にふくむ。

しすぎてぎこちなくなった呼吸は、逆に真気を消耗させ、気機[12]を変調させて反対の効果を生むので注意する必要がある。

[3] 腎

腎は腰部にある左右一対の臓である。腎とは命門を包括した概念であるが、命門の部位については古来より、諸説が入り乱れている。その主なものには次の三種類がある。第一は腰部にある左右一対の腎のうち右腎を命門とするもの（『難経』など）である。第二は命門を両腎の間にあると考えるもの（趙献可『医貫』など）、第三は両腎の総称として命門をとらえるもの（虞摶『医学正伝』など）をあげることができる。このほか包絡命門説、動気命門説などがある。腎は先天の本[13]であり、腎陽（元陽、真陽）と腎陰（元陰）を蔵している。

命門は気功鍛練のとき強調される部位のひとつである。「命門は相火なり、相火は君（君火すなわち心火）に代わって事を行う、ゆえに小心という」といわれ、また張景岳の言葉に「命門は元気の根であり、水火の宅である。五臓のいずれの陰気も、これがなくては滋養されないし、五臓の陽気もこれなしに発動することはできない」とあるように、人体にとって非常に重要なものだからである。趙献可の『医貫』では、命門は回る走馬燈の中の火にたとえられている。

命門と他の臓腑との関連について、陳士鐸は『石室秘録』の中で次のように述べている。「心は命門を得てはじめて、神明を主ることができるようになり、そこで物に応ずることができる。肝は命門を得てはじめて謀慮する。胆は命門を得てはじめて決断する。胃は命門を得てはじめて受納する。脾は命門を得てはじめて転輸する。肺は命門を得てはじめて治節する。大腸は命門を得てはじめて

12——気機　内臓諸器官の機能を指す。

13——先天の本　受胎した時から備わっている生命力。腎中に存在するとする。

伝導する。小腸は命門を得てはじめて布化する。腎は命門を得てはじめて作強する。三焦は命門を得てはじめて決瀆する。膀胱は命門を得てはじめて収蔵する」。つまり五臓六腑すべての機能は、命門というエネルギーによって作動しているのである。

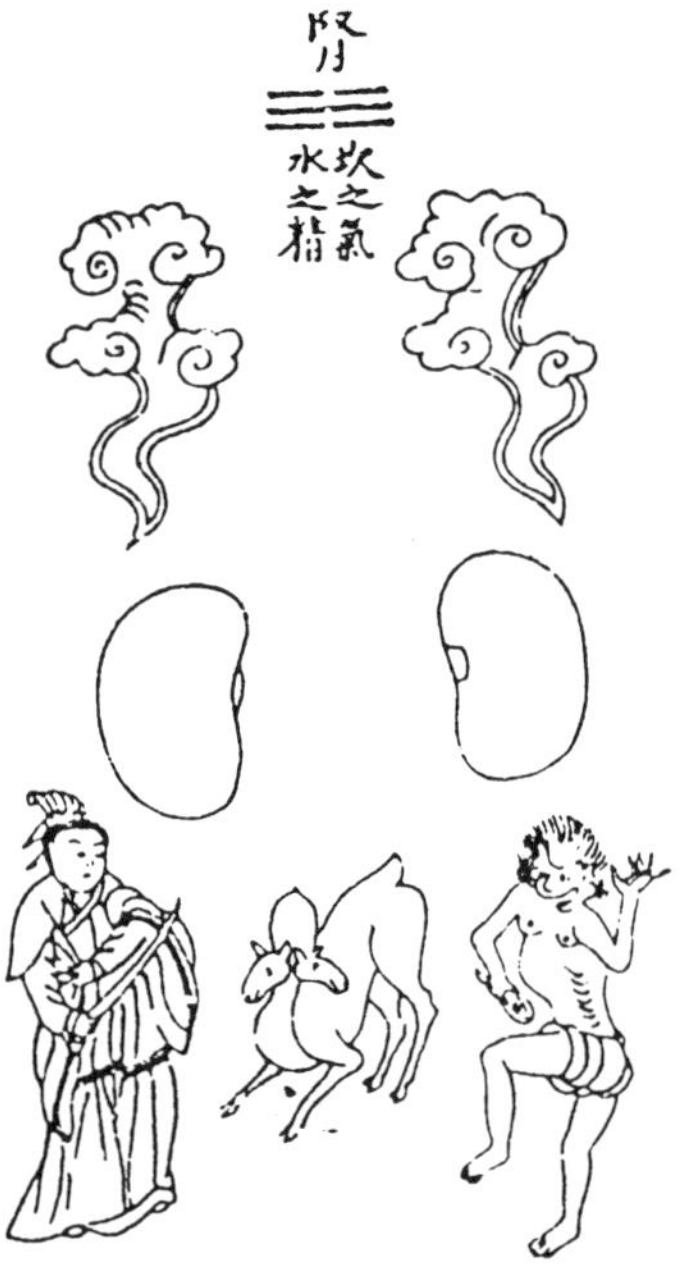

　命門こそ丹田であり、元気が宿る所だと考えた人もいる。『医学源流論』の中で、徐霊胎は次のように語っている。「いわゆる元気とはどこにあるのだろうか。五臓にはそれぞれの真精があり、元気はここに分布している。しかしその根本は、道経でいうところの丹田にある。『難経』では命門とよばれており、『内経』で「七節めの傍、中に小心あり」といわれるところである。陰陽のバランスはここに依存しており、呼吸がうまくできるのも命門と関係がある。火によって身体は温まり、水によって五臓は潤うのである。命門がわずかでも働けば生気はまだ存在することができる。したがってすべては

ここが頼りである」。

さて、気功鍛練においては、呼吸にしたがって膻中に注意を向けるか、あるいは直接命門に意守することで、命門の作用を強化させる。こうすることによって五臓六腑の作用をいっそう活発にすることが目的である。また命門の相火が充足してくると、とくに元陽の火は土を生ずることから脾陽のはたらきが活発になり、脾の運化作用が増強される。後天的な水穀の精微が十分に運化されると臓腑・経絡・四肢百骸は栄養され、余分なものは腎に貯蔵される。「腎は水を主る、五臓六腑の精を受けこれを蔵す」ため、真気はさらに充実し、各臓腑の必要に応じて供給することができる。気功鍛練を行うと体質が次第によくなるのは、以上の理由による。

❶……腎は骨を主る。腎は髄を生じ、〝脳は髄の海〟といわれる。

腎気が充実すると精力が増し、頭の回転が早くなり、記憶力がよくなってくる。

腎はまた「作強の官」ともいわれる。これは腎気旺盛になると筋骨が強くなり、行動が敏捷になることと関連がある。気功の鍛練をすると、この効果は顕著に現れる。

気功を行って真気が充実すると、腎の元陰と元陽の相互のバランスが回復・増強されるばかりでなく、腎水と心（君火）の協調・制約関係にもよい影響が現れる。したがって「心腎不交」の病態で動悸・不眠・遺精等の症状のある患者は、気功を行うことによって症状の改善がみられる。しかも心と他の臓腑との協調性が、次第に改善・増強することがわかっている。

練功を行うなかでしばしば唾液の量が増えるのは、元陰が補充されていることの証しであると考えられる。李念莪はその著書『内経知要』で次のように述べている。「津（唾液）と腎水は元はひとつである」「それは臓腑に必要な水分を与え、皮膚を潤す。津を飲み込んで吐かないようにすると、腎水が充足され、顔色は生気をおび、火を降ろして心を十分養うことになる……」。練功をやりながら唾液を飲み込む、ということには以上のような道理があるのである。『医学心悟』の中で、程鐘齢はこのことを次のように語っている。「唾液をのむのは、真水で真陰を補う、つまり同気相求む、という必然の道理からなされる」。これは「陰虚を治療するこの上ない妙法」であり、その「効果は六味地黄丸等の薬を超越する」。

[4] 肝

❶……肝は謀慮を主る。

謀慮とは深く考えをめぐらすことであり、精神活動を指している。

❷……蔵血を主る。

❸……五行においては風木に属す。

風の本性はのびやかな移動性である。外界から強い情緒的な刺激を受けたときには怒りの感情として現れ、それがかえってまた肝を傷つける。「肝は……志にありては怒をなし、怒れば肝を傷《やぶ》る」(『素問』陰陽応象大論)。肝が傷られることによってさまざまな肝の病変が出現する。

練功を行って放松・入静の状態に入ると、精神は非常に安定し、肝気はのびやかになる。練功には、肝気が横逆して脾に悪影響を及ぼす「木剋土」[14]の病態を予防したり、あるいはすでに上亢した肝陽を鎮め肝火を沈降させる作用がある。練功のあと気分がすっきりするのはこのためである。

「血は気とともに上に走る」という理論がある。そこで肝陽[15]や肝風[16]を目的に治療する場合は、とくに身体の下部に注意を集中させるようにして、気と血を下へと行らせるようにするべきである。

14――木剋土　五行学説の相剋関係の一つ。肝は木に属し、脾胃は土に属すので、木剋土とは肝気が亢じて脾胃を傷ること。

15――肝陽　病的におこった肝陽(肝陽上亢)では頭痛・眩暈・怒りやすい・耳鳴・不眠などがあらわれる。

16――肝風　眩暈・動揺・痙攣などの症状があらわれた時を指す。

こうすることで上盛下虚の状態は改善され、同時に平肝潜陽の作用を起こすことができる。

❹……肝は目に開竅《かいきょう》する。

「機《はたらき》は目に在り」（『陰符経』）

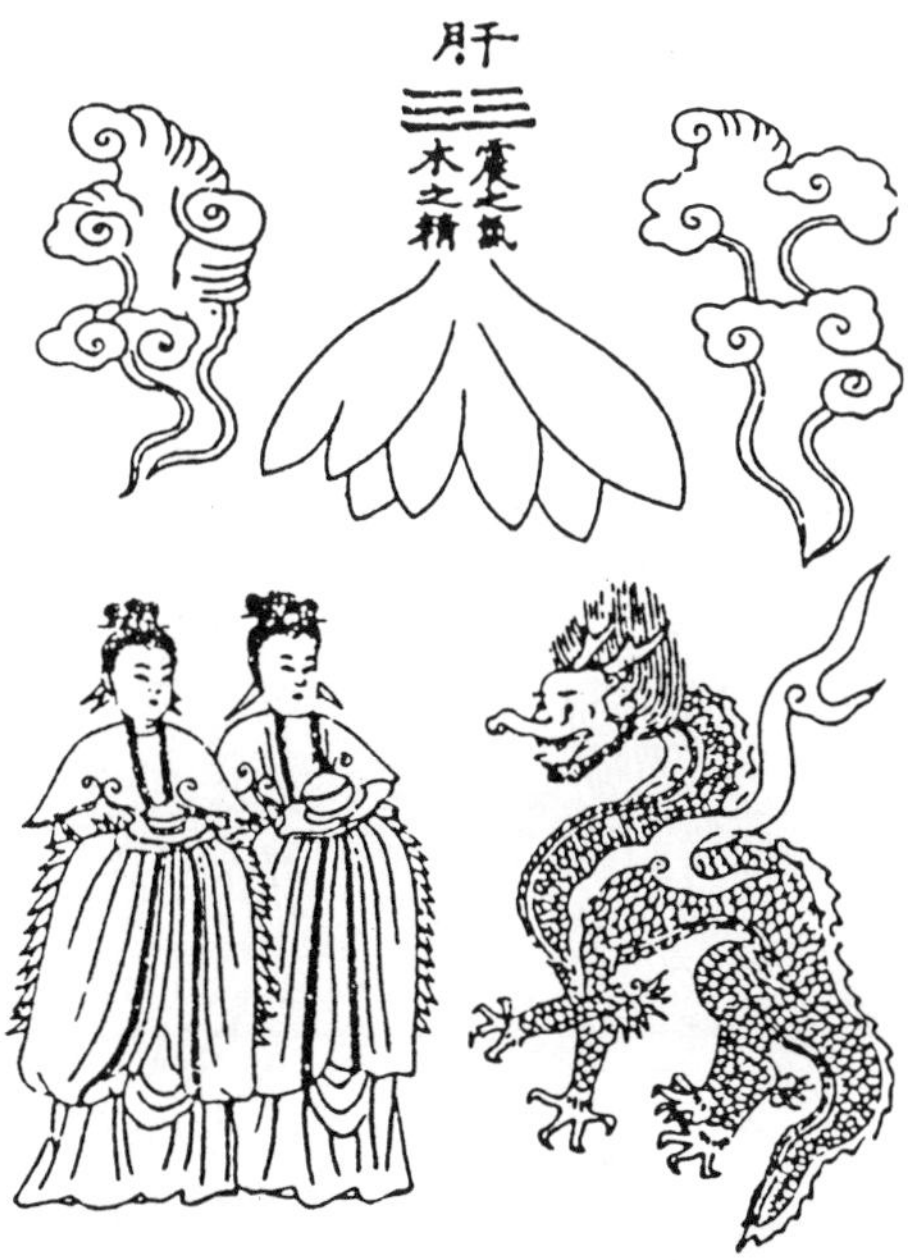

古代、気功において、身体はすべて陰に属すが、唯一目だけは陽に属すと認識されていた。目を閉じて内視することによってはじめて、内視している体内の部分に作用を及ぼすことができる、と考えられていたのである。

『黄庭経』には、「物事にとらわれない恬惔とした心もちで目を閉じて視れば、内にあるものはおのずと明らかになる」と書かれており、『奇経八脈考』にみえる「返観」[17]というのも、ほぼこれと同じことを指していると考えられる。

17――返観　両眼を閉じ精神を集中して体内を視ていくことによって、内気が経絡に沿って運行する様子がみてとれること。

［5］脾

❶……脾の作用――水穀の運化

この作用を説明するときは、しばしば脾胃として語られることが多い。歴代の医家たちが常に脾胃の重要性を強調してきたことは、「脾は後天の本」[18]とか「胃気あれば則ち生き、胃気なくば則ち死す」といった言葉からも推しはかることができる。

なかでも注目に値するのは李東垣を代表とする脾胃派と呼ばれる人々である。彼らが、脾胃を生体にとってとくに大切なものと考えた理由は、営・衛・気・血・津・液などがいずれも水穀の精微からつくられるものであり、その作用を担う器官がとりもなおさず脾胃だからである。

気功鍛練を行うことによって三焦の機能が滞ること

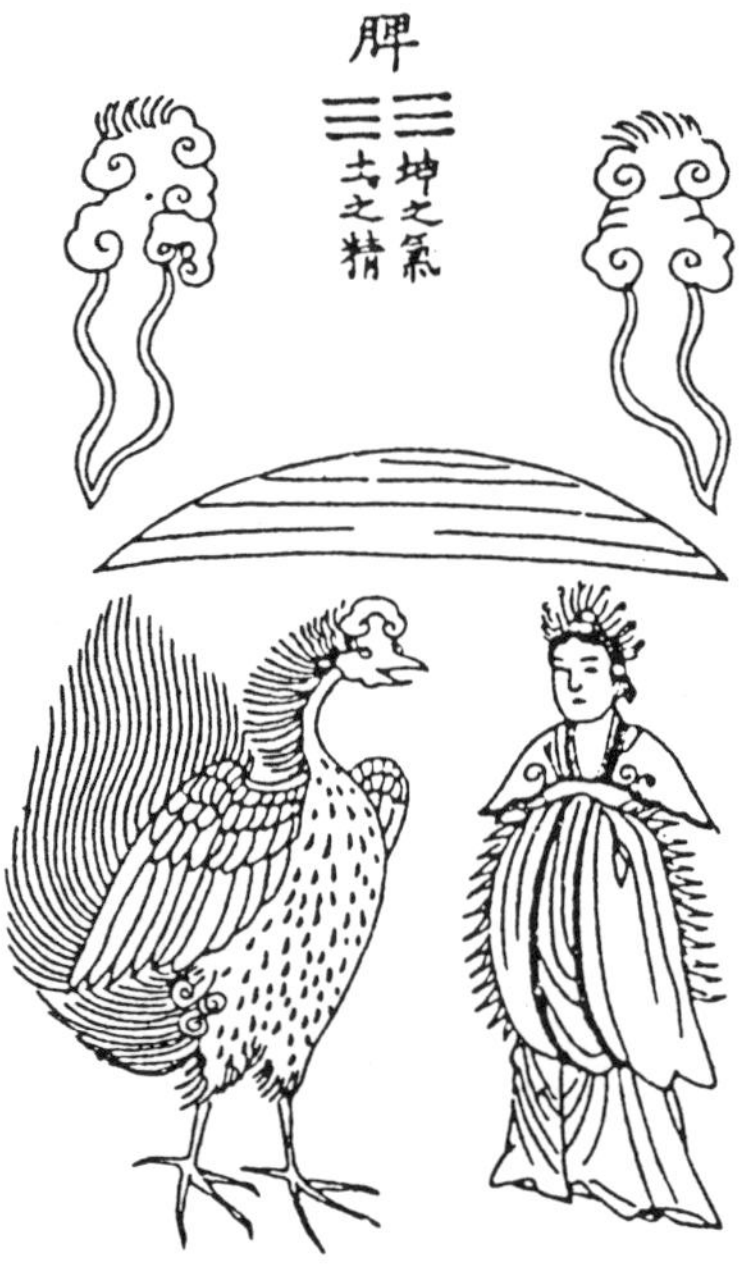

18――後天の本　出生後、人体の生長・発育・生命活動は脾胃の働きで得られた水穀の精微によってなされるので、脾胃を後天の本と呼ぶ。

なく働くようになると、脾胃の昇降バランスも改善され、水穀の精微は体のすみずみまで運化されるようになる。練功のあとは食欲が増進するが、そうなれば営衛・気血・津液のいわば原料が増えることになり、生体の栄養状態がよくなって体重が増加する。これは「脾は身の肌肉を主る」という理論を裏づける現象である。

『素問』六節蔵象論に、「脾・胃・大腸・小腸・三焦・膀胱は倉廩の本なり[19]……よく糟粕を化し、味を転じて入出する者なり」という言葉がある。つまり、これらの器官はすべて消化・吸収・排泄に関連しているという意味である。練功中、腸が動きだして音をたてることがあるが、これは腸気がスムーズに動きだす徴候と考えられる。気功鍛練を行うと、しばしば下痢便が正常になることがあるが、これは脾胃の運化作用が強化されるとともに、小腸の分別機能も同時に改善されているためであると考えられる。

また、脾腎陽虚証[20]で腹痛と下痢がおこっているものが、やはり練功によって症状の好転をみるのは、鍛練の結果、脾・腎の元陽が充実するためと考えられる。

[6] その他

気功では、人体の外表部にある器官の形態や動作が、ことごとく内臓との関連で認識されている。たとえば、宋の張伯端の署名がある『金丹四百字序』には次のように書かれている。「眼を閉じてものを視ないようにすれば魂は肝に在《あ》り、耳でものを聞かないようにすれば精は腎に在り、舌を使って声を出すことを止めれば神は心に在り、鼻に香らなければ魄《はく》は肺に在り、四肢が不動であれば意は脾に在る。こうしたことを五気は元に朝《あつま》る[21]（五気朝元）という」。これは中医理論の中の、「肝は

19——倉廩の本　倉廩は倉庫のこと。

20——脾腎陽虚証　腎陽が不足し、命門の火が衰えて火が土を生じることができなくておこる脾陽不足の証で、脾腎両方の陽気が不足した浮腫、下痢、消化不良、腰や膝のだるさなどの証候がおこる。

21——五気朝元　五気は五臓の真気、朝は集まる、元は上丹田を意味する。即ち五臓に在る魂、精、神、魄、意が混融し、一気に化して頂に聚し、聖胎を結ぶことを五気朝元という。

目に開竅《かいきょう》する、腎は耳に開竅する、心は舌に開竅する、肺は鼻に開竅する、脾は四肢を主る」の理論とまったく同じ考え方だといえる。したがって、「魂は肝に在して眼より漏らさず、魄は肺に在して鼻より漏らさず、神は心に在して口より漏らさず、精は腎に在して耳より漏らさず、意は脾に在して四肢の孔竅より漏らさず、こうすれば五臓の神を安んじる」ことができると考えるのである。

『金匱要略』にも、「もし五臓の元真が暢《のび》やかに通じておれば、人は安らかで調和のとれた状態でいられる」と述べられており、これも上述の内容を含んでいると思われる。

気功鍛練には特異な呼吸法があるが、なかでも呼気の訓練として六字訣が有名である。この独特な発声をしながらの呼気訓練には、その音に対応する臓腑が指定されており、その臓器の病気を治す効果があるとされている。古代の気功家たちは、食物の五味[22]の配合のアンバランスや六欲[23]・七情の偏りなどによっても臓腑は傷つけられるという認識をもっていた。

六字訣は呵（コー）、呼（フー）、呬（スー）、嘘（シュイー）嘻（シー）、吹（チュイー）のそれぞれの音を発しながら息を吐くことによって、これらに対応した心・脾・肺・肝・三焦・腎から、毒気を吐き出せるというものである。と同時に、当然ながら息を吸うときには天地の清気をひと口取り入れ、毒気に代えて補うのである。

中医理論の五臓配当の中に、五音として角・徴・宮・商・羽があるが、六字訣はこれとはまったく関連がない。その独自性に意義があるといえよう。

22——五味　辛、酸、甘、苦、鹹。

23——六欲　生・死・耳・目・口鼻の六つから生じる欲望。また色欲・形貌欲・威儀欲・言語欲・細滑欲・人相欲を指すこともある。

第三節　気功鍛練と経絡

［1］経絡の重要性

経絡は「気血」の通り道である。人体は内臓に始まって四肢・五官（感覚器）・皮毛・筋肉・血脈にいたるすべてのものが経絡との関係の上に成り立っており、経絡は体内と体表にくまなく走ってこれらを連絡しあっていると考えられている。その主なものに、十二経脈、奇経八脈があり、その他にも十五絡脈、別絡、孫絡等がある。これらが表裏を貫き、身体を上下に走っているのであり、要するに経絡の到らないところはないといっても過言ではない。『霊枢』海論篇には次のようにある。「夫《そ》れ十二経脈は、内は臓腑に属し、外は肢節に絡《まと》う」。

これらの作用については『霊枢』経別篇に次のように述べられている。「十二経脈は、人の生きる所であり、病の成る所であり、人の治る所であり、病の起こる所である……」。

『霊枢』本蔵篇には、さらに具体的に記述されている。「経脈は気血の行る所にして、陰陽を営養し、筋骨を濡《うるお》し、関節を利するものなり」。

これらの言葉から、経絡の正常な作用とは、気血を行らせることによって筋・骨・皮・毛に営養を与え、陰陽のバランスを調節して、身体を保持することであると考えられる。

［２］経絡と気功

気功は経絡とも実に深い関連をもっている。練功を行っていると、しばしば気血が経絡を走る感じがわかるときがある。李時珍は『奇経八脈考』の中で、「体内をめぐる隧道《すいどう》ともいうべき経絡は、返観しようとする者だけが察することのできるものである」といっているが、これは練功を体得し気血の流れを身をもって知っていた人物であってこそ言い得る至言である。

『針灸指南』という本には、次のように書かれている。「針灸を学ぶ者が、まず自らすすんで練習すべきは静坐である。……静坐を訓練することによって体内を流れる経脈や、気化による開閉が体得され、それを根拠にすることができて始めて、循経取穴ができるようになる。それでこそ心眼が明るいといえるわけで、これがなければ（針灸のツボなどは）根拠のないたわごとである」。

以上の記述から、練功を行うことにより、体内の経脈の流れを自覚できるようになることがわかる。したがって気功の実践上ばかりか、その理論的研究の上からも、経絡学説の検討が重大な意味をもつものと考えられる。

さらに気功の鍛練を行うことは、気血の運行に非常に効果的だということがわかっている。鍛練の際、全身をリラックスさせたまま注意を集中し、徐々に体内に向けるようにする。さらに呼吸鍛練が加わることによって、全身の経絡の気血を推動する力が強くなり、流れがスムーズになるので、閉塞性の症状が改善されるとともに、経脈内の気自体も補充される。

また気功と奇経八脈の間にも、密接な関係がある。奇経八脈とは陰維脈・陽維脈・陰蹺脈・陽蹺脈・衝脈・任脈・督脈・帯脈の八つを指し、これらは十二経脈を調節する作用をもっている。「けだし正経は溝渠のごとくにして、奇経は湖沢のごとくである。正経の脈が隆盛なときは、則ち奇経に溢れる」(『奇経八脈考』)。気功を練習すると、ある時期正経の経気が充実しすぎて奇経八脈に流れていく感覚がおこることがある。

宋代の張紫陽の著書とされる『八脈経』という本がある。これは練功と奇経八脈との関連を述べた専門書である。李時珍は奇経八脈の重要性と、練功との関係を強調したひとりだが、彼もこの本から思想的な影響を受けていたらしい。ここには次のような観点が述べられている。「およそ人にはこの八脈がある。いずれも陰神[24]に属し、ふだんは閉ざされているが、神仙だけは陽気[25]でこれを開通させることができる。八脈は先天の大道の根であり、一気[26]の祖である」。

練功を実際行ってみると、八脈でもとくに督脈と任脈が重要であることがわかる。『奇経八脈考』の中で、李時珍は次のようにいっている。「督脈は会陰[27]に起こり、背を循って身体の後面をのぼる。陽脈の総督であり、ゆえに陽脈の海という。任脈は会陰に起こり、腹を循って身体の前面をのぼる。陰脈を承任するところであり、ゆえに陰脈の海という」。

さらに進めて、練功との関係を次のようにいっている。「任・督の二脈は人身の子午である。すなわち丹家のいう陽火・陰符昇降の道であり、坎水・離火交媾の郷である」。

李時珍は、また兪琰の『周易参同契注』から次の言葉を引いている。「医書に、任・督二脈を通じさせることができれば、百脈はみな通ず、とある」。これに続けて、長生きする動物を例にとって、この説の証明を行っている。「鹿は尾閭に鼻を運んで、督脈をよく通じさせ、亀は鼻息を納めて任脈をよく通じさせるので、この二つの生き物は長生きするのである」。

『針灸大成』を著した楊継洲は、この本の中で次のように述べている。「練功を通じて気を督脈に

24——陰神　陰神は普通、魄を指す語であるが、ここでは奇経八脈は先天の大道の根であり、一気の祖であって閉じて開かないといった意味でこの語を用いている。

25——陽気　ここでは天気を指す。

26——一気　陰陽の気のこと。『霊枢』決気篇に見える。

27——会陰　外性器と肛門の間。

引き尾閭をへて、上に泥丸（脳髄）に昇らせる。性元[28]を追動して任脈を喉より引き下へ降し、気海に気を返す。気が二脈を上下するさまは円を描いて旋転し、前を降りて後ろを昇る。これにより気は絶えることなく循環する」。この方法を長く続ければ、健康で長生きすることができるとする。

一部の練功書では、このような任脈・督脈等を経気が走る感覚を、大きく小周天と大周天に分けている。小周天とは任・督二脈だけを動いていくものであり、大周天はその他の経脈にも及ぼせるものをいう。

こうした感覚は、たぶん経脈自身がもつ気血の調節作用が活発に働いている状態でおこるものと考えられる。あくまでも自然な現象であるから、そのままの感覚としてとらえるようにするべきである。「任督がひとたび通れば百病はすべて除かれる」といった、あまりに誇張しすぎた言葉を真に受けて練功を行うと、かえって副作用が生ずるおそれがあるから、注意した方がよい。

［3］気功と兪穴

練功を行う際、注意力は主として体表面にあるツボに向かって集中することが多い。たとえば頭部では印堂[29]、胸部では膻中[30]、腹部では神闕[31]、関元、気海[32]、命門[33]、下肢では足三里[34]、大敦[35]、湧泉[36]等のツボである。練功中こうしたツボに注意を集中させていると、針灸や按摩のような直接刺激がないにもかかわらず、比較的長い時間をかけることによって、その点に一定の作用をひきおこすことができる。宋の張鋭著『鶏峰普済方』にある次の言葉は、ちょうどこのことを述べている。「意は気の使なり、意の到る所有れば、則ち気も到る」。

「気が到る」、これが効果を生む原因である。たとえば高血圧の患者には、臍部、下腹部、あるい

28―性元　性根は上丹田のことであり、この文脈からいっても性元は上丹田を指すと思われる。
29―印堂　両眉の間。
30―膻中　両乳頭の間。
31―神闕　臍孔。
32―気海　臍下一寸五分。
33―命門　第2腰椎棘突起下。
34―足三里　膝蓋骨下縁の外側の凹みから三寸下に下ったところ。
35―大敦　足の母趾の腓側で爪甲の角から一分のところ。
36―湧泉　足底で、前方三分の一のところ。足を屈したときの陥凹部。

は大敦・湧泉に注意を向けさせると血圧が下がり、印堂・百会に集中させると上がってしまう。これはわかりやすい例であろう。

どこに意守すればよいかという問題は、昔からかならずしも一致していない。丹田に意守するもの、あるいは会陰、印堂、膻中とさまざまである。しかし重要なのは、中医理論に基づく弁証論治の考え方でツボを決める、ということであろう。

臨床上、一般的には臍およびその周辺に集中することが多い。というのも臍のまわりには比較的ツボが多いからである。臍すなわち神闕から、下に向かって陰交[37]・気海・石門[38]・関元・中極[39]と並んでいる。この部位について、『難経』八難に次のような記述がみられる。「十二経脈は、みな生気の原に係《かかわ》る。いわゆる生気の原とは、腎間の動気を謂《い》う。これは人の生命であり、十二経脈の根本である」。

生命の元であるこの場所を意守することにより、そこに内在する正気を強めることができるのである。

第四節　気功鍛錬と精・気・神

人体を構成し、その生命活動の元になっている主な物質が精・気・神である。伝統医学において、これらはまとめて「三宝」とよばれた。林珮琴の『類証治裁』には、「一身の宝というべきものは、精・気・神である」とある。これらは生命現象およびその変化の根本である、といってもよかろう。

気功は身体内部を意識的に鍛錬することを主体とする功法であるから、それは体内の精・気・神

37──陰交　臍下一寸。
38──石門　臍下二寸。
39──中極　臍下四寸。

を鍛える功法であると言い換えることができる。

［1］精・気・神の概念およびその相互関係

❶……精

人体にある有用な精微物質のすべてを指しており、また人体を構成する基礎物質である。「夫《そ》れ精は、身の本なり」（『素問』金匱真言論』）。

歴代の医家たちの精に関する認識をまとめると、次の二つになる。

①先天の精、生殖の精・・先天の精は父母から受けた天賦のものをいい、先天の精気からできている。またこれは男女の交媾によって作られ、生殖能力を有するので、生殖の精の一面ももつ。「人の始めて生ずるに、先ず精を成す」（『霊枢』経脈篇）。

②後天の精・臓腑の精・・後天の精は、水穀等の栄養物が化生したものであり、これは脾胃を通じて後天的に得られる。この精微物質は、ふだんは五臓に分けて貯蔵されているが、腎が本拠地であり、そこで臓腑の精とも呼ばれる。「五臓は気を蔵して瀉せざるなり」（『素問』五臓別論）、「腎は蟄（じっととじこもる意）を主る、封蔵の本、精の所なり」（『素問』六節臓象論）。

先天の精と後天の精は、互いに依存的であり、促進的である。先天の精は腎に貯蔵されているが、後天の精によって絶えずこれを補充し、養われていなければならない。と同時に、先天の精は後天の精を得るための基礎物質でもあるのである。

❷……気

気とは、体内を流れる栄養に富んだ精微物質であり、また、生命を維持する活動エネルギーでもある。その重要性は、次のような言葉で表現される。「気は、人の根本である。根が絶えれば、則ち茎葉も枯れる」(『難経』八難)、「人の生は、気の聚《あつま》りである。聚れば則ち生き、散ずれば則ち死ぬ」、「天下を通じて一気のみ」(『荘子』知北游篇)。

気は体内のどこにあるかによって、その作用や性質が異なるため、さまざまな名称がつけられている。たとえば『類経』には、次のような多くの呼び方がみられる。

「真気、すなわち元気のこと。天の気は鼻によって受け、喉がこれを主る。水穀の気は口より受け、咽がこれを主る。未生の初に集まるものを、先天の気という。生れて後に成るものを、後天の気という。陽分にある気を陽気といい、陰分にある気を陰気という。表にある気は衛気といい、中焦にある気を営気という。脾にあるものは充気、胃にあるものは胃気、上焦にあるものは宗気、中焦にあるものは中気、下焦にあるものは元陰・元陽の気という」。

このように気の名称は限りなくあるが、大きく概括すれば主なものは以下の四種である。

①元気(原気、生気、真気)：先天的に受けるもので、腎および命門に貯蔵されている。ただし後天の精気によって絶えず滋養されてはじめて、その作用をおこすことができる。「真気は、天より受け、穀気とともに身を充たす者である」(『霊枢』刺節真邪篇)。

②宗気：飲食物から化生した水穀の気と、吸入した大自然の気が結合してできるもの。胸中に集積し、呼吸を司り、発声を助ける。「宗気は胸中に積り、喉嚨に出て、心脈を貫き、しかして呼吸を行らす」(『霊枢』邪客篇)。

宗気はさらに、血液の運行を促進する作用も持っている。「宗気が下がらなければ、脈中の血は凝結して留止する」(『霊枢』刺節真邪篇)。

③営気：水穀の精微より化生した精気で、脾胃で作られた後、肺に送られ、脈管中に入って全身を営養する。「穀物が胃に入り、消化されて肺に伝与される。五臓六腑は皆この気を受ける。その気の内で、清なるもの（エキス）が営である。……営は脈中にあり……営は身を周り、休むことなく運行する」（『霊枢』営衛生成篇）。

④衛気：これも営気と同じく、水穀の精微の化生したものである。「清なるものが営である。濁なるものが衛である。営は脈中にあって流行し、衛気は脈外にあって運行する」（『霊枢』営衛生成篇）。衛気の性質は慓疾にして滑利、すなわち、いたるところに遊走するのが特徴であり、脈管にとらわれることなく脈の外を運行する。ただしこの全身に散布する能力は、肺の宣散作用によるところが大きく、そのことを指して『中蔵経』では、「衛は上（上焦、肺の部位を指す）より出ず」といっている。衛気の作用は『霊枢』本臓篇にあるとおりである。「衛気は分肉を温め、皮膚を充し、腠理を肥し、開闔を司る所以の者である」。つまりこの気は体表を保衛し、外邪に抵抗する作用をもつので衛気といわれるのである。

この他にも気の作用として、『素問』挙痛論には、「百病は皆気より生ず」という言葉がみられる。張景岳も次のように述べている。「気の作用が及ばないところはなく、いったん不調が生じれば必ず病となる。気の不調が外表にあれば六気[40]の侵入を受け、体内にあれば九気[41]が損耗する。それによっておこる病は、虚・実・寒・熱のいずれかであり、それ以上の変態を名状する必要はない。その本を求めるならば、すなわち気の一字に尽きるのである。およそ気に不調を生じた所にこそ、病の本があるのである」。これはさらに広い範囲から、気を理解したものといえよう。病理の上からみると、気には一般に虚損・鬱滞・叛逆の病理変化が考えられている。

40――六気　風・暑・湿・火・燥・寒の六種の気候。
41――九気　九種類の気病。『素問』挙痛論は「怒れば気が上り、喜べば気が緩み、悲しめば気が消え、恐れば気が下り、寒ければ気が収まり、熱ければ気が泄し、驚けば気が乱れ、労すれば気が耗り、思えば気が結する」と記す。

❸……神

思惟・意識活動を指し、また内在する臓腑の精気が外に現れた徴候をも指す。神の基礎にあるのは精である。「生命力のよって来たるところを精といい、陰と陽の両精が結びついたものを神という」(『霊枢』本神篇)。

神はこのように生命の始まりにおいて生成されるものだが、神のすべての活動は後天的な滋養によってまかなわれている。そこで『霊枢』平人絶穀篇では、「故に神は、水穀の精気なり」というのである。

人の思惟活動の反映としての神は、心との関係がもっとも密接である。そこで、「心は神を蔵す」(『素問』宣明五気論)といわれる。『霊枢』本神篇では、もっと具体的に次のように述べている。「神に随って往来する者を魂といい、精に並んで出入りする者を魄という。……心にあれやこれやと憶う気持ち、それを意という。その意が何かを定めたのを志という」。ここでいう魂・魄・意・志は、名称が異なっても実質的には神に属している。神はこれらを含めた人間の思惟・意識活動を総称したものだということである。

『素問』宣明五気論篇には、「心は神を蔵し、肺は魄を蔵し、肝は魂を蔵し、脾は意を蔵し、腎は志を蔵す」と書かれている。この意味で五臓のことを「五神臓」と呼ぶこともある。

さらに神の概念には、五臓の生理機能・病理作用が外に現れるものの意味も含まれているので、しばしば「神気」という言葉が使われる。『素問』移精変気論の「神を得る者は昌《さか》え、神を失う者は亡ぶ」とは、この五臓の神気について述べたものである。

❹……精・気・神の相互関係

精・気・神はそれぞれ異なった概念をもっていることがわかったが、また相互間に緊密な関連があり、促進しあってもいる。大ざっぱにいえば、精は基本物質であり、気は原動力、神はこれらをコントロールする制御者である。

精は先天の精気と、後天的に得られる水穀の精華とが結合してつくられるもので、生長、発育をはじめ、すべての機能活動を維持する基礎物質である。この後天の精はいろいろな物質に変化するが、気もそのうちの一つである。気は先天的な元陰の気、元陽の気、それに水穀の精微と、吸入する天気とが結合してつくられる。そして後天的に精気が産生されるときに重要なのは、元陰の気がもっている気化作用である。このように精と気とは生かし生かされる関係にある。「神は気より生ず。気は精より化し、精は気に化し、気は神に化す。ゆえに精は身《からだ》の本なり、気は神の室《むろ》なり、形《からだ》は神の宅なり」（林珮琴著『類証治裁』）。

神は人体の生命活動としての具体的な現れを指し、その材料が精と気なのだが、これらもまた神の支配を受けるという関係である。また張景岳はこの関係について、『類経』で次のように述べている。「『内経』の陰陽応象大論にいう〝精が気に化す〟の気は先天の気であり、〝気が精に化す〟の気は後天の気である。精と気とは、もとより自ら互生の関係である。精・気が足りると神も旺盛となる。神も精気から生ずるとはいえ、これまた精気を統御し運用する主《ぬし》であり、すなわち心に在るところの神でもある」。ここでも神は精・気からつくられるものでありながら、その神の活動がかえって精、気に影響を与える、という関係が述べられているのである。

『霊枢』大惑論には次のような言葉がある。「故に神労するときは則ち魂魄が散じ、志意が乱れる」。

これは肺・肝・腎・脾の正常な機能に、神が大きな役割りを果たしていることを表現した文章である。なかでも情緒の急激な変化が人体に与える影響は非常に大きいものである。『素問』挙痛論では、次のように書かれている。「怒《ど》するときは則ち気が上る。喜ぶときは則ち気が緩《ゆる》む。悲《ひ》するときは則ち気が消《しょう》す。恐するときは則ち気が下る。寒するときは則ち気が収する。炅《けい》（熱い）するときは則ち気が泄《も》る。驚するときは則ち気が乱る。労するときは則ち気が耗す。思するときは則ち気が結ぶ」。これは神によっておこる病理変化である。

［2］精・気・神と気功鍛練

気功鍛練でも、精と気と神はしばしば強調される要素である。「善く養生する者は内を養い、善く養生しない者は外を養う」（『古今医統大全』明・徐春圃）。ここでいう「内を養う」とは、精・気・神を保養するという意味である。『刪補頤生微論』を著した李中梓は、その中でこの三つをまとめて「三奇」と名づけた。袁黄は『祈嗣真詮』の中に「聚精（精を聚る）」「養気（気を養う）」「存神（神を存《たも》つ）」という三節をもうけて、これらの重要性を説くと同時に、その鍛練方法を記述している。

まず気についてみてみることにする。昔の人は、養生を守息（呼吸をコントロールすること）と同義に考えており、身体にとってもっとも大切なのは気を調えることであった。その理由は、意識的に呼吸鍛練をすることによって、精気を呼吸する肺の作用が強まるからである。肺は気を主るところから、練功の士は肺をふいごにたとえた。ふいごが空気を押し出すのと同じ働きが肺にはあり、それで全身の気化作用が促進されている、と考えられていたのである。なかでもその作用を強く受けるのは、三焦である。

上焦の気化作用が強まると、上焦の気機がスムーズに行われるようになり、肺気の宣散作用が十分発揮されるので、精微物質が「百脈」を通じて全身を養う。こうなれば全身的に精力が充実してくる。

中焦[42]の気機がスムーズに行われるようになると脾胃の気が強まるわけで、食欲は旺盛となり、体重が増加する。

下焦[43]の気機が調整されれば、腎陽の気の充実にともなって、脾胃の運化作用がいっそう盛んになり、また全身をあたためる力も強くなる。練功中、しばしばあたたかい感覚がおこり、さらに唾液が増えるのは、腎気が充足して上に注いだことの現れである。

人によっては練気を「元気を練ること」と解釈して、気は鼻から呼吸する空気のことではないと見る向きもあるが、実際にはやはり、後天的な呼吸法を用いて鍛練を行うのである。服気、閉気、胎息などももちろん後天的呼吸法である。ただし気功鍛練で要求されるのは自然でしかも深く長い呼吸であり、『黄庭経』の言葉を引用すると、「虚無を呼吸して丹田に入れる」ようにしなければならない。このような呼吸法が結局元気を練ることになるのはなぜかというと、呼吸した気が腎間、つまり丹田にある先天の精と気である元精と元気を養い、これらを発動させるからである。このように精と気が結びついて強身防病の作用を現すことを、『黄庭経』では「精を積み、気を累《かさ》ねれば以て真を成す」という言葉で表現している。

気功鍛練がすなわち練気にほかならないとはいえ、やはりそこには神の作用が強く影響している。『胎息経』の次の文章を見ていただきたい。「気が体に入ってきたときに生命が生じ、神が体から離れ去ったときが人間の死である。神のはたらきを認識することによって、長生きすることができる

42――中焦　三焦の一つで上腹腔部分。脾胃をその中にふくむ。
43――下焦　三焦の一つで、胃の下口から下の下腹部分。肝腎をその中にふくむ。

ようになる。雑念をはらい虚無の心持ちのうちに神気を養っていけば、神が行るにあわせて気も行り、神がとどまっているうちは気も体にとどまるものだ。長生きしたいのであれば、この神と気の両方に注意を注ぐことだ」。

徐春圃は『古今医統大全』で、次のように述べている。「身体は、生命に気が宿った現れである。心は身体の主《ぬし》である。神は心の宝である。したがって、神を静めれば心が和《なご》み、心が和めば身体は安穏でいのちを全うすることができる。神が躁然として定まらないと、心も乱れ、心が乱れれば身体は傷られる。もし身体を傷ることなく全うしたいと望むなら、まず神を調理するべきである。こころを和やかに楽しませて神を養うようにしておれば、自《おのず》と体内は安定する。清にして虚たる状態を心神に接《つ》げば、気が体外に誘い出されることはない。神が和し、心が清らかであれば、身体（形骸）に累《わざわい》が及ぶことはない」。

ここでいうように、気功鍛練でまず要求されるのは精神の集中と、安静を保持することによって、神を養うことである。心を調《ととの》え神を凝集することで、真気を増強させるのである。

練功を行う際、一般的にいって臍部に意守することが多い点にも注意すべきである。臍はいわゆる命門の領域であり、昔の人はここを「黄庭」とも呼んだ。『黄庭経』には、「上に黄庭あり、下に関元あり、前に幽闕あり、後ろに命門あり」という言葉がある。すなわち黄庭は関元の上部をいい、前には幽闕（神闕、臍を指す、生門ともいう）があり、後ろの命門（密戸ともいう）と囲まれたところで、ここに心神を注いで守り、意識を強化することによって、神は腎間の動気を充実させ、育てるように働く。神が気をコントロールし、神が外にもれ出さず安定していれば、気はおのずと定まり、そのうえで意識的に調節することによって、身体の健康は必ず促進されるのである。さらに養神[44]・存神[45]・凝神[46]等の方法を行うことによって神・魂・魄・意・志の安定をはかることができる。これは五臓の安定につながり、五臓が調和するとまた神の作用がよりよく発揮される、というようにフィードバックするのである。

精に関して、気功の鍛錬で重視されるのは先天の元精である。後天の精である生殖の精は、また後天的なザーメンとしての面をもちあわせているが、先天の元精はこの後天の精に充養されなければならないのである。そこで神・意を練り、その部位にめぐらせ、後天の精を発動させる必要がある。練功者に重要なのは当然日頃の節精・聚精の方である。この方面に関する論述は古来から非常に多くなされている。『備急千金要方』から参考までに、性生活について書かれた一文を引いておく。

「人、年二十の者は四日に一泄。三十の者は八日に一泄。四十の者は十六日に一泄。五十の者は二十日に一泄。六十の者は精を閉じて泄《も》らすなかれ。もし体力なおも壮《さか》んな者は、一月に一泄（が適当だ）」。

精を消耗しすぎることは健康にもよくないし、練功を行ううえにも悪影響を及ぼす。昔の練功者はこの問題を非常に強調したことをつけ加えておく。

44――養神　精神をやしなうこと。『荘子』刻意篇に「動いて天行、此れ神を養うの道なり」とある。

45――存神　道教では人間の五臓などには神が宿っており、それを思いうかべ直接観ることによって延寿をはかること。詳細は第八章第三節参照のこと。

46――凝神　精神を凝聚すること。『荘子』達生篇に「志を用いて分たざれば乃ち神に凝す」とある。詳細は第八章第三節参照のこと。

第四章　気功の基礎研究

気功は一九五五年以降、全国各地で応用されるようになった。その後、五十年代末からいくつかの教育・研究施設や臨床医療機関で、現在の科学機器を使っての実験・観察が開始され、大量の資料が集積されるとともに、気功の理論研究もすすめられ、一定の成果をあげている。

国外でのこの方面に関する研究は、董経武の『科学気功と生物フィードバック』によれば、七十年代に入ってから盛んになったとされている。国外での研究のひとつを紹介すると、気功は視床下部の機能を変化させることにより生体に弛緩反応をおこすことを目的とするものである、と結論づけた論文がある。練功者の生理的変化のデータとして、弛緩反応がおこる状態下では、酸素消費量・血圧・心拍数・呼吸数・動脈血中の乳酸含有量などの低下、静止した前腕筋肉中の血流の増加がみられ、脳波にα《アルファ》波があらわれ、交感神経系の活動が全身的に低下することが観察されている。国外におけるこうした分析結果は、わが国の五十年代になされた研究の結果ともほぼ一致するものである。

しかし残念なことに、世界に先がけたわが国の研究は政治的な圧力を真っ先に受け、十年間、中断せざるをえなかった。やっと一九七七年になって、気功の原理研究は「外気」の研究から再開さされることになった。つい先ごろ、わが国の著名な科学者である銭学森氏は、次のように発言している。「人間の持つこころの能動性が、人体内部の活動を調節しうる、という認識はまったく新しい認識だ。そこで、まだ一般に認識されていないがゆえに利用されずにいる能力のことを、気功では人の潜在力と説明しているのである」。

要するに現在までに明らかにされていない人間の生命の秘奥を探り、生命科学を未知の領域にまで推し進め、人の持つ潜在能力をひき出すことによって人類を健康と長寿に導くために、臨床・学習・基礎研究を組織化し、協力しあって継続的に気功の原理研究を行っていかなければならないのである。それぞれの部門が相当な力を蓄え、専門の気功研究施設を建てて各科による総合的な研究が推し進められるようになれば、第一級の資料を収集・分析することができるようになり、近い将来、気功の原理が解明されるものと思われる。

本章では気功の基礎研究を、大きく二つの時代に分けて紹介することにする。まず第一節から第五節は、一九六二年までに発表されたデータであり、「中枢神経系」「呼吸器系」「消化器系」「循環器系」「代謝・内分泌系」の五項目について述べる。さらに第六・七節では、最近の資料を、「外気」「その他」に分けて説明する。

第一節　中枢神経系

［1］脳波

上海市高血圧研究所

五例の患者にトレーニングを行わせたところ、開始後三〇分から終了までの間ずっと、α《アルファ》波の振幅に顕著な増加が測定された。

北京医学院

一八例中一一例にα波およびα波指数の減少がみられ、別の六例には徐波の出現がみられた。

上海第一医学院付属第一医院の神経病学教研グループ

一二例の練功者に対して脳波の観察を行ったところ、トレーニングが進むにつれて脳波に顕著な変化がみられた。前額部にθ《シータ》波が出現し、振幅がしだいに増大、周期は徐々に延長し、大脳半球後部に拡散した。これと同時に、ある者にはα波の変化がなかったが、ある者には振幅の増大・周期の延長・周波数の漸減がみられた。

脳波は大脳の生理機能のバロメーターである。正常成人の覚醒時の脳波にはθ波は少なく、α波の変動する範囲もきわめて小さいものである。したがって、鍛練中に現れたα波の周波数の一～二Hzの減少や、θ波のわずかな増大なども、顕著な変化としてとらえることができる。これは睡眠時の変化ともまったく異なっており、また一種の催眠状態と説明づけることもできない。練功中に現れる脳波の変化は、大脳皮質と皮質下組織の間におこる複雑な作用の結果であると考えられ、気功中は一種の特殊な抑制状態にあることが推測される。

［2］ 筋肉運動クロナキシー

重慶医学院生理教研室など

二七例に深指屈筋と総指伸筋の基電流の増大がみられ、クロナキシーもすべてが延長したという。

上海市高血圧研究所

電子クロナキシメーターで練功の前後に筋肉のクロナキシーの変化を研究したところ、鍛練を行うと、クロナキシーは鍛練前に比べて長くなることがわかった。

クロナキシーの変化は、大脳皮質の運動領の機能に変化があることと関連がある。抑制が運動領まで拡散した場合に、クロナキシーは長くなる。一般には睡眠時、負のフィードバックによる抑制、大量のクラーレ投与時、保護のための自己抑制時などに、クロナキシーは長くなる。気功を行ってクロナキシーが長くなるのは、大脳皮質の機能が鍛練中は抑制された状態にあることを証明しているものと考えられる。

［3］前庭クロナキシー

上海市高血圧研究所

二七例に対し気功前後の前庭クロナキシーの平均値を測定したところ、五㎜から七㎜に延長した。

前庭クロナキシーは前庭中枢が位置的にも機能上からも自律神経中枢と密接な関係があることから、迷路に電気刺激を加えて自律神経中枢の機能状態を探る方法である。前庭クロナキシーの延長は自律神経の興奮が低下していることを示し、クロナキシーの短縮は興奮の増強を示している。気功鍛練中の前庭クロナキシーの延長は、自律神経の興奮が低下していることの反映である。

［4］皮膚電位

上海市第六人民医院理療科

練功を行っていた三七例の喘息患者で、[1]肺兪・命門等のツボの皮膚電位の変化を測定した結果、気功を行っている間は皮膚電位が必ず下降し、気功を止めるとすぐ元に戻ることがわかった。

上海市高血圧研究所

高血圧の患者は、鍛練前は皮膚電位が一定せず不安定であるのが、鍛練を始めると次第に安定し、さらにその曲線は徐々に下降するという。

皮膚電位は汗腺を支配している交感神経のコリン性線維の興奮と関係がある。一般に正常人では、針を刺されて疼痛を感じ、生体が興奮したようなときに皮膚電位が高まり、睡眠時に低下する。鍛練中全身がリラックスして入静状態にあるときに、ツボの皮膚電位がしだいに下降するのは、大脳皮質が抑制に傾いていることと関係があると思われる。

第二節　呼吸器系

[1]　呼吸数

上海第一医学院生理教研グループ

二一人に対して呼吸数を調べた結果、鍛練前は平均一六・五回／分だったのが、六・九回／分に減少し、そのうち五回／分以下となった人が九例あった。

重慶医学院生理教研室

1――肺兪　第三胸椎棘突起下の両側一寸半。

二六例で呼吸数を調べた結果、鍛練前の平均一四・四回／分が、鍛練中は四・七回／分に減っていることがわかった。

平静時の呼吸数は、成人で平均一六～一八回／分である。鍛練のときに明らかに呼吸数が減少するのは、呼吸中枢の機能がかなり低下することを表しており、これによって大脳皮質も抑制状態におかれることが予測できる。

［2］呼吸量（肺機能検査）

重慶医学院生理教研室

八例の高血圧患者に松静功を行わせ、分時呼吸量の測定を行ったところ、練功前には平均六千三三七ml／分だったが、鍛練中は四千九〇〇ml／分に減少した。

また二六例の肺結核患者に内養功をさせたところ、鍛練前は平均七千六五七ml／分だったが、鍛練中は四千七四五ml／分に減少した。

上海第一医学院生理教研グループ

二一例の分時呼吸量の測定で、二六％の者に減少がみられ、なかでももっとも差の大きかった者では、一万四千ml／分が四千三五〇ml／分に減っている。一回換気量は、鍛練の前後を比較すると、七八％の者に増加がみられた。

北京結核病研究所

一〇例で一回換気量を測定したところ、鍛練前は平均四八二mlだったが、一五分間の鍛練後七四〇mlになった。

成人の平静時、一回の呼吸で肺に出入りする空気の量が、一回換気量である。したがって一回換気量（ml）×呼吸数（回／分）＝（イコール）分時呼吸量ということになる。

成人の平静時の正常値は、一回換気量が五〇〇ml、分時呼吸量は約八千～一万mlである。

鍛練中は一回換気量が増えるものの、呼吸数が減少するので、分時呼吸量には持続的な減少がみられる。それでいて窒息性の反応が現れないのは、鍛練中は呼吸機能に関係する神経中枢が、一定の抑制状態にあることを証明するものである。

［3］肺胞気と呼気の成分

重慶医学院生理教研室

呼気と肺胞気の成分を測定する実験で、被検者のすべてに、練功後、二酸化炭素の増加と酸素の減少がみられた。

上海第一医学院付属中山医院

四例に、鍛練中、肺胞気の二酸化炭素濃度の平均〇・五％増加がみられた。

呼気は普通の呼吸で呼《は》き出される気体のことである。肺胞気とは肺胞や、そこに分布する小気管支に直接に接触し、酸素と炭酸ガスの交換に関与する気体のことを指している。鍛練時は肺胞気の炭酸ガス分圧が増加し、酸素分圧が減少し、これが血液内ガス分圧にも同様の変化をもたらす結果、これが呼吸をうながす刺激ともなる。しかしながら鍛練中の呼吸は、終始ゆったりとして落ちつきがあり、減弱状態にあることが確認されており、ここから鍛練中は呼吸に関与する神経中枢の機能が一定の抑制状態におかれているのだろうと考えられている。

［4］呼吸機能と自律神経機能の関係

呼吸は神経系によって直接に支配されている。呼吸を調節する神経中枢を「呼吸中枢」と呼び、これはさらに吸息中枢と呼息中枢に分けることができる。

両者の働きはまったく異なる。吸息中枢が刺激を受けると、吸息運動がおこると同時に、呼気中枢に抑制がかかる。反対に呼息中枢を刺激すると、吸気は止まり、呼気運動がおこる。呼吸運動は延髄にある呼吸中枢の統制下にあり、この中枢は内外の各種の変化によってその活動を抑制あるいは活性化させる。

上海第一医学院の生理教研グループが発表した実験では、全身または局部麻酔をかけた兎・猫・犬を用いて、肺を拡張・収縮させることによっておこる変化が確認されている。それによると、肺を牽引したとき、反射的に呼吸中枢の興奮状態に変化がおこり、呼気の出現または吸気の停止が現れ、このとき血圧の下降、腸の運動と緊張性の増加、顎下腺の分泌量の大幅な増加、膀胱の収縮増強といった、副交感神経緊張状態が現れることがわかった。

次に、肺を収縮させ、吸気の活動が高まるときには、血圧の上昇、腸の運動および緊張性の抑制、顎下腺の分泌量やや増加、膀胱収縮抑制、瞳孔散大、瞬膜収縮、全身の立毛筋収縮といった、交感神経緊張状態がみられたという。

このように呼吸運動と自律神経の間には密接な関係がある。吸気時、吸息中枢が興奮するときには、その興奮は交感神経系の方にも影響しており、呼息中枢が興奮し、吸息中枢が抑制されているときには、副交感神経が興奮するのである。したがって、人が呼吸を意識的に調節しようとすれば、それはとりもなおさず自律神経の働きをも調節するのであり、気功療法が自律神経の失調に有効であることの生理的根拠ともなるのである。

第三節　消化器系

［1］胃の蠕動

吉林医科大学放射線科

鍛練をした一〇例中七例に、休息時と比べて胃の蠕動運動が加速することが確認された。各例の胃蠕動の加速の程度は八・四〜四四・五％、平均二五・四％であった。また胃蠕動波形時間は一〇例中八例で加速がみられ、その程度は〇・四〜六一％、平均二〇・六八％であった。

胃には迷走神経（副交感神経）と交感神経が分布している。したがって胃の運動の変化は、これを支配する自律神経の変化としてとらえることができる。胃に入ってきた食物を蠕動運動で送り出す前に、食物を繰り返し十分に攪はんし、胃液と混合させて消化しやすいようにする働きがある。

気功の鍛練を行うと、大脳皮質が一種の抑制状態となることによって、中枢神経の働きは正常に回復し、自律神経の機能も調整されるのである。そこで鍛練を行う際でも呼気に重点をおけば、いっそう胃の蠕動も強くなるといえる。また腹式呼吸や横隔膜の運動を強化することは、胃を含めた腹部内臓に対して一定の按摩作用をもたらす。

［2］横隔膜の活動と胃の位置

上海第二結核病院

三六例について、気功治療を行う前は横隔膜の上下の振幅が平均三cmであったのが、二か月の鍛練後、平均六cmになった。また六例については横隔膜の上下運動に伴って胃が昇降することが確認され、呼気時に胃は上へ動き、吸気時に下へ動いた。胃の大弯下端レベルで測定したところ、呼吸時の昇降幅は平均九・七cmであった。

上海虹口区中心医院放射線科

一〇例について横隔膜運動描写器を用いて測定したところ、一例は鍛練前二・五cmだったのが、練功中に最大九cmの振幅となった。残りの九例にも増加がみられ、三・四〜六cm、平均五cmであった。

横隔膜は胸腔と腹腔との間を隔てている。横隔膜が下がるときは腹腔内の臓器が下方に圧迫され、その結果前腹壁が前に出る形になる。横隔膜が弛緩して元の位置に戻れば、腹壁の弾力で内臓も元に戻る。気功を鍛練することによって、胃の働きが促進されるのは、この横隔膜の上下運動が強くなることから生ずる胃への機械的刺激とも関連があると思われる。さらに横隔膜の動きが大きくなることは、肺の呼吸量の増大にもつながる。

［3］胃液分泌

蘇州医学院祖国医学教研室

三例について、空腹時に胃液をすべて抽出したところ一五分間は胃液がほとんど分泌されなかったが、続けて十五分間気功を行わせると分泌が急に増加し、止めるとまた明らかに漸時減少した。

胃液は胃にある各種の分泌腺から分泌される物質の混合したものである。主要成分は塩酸とペプシンであり、主に食物の消化に作用し、これらの分泌は神経性機構（迷走神経）と体液性機構（ガストリン）によって調節されている。気功を行って胃液の分泌が促進されるのは、一つには横隔膜の上下運動が過度になることによる機械的刺激が関与している。しかし鍛練が未熟で入静状態にうまく入ることができない者には、胃液の増加反応がみられないことから判断すると、入静の過程で胃液分泌の増加が現れるときの主な要因は、胃に分布する迷走神経が興奮状態にあることが考えられる。

［４］プチアリン（唾液中のデンプン分解酵素）

重慶医学院生理教研室

九例の肺結核患者に内養功を行わせた結果、八例にプチアリンの顕著な増加が現れた。増加率は鍛練前比五八・二一％。一例は減少した。

上海市第二結核病院

肺結核患者の唾液中プチアリン量は、正常人に比べて明らかに少ないことが証明されている。気功鍛練を続けた患者では、これが正常に回復した。一回の気功練習の前後でも、プチアリン量は顕著に増加していた。

唾液に含まれているプチアリンは、食物中のデンプンを麦芽糖に水解する。胃に入ってからも適度のｐＨ域（弱酸性から弱アルカリ性の間）にあるうちは、その作用が持続する（一五〜三〇分間）。気功をするとプチアリン量が増すことは、鍛練のあと食欲が増し、さらに体重が増加するといったことの裏づけとなるものである。

第四節　循環器系

［１］心拍数

重慶医学院生理教研室

一〇例について鍛練前に一五分間呼吸を整えさせた後心拍数を測ったところ、平均五八・三回／分だった。三〇分間の気功鍛練中、心拍数は減少し、減少数は平均五・四回だった。また九例に対し、練功前、練功中、練功後に寒冷刺激（六度の冷水に三〇秒間左手をつける）を加えて心拍数の変化を調べたところ、七例に寒冷刺激による心拍数の変化が現れた。うち五例は練功前の寒冷刺激による心拍数の増大の方が練功中のそれより大きく、二例はその反対であった。

心臓は一分間に平均七〇回拍動している。心臓は交感神経と副交感神経によって支配されている。交感神経は心拍を増強し、速めるように働き、副交感神経（迷走神経）は心拍を遅らせるように働く。

したがって、鍛練中に心拍数が減るということは、心臓にいっている迷走神経の緊張が高まり、交感神経の緊張が相対的に減少していることの反映であると考えられる。さらに寒冷刺激による心拍数への反応は、心臓の交感中枢の活動が増加した結果と考えられるので、練功中の寒冷刺激による心拍数の増大が練功前と練功後に比べて低かったことは、練功時に心臓の交感神経が抑制されていることを示すものである。

[2] 血管運動

上海第一医学院

鍛練中は血管運動曲線がなだらかになり、さらに血管が拡張した。これは高血圧の患者でとくに顕著だった。鍛練時は呼吸運動（曲線）と血管運動（曲線）に、相応する変化がみられ、吸気時に血管は収縮し、呼気時に血管は拡張する。

重慶医学院生理教研室

気功鍛練中の血管運動を観察するため、患者に内養功と松静功を行わせたところ、その半数以上に、手の毛細血管の拡張がみられた。

血管系は血管運動中枢によって支配されており、その神経は交感神経である。血管の波動性はある程度それの支配中枢の不安定性を表すと考えることができる。したがって、鍛練することにより血管の運動曲線がなだらかになるのは、鍛練を行っている状態下では血管運動中枢の興奮状態も比較的おだやかになるためであると思われる。また血管拡張も、交感神経が抑制されたことを示している。

[3] 血圧

上海市高血圧研究所

一〇例の高血圧症患者に松功を三〇分間行わせたところ、一五四／九八㎜ＨＧの血圧が一三六／八二㎜ＨＧまで下がった。最高血圧は一八㎜ＨＧ、最低血圧は一六㎜ＨＧの下降であった。

重慶医学院生理教研室

五例の高血圧症患者に対し、摂氏四度の冷水による刺激を行ったところ、鍛練前では血圧上昇反応がはっきりと現れ、平均三二・六／一九・二㎜ＨＧ増加した。しかし鍛練中では反応が減弱し、上昇したものの平均値をみると、二二・六／一一・六㎜ＨＧにすぎなかった。

上海第一医学院産婦人科

外来患者から妊娠中毒症の者を選び出し、産前検査の際に練功を行わせたところ、一五一人のうち、気功のあとすぐに拡張期血圧が一〇㎜ＨＧ以上下がったものが一〇八人いた。有効率は七一・六％である。

本態性高血圧症は生体の平衡が失調しておこると考えられており、とくに皮質・交感神経系の亢進が考えられる。気功は神経中枢に対して、また高血圧に対して特異的に降圧作用をもたらすが、これは鍛練を行うと機能が亢進した交感神経系（皮質も含む）に選択的に働きかける結果、積極的な調整作用および改善作用がおこるためであると思われる。この作用を反復的にひきおこすことにより、効果は次第に蓄積され、長期的に継続すれば血圧は正常に回復し、その後は正常状態を維持することもできる。この影響は寒冷刺激による血圧変動値にも現れる。練功を行うと血管収縮中枢が抑制されやすくなるからである。

［4］　皮膚温度

上海第一医学院生理教研グループ

二〇例に対し練功時に手の合谷穴[2]と中指の皮膚温を計ったところ、平均二～三度の上昇がみられ、最も顕著な者で六～七度の上昇がみられた。前腕、下肢、背部、前額部の各点には顕著な変化はなかった。

重慶医学院生理教研室

臥式松静功と盤坐式強壮功を行っているときは、全身の皮膚温度が一様に高くなった。臥式では足部の上昇が最も顕著であり、盤坐式では手部が顕著だった。

皮膚温度の変化は、主に皮膚血管の状態、および血流量によって左右される。すなわち、血管の支配神経の活動状態とも関係があるといえる。普通、血管を支配するのは交感神経系の血管収縮神経である。練功時に皮膚温度が上昇するのは、その部位の皮膚に分布する血管収縮神経の中枢部が抑制に傾いているためと考えられる。

［5］　血液成分

蘇州医学院祖国医学教研室

一〇例に対し、鍛練の前後一時間に赤血球数を測定した結果、平均二六・七万個増加することがわかった。

唐山市気功療養院

2――合谷穴　手背の第一・二中手骨の間で、第二中手骨橈側縁の中点。

一〇〇例の入院患者で気功鍛練を行っていた者は、退院時ほとんどの者にヘモグロビンの増加がみられた。増加量は〇・五～二・五g、平均は二gだった。

北京市中医医院

一～三か月間鍛練を行った患者八例について、そのうち六例に血小板の増加がみられた。最も多い者で六万八千、最も少ない者で五千、平均三万九千の増加だった。

上海第二結核病院

二か月間の鍛練を行った結核患者二三例のうち、二〇例（八七％）は赤血球沈降速度が正常範囲に回復していることが認められた。三例だけは促進を示した。

重慶医学院生理教研室

鍛練を行った一二例中、一一例に血中の好酸球の増加がみられた。血液一立方ml中に平均五六個増えており、これは鍛練前比三三・三％増である。一例だけが減少していた（うまく入静できない患者であった）。

六例の患者の中で、よく入静状態を保つことのできる五例に、白血球の食作用能力および指数の増加が認められた。食作用能力は四〇％、食細胞指数は九九・三％の増加だった。一例だけが減少した（うまく入静できない患者）。

鍛練後に赤血球とヘモグロビンが増えるのは、気功の腹式呼吸が肝臓と脾臓を按摩することにより、そこに蓄えられていた血液が全身の血液循環に加わるためかもしれない。

好酸球の数が増加するのは、副交感神経系の機能の亢進によると思われる。

白血球の食作用が活発になることは、気功を鍛練すると生体の防御機能が高まることを具体的に裏づけるものである。

気功の鍛錬が、異常な赤沈およびその病気の病理機転に、よい調整作用をもたらすことは、神経系の機能の変化とも密接に関係していると考えられる。

第五節　代謝・内分泌系

［1］代謝率

上海第一医学院生理教研グループ

五例を七回にわたって観察したところ、練功時の代謝率は基礎代謝に比べて、平均一九％低くなることがわかった。最大のものは三九％の低下をみた。

哈尔濱《ハルビン》市太陽島工人療養院

二七例に臥功と坐功を行わせたところ、練功前と同じ状況下において、カロリー消費量が基礎代謝と比較して明らかに低下することがわかった。臥功が三三・二％、坐功は二七％（平均）であった。ただし站功の場合には増加がみられた。

代謝率とは、人の熱量（カロリー）代謝を表す値をいう。基礎代謝をまた基礎代謝率ともいい、人の「基礎的」状況下における代謝率をさす。基礎的状況とは、覚醒しており、活動状態がもっとも低い状態のことである。このとき、心臓・呼吸・消化管等の内臓の活動性は最も低く、肉体的・精神的にも安静状態にある。一般に明け方、じっと横に伏したまま、できるだけ思考を止め、室温二〇度に保持し、刺激を避けた状態を「基礎的」条件とする。代謝の過程では、やはり神経系によってその調和が保持されている。

代謝率が低下し、基礎代謝をも下回るという結果から、練功を行っているときの人体は、あらゆる面での消耗が減少し、交感神経の中枢が抑制されていることが説明できる。

［２］　血糖値

上海第一医学院生理教研グループ

早朝、空腹時にブドウ糖百グラムを服用し、鍛練のあと血糖値を測定したところ、その最高値は服用後眠ったもの、および対照実験の血糖値のいずれと比べても、低い結果が出た。

重慶医学院生理教研室など

気功の熟練者二例について、ブドウ糖を服用して鍛練を行わせたのち、各々の血糖値を時間を追って測定した結果、その増加量は、横臥で休息をとらせた者の同時期の値と比較して、ともに下まわる値を示した。

血糖値は血液中のブドウ糖濃度を示すものであり、その代謝は神経と内分泌腺によって調節されている。交感神経が興奮しているときには、肝臓に貯えられているグリコーゲンの分解が促進し、アドレナリンも盛んにグリコーゲンをブドウ糖に分解するように作用するため血糖値は上昇する。迷走神経が興奮すると、反対に膵臓から出るインシュリンが働いてグリコーゲンの生成をうながすので、血糖値は下がる。

気功の鍛練を行うと、ブドウ糖を服用したにもかかわらず血糖値が増加しなかったというこれらの実験結果から、気功には血糖の調節機能を活発化させる作用があることがわかる。グリコーゲン合成能力が高まり、ブドウ糖に分解されにくくなっていると推定される。すなわち迷走神経－インシュリン系の働きが活発になり、交感神経－アドレナリン系、脳下垂体－副腎皮質系の働きが相対的に低下していると考えられる。

［３］尿十七－ＫＳ（ケトステロイド）

復旦大学生物系の人体・動物生理学教研グループ

腎陰虚型の「哮喘」患者で、二週間気功を行い症状の改善をみたもの一〇例について、一七－ＫＳ値が顕著に上昇しているのが認められた。治療過程の完了時には、ほとんどすべての者に尿中十七－ＫＳの四〇％前後の上昇がみられ、鍛練前に正常水準を下回っていたものも、正常範囲内まで上昇していた。

しかし、腎陽虚型の患者五例については、同じく体質に相当の変化があったにもかかわらず、十七－ＫＳ値に対してはほとんど有意な影響が現れなかった。

尿中十七－ＫＳは、副腎皮質ホルモンであるコルチゾンとアルドステロンの代謝産物である。気管支喘息に対する気功の治療効果は、副腎皮質と大いに関係があると考えられ、それは気功の鍛練を行うことで副腎皮質部分の血流が増加することにより、機能が改善されるという機序によるものと思われる。したがって副腎皮質の機能亢進と関連するであろう腎陽虚証の患者には、及ぼす影響も比較的小さいといえるのである。

第六節　外気

外気とは気功の運気療法を用いて内気を外に向かって放射したもののことである。外気の物理的特性およびその生理的な効果に対する研究は、わが国において一九七七年から開始され、一定の成果をあげつつある。現在までに発表された資料のなかから、いくつかを以下に紹介してみよう。

中国科学院上海原子核研究所・顧涵森の報告

増幅探測器を用いて外気の物理的属性を調べた結果、異なる気功師から、それぞれ異なった属性の外気を測定することができた。外気の物理性とは、大量の静電気・磁気・赤外線・イオン流であった。

上海交通大学・沈漢昌の報告

交通大学「人体場」探索グループは、実験を通じて次のことを確認した。気功に熟達した人からは、ある種のエネルギーあるいは物質が放射されている。そこでひとまずそれを「人体場」と名づけた。このエネルギーまたは物質は、空間を伝導し、人体によって受けとめられる性質を持つ。さらにこれを受け取った者に対して、何らかの作用（疾病の治療等）をひきおこす力をもっている。

中国科学院自動化研究所の王永懐の報告

コンピューターによる解析の結果、「外気」中に何らかの情報が含まれているのは確実である。

北京医療器械研究所・張恵民の報告

放射される生物電気に含まれるものとしては、遠赤外線電磁波・静電気・生物磁気、およびある種のエネルギーなどがある。

上海中医研究所・林雅谷、鄭栄容の報告

闞阿水が発功により「外気」を発したとき、人や動物の赤血球に電気的変化を生じ、また血管内容積が増える効果がみられた。さらに収発功のとき、紫外線から可視光線までの波長に相当する電磁軸射に対し、特有の制御能力が働いていることが光子測定によって初歩的に測定された。

外気の研究は近年盛んに行われているが、その難しさは林中鵬氏の次の言葉によく表わされている。「気功はその仕組みが大変複雑であるために、さまざまな実験結果から導かれる研究者たちの認識もまたさまざまである。ある人は気を『電気を帯びた微粒流』であるといい、ある人は対流熱の一種であると考え、さらに物質の第四態＝生物イオンと考えている人もいる。要するに多くの現象測定は、現在の科学技術のレベルでは解決することができないのである」。

継続的な努力によって、一歩ずつ探索が深められることが期待される。

第七節　その他

[1]　経絡感伝

上海市高血圧研究所・蔣敏達の報告

高血圧症の外来患者八人に気功鍛練を行わせ、鍛練の前後に測試してみたところ、次のような結果がでた。鍛練前に経絡感伝現象が認められた者：八〇人中一七例（二一・三％）、鍛練中に経絡感

伝現象が出現した者…三四例（四二・五％）。この結果は、気功が経絡感伝に対して明らかな影響力をもつことを証明するものである。したがって気功の実践および理論を研究するにあたって、経絡との関連に着目するのも一定の意味をもつものと思われる。

［2］赤外線サーモグラム

上海市高血圧研究所・王崇行らの報告

二〇人の高血圧患者を一〇人ずつのグループに分け、一方に鍛練を行わせ、他方は対照グループとして何もさせなかった。サーモグラムを使った温度測定を行ったところ、鍛練中は暗色の部分が明るくなり、温度値も大幅に上昇、鍛練前との測定値比は一・八七±〇・一七度の上昇であった。これに対し、対照グループにははっきりとした変化が認められず、両者の違いは歴然としていた。

体内の代謝過程で発生する熱量は、血流によって体表に運ばれ、皮膚を通して赤外線輻射を生じる。この輻射エネルギーはさまざまな因子によって影響を受ける。すなわち代謝における変化や、血流の変化などがその因子となる。

そこで皮膚および粘膜表面の微細な温度変化を測定することで、体内の生理・病理的状態を把握することができるのである。

王氏の観察は血液循環の変化が、赤外線輻射量の増加に反映していることを認めるものである。また鍛練が人体内部の代謝に、ある変化を与えることを証明する手がかりでもあるといえよう。

［3］環状アデノシン―三、五―一リン酸（CAMP）

上海高血圧研究所・鄺安堃の報告

安静状態にあるとき、休息の前後で血漿CAMP水準はほとんど変化しないものである。波動幅値は平均三・〇四±一・八七μg／mlで、変化は少ない。ところが鍛練の前後に測定すると、血漿のCAMP含有量が大きく変化する。その波動幅度は八・四八±八・二九六μg／mlであり、統計学的にみると両者には明らかな違いがあるといってよい。

これとは別のグループで、起立前後の値を試験したところ、この場合の変化は安静状態を保ったグループに比較していくぶん大きく、波動幅度は平均値五・九二μg／mlだった。しかしやはり鍛練を行ったグループの値には及ばず、こちらの差異は平均値一三・二μg／mlで、両者の差は明らかである。

以上のことは、練功がCAMPに影響し、CAMPに対し一定の調整作用をもっていることを示すものであり、CAMPの作用を通して多くの臓器の機能に広範な影響を与えることが可能であることを示している。

［4］　胆汁

王伽林の報告

一九七九年五月に開腹手術を受けた患者の胆嚢に、ドレーンを装備し、胆汁が排出される状態にして、四か月間気功を行わせ観察をした。一〇回にわたる測定資料から得られた結果は次のとおりである。

気功鍛練以前の休息時の分泌量・平均二一ml／時、一四・三ml／時

鍛練中‥平均五四・三ml／時

鍛練後の休息時‥平均二一・四ml／時、一七・八ml／時

気功を行っている際の胆汁の分泌量は、休息時に比べ、平均二・六〜三・八倍に増えることが確認された。

胆汁は肝細胞から分泌される消化液であり、胆嚢内に貯められて濃縮され、小腸に排泄される。鍛練中に胆汁の分泌が促進するのは、迷走神経の働きが活発化し、分泌をうながすためである。また迷走神経の興奮はガストリンの分泌を盛んにさせるが、これも肝細胞からの胆汁分泌を促進させる要因となっている。胆汁分泌の増加は、消化能力が高まることに通じる。

第Ⅱ部 功法

気の練養

第五章——静功鍛練法

気功における静功鍛練とは、坐る、臥《ね》る、立つなどの静的姿勢をとり、意念の集中と運用および各種の呼吸方法を結びつけた鍛練であり、体質を強め疾病を治療することを目的とする。この姿勢の鍛練、呼吸の鍛練、意念の鍛練を、古人は「調身」「調息」「調心」ともいっている。姿勢・呼吸・意念の三者は別々にできないし、互いに影響しあっており、互いに促進しあっているものである。静功鍛練とは練功のたびに三者を具体的に結合し運用することである。

第一節　姿勢の鍛練

［１］姿勢鍛練の重要性

練功の姿勢とは、練功者が練功する間にとる体位および形態である。静功の鍛練は、練功者が練功する間、身体の各部分が無理のない自然な状態にあり、意念を集中させ、全身をリラックスさせて、呼吸を整えやすいようにすることが要求される。そのため、姿勢鍛錬の問題が現れてくる。姿勢には一定の規格が必要であるが、同時に自然でなければならない。

静功鍛練における姿勢の重要性は、姿勢こそが練功の第一関門であることにある。練功を進めるには、まず姿勢を正しくしなければならない。姿勢は練功者が最初に取り組む内容といえる。このほか、姿勢そのものに、一定の治療作用がある。姿勢による治療作用とは、姿勢の違いにより治療作用が異なることである。たとえば、立式は高血圧症、緑内障、一部の神経衰弱患者の症状改善にプラスになるし、長患いで衰弱している者や一部の練功初心者には臥式がよく、この姿勢により体力が速かに回復する。

［2］姿勢の種類およびその発展

姿勢には、立つ、坐る、臥《ね》る、歩くの四つがあり、古人はこれを「四威儀」といった（図5―1）。練功の姿勢もつまるところ、坐る、臥る、立つ、歩くの四つに分けられる。しかし、この四種類は鍛錬の実際にもとづき、多くの具体的な姿勢法となる。そのなかの坐る、臥る、立つがかなり広く用いられており、歩く姿勢はきわめて少ない。これは、『隋書』経籍志の中に収められている「導引図」三巻の、立一、坐一、臥一にも反映されている。坐式がもっとも広く用いられる姿勢である。

わが国では、漢代以前は簓《ござ》を敷いて坐っていた。つまり、坐るときは両膝を地に着け、足の裏は上を向けて身体をその上に置いた（日本式の正座）。これと跪（膝まずく）とは違う。跪とは両膝を地に着けるが、股関節は伸ばす。

後漢のはじめに、仏教がわが国に伝来してから、あぐらをかくようになった。あぐらは仏教では、

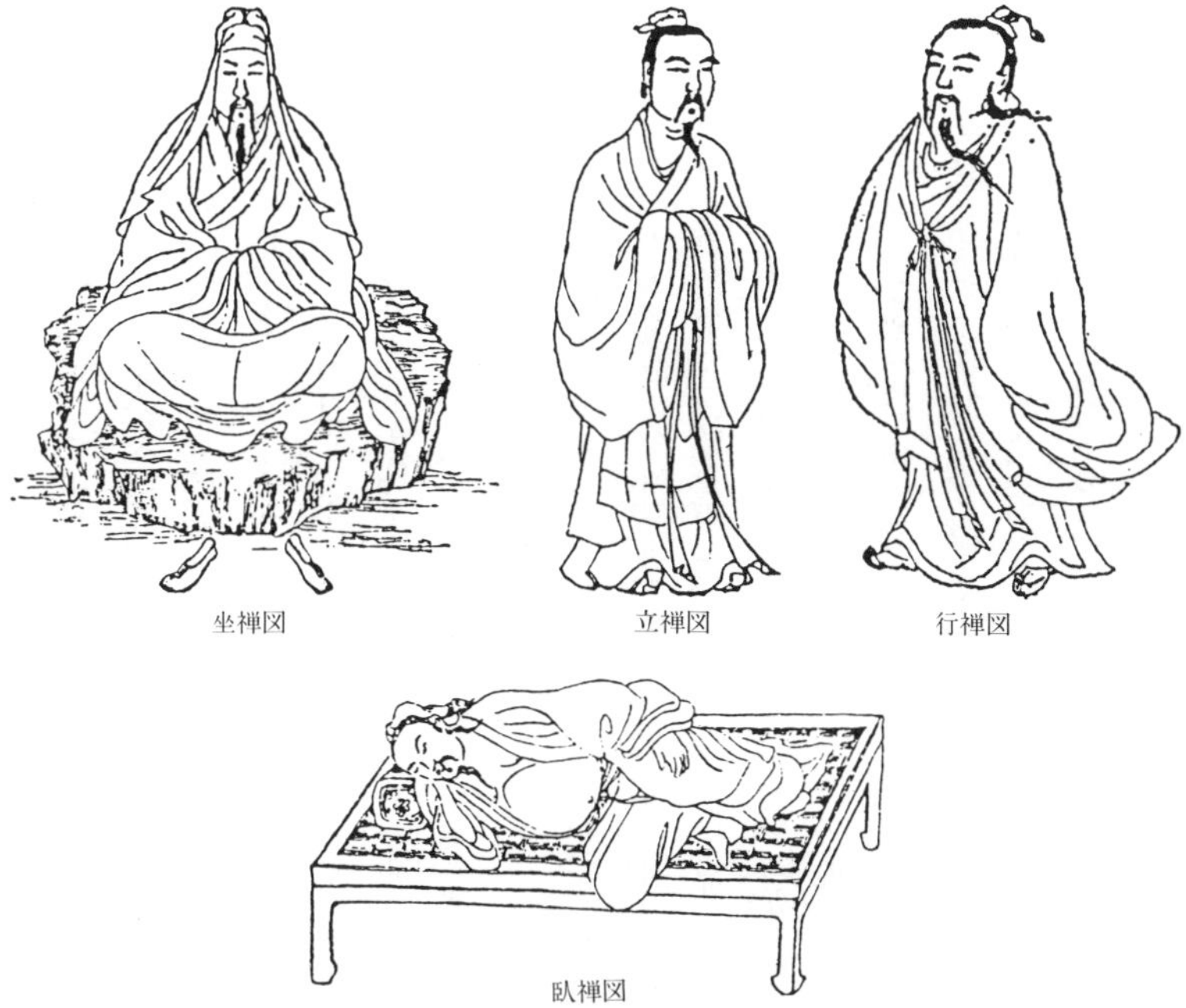

図5-1　古代静功基本姿勢図

結跏趺坐《けっかふざ》という。趺は跗に同じであり、足の甲を指す。跏の原字は加であり、加趺とは両足を交叉して坐ることである。跏趺坐をまた全跏趺と半跏趺に分ける。楊中一は『指道真詮』の中で『釈氏要覧』を引用して「全跏趺は如来の坐り方であり、半跏趺は菩薩の坐り方である」という。これがよくいわれる双盤（両あぐら）、単盤（片あぐら）である。

あぐらには、さらに降魔と吉祥の分け方もある。『一切経音義』巻八の記載によると、全跏趺にも二種類ある。一つは降魔坐であり、まず右足を左内股の上で組んでから、左足を右内股の上で組む。これは左足は右足の上にあり、手もまた左が上である。禅宗では多くこの坐り方を伝える。もう一つは吉祥坐で、まず左足を右内股の上で組んでから、右足を左内股の上で組む。両足裏は内股の上で上を向いており、手も右が左の上にあり、あぐらの上で静かに上に向いている。密教ではこの坐り方を蓮花坐ともいう。密教では半跏趺坐を吉祥坐ともいう。『大智度論』巻七では、「いろいろな坐法の中で、結跏趺坐がもっとも安定し、疲れにくい、これは坐禅をする人の坐り方である」と書いてある。

　後漢の後期になると、北方の少数民族の家具である胡床(1)が漢族の住む地域に伝わり、これが日常使われる椅子に変化した。人々は蓆を離れ、椅子に坐る習慣に改まり、姿勢を正して腰かけるようになった。

　姿勢の臥式は仰臥位（あおむけ）がもともと一般的であり、身を正してあおむけに寝るのがこれである。側臥位は宋朝の初め頃の華山の道士陳摶から始まったと認められている。彼の著作『寿命論』の中で、「疲れたときに脇を下に横になり、両腿を自然に伸ばし、一方の手は地を蓋うようにし、もう一方の手は天を支えるようにする」と、述べているからである。しかし、実際は陶弘景の『養性延命録』の中で、「人が眠るときに、膝を曲げて横に臥ると、気力が充実する」と強調しているのが最初である。『天仙道戒須知《てんせんどうかいしゅち》』の中で臥式の姿勢について詳しく述べている。その説は、「臥式にも二つの方法があり、希夷睡と環陽睡である。希夷とは陳摶祖師が皇帝から賜った号であり、環陽とは、茅山の李老君の号であり、柏子老君のことであって、太上老君（老子の尊称）のことではない。その睡法にはそれぞれ長所がある。たとえば希夷睡では、左側臥では左肘を曲げ、手掌に顔を載せ、母指と示指を開きその間に左耳を入れるが、耳の穴は塞がない。腰背はまっすぐに伸ばし、左股関

1――胡床　椅子より大きく、背に倚りかかりがあり、不用のときはたたんでおく。もと胡国から来たものなのでこの名がつく。

節を曲げ、腹部に達するようにし、泰然として布団にゆったりと触れ、右腿を伸ばして左足の側に置き、右手掌の中心を臍のところにあてる。もし右側臥であれば、左側臥と反対になる。環陽睡は側臥位ではなく、上半身に物をあてて、下半身より半尺あるいは三寸ほど高くし、あおむけになり両手をしっかり握り、上肢を伸ばし八字のように自然に開く。下肢も同様に開き、それぞれ腎嚢（生殖器）から一〜二寸ばかり離す。口は閉じ、目も閉じる」とある。希夷睡は側臥位であるが、環陽睡は仰臥半高位である。

仰臥位の枕の高さについては、『王子喬導引法』の中で次のように指摘している。「病が喉中、胸中にあるものは枕の高さを七寸とする。病が心臓より下にあるものは四寸とし、病が臍より下にあるものは枕を取り去る」とあり、参考になる。

立式は『素問』上古天真論の中で「独立守神」[2]とあるのがもっとも早い記載である。『諸病源候論』の中では倚壁（壁にもたれる）、立身、蹲踞（しゃがむ）の三種がある。

［3］常用の姿勢法とその応用

❶……坐式

平坐式　腰掛けか椅子に腰をおろす。自然に姿勢を正し、頭をまっすぐにし、肩の力を抜き、口と眼を軽く閉じ、両手は大腿の上に軽く置く。腰は自然にまっすぐ伸ばし、腹部は適当にゆるませ、臀部の三分の一あるいは二分の一をゆったりと椅子に載せるようにする。両足は肩幅に開くか、握り拳二つが入るくらい離す。平坐は坐式の中でもっとも一般的であり、よく用いられる。体が非常に衰弱している病人でこの姿勢をもちこたえられない者以外は、一般的に用いられる。年長者や虚

2――独立守神　『素問』上古天真論の「独立守神」を立式の記述とみるのは疑問の残るところである。

弱な者は臥式と交替で用いてもよい。（写真５―１・２）

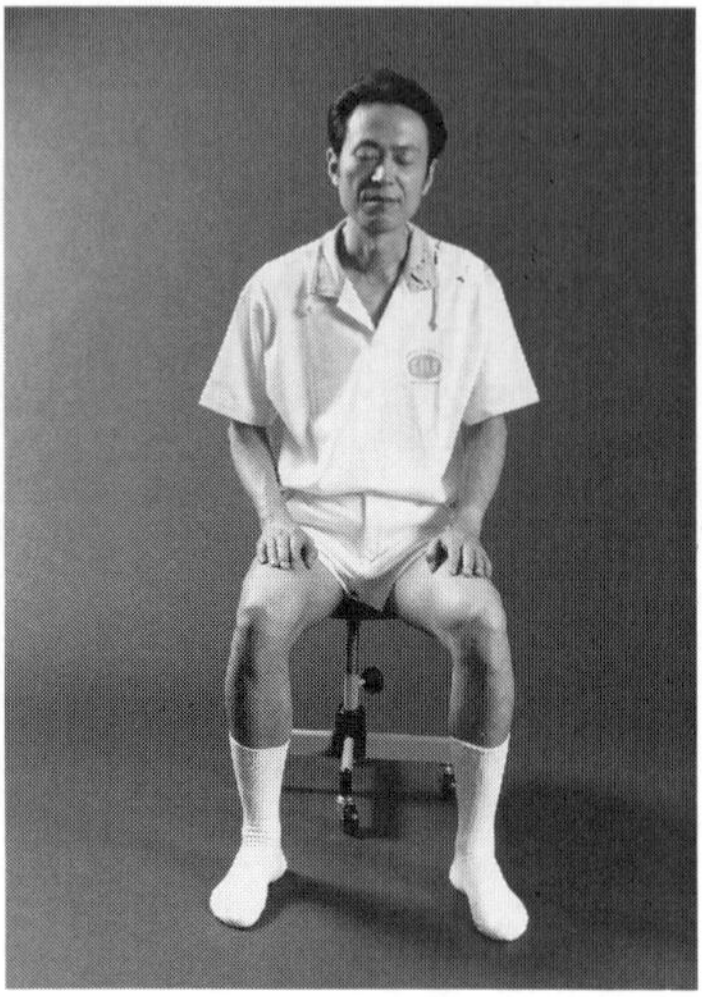

写真5-1　平坐式（正面）

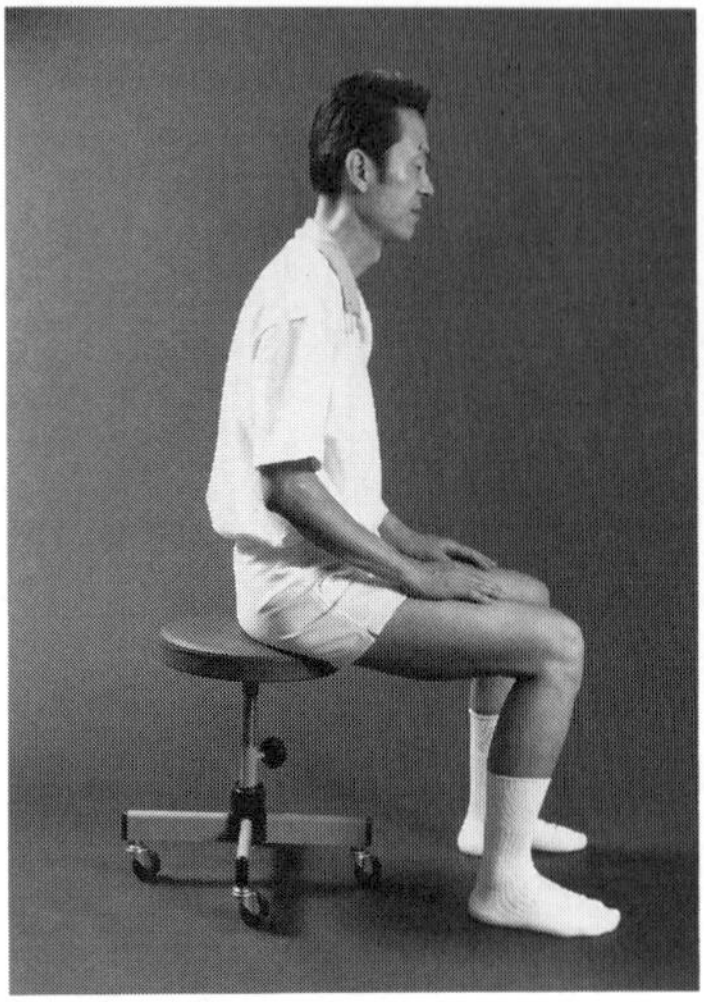

写真5-2　平坐式（側面）

寄り掛かり式　椅子やソファーにもたれる。具体的には平坐と似ているが、背部は椅子の背もたれにそっと寄り掛かる。両足はやや前方に伸ばす。年長者や虚弱な病人に適する。あるいは平坐と交替で用いてもよい。

あぐら式　木製の低い腰掛けを用いる。腰掛けの部分は正方形で、普通の腰掛けより大きめにする。普通はベッドあるいはオンドルの上、地面に座布団を敷くなどしてあぐらをかく。

①自然盤（自然なあぐら）：上半身は平坐式と同じであるが、体をやや前に傾け、臀部に物をあてて少し高くして両足を交叉させあぐらをかく。左右の足はどちらが上でもよい。両手を互いに軽く握り腹の前に置くか、それぞれ別々に大腿に置く。（写真５―３）

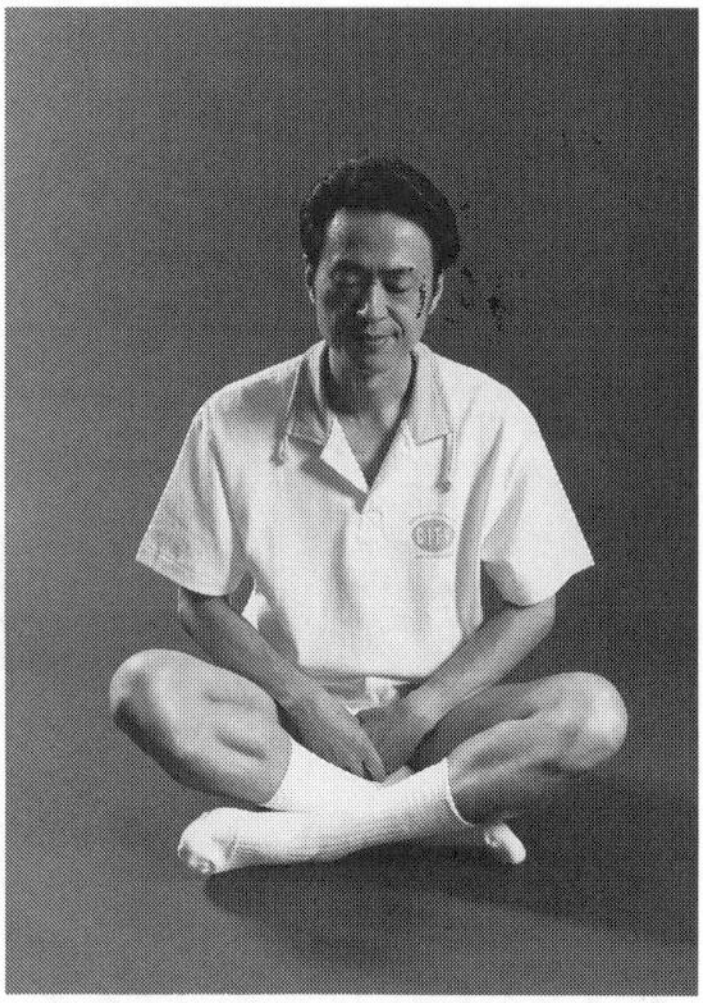

写真5-3　自然盤

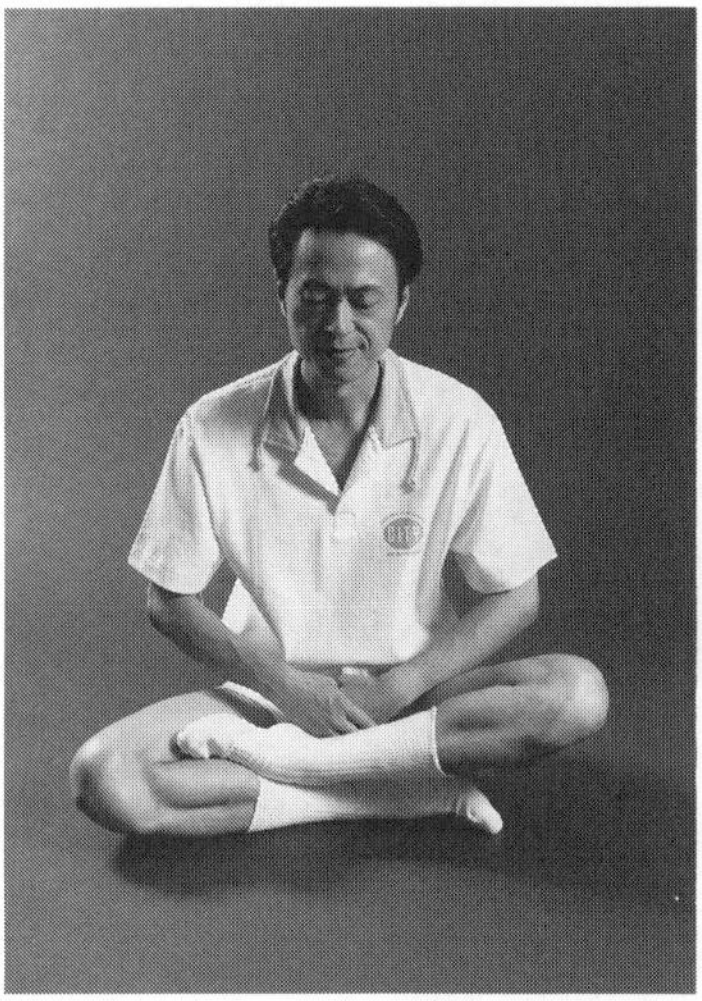

写真5-4　単盤

②単盤（片あぐら）：左足を右大腿の上に置くか、右足を左大腿の上に置く。その他は自然なあぐらと同じ。（写真５―４）

③双盤（両あぐら）：左足を右大腿の上に置き、同時に右足を左大腿の上に置き、両足底が上に向き天を仰ぐようにする。その他は自然なあぐらと同じ。

あぐらは入静しやすく、また下肢がやや緊張するので、上半身や頭部の緊張状態を解除しやすい。

正坐式　両膝を地に着け、足底を上に向け、体を自然に足に載せて坐る。両手は互いに軽く握り腹の前に置く。その他は平坐式に同じ。この長所も下肢がかなり緊張することである。日本人の練功には、この姿勢がよく用いられる。

❷……臥式

仰臥式　全身をベッドに横たえ、顔を上向きにし、頭をまっすぐにする。枕の高さは、適当にし、口と眼は軽く閉じ、四肢を自然に伸ばす。両手はそれぞれ左右に置くか、重ねて腹部に置く。虚弱な病人および眠る前の練功に適する。しかし入睡しやすい。あるいは頭がぼんやりしやすいので、練功の質に影響を与える。そのため、体力がかなりつけば坐式と立式を次第に増やすようにする。(写真５—５)

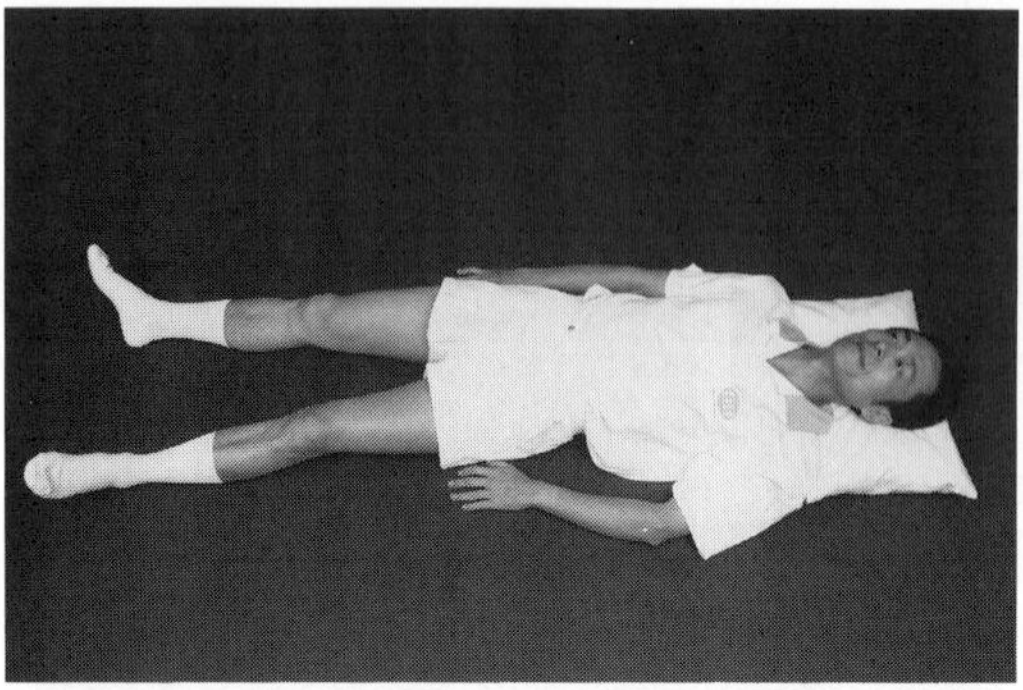

写真5-5　仰臥式

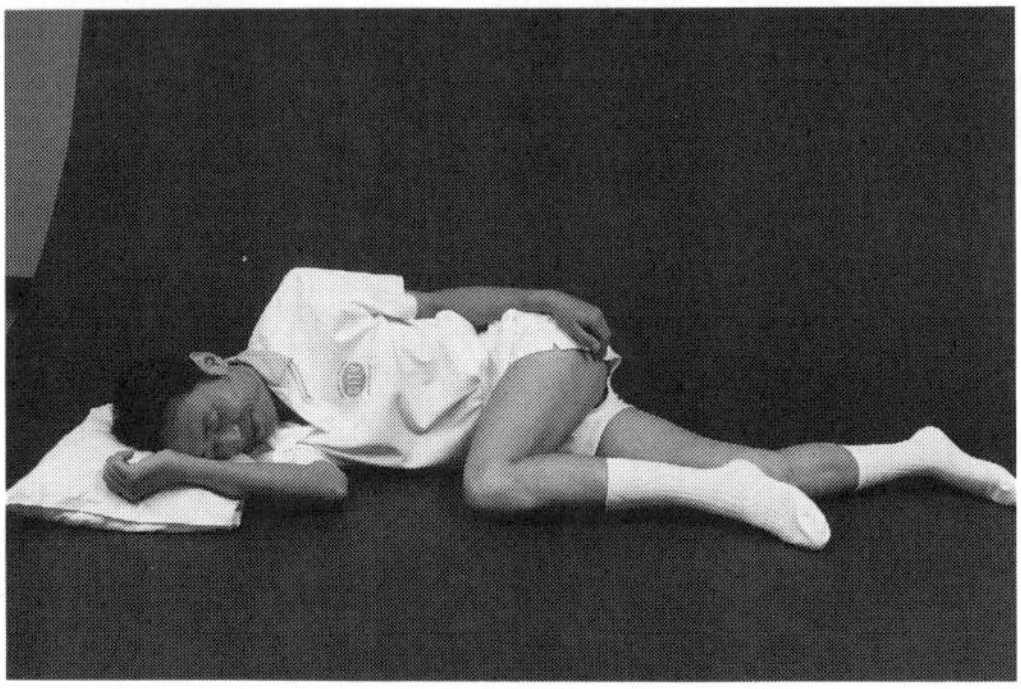

写真5-6　側臥式

側臥式　脇を下にし、ベッドに横たわる（左右とも可、一般的には右側臥位をとる)。腰をやや丸め、体を弓形とし、頭はやや前かがみにし、枕をゆったり当て、口と眼は軽く閉じる。上にある手掌は自然に股関節の所に置き、下にある手は枕に置く。下になる下腿は自然に伸ばし、上になる腿は曲げて下腿の上に置く。体が虚弱な人、仰臥位に慣れていない者は、側臥位を行う。側臥式は腹筋がかなり緩むので腹式呼吸がしやすい。（写真5—6）

三接式　左右の側臥式で、下になる手掌の中心[3]（労宮穴）で上になる肘[4]（曲池穴）を押え、上になる腿を曲げて胸に引き上げ、上の手掌の中心で上の膝部[5]（鶴頂穴）を押え、上にある足底の中心（湧泉穴）を下にある膝部に接する。体質が虚弱な者や、中気下陥[6]による内臓下垂の患者に適し、腹式呼吸もしやすい。

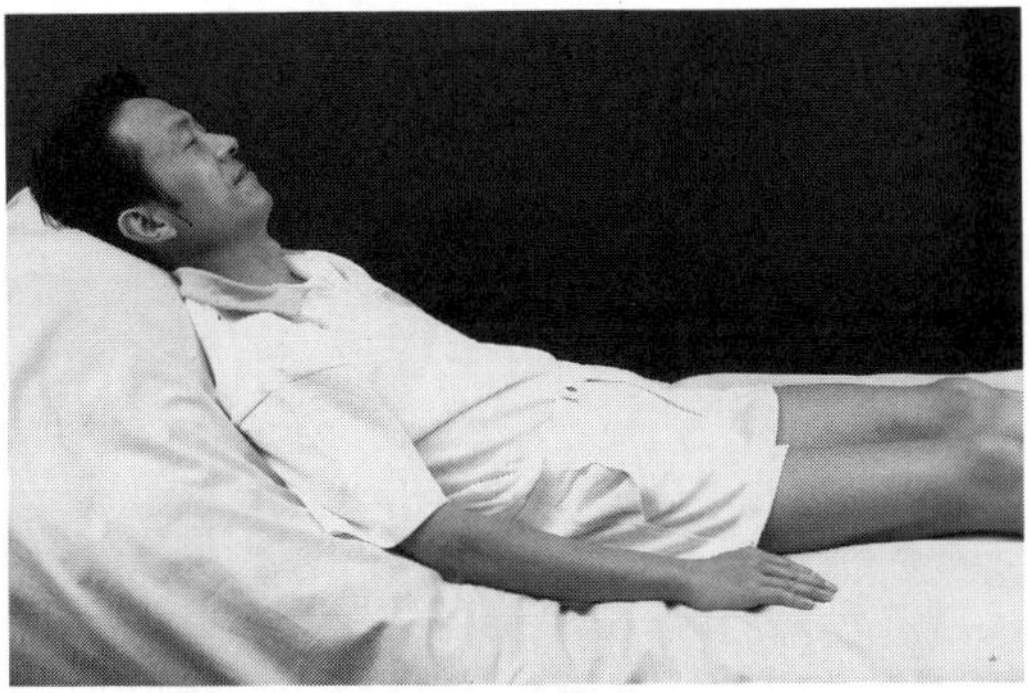

写真5-7　半臥式

半臥式　仰臥式を基礎に、上半身および頭部に物をあてがって高くし、ベッドに斜めに寄り掛かる。また、同時に膝の下に物をあてがってもよい。心臓病の患者、喘息の患者および体力が非常に衰えている病人に適する。（写真5—7）

❸……立式

三円式　両足を肩幅に開き、内股にして半円状にする。両膝をやや曲げ、股関節を内転させ腰を伸ばす。胸をやや内側にまるめるようにして背中を伸ばす。両腕を持ち上げ、両手を乳の高さにし、樹木の幹を抱えるようにする。両手指はすべて開いてから、球を抱くように曲げる。両手の掌は向かい合い、その距離は約二〇cm位とする。頭をまっすぐにし、目は開き、前方にある目標をまっす

3——労宮穴　手掌の中心で、拳を握ったときの中指の先端が当たるところ。
4——曲池穴　肘のところで、肘窩横紋外端のやや外方
5——鶴頂穴　膝蓋上端中央
6——中気下陥　脾気虚によっておこる脱肛・子宮脱・下痢などの下陥現象を指す。

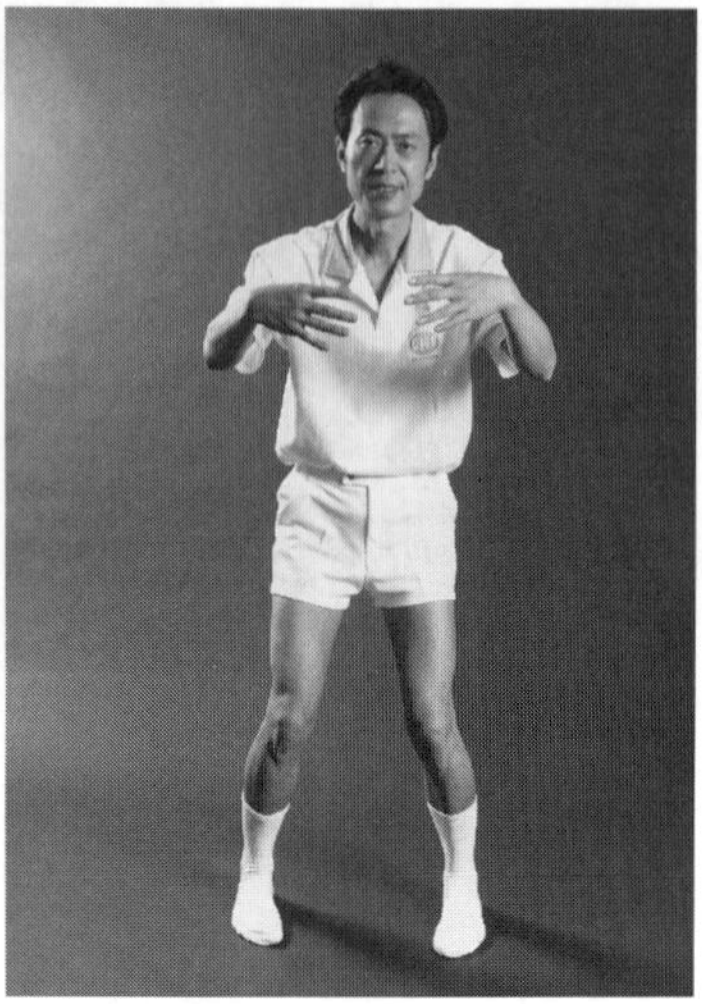

写真5-8　立式（三円式）

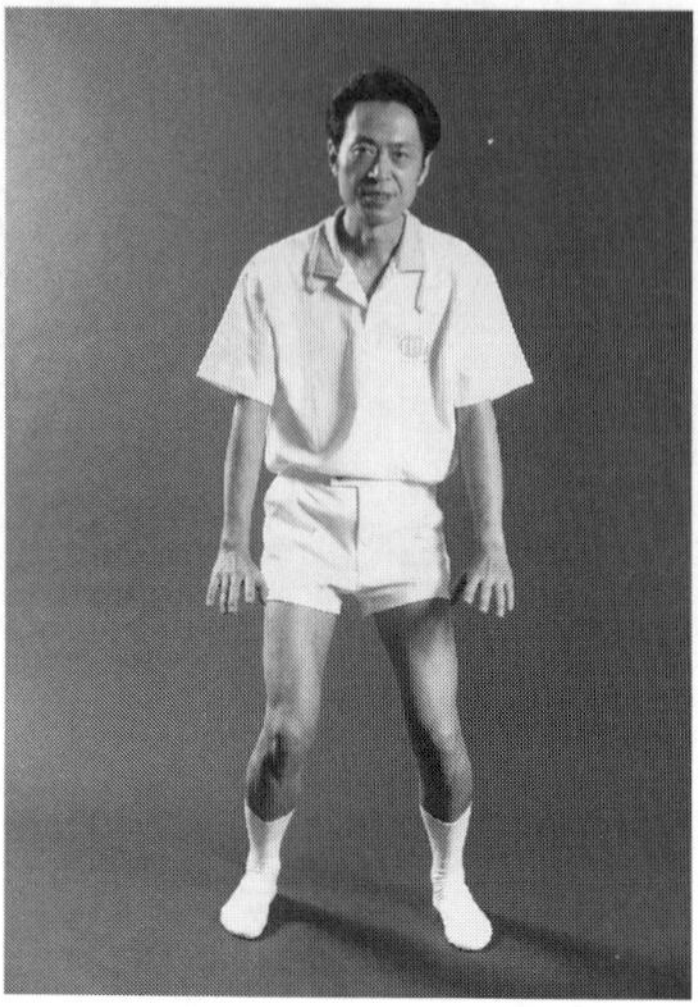

写真5-9　立式（下押式）

ぐ見るか、あるいは、前下方一～二mにある地面の目標を見る。口は軽く閉じ、舌尖を上顎につける。三円とは、足円（足をやや内股にする）、腕円（腕は丸く抱える）、手円（手指で球を抱くようにする）である。（写真５—８）

下押式　両足を肩幅に開き、両腕を垂らし、手指を前方に伸ばし、掌を地面に押しつけるようにする。その他は三円式に同じ。

立式は健康な者、比較的体力がある患者に適する。高血圧症、緑内障、または比較的丈夫な神経衰弱の患者に特に適する。立式は下部の緊張を利用して、上部のリラックスをはかる。一般的には屋外で行う。（写真５—９）

❹……歩行式

太極歩　体を自然に直立させ、両足を平行に開く。両手は下腹部で重ねる。まず左足を小さく前に一歩出し、左膝を自然に伸ばし、左の踵を地に着け、足の先端を上に向ける。同時に右膝をやや曲げる。次に左の足底を全部地面に着け、左膝を前に出す。下半身も左膝に随い前に傾け、右膝を自然に伸ばす。それから、ゆっくりと右足を持ち上げ、前に移動し、左足と平行にする。右の足先を軽く地に着け、同時に膝をわずかに曲げる。このときの重心は左足にある。続いて、右足を前に小さく一歩出す。これを繰り返す。左右交互に行い前に進む。両目は開き、前方を正視するかあるいは足先を見る。頭をまっすぐ伸ばし、肩の力を抜き肘を垂れる。上半身を自然にゆったりさせなければならない。毎回二〇〜三〇歩を歩くとよい。

歩行式太極歩の長所は、下肢の運動を強化できることである。「人は足より老いる」のであり、太極歩は老人の足腰の鍛練に適している。

［4］姿勢の鍛練の要領

練功の姿勢は多く、それぞれ独自の形をもち、それぞれ求められるものも異なる。しかし、つまるところ練功の目指す目的、つまり体質を強め、疾病を治療することであり、練功をうまく行うためであり、さらに身体内部の気血をうまく運行させるのに有利にするためである。そのため、守るべき共通の規律がある。たとえば『遵生八牋』では『心書』を引用して、「厚い坐布団に坐り、衣服、帯を緩め、姿勢を正し、口や歯を合わせ、舌を上顎につけ、目を微かに開き、常に鼻尖を見る」「厚い坐布団に坐るのは、体が疲れないようにするためであり、衣服、帯を緩めるのは、気が止まらなくするためである。姿勢を正し背骨を伸ばすのは、理を通じさせて気を塞がないためである。口や歯を合わせ舌を上顎につけるのは重楼（咽喉）を狭くして、病気を取り除くためである。目を微かに開くのは黒土[7]の下に坐らなくするためであり、これはまた昏病を取り除くためでもある」と書か

7——黒土　黒土は文字通り黒い土を意味するものなのか、目を閉じることによって生じる暗さを指すのか、あるいは己土である心と戊土である腎の戊己二土によって合成される真土に対する否定的語句なのか真意不明。

れている。

　また、宋代の張紫陽の名に托して書かれた『金丹四百字序』では、「姿勢の練功にあたっては、眼光を含む（眼瞼を垂れ内視する）、耳韻を凝らす（周囲の音が聞こえない）、鼻息を整《ととの》える（呼吸を柔和にする）、舌気を緘《ふう》じる（しゃべらずに精神の安定をはかる）ことが大切である。これを和合四象という」と記されている。さらに歯を軽く噛み合わすことを加える。

　肺気は鼻に通じ、心気は舌に通じ、肝気は目に通じ、脾気は口に通じ、腎気は耳に通じるので、五官（鼻、舌、口、目、耳）は五臓と関連しており、この五臓の気を、古代の練功家は「五牙」とも称した。さらに五臓と精神意識および思惟活動とは関連があり、「心は神を蔵し、肺は魄を蔵し、肝は魂を蔵し、脾は意を蔵し、腎は志を蔵する」。そのため、「目が視えないようにして魂は肝にある。耳が聞こえないようにして精は腎にある。舌が声を出さないようにして神は心にある。鼻が香りをかがないようにして魄は肺にある。四肢が動かないようにして意は脾にある。これを五気[8]、元《みなもと》に朝《あつ》まる」という。このように「魂は肝にあるので眼より漏れず、魄は肺にあるので鼻より漏れず、神は心にあるので口より漏れず、精は腎にあるので耳より漏れず、意は脾にあり四肢、孔竅より漏れない、それゆえ無漏という」。つまり無漏によって神、魂、魄、意、志をそれぞれあるべき所に安定させることができるのである。要するに、姿勢を正しくすることのなかには、五官の処理をうまくすることも含まれており、そのことによって五臓を調和させ、精神状態を安定させることができる。また、このことから、練功の質を高めることができる。

　静功の姿勢に求められることは、全身を安定させ、内部をリラックスし、力みとだらけを防ぐことである。具体的にいえば、四要と二対をマスターすることである。

8――五気　五臓の真気のこと。元は上丹田を指す。『紅爐点雪』では「五気朝元」について次のように説明している。「情が動かず精が固まれば水は元に朝まり、心が動かず気が固まれば火は元に朝まり、性寂にして魂が蔵せば木は元に朝まり、情忘れ魄が伏せば金が元に朝まり、四大安和にして意定まれば土は元に朝まる。これが五気朝元である」。

四要

①塞兌垂簾：口を軽く合わせ、目を軽く閉じるが、わずかな光をもらす（つまり薄目を開けること）。

②沈肩垂肘：両肩はゆったりし両肘は下に垂らす。

③松頸含胸：首はゆったり胸はやや丸める。

④舒腰松腹：坐式では腰を伸ばし、側臥式では腰を丸め、腹部はリラックスさせる。

二対

①鼻と臍の一対：正面から見て、鼻と臍が一直線になる。

②耳と肩の一対：側面から見て、耳と肩が向かい合う。

古人は、坐るのは鐘のように、立つのは松のように、臥《ね》るのは弓のように、歩くのは風のようにあるべきであるといっている。この言葉の前三句は、姿勢をとるときの参考になる。

［5］姿勢の鍛練と点検

姿勢は練功法の構成部分でもあるので、練功者は自分に適する姿勢を真面目に練習し、自分の姿勢が正しいかどうか常に点検しなければならない。練功の姿勢の特徴は、安定した状態を一定時間保ち続けることである。これは平素の生活における歩く、止まる、坐る、臥るなどのように刻々と変化する動きとは異なるので、主観的な努力が必要となる。練功の姿勢をマスターするには、特にその中の平坐と立式では、苦しい過程があり、心構えが要る。しかし、また、無理に行ったり、あるいは正しい姿勢にはなかなか到達できないと考えてはならない。無理に行ったりあるいは到達できないと考えると必ず緊張してしまい、ゆったり自然にという原則が失われてしまう。そのため疲労を感じたとき、たとえば初めての平坐で腰や背がだるく痛くなるとか、初めて立式を行ったときに両脚が震えたりしても、すこし我慢して続けなければならない。さもなければ、いつまでもマスターすることができない。すこし我慢して姿勢をマスターすれば、姿勢鍛練のもつ意義が正しく体得でき、その後は条件反射になり、その姿勢をとればすぐリラックスできるようになる。当然、初心者で、リラックスするのに困難があり、特定の姿勢をとることにも慣れていないときには、練功全体の求めるものに合致すれば、まず比較的適応しやすい姿勢を探してもよい。

練功者が姿勢の鍛練をもっとうまくマスターするのに、指導者の点検および姿勢の矯正は大事なことである。姿勢の点検は主に望診の方法がとられる。つまり練功者の姿勢がのびやかで自然かどうか、求めるものと合致しているかどうか、また、用いられている用具が適切かどうか観察するのである。

姿勢の点検は、頭部より始め、胸部、腹部、背部、四肢の順である。

①頭部：俯《うつむ》きすぎてはいないか、後に反り過ぎていないか。坐式では頭を頭頂部の百会穴を中心とし、左右、上下に片寄ることなく、ちょうど何かからぶらさげられたようにする。これを「懸頂《けんちょう》」という。頭を反り過ぎると呼吸しづらく、首がだるくなる。俯き過ぎるとぼんやりしたり、居眠りしやすくなる。

②肩部：肩をいからせていないか。肩は落としているのがよく、いからせるのはよくない。いからすと体が緊張し、リラックスしにくい。

③胸部：胸を反ってはいないか。胸を反ると呼吸がのびのびとせず、無理に行うと両脇がだるく

痛む。それゆえ胸を内側に丸める。これを「含胸」という。
④坐位における腰背部：背中が丸くなっていないか。腰を曲げると腰背部がだるくなったり、重い荷物を背負ったような疲労を感じる。それゆえ、腰背はまっすぐにする。これを「抜背」という。
⑤両手：大腿に置くが膝に近過ぎてはいないかどうか。近過ぎると上肢が緊張しやすくなる。両足はゆったりと地に着いているかどうか。正しくなければしびれやすくなる。
⑥上半身：傾いていないか。
⑦仰臥位：快く自然であるか。
⑧顔面部：こわばっていないか。微笑を浮かべるとリラックスしやすい。
以上述べたような正しくない状況が現われたときには、練功を始めたばかりならば、すぐに練功者に指示して改めさせるか、軽く手を添えて改めさせるか、練功者に告げてから、練功者の身体を軽く揺すり、肩背をゆっくり動かし、胸背腰腹をわずかに調節し、姿勢を正しくさせてから練功を続けさせる。練功者がすでに安静状態にあるならば、練功後に指摘して注意をうながす。

練功の用具は、練功している姿勢に合うかどうか観察すべきである。たとえば坐式であれば椅子の高さが適当であるかどうかである。椅子が高過ぎれば、練功者の足の下にあてるものを高くし、低過ぎれば、椅子に坐布団をあてて高くする。臥式は板のベッドか棕櫚網のベッドがよい。あぐら式は臀部に毛布をあてる。練功用の腰掛けがなければ、ベットで練功してもよい。

第二節

呼吸の鍛練

［1］呼吸鍛練の重要性

呼吸の鍛練は、古い時代では吐納と呼び、すべての鍛練のなかでもキーポイントとなるものである。私達は四六時中絶えず呼吸し続けている。これは古人のいうところの「一呼一吸は一息であるが、呼吸をしないのも一息」である。これは、普段は呼吸することには注意を払っていないことを意味している。しかし、気功の鍛練を行うときには、意識的に自己の呼吸をコントロールすることに注意を払い、絶えず体得するように努め、自分の身体の状況に合った呼吸法を把握する。これがつまり呼吸の鍛練である。古人はこれを練気（気を練《ね》る）、調気（気を調《ととの》える）、養気（気を養う）、調息（息を調える）などともいった。

生命をもつすべてのものは、動物にせよ、植物にせよ、呼吸活動と離れることはできない。もし、酸素を吸い炭酸ガスを吐きだすこと、つまり古いものを吐き出し、新しいものを取り入れて絶えず新陳代謝を行わなければ、生命は跡《と》絶えてしまう。呼吸の停止は生命の終結を意味している。人は万物の霊長であり、生理的な働きからいえば、他の動物とは異なり、思惟活動がある。このため、長期間にわたる生活と生産実践のなかで次第に大自然と自己を認識し、そこから各方面における法則性を把握し、それに適応し、改造し、その内在する能力を発揮させてきた。呼吸も同様である。人の呼吸活動は自律神経系統により支配されているので、半直接的に呼吸をコントロールできる。

つまり、意識的に呼吸を速めることも、遅くすることもでき、深くすることも浅くすることもできるのである。しかも、呼吸活動は、人体各方面の生理に広く影響を与える。意識的かつ合理的に呼吸を調え、ある種の呼吸法を選択し、そのことにより生体の各方面に対する影響を強めたり弱めたりして、生体全体の機能を調整することは想像にかたくない。したがって一部の疾病の治療にかなり良い効果を収めることは完全に可能である。

[2] 古代では呼吸鍛錬をどのように認識していたか

古代の気功鍛練家は、「精気を呼吸する」という考えに導かれ、「真気は天から受け、穀気と合わさり、全身を充たす」と認識していた。このため、息を吸うという鍛練を強調し、息を吸った後に息を止めることにより、天の気を収める鍛練を行った。これが気功の中の閉気法である。『養性延命録』の中には、かなり具体的な閉気法が記されている。そこには、「あおむけに寝て、しっかり目をつぶり手を拳に握り、心中で息を止めて、二百まで数えてから、口から吐く。日ごとに数を増やしていくと、自分の身体に〃神〃が宿り、五臓が安じる。二百五十息まで止めることができれば、華蓋が明らかになる。[9]華蓋《かがい》が明らかになれば、視覚、聴覚が敏感になり、病気にかからず、邪気も人に逆らうことがない」と書かれている。『備急千金要方』の中にも「精神を和《なご》やかにし気を導くのには、密室を準備し、戸を閉め、ベットをすえて蓙を暖める。枕の高さは二寸半とし、あおむけに寝て目をつぶり、胸膈に息を止める。鼻の穴の所に鴻毛（鳥類の羽毛）を近づけても微動だにしない。三百息数えると、耳に聞こえるものがなく、目に見えるものがなく、心に思うことがなく、寒さ暑さにも侵されず、蜂と蠍《さそり》の毒にも抗い、三百六十歳まで長生きをする。このような者は真人[10]に接近し

9——華蓋　天子の蓋、星名、眉の名称、肺など多くの意味があるが、ここでは肺を指すと思われる。

10——真人　『素問・天古天真論』では天地陰陽の法則を把握し、精神と真気を保全できる人の意味に用いているが、道教では服気・飲液によって身体を練り、身体を永遠のものに改造した人間を真人と呼ぶ。

ている」と書かれている。当然、これは、閉気法の効能を誇張している。方法からも、一息吸ってそのままずっと息を止めることではない。

蘇東坡は閉気法をよく理解していた。彼は、「気を胸膈に止めるといってはいるが、恐らくは鼻の中の気を止めるのではなく、胸膈で意をしっかり守ることにより、気を出入りさせても、動いているようで動かず、煙雲がたちこめるように模糊として見えず、これはあたかも香炉の蓋からあがる煙や、ポットの口の湯気のように自然に出入りしているのである。自然に気が出入りして呼吸をしていなければ、鴻毛は動かない。もし心に雑念をおこさなければ、三百息、息を止めることも可能である」といっている。閉気を専門的に述べたものには、『墨子閉気行気法』『張果先生服気法』などがある。

古代の気功鍛錬家のなかには『老子』の「呼吸を凝《こら》集して柔らかにすれば嬰児のようになれる」という考えに導かれて、胎息の鍛錬を強調している者がいる。たとえば『抱朴子』の中でも、「行気はいろいろな病気を治すこともできるし寿命を延ばすこともできるが、その大要は胎息につきる。胎息を会得した者は鼻や口を使わないで呼吸できる。胎中にいるときと同じように呼吸できれば道は成ったのである」と言及している。明朝の袁了凡は『摂生三要』の中で胎息の問題にふれている。彼は、「人は胎児のときには鼻口で呼吸しているのではない。臍帯だけで、母の任脈とつながっている。任脈は肺に通じており、肺は鼻に通じている。それゆえに、母が呼吸すると胎児も呼吸する。その気はすべて臍帯で行き来している。人が生まれるときは、ただ臍帯だけでつながっている。初めて調息を学ぶ者は、気は臍帯から出入りしていると想像しなければならない。胞衣の中にいるかのようであるので胎息という」と書いている。

実際には、胎息は閉気が発展したものであり、閉気して気が下に沈むのを体得するのである。そのため、『摂生三要』の中でも、「閉気を練習して気を呑みこむことを胎息という」「しかし、閉気を知っているだけで、胎息を知らないと無益である」とも指摘している。胎息と命名されている著作には、『胎息法』『胎息経』『胎息銘』『胎息口訣』『胎息精微』『胎息雑訣』などがある。

胎息がさらに深化した呼吸が体呼吸（皮膚呼吸）であり、毫毛（体表のうぶ毛）呼吸ともいう。『蘇沈良方』の養生説の中の、「一呼吸してから息を止め、気の出入りを行わないと毛穴から八万四千の雲が湧きあがり霧が散じるように発散し、悠久にして止まることがない」のが体呼吸である。

呼吸法の中で、呼気を主として鍛練するものが六字訣（訣は方法の意）である。『養性延命録』に初めてみられ、その中では次のようにいっている。「気を納《おさ》めるものは一つ、気を吐き出すものは六つある。気を納める一つは吸うことであり、気を吐く六つとは、吹（チュイー）、呼（フー）、唏（シー）、呵（コー）、嘘（シュイー）、呬（スー）であり、これらはすべて気を吐き出すものである」。その後、六字訣について述べているものは少なくない。状況の違いに的確に対応するためには、相応する呼吸法を用いなければならない。そのため古代の鍛練家で、単純な吸気法や呼気法の練習の狭い枠から抜け出し、多くの呼吸法を編み出した者は少なくない。たとえば、『小止観』には、上息、下息、満息、焦息、増長息、滅壊息、暖息、冷息、衝息、持息、和息、補息の十二息がある。『幻真先生服内元気訣法』には、進取訣、淘気訣、調気訣、咽気訣、行気訣、練気訣、委気訣、閉気訣、布気訣、六気訣、調気液訣などが収められている。

私たちは歴代の気功鍛練家の著作の中に、多くの呼吸鍛練の名称をみることができる。たとえば、服気、食気、進気、淘気、調気、咽気、行気、練気、委気、悶気、布気、補気、瀉気、外気、内気、慎気、御気、用気、修気、養気、護気、守気、凝気、引気、候気、導気、合気、接気、採気、迎気、運気、息気および調息、凝息、胎息、運息、踵息と六字訣の中の嘘気、呵気、呼気、呬気、吹気、唏気、止観法の中の十二息、合わせて五十種あまりにのぼる。

以上の各種の呼吸法のうち、一般の呼吸法と異なるのは、運気と布気である。『鶏峰普済方』の中に、「意は気の使であり、意のあるところに気が到る。体に悪い所があれば微かに気を閉じて、意によって気を病巣に行かせて攻撃すると、病気が癒《い》える」という記載がある。これは運気法であり、いろいろな書籍にも似たような記載が多い。天台白雲の『服気精義論』服気療病第八、『大威儀先生玄素真人要用気訣』、『幻真先生服内元気訣法』閉気訣の中にこの方法が記載されている。布気とは、ある程度以上のレベルに達した気功鍛練者が自分の余分な気を他人に与えて病気を治療することである。布気は『幻真先生服内元気訣法』布気訣などの関連著作の中でも言及されている。

道教の内丹術の中の大小周天は、呼吸の気を内気を運行させる推進力としている。これもまた一種の運気法である。

仏教の密教には、特殊な呼吸法があり、〝九級風〟という。これは、意識的な幻想と呼吸を結びつけた複雑な鍛練法である。これは実際はチベット密教の頂門[11]を開く儀式のための準備運動であり、純粋な宗教的修練法に属し、神秘的な色彩が濃厚である。『気功療法実践』の中の〝九次呼吸法〟がこの方法である。

［３］常用呼吸法の鍛練と運用

現代に用いられている各種の呼吸法は、すべて古代の方法から発展してきたものであり、臨床で

11――頂門　頂門眼のことでいわゆる第三の眼。

何が必要かによって、それに相応する呼吸法を選ぶ。常用される方法には、次のものがある。

❶……自然呼吸

つまり一般的な呼吸であるが、平常のときよりやや穏やかでなければならない。これは呼吸鍛練における基本的な呼吸法であり、呼吸鍛練においては必ず行わなければならないものである。初心者に対してこの点を強調することが大事である。

男女の生理的な違い、習慣の違いにより行われる自然呼吸も異なる。たとえば、生理的には、男性は腹式呼吸が出現しやすく、女性は胸式呼吸が多い。スポーツマン、武術家、俳優、歌手は腹式呼吸であるが、多いのは胸腹式混合型の呼吸である。この三種類の呼吸の型は以下のものである。

自然胸式呼吸‥呼吸するときに、呼吸に従って胸部が起伏する。

自然腹式呼吸‥呼吸するときに、呼吸に従って腹部が起伏する。

自然混合呼吸‥呼吸するときに、呼吸に従って胸腹部が起伏する。しかもその起伏が明らかで、全呼吸ともいう。

❷……腹式呼吸

自然呼吸が鍛練されるうちに、しだいに形成されていく。内臓の活動を活発にする。

腹式呼吸を練習するときには、呼気のときに腹筋を意識的にわずかに収縮させるとよい。それによって腹部が収縮する。吸気のときは、腹筋を緩めると腹部が自然に盛り上がる。古人は、「腹部がゆったりすると清らかな気が盛んになる」といっているが、これこそが良く会得したことを表している。ある期間、練習することにより、腹部の起伏が、しだいに自然に大きくなる。無理に力を入れることはタブーである。一般的にいえば、臍部を意守するときに、腹式呼吸が現れやすい。よくみられる腹式呼吸には以下のものがある。

順呼吸：一般的な腹式呼吸であり、吸気のときに腹部が盛り上がり、呼気のときに腹部が収縮する。

逆呼吸：吸気のときは、腹筋を次第に収縮させて腹部をひっこめ、呼気のときは、腹筋を自然にリラックスさせて腹部を次第に盛り上がらせる。つまり吸気のときは腹部は収縮し、呼気のときは腹部が盛り上がる。一般には、逆呼吸は、胃腸の活動を更に強めることが認められている。

潜呼吸：呼吸に従って下腹部がかすかに起伏する。呼吸が高度に柔和になってはじめてこの呼吸が現れる。

臍呼吸：この呼吸は潜呼吸よりさらに柔和な腹式呼吸であり、腹部はほとんど動かず、臍部で呼吸しているかのように思えるのでこの名を得た。古人は臍呼吸を「胎息」といった。たとえば、『摂生三要』の中に、「その気が出るときは臍より出、入るときは臍より入って消えると想像する。呼吸はきわめて穏やかに行い、口鼻を用いないで、臍で呼吸し、あたかも胞胎にいるようなので、これを胎息と名付ける」とある。

❸……提肛呼吸（肛門を引き上げる）

吸気のときに、やや意識的に会陰部を引き上げ、呼気のときに会陰部をゆるめる。気虚下陥によ[12]る内臓下垂、子宮脱などに用いる。

❹……鼻呼吸法、口呼鼻吸法および口呼吸法

静功の呼吸では、一般的には鼻呼吸法が求められる。鼻疾患の一部あるいはその他の疾患でこの呼吸法を用いて障害があるときは、口を補助的に用いるか、鼻の代わりに口で呼吸する。胸苦しさ

12――気虚下陥　中気不足がさらに進んで、脱肛、子宮脱、内臓下垂などの下陥現象がみられるものを指す。

やスムーズに呼吸できない場合には、口呼鼻吸法が比較的適する。六字訣も口呼鼻吸法を用いる。

❺……呼吸の練習

出る気は呼、入る気は吸であり、呼と吸の両者は異なる働きがある。清の薛陽桂は『梅華問答』の中で次のように語っている。「人の一呼一吸の関係は些少《さしょう》のことではない。一吸とは天地の気を自己に帰属させることであり、一呼とは自己の気を天に還《かえ》すことである」。しかも、陰陽の属性からいえば、両者は一つは陰に属し一つは陽に属する。たとえば、『聖済総録』では、「おしなべて入る気は陰であり、出る気は陽である」と書かれている。それゆえ、作用からいえば、呼気は外に向かって広がり、吸気は内に向かって収斂するものである。『東医宝鑑』には、「呼とは気を出すことであり、陽は開くものである。吸とは気を入れることであり、陰は閉じるものである」と書かれている。動物実験によると、呼と吸はそれぞれ別々に交感神経と副交感神経に影響を与えており、内臓に対する働きも完全に異なっている。このため、一般的な調息方法以外に呼と吸の練習では異なる方法がある。私たちは臨床においても、呼気の練習は高血圧症、肺気腫、緑内障および頭部の諸症状が明らかであり胸腹部に膨満感がある者には比較的気持ちが良いことを観察している。吸気の練習は、胃腸の機能が劣り、陽虚で寒がりの者には比較的適している。

一般的にいうと、呼気を練習するときには、呼気を延ばす、吐いて止めて吸う、呼気の後に字句を音を出して読むなどの方法によって、呼気を強化する。吸気を練習するときは、吸気を延ばす、吸って止めて吐く、吸った後に字句を音を出して読むなどの方法によって、吸気を強化する。しかし、患者の陰陽の弁証に注意を払わなければならない。これはまさに、明朝の張景岳が『景岳全書』の中で「陽が衰えたものは呼気ができず、陰が衰えたものは吸気できない」と指摘しているとおりである。

六字訣もまた呼気の練習法である。

❻……数息、聴息、随息、止息

これらはともに意識との結合を強化する呼吸鍛練法である。

数息…鼻端から出入りする呼吸数を心の中で数える。数を一から十まであるいは百までを繰り返し数える。呼気を数えても吸気を数えてもよい。それぞれが呼気、吸気の練習でもある。

聴息…耳で自分の呼吸の出入りを黙って聞くが、回数は数えない。

随息…意識を鼻端の呼吸の上下出入に集中するが、回数は数えない。

止息…呼吸が一定の程度に調節され、呼吸の出入りが深く長くかつ柔軟であり、呼吸しているようでしていない状態になっていることを指す。

情緒があまり安定しておらず、雑念がかなり多いときには、数息、聴息を用いる。比較的落ち着いているときは、随息を用いる。止息は深長かつ規則的な呼吸を体得することであり、無理やり練習してもできるものではない。

❼……呼吸鍛練における舌の動き

呼吸を鍛練するときに、舌の動きを組み合わせてもよい。その方法は舌の先を口蓋につけて動かさないものと、吸気のときに舌の先を口蓋につけ、呼気のときに自然に離すものがある。口蓋につけて動かさないものは、口の中の津液（唾液）を増やし、舌を付けたり離したりするものは安静が得やすくなる。

［4］呼吸鍛練の原則と要求

一般的な静功鍛練では、始めるにあたって、いかに身体をリラックスさせるか、姿勢を正しく気持よくさせるか、情緒を安定させるかに注意を払うことが主であり、その後に呼吸を調えることに注意を払うのである。なぜならすぐに呼吸の鍛練に入ってしまうと、かえって呼吸が荒くなったり緊張して不自然になってしまうからである。

呼吸の型について、古人は、風・喘・気・息の四相の説を唱えた。後漢の安世高が訳出した『安般守意経』巻上の中に、最初にみられるが、その後、隋代の智顗の『小止観』、明代の王龍渓の『調息法』の中にもこの説がみられる。

風相とは、呼吸がかなり荒く急迫しており、自分の荒々しい息遣いが聞こえる状態を指す。喘相とは、自分の息遣いは聞こえないが、呼吸の滞ってのびやかでない感じを受けるものを指す。気相とは呼吸の音が聞こえず、滞った感じもないが、気の出入りがやや荒く不規則である。息相とは、高度の安静状態のときに現われる深く長い規則的な呼吸をいう。呼吸鍛練では、一般的にはいかに風、喘、気相を次第に息相まで鍛練するかが要求される。しかしながら、呼吸の型と人の活動、情緒とは関係がある。たとえば、次のような記載がある。

活動：『素問』挙痛論では「労働すれば息が喘ぎ、汗が出る」といっている。これは肉体労働したときの呼吸の状態であり、切迫した喘ぎである。運動したときにもみられ、比較的切迫した喘ぎであり、休息すると次第におさまる。

情緒：『素問』の挙痛論ではまた、次のようにいっている。「怒れば気は上《のぼ》り、喜べば気が緩やかになり、悲しめば気は消え、恐れれば気は下がる。……驚けば気は乱れ、思考すれば気はかたまる」。ここでは主に感情の変化によりひきおこされた人体内部の総合的な変化を指しているが、人が感情に影響を受けたときには、確かに呼吸も同じように影響を受ける。たとえば怒ったときには、呼吸は常に速くなり、急に驚いたり恐れたりするときには息が止まってしまうなどである。また、よくいわれている「心が平穏であれば気もなごみ、気がざわざわすれば、心は落ち着かない」のも、情緒と呼吸の関係を語っている。

このため、呼吸の鍛練では、自分の活動、情緒をうまく把握するとともに、一定期間の調整練習が必要であり、決してすぐにはできるものではない。呼吸鍛練の原則は次のようなものである。

第一に、呼吸鍛練は自然呼吸を基礎として行わなければならず、自然にリラックスすることが求められる。清代の李涵虚の『道竅談』の中で「一呼一吸を一息といい、その自然に従わなければならないが、自然のなりゆきにまかせてはいけない」とある。

第二に、呼吸するときには順序を追って少しずつ進み、功を焦るのはよくない。「忘れるなかれ無理にするなかれ」を把握しなければならない。この意味するところは、アクティブな呼吸調整を忘れてはいけないし、また、同時に無理に呼吸はこうすべきであるなどと求めて力を加えたりしてはいけないということである。単純に呼吸を追求すると『仙佛合宗』の中で批判している「いい加減に呼吸することは、死体幽霊の類を守ることである」になってしまい、かえって所期の効果に達することができない。

第三は、呼吸鍛練では、練功することも静養することも必要である。一定時間練功して、「静養」状態に入ると、しばらくの間、意識的な呼吸を止めることにより、練功を高度の安静状態へとうながす。さもなければ、せっかく到達した状態を駄目にしてしまう。

第四は、深長なむらのない呼吸は、練習を積み重ねてはじめて可能である。いわゆる呼吸が深長であるとは、浅く短く回数の多い呼吸を、深くて長く、回数が少ない呼吸に変えることである。普通の人の呼吸は、平均一分間十六～二十回である。長い間練功した者は一分間三～四回、特に優れた者は一～二回に達するが、息苦しい不快な感じはなく、自然で心地よい。しかし、これは練習を積み重ねてやれることであり、決して主観的に無理やりできることではない。『荘子』のいう「真人の呼吸は踵《かかと》まで至り、[13]衆人の呼吸は喉まで至る」を根拠にして、呼吸は踵に至るまで深長に行うという考えを出したものもいた。踵をこのように誤解してはならない。呼吸は踵まで行くことはない。それゆえ、明代の陸潜虚の『玄膚論』の中には「踵に至るとは、深く穴《つぼ》に入ることである」と書かれている。『道竅談』ではもっともうまく説明している。「踵《きひす》とは、次々に続いて絶えることがないことである」。つまり踵息とは深長な呼吸を指しており、これと相対するのが喉息であり、喉息は浅短な呼吸を指しているにすぎない。

いわゆる呼吸が細かくむらがないとは、呼吸が微細かつ平均していることである。これも同様に練習の積み重ねによってできるものであり、呼吸の深長と相互に促進しあうものである。注意すべきは、「気を費やせば尽きてしまい、気を止めると傷めてしまう」ことである。気を費やすとは呼吸を長びかせ、無理やりに深長にすることであり、気を止めるとは息を殺して無理に呼吸の回数を減らすことである。このようにすれば切迫した呼吸になるか、胸腹部の筋肉を傷つけ痛くなるなどの良くない反応が現れる。

13――衆人　普通の人、凡俗の人。

［5］呼吸鍛練の観察

練功者の呼吸鍛練の観察では、一般的にその呼吸の深さ、息を殺していないかどうか、その呼吸の音が軽やかでむらがないかを調べる。

腹式呼吸では手を練功者の腹部に軽くあてて、その腹式呼吸が穏やかでリズムが揃っているかどうか、逆呼吸かそれとも順呼吸か、呼吸の間に止まっている時間があるかどうかを調べる。もし練功者が、無理やり腹式呼吸しているか、あるいは無理に大きな起伏を求めているならば、腹筋は硬く起伏もわざとらしく、長い間続けることができない（腹式呼吸を検査する前にそのことを告げておくのがもっとも望ましい）。

以前、上海市気功療養所では、電動式の呼吸描記器を用いて呼吸曲線を描き、練功時の呼吸状態を記録し、同時に観察を行った。描記は普通は実験室で行い、練功者に臥式練功を行わせた。腹部に一本のゴム管を軽く取り付け、呼吸状態をゴム管を通じて描記計に導き、描記計の針がキモグラフの紙上に連続して記録するようにして、練習一か月以上の患者に対し実験を行い、のべ二七八人の描記データを分析し、次のような結果が認められた。

①練功者の精神状態が安定し、よくリラックスし、入静し、自然に腹式呼吸が行われたものの呼吸曲線は均一で柔軟である。（図5―2・3）。

②練功者の精神状態が安定せず、必要以上に意識的な場合の呼吸曲線は不揃いで不自然である（図5―4・5）。練功中、雑念が多いか、頭がぼんやりしている者の呼吸曲線は、乱れている。吐いて止めて吸うと、吸って止めて吐くという二つの曲線は明らかに違いがあるが、病人は練功によ

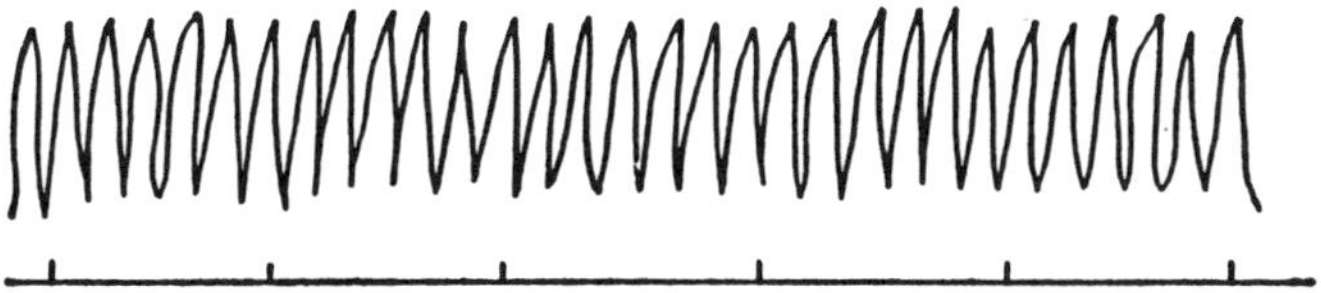

図5-2　杭××，男性，32歳。十二指腸潰瘍。入院60日目での腹式呼吸

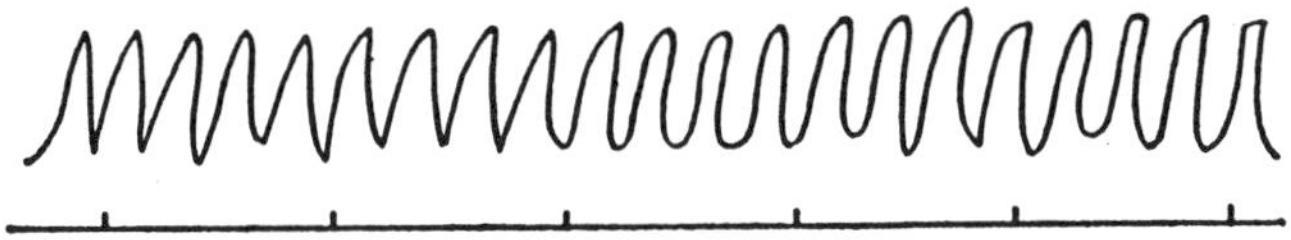

図5-3　張××，男性，27歳。内臓下垂。入院94日目での腹式呼吸

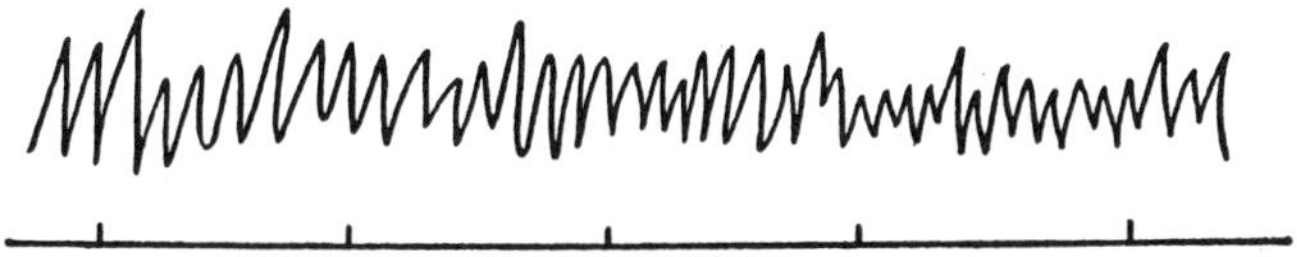

図5-4　黄××，男性，32歳。胃および十二指腸潰瘍。入院65日目での腹式呼吸

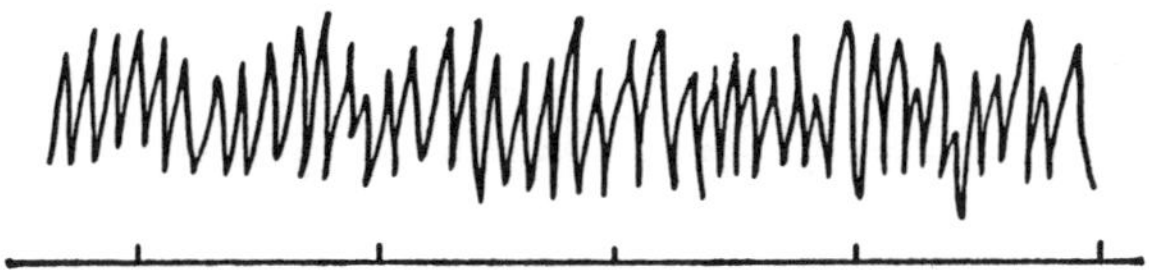

図5-5　鄭××，男性，28歳。胃下垂。入院138日目での腹式呼吸

って、この二つの呼吸形態を自然に転換できるようになる。神経衰弱を伴う者は、練功時の呼吸曲線はあまり安定していないが、病気が良くなるにつれて、呼吸曲線はかなり規則的になる。むらがなく、自然で、柔軟な呼吸を腹式で、長く続けられるものは、一般的に良い治療効果を収めることができる。

［6］呼吸鍛練における生理的機序

人の呼吸運動は、呼吸中枢の支配を受けて絶えず活動し続けており、普通は意識的に調節はしない。しかし、気功で求められる特有な呼吸の型は、意識が関与・誘導することによってのみ行うことができる。気功で求められる呼吸運動の型は、人体にとりよい影響を及ぼす。

①呼吸の鍛練は自律神経に対し、一定の調節作用をもつ。自律神経系統は交感神経と副交感神経に分けられ、この両者は絶えず相互に対立、協調、依存しあっており、人体の内臓器官が正常に働くように作用している。両者のうち一方が亢進あるいは低下すると、内臓機能が失調し、いろいろな病気がおこる。たとえば、交感神経が相対的に強まっているときには、心拍促進、血圧の上昇、血管の収縮、胃腸の蠕動運動の減退などの症状が現れる。逆に、副交感神経が相対的に強まっているときには、心拍減少、血管の拡張、血圧の降下、胃腸蠕動運動の亢進などの症状が現れる。動物実験により、呼気中枢の興奮が大のときは、副交感神経に拡散し、吸気中枢の興奮が大のときは、交感神経に拡散することが証明されている。臨床的にも、息を連続して吐き続けると、血管は拡張し、血圧は下降し、また、息を連続して吸うと、血管は収縮し、血圧は上昇するなどが観察される。このことは動物実験からも証明され、意識的な呼吸鍛練が自律神経系統を調節することから、人の

意志によって内臓器官の活動機能を調節あるいは改善できるという可能性が明らかにされた。

②腹式呼吸は、つまり横隔膜呼吸である。横隔膜は胸郭の底部で肺の下面に位置する。腹式呼吸のときは、息を吸うと、横隔膜は収縮し、横隔は下がり、ふいごを引くように、胸腔の上下幅と胸郭下部の横幅を広げて、空気を大量に収める。息を吐くときは、横隔膜を緩めて横隔を持ち上げ、胸腔を小さくして、空気を出す。横隔を一cm上下させるだけで、肺の通気量を二五〇〜三〇〇ml増加させる。観察によると、腹式呼吸は横隔の上下幅の動きを増加させることができる。以前行った一〇例の横隔膜運動描写器による波状曲線の撮影によると、一例は気功をする前は二・五cmだったが練功中に九cmにまで振幅が広がり、残りの九例はそれぞれ三・四〜六cm増え、平均は五cmであった。肺の通気量が大幅に増えることにより、呼吸機能は強まり、肺の循環が促進され、血液中の酸素も増えている。酸素の供給が増えると、神経系統の機能も高まる。

③臨床における実践がさらに証明しているように、練功者は腹式の呼吸鍛練により、横隔膜の上下運動の幅を大きくすると同時に、腹部の各筋肉群の収縮能力を強めることができる。このようにすると、胸腹腔の血液循環を改善するばかりか、横隔膜運動を活発にして腹腔内の各器官に対して按摩的な作用を発揮する。さらに胃腸の蠕動を促し、食物を消化し栄養を吸収する働きを強め、全身の栄養供給をそれ相応に強め、各器官、系統の機能を高めることができる。

第三節　意念の鍛練

［1］意念鍛練の重要性

気功における意念鍛練とは、まず練功者が注意力を身体または一部の選定された部位、あるいはある種の事物にいかに集中しうるかということである。二番目には、静かに練功を行いながら、絶えず雑念を追い払うことによって、身体の各部の状態を体得することである。三番目には、意識的に継続して調整を加えることにより、意識の能動的な働きを発揮させ、より優れた練功の効果を得るようにすることである。以上の三点が意念鍛練の内容である。

意念の鍛練は、静功鍛練におけるキーポイントである。なぜならば、姿勢の鍛練、呼吸の鍛練はともに意識に導かれて行われているからである。もし、意念を集中・運用できなければ、姿勢が正しく呼吸鍛練がうまくいったとしても、それはすべてそらごとである。意念の鍛練は古代では調心、凝神、存神と呼ばれた。神とは意であり、その重要性は『摂生三要』の中で次のように書かれている。「精を聚《あつめる》には気を養い、気を養うには、神を留《とど》める。神は気にとっては、母と子の関係である。それゆえ、神を凝らせば気は聚まり、神が散じれば気は消えてしまう。もし、精気を惜しむあまり神を留めることを知らなければ、その華《はな》（表面に現れるもの）を食べて、その根（根本のもの）を忘れてしまう」とある。ここでは精、気、神の三者のなかでの神の果たす役割の重要性を強調している。

［2］古代では意念鍛練をどのように考えていたか

意念鍛練の問題とは、意念をどのように用いるかである。『素問』上古天真論の中の「恬惔虚無、精神内守」は意念鍛練を説いたものである。清代の張志聡の『素問集注』には、「恬は安静を意味し、惔は、素朴の意味である。虚無とは心を虚しくして物事に拘泥しないの意である」とある。徐霊胎の『内経詮釈』では、「恬惔にして神を養い虚無にして志を養う」と記されている。これが意念鍛練で求められるものである。精神内守とは、注意力を身体に集中させることであり、返観内照とも呼ばれる。『仙佛合宗』の中では、「返観内照とは、外を捨てた真意でその内なるものをしっかりみつめること」と指摘している。現在、一般的には意守という。

❶……体内のどこに意守するか

意念を身体のある部分に集中させる場合、どこを意守するかが問題であり、その範囲はかなり広いといわなければならない。このことを、明代の曹士珩の『保生秘要』では、「いつも精神内守を行い、[14]崑崙《こんろん》から湧泉まで、全身の前後の竅の中で、適切なものを一つ選んで、しっかり意守することができれば、病気は全快する」と指摘している。

晋代初期の『黄庭経』の中で初めて、「丹田」が出てくる。たとえば、「気は紫を回り黄を抱いて丹田に入る」「盧（鼻）を通して呼吸し気を丹田に入れる」とある。つづいて『抱朴子』の中では丹田を三つに分けている。「臍下二寸四分に下丹田、心臓の下の絳宮・金闕に中丹田があり、両眉間《みけん》の間で一寸内に入ったところが明堂であり、二寸行ったところが洞房であり、三寸行ったところが上丹田である」。しかし、上中下三丹田のはっきりした部位は、いろいろな説があり一致していない。上

14――崑崙《こんろん》　崑崙山は中国の西方にあり、西王母の住む霊山であるが、人体では頭部を指す。

丹田を例にあげると、眉間の玄関という説があれば、両眼の間の祖竅という説もあり、また両乳頭の間の膻中も上丹田であるという説もある。膻中を中丹田とする者もいる。一般的には、下丹田を腹部におくが、両陰（肛門と性器）の間の会陰におく者もあり、甚だしきは足底の湧泉を下丹田とする者もある。腹部の中丹田には十個のツボがあるという説や、腹部には前丹田、後丹田、内丹田があるという説などがある。

三丹田のなかでとくに大事なのは下丹田であり、これは臍中あるいは臍の下とする意見が大部分である。臍中とする者には、高濂の『遵生八牋』があるが、その中で『心書』を引用して次のようにいっている。「下丹田は、別名を玄関といい、前は臍に対しており、後は腎に対しており、臍と腎の中間に位置し、それらは連なって環《わ》のようになっている。その幅は一寸三分あり、その周囲には八つの竅《あな》がある」。清代の徐霊胎の『医学源流論』元気存亡論の中では次のように認識している。元気の「根本の所在は、『道経』のいう丹田であり、『難経』のいう命門であり、『内経』のいう七節の旁らである。その中には、小さな中心がある」。これらは丹田と命門とを結びつけた説である。臍下の間と主張する者の中には、臍の下一寸と考えた者がいる。たとえば天台宗の創始者、智顗は自分で著した『修習止観坐禅法要』の中で次のようにいっている。「臍の下一寸、憂陀那といい、これをまた、丹田という。もしここを意守して意を分散せず、時間をかければ多くの病気を治すことができる」。臍の下一寸三分とする説には『紅爐点雪』の「臍の下一寸三分を指す」がある。下丹田を臍の下二寸とする説には、李時珍『奇経八脈考』の「石門がつまり丹田であり、命門ともいい、臍の下二寸にある」がある。臍の下三寸とする説には、『性命圭旨』の中で、「臍の下三寸を丹田という」がある。

一般的には、丹田は人体の元気を貯蔵する所であると考えられている。『医学源流論』の中で、「元気とは、一体どのようなものであるか、五臓には五臓の真精があり、これは元気から派生したものである。しかもその根源の所在は道教のいう丹田である。………　陰陽の開閉はここで行われ、呼吸の出入りもここと関連がある。火が無くても身全体を暖めることができ、水が無くても五臓をすべて潤すことができる。元気がわずかに残っていれば、生気は亡くなることはなく、すべては元気に依存している」とある。そのためここを意守すれば、人体の元気を増強できる。しかし、道教の内丹術で、丹田を修練結丹の所としているのは、別の意味である。

丹田の名称は、中国の医学書で現存する最も古い針灸経絡穴位《つぼ》資料の集大成である『針灸甲乙経』の中にみられる。著者の皇甫謐は葛洪よりやや古い時代の人である。皇甫謐は著作の中で、「石門は三焦の募穴であり、利機、精露、丹田、命門ともいい、臍の下二寸にある」と書いている。一部の針灸の本には、臍の下一寸の陰交穴、一寸五分の気海穴、三寸の関元穴も丹田と呼んでいる。我々は下丹田の部位に固執することなく、各人の練功による体得によって決定すべきであると考える。これはまさに清代の周学霆が脈学専門書『三指禅』の中で「臍下を丹田とするが、その部位は固定していず、分寸で計ることはできない」というとおりである。

❷……意守するための用意

用意の面では、古代には想像を用いる方法もあった。それは、ある幻想、幻覚を作り出し、意識を集中させ、あらかじめ期待した効果を収めようとするものである。この方法には、存想と観想の二種類がある。

存想　存想の意義については、唐代の司馬承禎が『天隠子』の中で、専門に説明している。「いわゆる存とは自己の神を貯《たくわ》えることであり、想とは注意力を自身に集中させることである。目を閉じるとは自己の目をみることであり、心を収めるとは自分の心をみることである。心と目はともに自己の身体を離れず、自己の神を傷つけない。このようにすれば、存想が次第に深まっていく」とある。これは、存想の初歩的な段階といえる。つまり目を閉じ自己の内部を視る。しかも視るものはすべて想像したものである。次にどのように存想するかは、『天隠子』の中では言及していない。ただ、『後序口訣』の中で「自身の首から足へ、また、足から丹田に至り、背骨を上がり、泥丸（上丹田）に入り、あたかも雲が真っ直ぐ泥丸を貫くように存想する」とあるにすぎない。存想は注意力を体内に集中するほか、内外を結合させてもよい。存想に関する資料は、『諸病源候論』の中にもある。これには、「心気は赤く、肝気は青く、肺気は白く、脾気は黄色く、腎気は黒くと存念すると、出て来て全身をめぐる」とある。また『逍遙子導引訣』の中では、「口を閉じ息を封じて、真気が尾骨から背骨を上がり、泥丸を透ると存想すれば、その邪気を駆逐できる」と記されている。

観想　観想の方法は、『備急千金方』の中に次のように描写されている。「ゆっくり心を定めて、禅観の方法を行う。この方法は目を閉じ、意識を集中し、空中の太和元気があたかも紫雲におおわれ、五色がはっきり分かれて、下りおりて頭髪際に入り、次第に頭頂に入っていくと想像する。雨が晴れて雲が山に入るように、皮膚を透し筋肉に入り、骨や脳に至り、ゆっくりと下って腹中に入り、四肢五臓すべてその潤いを受ける。あたかも水が地に滲み入るようにつき透れば、腹中に水がサラサラ流れる音が感じられ、存意を専らにし、ほかのことは考えない。間もなく、元気が気海に達するのを感じ、間もなく、自ら湧泉に達し、身体が震えるのを覚える。両脚をちぢめてベッドに坐らせると、ベッドがきしむ音がする、これを一通という。一通二通と繰り返し、一日に三通から五通行えば、身体は快く、顔の色ツヤが良くなり、毛髪もしっとりし、耳目ははっきりし、ものを食べても美味しく感じ、気力が充実してきて、あらゆる病気が治ってしまう」。この一連の複雑な幻想法、つまり、孫氏の述べるところの禅観法は、仏教からきている。仏教は唐代でいくつかの宗派に分かれ、その一つに密教がある。密教の源泉はインド仏教の中の密教であるが、中国には唐代に伝わっただけで衰退している。日本に伝来したものは東密と俗称され、これが日本仏教の真言宗であり、チベットに伝来したものを蔵密という。この密教は真言の呪文（語密）を声をあげて読み、印を結び（身密）、心で観相（意密）する。この三密を同時に相応させれば即身成仏できると考えている。観相法は、密教の観相からきたものである。孫氏の禅観はおそらく密教の『宝瓶気《ほうびょうき》』[15]から変化してきたものかもしれない。宝瓶気の方法は『気功療法実践』の丹田住気法と似ているので、参考にしてほしい。

　以上の資料から、存想と観相の異なるところは「相」と「観」である。存想は幻想のようなものであり、観相は幻視のようなものである。

　しかし、雑念を取り除くだけならば、もっと簡単な方法を用いてもよい。たとえば、『保生秘要』には、「心を一つにおさめ、雑念を押さえるべきである」とある。これは古代気功では、「存神」という。明代の高攀龍『高子遺書』の「全精神を収めて一か所だけに集中する」とか、『摂生三要』の「一竅を大まかに意守することが心を平静な状態に戻すことができる」なども、存神の意味合いである。

　このほか、陳櫻寧は『黄庭経講義』の中で「存神と存想とは異なる。……存神とは思うところがなく、ただ神光を一点に集中して漏らさないのをいう。存神は身中の一か所に集中するとは限らないし、また身体の内に集中するとも限らない。存神を身体外のものに集中するときもある」と記して

15――宝瓶気　チベット仏教の禅定修行法。まず力をこめて胸中の濁気を3回にわたって吐き出し、次に頂門から空中の大気をゆっくり吸入していくように観想する。さらに横隔膜をもちあげ、腹筋を収縮させてできるだけ息を止める。こらえきれなくなったらゆっくり息を吐き出す。これを繰り返し、息を止めておく時間を次第に長くしていき、最終的には無呼吸の状態までもっていく。

いる。身体外とは、つまり外景（風景）を採用することであり、臨床では現在なお常用されている。意により気を導くことも用意の一種である。たとえば、用意によって体内の暖流を身体の前後の任脈・督脈に沿って巡らせる。これを大周天、小周天、河車搬運という。また、用意によって気を導いて疾病を攻める方法もある。

［3］常用される練意方法とその応用

練意の中心となる内容は、意の集中およびその応用である。常用される方法には以下のものがある。

❶……身体のリラックスに注意する

意識的に身体をリラックスさせることが、練功のもっとも基本的な内容である。練功を始めると同時に、姿勢が安定しかつ妥当なものであるか、快く自然でリラックスしているかに注意を払わなければならない。また同時に、すべての練功過程で、絶えずリラックスに注意を払うようにして、各種の緊張状態を取り除くようにする。もしこのように意識的に姿勢を正し、身体をうまくリラックスさせることができれば、注意の集中がうまくいっていることでもある。身体をリラックスさせる方法には、放松功がある。

❷……身体のある部位に注意する

身体をリラックスすることに注意を払って、身体全体が比較的安静な状態になってから、身体のある部位を注意することを、通常「意守」あるいは「凝神」という。常用される意守部位は、すべて経絡上のツボである（図5―6）。注意をあるツボに集中することは、一つには、雑念を効率よく

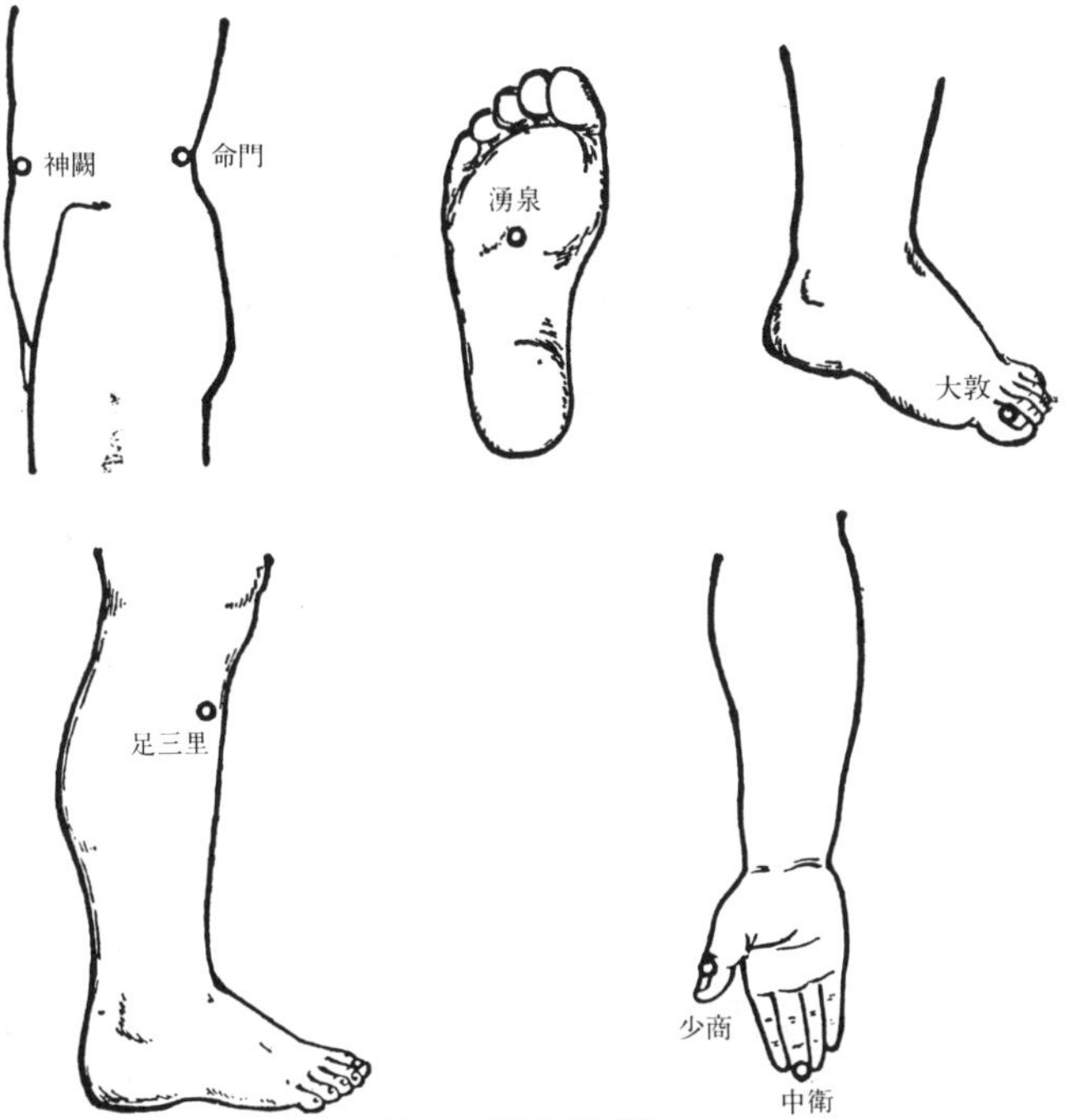

図5-6　常用意守部位

取り除くためであり、もう一つは注意するツボの違いにより、身体内部の気血の運行と臓腑の機能に対して異なる反応をひきおこすことである。たとえば、高血圧症の病人では、頭部のツボへの意守と腹部・下肢のツボへの意守とでは、血圧の昇降に対する影響が明らかに異なる。

一般に常用される部位は、臍中あるいは臍下が主であり、湧泉・大敦・足三里・命門・少商・中衝でその他の部位は補助的に用いられる。

臍中　一般的に意守できる部位である。つまりヘソである。『難経』八難の中で次のように指摘している。「十二経脈それぞれすべては生気の源に係《かかわ》る。いわゆる生気の源は十二経脈の根本であり、腎間の動気をいう。これは五臓六腑の本であり、十二経脈の根であり、呼吸の門、三焦の源であり、守邪の神ともいう」。我々は『難経』の中で指しているこの部位こそが臍中であることを体得した。元代の兪琰は『周易参同契発揮』の中で、「嬰児は母親の胎内にいて、母が息を吐けば嬰児も吐き、母が息を吸えば嬰児も吸う。嬰児の口鼻は閉じているので、臍によって呼吸する。ゆえに臍は生命の根本であり、気の蒂（根本の意）である」といっている。『摂生三要』ではさらに「臍内に存神するものは、生命の根本に連なり、呼吸が通じており、このために元神（脳）を養い、[16]厚腸開竅ができる」と指摘している。このほか、『東医宝鑑』の中では、「臍は斉（きちんとそろっているの意）に通じており、上下がそろい、身体の中間に位置している。したがってこれを臍中というのである」と書かれている。このため、臍中は単に元気の根本であるばかりか、臍が人体の上下の正中部位にあるので、人体の上下のアンバランスを調整するのにも有効である。

足の三里　膝下三寸の外側の陥凹部にあり、足の陽明胃経の合穴[17]である。腹部の膨満感・疼痛があったり、食欲減退のときにこのツボを意守する。このツボは脾胃の運化機能を強める作用がある。王執中の『針灸資生経』の中では「もし平穏に過ごそうと思うならば、丹田・足三里の灸瘡を絶やしてはいけない」とある。日本では足の三里を長寿穴という。

大敦　足の第一趾の外側端にあり、足の厥陰肝経の井穴[18]である。頭がしめつけられる、頭が痛いといった場合は、このツボに意守すると症状が軽くなる。これが上病取下（身体上部の疾病を下部のツボを用いて治療する）の意味である。さらに大敦は肝経のツボなので、肝臓病の患者もこのツ

16——厚腸　厚腸収脱法のことで、大腸証の治法の一つ。

17——合穴　五行穴の一つ。合穴は経脈の気が合流して深く内に入るところ。

18——井穴　五行穴の一つ。井穴は泉のように経気が湧き出てくるところ。

ボを意守するとよい。大敦に意守するときには、仰臥位あるいは足を伸ばして寄り掛かる姿勢が適する。

湧泉　足底の前三分の一の陥凹部にあり、足の少陰腎経の井穴。陰虚火旺、夜ぐっすり眠れない、頭がしめつけられる、頭が痛い場合はこのツボを意守するとよい。これも上病取下の意味である。

命門　第二腰椎下にあり、ちょうど臍の後に相当する。督脈のツボである。腎虚、腰のだるい痛み、あるいは陽虚で寒がりの人に適する。意守するときは、臍から背腰のこのツボに次第に深く入るようにする。

少商　手の母指の橈側で爪甲の角にある。手の太陰肺経の井穴である。せきや喘息に適する。

中衝　手の中指端の中央にある。手の厥陰心包経の井穴である。心気不足や動悸に適する。

❸……呼吸に注意する

全身のリラックスに注意を払ってから、意識的に呼吸をゆっくりさせ、心を落ち着かせるために、次の二種類の呼吸法のどちらかを用いる。

数息　呼吸しながら、その回数を数える。一から十まで、あるいは一から百まで数えて最初に戻り繰り返す。

随息　呼吸の出入は意識するが、その回数は数えない。

❹……字句を黙念することに注意する

呼吸に注意するとともに字句を無言で念じる。たとえば、息を吸うときに「静（静かに）」（中国語ではジンーと発音する）、吐き出すときに「松（ゆったり）」（中国語ではソンーと発音する）と心に念じる。あるいは似たような言葉でもよいが、こうした言葉の黙念は、練功者に良い暗示を与え、安静でリラックスした状態を導く作用がある。

❺……身体外部に注意する

心肝の火が盛んなためにイライラし、身体内部を意守することが難しい人、たとえば一部の神経衰弱の者は外界のある目標、たとえば花・樹木・壁・空などに注意を向ける「外景を採る」方法を用いてもよい。

［4］練意の原理について

❶……大脳皮質、神経系統への影響

人が物を考えたり認識したりするのは大脳の活動によるが、これは人体内部と外部環境の事物によって決定される。つまり物質が意識を決定するのである。ところが、思考や大脳皮質の活動は、逆に人体の器官の生理活動に影響を与えることがある。たとえば、潰瘍、高血圧症、神経衰弱など多くの疾病は、大脳皮質の活動の失調と関連しあっている。また病態器官も大脳皮質の活動に影響を与えて、悪循環を形成する。ところで入静時における脳電図や筋肉運動クロナキシーなどで得られた資料によれば、大脳皮質は気功中の練意によって主動的な保護抑制状態におかれ、そのことによって大脳皮質の正常な機能が次第に修復、回復させられるのだという。だからこそ、気功の練意がこれらの慢性病疾患の治療に有効であるといわれるのである。

さらに練意入静のときに、血管反応が抑制され、皮膚電位が低下し、前庭クロナキシーが延長するなどの変化から、神経中枢、特に交感神経が抑制状態に置かれていると想像できる。このことは副交感神経系統の機能が相対的に強まっていることを意味している。多くの観察から証明されるように、練功時には胃腸の活動が増進し、消化吸収機能が改善している。このことは、単に胃腸疾患に直接有利であるだけではなく、全身の栄養状態も改善する。

❷……意守の部位と治療効果

意守する部位が違うと作用や治療効果も異なる。たとえば高血圧症の患者が下腹部を意守したときには、気血が下降した感覚があり、呼吸は穏やかになり、頭がはっきりし、血圧も相対的に下降することが観察されている。鼻の部位を意守すると、気血が上行し、呼吸が短く浅くなり、頭が腫ればったく胸苦しさがおこり、血圧もこれに相応して上昇するなどの現象が現れる。このような作用は、おそらく神経の生物電気の作用なのかもしれない。現代の生物電気の研究から、意念を身体のある部位に集中すると、そこに電流が発生することが証明されている。安静な状況のもとである部位を意守するとき、その部位の神経に必ず興奮が発生し、誘発電位による誘発電流が生まれ、刺激作用がおこると想定することもできる。中国医学の経絡学説理論によると、ツボ自身は、「諸々の疾病を処し、虚実を調えるための」刺激部位、つまり疾病を治療し生体の健康を増進するために用いる刺激部位であるので、疾病を予防治療する作用がある。また一方では、ツボは経脈と互いに連絡しあっており、しかも「十二経脈は内では臓腑に属し、外では支節（四肢百節）に連絡している」ので、臓腑の機能を改善調整して治療作用を発揮するのに有効である。

❸……人体内部の自己調節

練意を通じて人体内部の変化を意識的にコントロールできる。上海市気功療養所は一九五八年に、自分自身の血圧と脈拍をコントロールできる練功者を発見し、上海第一学院生理学研究室の気功グループと共同で次のような観察を行った。

上腕動脈の血圧測定・自己コントロール下の血圧は、収縮期血圧がただちに一三〇mlから一八〇mlまで上がり、弛緩期血圧も同時に上昇した。もとの血圧まで下げるのは、比較的緩慢であり約五分から一〇分以上かかった。何度も繰り返した後では、血圧の上昇程度は低下したが、一時間休息すると、再び血圧を顕著に上昇できた。血圧が上昇すると同時に、練功者の腕の筋肉には緊張状態が現れたが練功者は話し続けたままであり、全身の筋肉の緊張現象はみられなかった。

脈拍の測定・脈拍の変化には二つの状態がある。一つは血圧の上昇に従い脈拍の速さが増し、そのうえ脈拍が強くなる。もう一つは血圧が上昇したときは脈拍は増えないか、かえって減少するが、血圧が上昇したと同時に、脈拍の力は強くなる。もとの血圧に下降したときには、どちらも脈拍の力は弱くなる。

観察中に、練功者の呼吸の周期と血圧の緊張性調節機序の間の関係は、一般の人とは反対に呼気時に血管が収縮し吸気時に血管が弛緩することが発見された。大多数の人々は吸気時に血管が収縮し、呼気時に血管が弛緩する。

この練功者はこのように用意により自己調節、自己抑制できるのである。そのため、気功それ自身は「生物フィードバック」の要素が含まれており、自己の生理機能活動を変えることができる。したがって気功は、循環系統、呼吸系統、神経系統、内分泌系統、筋肉と運動系統の自己調節の潜在力をさらに認識するうえで助けとなるものである。

第四節　静功の功種

静功中の姿勢、呼吸、意念の鍛練の三種類の功法を結合して、実践のなかで熟成され、一定の特徴を備えているものが「功種」である。つまり、功種とは若干の方法を有機的に組み合わせたものである。臨床で比較的広い範囲に用いられる放松功と内養功を例にとって表を作り、分析する（表５―１参照）。

功種を研究観察し、その作用機序、適応範囲を明らかにするためには、その応用経験を総括する必要がある。まず、功種が相対的な安定性を備えるためには、一定の段階で型を定めなければならない。すでに型が定められた功種は、誰でもその功種の示す意味がわかるように、勝手にその内容を増減してはならない。たとえば、内養功の

表5-1　放松功、内養功

	放　松　功	内　養　功
姿勢	１．平坐あるいは寄り掛かり式 ２．仰臥式	１．側臥式 ２．平坐式
呼吸	１．自然呼吸 ２．息を吐き出すときに「松」を心に念じる	腹式呼吸 １．硬呼吸法…吸―停―呼 ２．軟呼吸法…呼―停―吸 「自己静坐身体健康」の字句を黙念する
練意	１．順次身体の三線放松の三線の各部に意を集中していく ２．臍中を意守する	丹田を意守する
特徴	順序だててリズミカルに身体各部に意識を集中していくとともに、「松」の字を心の中で念じる	腹式呼吸

操作方法は、劉貴珍が整理した後、唐山市気功療養院で編んだ『内養功療法』の中で型を決めたものである。そのため内養功といわれるものは、これを基準とすべきである。次に、功種は定型によって安定性をもつ一方、一定期間の観察研究により経験を総括したうえで、さらに改善し向上させることは当然のことである。

練功者の身体の状況、病状に違いがあるので、一つの功種で各種の疾病を治療したり、すべての練功者に適応させるのは不可能である。そのため、ある功種を選んでから、具体的な指導を行い、さらに具体的状況に合わせて、功種を適当に加減する必要がある。一つの功種で、あらゆる病気を治療したり、一つの功種ですべての人々や段階を指導することはできない。私達は絶えず模索し、資料を積み重ね、経験を総括し、指導レベルを高めなければならない。

気功は一方一技であると考える単純化思想を改めなければならない。

本章で紹介する静功の功種は、臨床でよく用いられるものであり、一定の参考価値がある静功法である。

第五節　放松功《ほうしょうこう》

元の上海市気功療養所は一九五七年に臨床実践と結びつけ、上海中医外来の気功講座における蔣維喬のいくつかの失敗例の教訓を総括した。この総括から、練功指導では、練功者が緊張しないようにしなければならず、静功では姿勢の選択にせよ、意念の集中と運用にせよ、呼吸の調節にせよ、「松（ゆったり）」の状態に着眼すべきであり、その鍛練では「放松」（リラックス）から着手しなければならないと結論づけた。このため、臨床で広く採用され、かつ有効な、弊害のない静功の功種を整理し、これを「放松功」と名づけた。

放松功は順序だててリズミカルに身体各部に意識を集中し、「松」の字（ゆったりの意）を心の中で念じながら、次第に筋肉・骨格を弛緩させ、全身を自然に、軽快に、気持ちのよい状態に調整し、心と身体の緊張状態を解きほぐし、緊張と弛緩のバランスをとるものである。同時に、注意力をしだいに集中させ、雑念を排除し、心を落ち着かせることにより、気血を活発化し、臓腑を協調させ、経絡を通じさせ、体質を強め、疾病を予防するのに役立たせる。

放松功は、健康な者や一般の慢性病患者に適する。初めてのときは、気功指導者の指導のもとに行うとよい。放松功を練功の入門方法として用いてもよい。また放松功の意念を練功の全過程に貫徹させ、練功の質を高めることもできる。高血圧症、胃腸疾患、緑内障、喘息、神経衰弱などの慢性病では、放松功を主な鍛練法としてもよい。

［1］操作方法

❶……基本方法

三線放松　身体を両側、前、後の三本の線に分け、上から下へ順々に放松（リラックス）させていく。（図5―7）

①第一線：頭の両側→首の両側→両肩→両上腕→両側の肘関節→両前腕→両側の手関節→両手→十本の指。

②第二線：顔面→首→胸部→腹部→両腿の前面→両側の膝関節→両すね→両足→十本の趾。

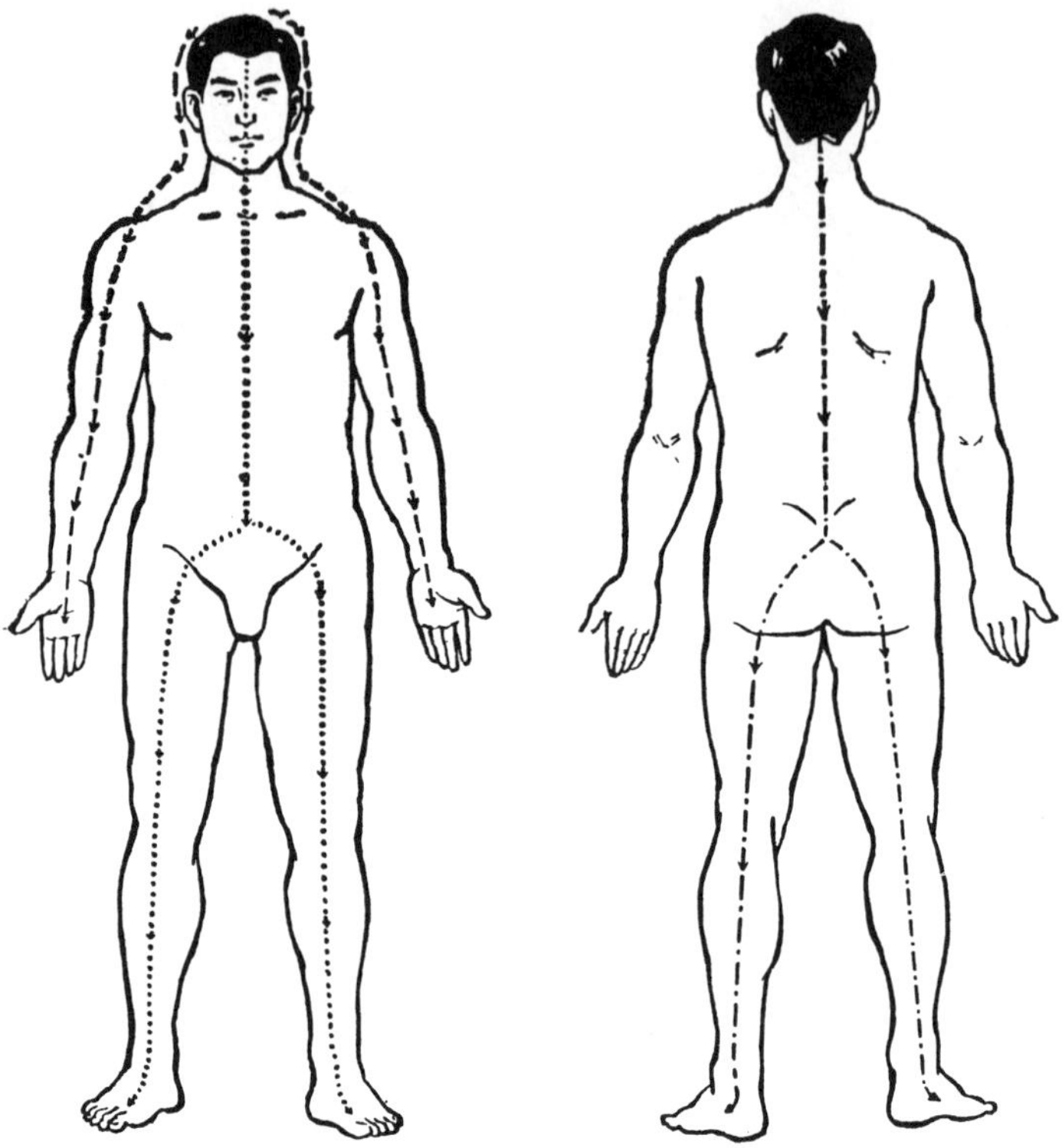

図5-7　三線放松
⑴第一線—→　⑵第二線…→　⑶第三線—・→

③第三線：後頭部→後頸部→背部→腰部→両腿の後面→両側の膝窩→両側のふくらはぎ→両足→両側の足底。

まず、一つの部位に注意を向けてから、「松《そん》（ゆったり）」を心に念じる。さらに次の部位に注意を向けてから「松」を心に念じる。第一線から始め、第一線がリラックスしたならば、第二線をリラックスさせ、さらに第三線をリラックスさせる。各線をリラックスさせるごとに、一定部位つまり止息点で軽く一、二分間意守する。第一線の止息点は中指、第二線の止息点は第一趾、第三線の止息点は足の土踏まずである。三本線一循環をリラックスさせてから注意を臍部（あるいは別に指定した部位）に集中させて、臍部を軽く意守し、安静状態を三、四分間保つ。一般には、一回の練功で、二、三循環させてから、少し休み功を終える。「松」を心の中で念じているときに、ある部位に「松」の感じがないか、「松」が十分でなくても、焦らずそのままにし、順序に従い、次の部位をリラックスさせていく。「松」の字を心の中で念じて声には出さずに速度や程度を把握するには、自分で多く体得する必要がある。用意が速すぎたり重すぎたりすると、頭部の緊張をひきおこす可能性があり、軽すぎたり遅すぎたりすると、頭がぼんやりしたり眠くなったりする。

❷……選択して用いる方法

分段放松　全身をいくつかの段に分け、上から下へ分段して放松（リラックス）する。よく用いられる分段放松には、二種類ある。

①頭部→両肩両手→胸部→腹部→大腿・下腿→両足

②頭部→頚部→両上肢→胸腹腰背→両大腿→両下腿

一段に注意を払い、「松」を心の中で二、三回念じてから、次の段に注意を払い、一周したらまた最初から繰り返し、二、三回循環させる。

局部放松　三線放松を基礎とし、身体の病変部位、あるいは緊張点に単独に放松を行い、「松」を二〇〜三〇回念じる。

全身放松　全身を一つの部位とみなし黙想しながら放松する。全身放松には三種類ある。

①頭から足まで、大まかに水が下に流れるように黙想しながら放松する。

②全身をおおまかに内から外に向けて黙想しながら放松する。

③三線放松の三線をよりどころにし、次々と水が下に流れるように黙想しながら放松し停滞しない。

逆行放松　身体を前、後二線に分けて、下から放松していく。足底から始まり、踵、ふくらはぎ、膝の裏、腿の後、尾骶骨、腰部、背部、後頚部、後頭部、頭頂、再び足底から始まり、順々に足背、両下肢の前面、腹部、胸部、頚部、顔面部、頭頂へ至る。このように前後の二線を下から放松する。二、三回循環させる。

［2］放松功の応用と把握

❶……放松功の応用

三線放松・練功の初心者で、健康な者、病人いずれにも適する。

分段放松・練功の初心者で、三線放松の部位が多すぎて覚えられないものに適する。

局部放松・三線放松をかなり把握し、しかも病変部位あるいは緊張点に放松するのが可能な場合。たとえば、緑内障、喘息、肝臓病の患者は眼、気管、肝臓部位を放松させるとよい。

全身放松・三線放松、分段放松の把握が比較的熟練し、比較的速やかに身体を調整でき、心を落ち着かせることができる者に適する。あるいは三線放松、分段放松が難しいと感じている初心者に適する。あるいは陰虚火旺、肝陽偏亢などの上実下虚の患者に適する。

逆行放松・気血不足、精神的疲労、無力、めまい、中気下陥など虚証が明らかな患者に適する。

❷……陰陽虚実の把握

放松では陰陽虚実を把握しなければならない。一般にいえば放は陰に属し、瀉が主であり、実証、陽証に適する。部位の注意、止息、意守は陽であり、補うのが主であり、虚証に適する。そのため、臨床で用いるときには、病症の陰陽虚実を適切に把握しなければならない。陽証、実証あるいは、陰虚陽亢に属するものは、放松するときには、意守より放松を多くする。つまり、三線放松を多くし、部位の注意、止息、臍中を意守する時間は短めがよい。陽虚、気血不足、陰陽両虚、中気下陥などの虚証に属するものは、反対に放松を少なく意守を多くする。陰陽の弁証がはっきりしないものは、放松と意守を同じ割合にする。挟雑した症候では、適当に按配する。

❸……操作方法の把握

姿勢　一般的に、練功の初心者は仰臥式、寄り掛かり式をとる。陽亢の症状や、頭が脹ればったい、頭が痛いといった症状のある者は、寄り掛かり式、平坐をとる。気血不足、内臓下垂の患者は仰臥式がよい。

呼吸　一般的に、自然呼吸を用いる。息を吸うときに部位に注意し、息を吐き出すときに「松」を心に念じるなど呼吸と結びつけてもよい。胸腹部が膨満するものは息を強く吐き出す。腹部を起伏できるものは、腹式呼吸で行ってもよい。

意守の部位　放松してから、次にあげるツボを用いて意守する。臍中は意守によく用いられる。湧泉穴は肝腎不足、肝陽上亢、心肝火亢の患者が意守に用いる。大敦穴は、肝陽上亢、心肝火亢の患者が意守に用いる。足の三里穴は、胃腸の働きがよくないもの、腹が張って痛む患者が意守に用いる。命門穴は、腎陽不足、陽虚が明らかな患者が意守に用いる。中衝穴は、動悸のある患者が意守に用いる。外の景色は、陽亢によりイライラし心が落ち着かない患者が意守に用いる。

放（リラックス）の方法　一般的には、まず部位に注意を払い、その後、注意が部位を離れると同時に「松」の字を心の中で念じる。肝陽上亢で、頭部の症状が顕著な者は外か下に向けてリラックスする。気血不足、精神的疲労や体質が虚弱な患者は、何度も循環放松するのはよくなく、逆行放松するか止息点に多く注意を払うべきである。止息点に注意を払うのが難しいものは、数息法を組み合わせてもよい。

❹……注意事項

注意を払い放松する部位は大きい方がよく、注意を払うときは、軽くその部位を思っているようで思っていないようにする。練功の初心者がある部位を思うと、注意がすぐずれて別の部位に移動するが、これは自然現象である。眠る前に放松功をするときは、部位は大きい方がよい。あるいは全身放松するだけでもよい。臥式の放松を練習するときに、眠ければそのまま眠ってしまってもよい。しかし昼間に眠くなり過ぎるときには、寄り掛かり式あるいは平坐式を用いる。放松功の前後には動功を組み合わせ、放松功をする前に準備をよく行う。

第六節　内養功《ないようこう》

内養功は劉渡舟が伝えたものを劉貴珍が整理し、元の唐山市気功療養院と北戴河気功療養院が総括して普及に努めた功種である。その操作方法は『内養功療法』で述べていることにもとづくと、五つの内容に分かれており、その内容は以下のとおりである。

❶……弛緩

練功前の準備のときと練功過程では、精神と肉体の弛緩状態を保つよう要求させる。

身体の弛緩　練功前にお湯を適量飲み、大小便はすませ、帽子を取り、眼鏡をはずし、ボタン、ベルト、靴下止め、腕時計のバンドを緩め、意識的に頭、体幹、四肢、全身の筋肉を完全に弛緩させ、外からみても緊張のない姿態が現れるようにする。

意識の弛緩　全身の各部の筋肉を緩ませてから、意識に対し練功準備の信号を発し、気持を練功の開始に集中させ、短時間に大脳を安静状態にしてから練功を始める。

❷……姿勢

側臥式あるいは平坐式を用いる。

❸……字句を黙念（心の中で念じる）する

字句を黙念するには、意念（頭で考える）を用いるだけで、声には出さない。一般には三文字（三つの漢字）から始め、病状により増す。しかし、多くても九文字を超えてはならない。常用されている字句は「自己静」「自己静坐」「自己静坐身体好」「自己静坐身体能健康」である。

字句の黙念と呼吸のコンビネーション　第一の呼吸法は、黙念の最初の字句で息を吸い始め、字句の中間は息を止める。中間の字句が多ければ、息を止める時間も長くなる。最後の字句のときに息を吐き出す。第二の呼吸法は、息を吸って呼くときには黙念せず、その後、息を止めて黙念し、黙念が終わると再び呼吸し、また黙念する。

❹……呼吸法

意識的に腹式呼吸を鍛錬する。その呼吸法には二種類ある。

第一の呼吸法　硬呼吸法ともいう。鼻による呼吸で、息を吸うときに舌の先を上顎につけ、自然に吸い込み、下腹部に引き入れる。これが「気、丹田に沈む」である。息を吐き出すときは舌をもとの位置に戻す。このように繰り返す。病状の軽い壮年の者に適する。

第二の呼吸法　軟呼吸法ともいう。口と鼻を用いる呼吸で、息を吸い込むときには息を自然に吸い込み下腹部に送る。息を自然に吐き出してから、呼吸を止め字句を黙念する。そのときは舌を上顎につける。字句を念じ終えると、舌を放し再び息を吸い込む。このように繰り返す。病状の重い者や虚弱な者に適する。

第二の呼吸法は劉渡舟が一九五七年に伝授したもので、現在臨床で多く用いられている。二つの呼吸法は、併用しても交互に用いてもいけない。

❺……意守法

臍下一寸三分の丹田を意守する。雑念を排し精神を集中して、入静に到達する。一定期間練功すると、息を吸い込むときに、気が下腹部に吸い込まれたような感覚が生じる。これが「気、丹田を貫く」である。

内養功の主な適応症は、潰瘍性疾患、胃下垂症、胃拡張、慢性胃炎、慢性腸炎、慢性肝炎、肺結核、珪肺、高血圧症、神経衰弱、月経不順、月経痛などである。これらは、治癒するかあるいは症状が軽減する。

第七節　強壮功《きょうそうこう》

強壮功は劉貴珍が整理し、同時に唐山市気功療養院・北戴河気功療養院の臨床で用いられ、普及した静功の功種である。この操作方法は、北戴河気功療養院の出した一九六〇年九月版の『気功訓練班参考材料（草稿）』に依拠したものであり、内容は以下のとおりである。

❶……姿勢

坐式[19]　単盤式（片あぐら）、双盤式（両あぐら）あるいは自然盤膝（自然なあぐら）。

立式

第一式‥姿勢を正して立つ。頭はまっすぐにし、両足を肩幅に開き、膝をやや曲げる。両手をやや曲げ、下腹部の前に置き、手掌の中心を向かい合わせ、その距離は三、四寸（一〇～一五cm）とする。

第二式‥両手はやや曲げる。球を抱くように胸の前に置く。その他の姿勢は第一式と同じ。

第三式‥両足を内股にして立つ。両膝をやや曲げ、両手は物をささげ持つように胸の前か腹の前に置く。その他の姿勢は第一式、第二式と同じ。

❷……呼吸法

静呼吸法　平時の呼吸のように自然に行う。呼吸は均等に細くゆっくり行わなければならない。練功を始めたばかりの者、老人、虚弱な者に比較的適する。

19――坐式　本書の原文では坐式功の説明が脱落している。劉貴珍『気功療法実践』摘録によれば、上記三種類の坐式にて、両手を下腹部の前に組んでおき（片手の四指でもう一方の四指を握り両母指を交差させる）頭をやや下にかたむけ、薄目をあけて鼻先を目視し、口は自然に閉じて鼻で呼吸し、丹田を意守するものである。

深呼吸法　自然呼吸を基礎とし、平時より呼吸をやや長めにし、しだいに、静かに細く深く長く均等に調整していく。便秘、食欲不振、消化不良、精神を集中できない者に比較的適する。

逆呼吸法　腹壁の運動を組み合わせる。平時とは逆に、息を吸うときに腹をひっこめ、息を吐き出すときに腹を出す。

❸……意守丹田

練功のときに精神を集中して丹田（小腹部）を想う。あるようでないように、ないようであるように想い、精神を緊張させて丹田を守ってはならない。

強壮功の適応症は内養功を参照のこと。

第八節　站桩功《たんとうこう》

站桩[20]はもともと武術界では足腰を鍛える基本功であり、多種の站法がある。この站桩は武術家王薌斎がまとめたものであり、かつては養生桩・混元桩ともいった。站桩功は『意拳』の站桩が変わったものであり、肉体と精神を同時に鍛える静功である。一九五八年十月以来、王薌斎は三回著作を成し、自己の站桩功法を紹介した。一部の臨床部門で用いた結果、一定の治療効果を収めた。

❶……站桩法の疾病治療作用

站桩功は立式が主であり、体幹・四肢を一定の姿勢に保ち、筋肉に持続的静力学的緊張をもたせて、精神の集中をはかるものである。そのため站桩功は一方では中枢神経を休ませ、また一方では血液循環をうながし、各系統の新陳代謝を増強させることができる。中枢神経が十分休まれば、調

20――桩　椿という漢字の簡体字。

節機能は強まり、血液循環は速まり、新陳代謝は強まり、五臓六腑、四肢百骸は十分に滋養される。このようにして全身が艶やかで、生気が溢れるようになると、病気をしりぞけ長生きすることができる。

❷……站桩功の站法

準備式　両足を内股に開き、幅は肩幅とする。足をやや曲げ、臀部は椅子に腰掛けたようにし、胸を内側にこごめ背中はまっすぐにする。双手で腰をはさみ、両目は軽く閉じるか薄目を開ける。自然呼吸を二、三分間行い、精神を次第に集中させてから、上から下への全身放松功を二分間行い、以下の各式を行う。

提抱式　両足を内股に開き、幅は肩幅とする。両足を地に着け、均等に力を入れる。全身の力を足の裏の足指よりやや後方に置き、両膝をやや曲げる。最大に曲げたとしてもつま先を越えてはならない。(すこし曲げるか、曲げないかは病状をみてから決めるべきである)。上半身をまっすぐに保ち、上腕で半円を描き、腋をやや開け、肩はやや後ろに引き、心胸部をゆったりさせ、力は抜いてはいるが、背筋をまっすぐ伸ばしている姿勢をとる。両手の指を向かい合わせ、その間はこぶしが三つ入るぐらい離し、臍の下に置く。手掌は上に向け、あたかも大きな風船を抱えるようにする。

頭はまっすぐかやや後に傾け、目を閉じるか自然に開く(練功を始めた段階で多く用いる)。口唇はやや左右に引き、全身をリラックスさせるが、リラックスさせてもだらけず、笑っているようで笑ってはいない表情を保つ。

扶按式　両腕をやや持ち上げ、手の指を開きやや弯曲させて斜め前方に向ける。両手の位置は臍の際とし、手掌の中心を下方のやや外側に向け、あたかも水に浮かんでいる風船を押さえるようにする。その他は提抱式と同じ。

撑抱式　両腕を胸の前まで持ち上げ、肩の力を抜き、肘関節をやや下垂させ、両手と胸の間は三十㎝ほど離す。手の指を開き、手掌の中心を内側に向け、球を抱えるようにするか、あるいは手掌の中心を外側に向け、物をつっぱるようにする。その他は提抱式と同じ。

分水式　両腕をやや弯曲させ、同時に左右に開いて自然に伸ばし、両手は臍の線以下に保つ。手の指を開き、手掌の中心を下に向けあたかも水を分けるようにする。その他は提抱式と同じ。

休息式

第一式：両手の手の甲を腰にあてるか、あるいは両手をポケットに入れるが親指は出しておく。その他は提抱式と同じ。

第二式：両腕を持ち上げ、両肘は弯曲させ、胸の高さに相当する手すりにかける。両足の前後の距離は約四横指とし、前足の足底はすべて地に着け、後足のつま先は自然に地に着ける。両足は適当に交替してもよい。

第三式：臀部を軽く机のへりに寄りかからせ、第一式か提抱式を行う。あるいは両足を揃えて立ち、踵を持ち上げ、両手をポケットにいれるが親指は出しておく。

第四式：左手で机か椅子の背につかまり身体を支え、左手の甲は腰にあてる。左足は前に置き、足底はすべて地に着ける。左足はまっすぐかやや曲げる。右足は後に置き、右足は自然にやや曲げ、踵をやや持ち上げ、歩くようなかっこうをする。あるいは、足先を軸とし、ゆっくり自然にぐるっと回る。頭は左にややかしげ（中心線からこぶし一つ以上はかしげてはいけない）、全身の重量を主に左側に置き、右側をリラックスさせのびのびした状態に置く。このようにして左右（手）、前後（足）

は適当なときに交替させる。

❸……站桩功において注意すべき点

毎日二～三回行う。練功を始めた当初は十分間程度とし、その後次第に四十分間ぐらいまで延長する。

站桩を始めたばかりのときは、たとえば腰がだるく疲れたと感じることがあるが、そのまま続ける。站桩の過程でめまい・吐き気・発汗などが現れたときには、練功を中止して少し坐るか横にならなければならない。これらの症状は脳貧血によるものであり、あわてふためくことはない。数分すればすぐに回復する。しかしその後の練功では、時間を適当に短縮しなければならない。站桩後、自由にすこし散歩してもよいし、全身がだるいと感じたときには、四肢の自己按摩あるいは拍打などを行ってもよい。

呼吸や丹田の意守などにはそれほど注意を払わず、雑念に対しても自然にあるがままに任せる。

❹……站桩功の適応症

神経衰弱・高血圧症などが主な適応症である。潰瘍性疾患、関節炎にも用いてよい。健康な者は站桩をすることにより、さらに体質を強めることができる。

第九節　六字訣《りくじけつ》

嘘（シュイー）、呵（コー）、呼（フー）、呬（スー）、吹（チュイー）、嘻（シー）の六字訣は、陶弘景の『養性延命録』にもっとも早くみられ、その後も古代の気功に関する多くの著作の中で、これについて述べられている。六字訣についてもっとも詳しく述べられているのは、宋の鄒朴庵の『太上玉軸六字気訣』である。もともとの六字訣の操作は、息を吐き出すことを主とする単純な静功法にすぎなかったが、明代から動作との組み合わせに関する資料がみられるようになった。たとえば、高濂の『遵生八牋』・胡文煥の『類修要訣』の中では、六字訣を「去病延年六字法」といい、口から吐き出し鼻から吸い込みながら動作を組み合わせる方法を注釈説明している。眼科専門書の『審視瑤函』、癆瘵（肺結核の類）の専門書『紅爐点雪』の中では、さらに六字訣を「動功六字延寿訣」といっている。しかし、現在の臨床では、六字訣を動作と組み合わせず、静功法として用いられているので、本節では動作の部分は詳しく述べない。

［1］古法の記載

「去病延年六字法」に載っているのは、以下のとおりである。

❶……総訣

肝病で嘘字を念じて息を吐くときには、目を力いっぱい見開き、
肺病で呬字を念じて息を吐くときには、両手で天を押し上げ、

心病で呵字を念じて息を吐くときには、両手を交替で片方ずつ天を押し上げ、
腎病で吹字を念じて息を吐くときには、腰を下ろし両手で膝を抱え、
脾病で呼字を念じて息を吐くときには、必ず口をつぼめて息を吐き出し、
三焦に熱が客《やど》ればあおむけに寝るか横向きになって嘻字を念じて息を吐き出す。

❷……分字訣

吹腎気訣

腎は水病であり生門を主り、
疾《やまい》が有れば痩せて弱々しく顔色は昏《くら》く、
眉を顰《ひそ》め耳鳴りし黒く痩せるを兼ねる。
吹字を念じれば邪たちまちにして逃げる。

呵心気訣

心の源が煩躁したら急いで呵字を必ず念じる。
この法は神に通じこれに過ぎるものはない。
喉内に口瘡が生じ同時に熱痛があれば、
この法によりたちまちにして安らかになる。

嘘肝気訣

肝は青龍を本としその旺んになるのは春である。(21)
病が去来するときに酸辛の味を好むようになる。
眼中が赤色で多涙を兼ねるものは嘘字を念じれば、

21――この一文の原文は「肝主龍涂位号心」であるが、明代の周履靖『赤鳳髄』に基づいて、上記の訳文にした。

すぐに病が去り効きめがあらたかである。

呬肺気訣

呬呬を多く念じれば口涎が多く生じる。
胸膈[22]が煩満して上焦に痰があり、
肺に病があればすぐに呬字を念じる。
これ（呬字訣）を用いるとすぐに自ら安んじる。

呼脾気訣

脾宮は土に属し太倉と号し、
痰病でこれ（脾字訣）を行えば薬方に勝《まさ》る。
瀉痢腸鳴があり同時に水を吐くものは、
急いで呼字訣を調べれば災いとなるのを免れる。

嘻三焦訣

三焦に病あれば急いで嘻字を念じる。
古聖は（三焦訣を）最良の医療と言い置いている。
通じさせて壅塞《ふさがり》を取り除くには、
この方法によらずして何を知ることができようか。

❸……四季却病（病を斥《しりぞ》ける）歌

春嘘字を念じれば明目し木が肝を扶《たす》け、
夏至呵字を念じれば心火自ら閑《しず》まる。

22――胸膈　原文は脳膈。『修齢要指』なども脳膈とするが『修真十書』や焦国瑞氏などはこれを胸膈に直している。

秋呬字を念じれば必ず肺金を潤し、
腎吹字を念じればただ坎（腎）中の安のみを求め、
三焦嘻字を念じれば煩熱を取り除き、
四季呼字に長ずれば脾は餐（食事）を化す。
決して声を出してはならず口耳で聞く。
その功は保神丹よりも特に勝《まさ》る。

［2］適応症

「吹は腎、呵は心、噓は肝、呬は肺、呼は脾、嘻は三焦（あるいは胆）」とは、つまり六字訣と臓腑との相応である。各臓の主る病症は、前にすでに述べているが、実際は練功者の体質と病理的な機能が、余りある（有余）、頑丈である（結実）、盛んである（壮盛）と表現される実証にのみ用いられる。そのため、明の龔居中の『紅爐点雪』の中では次のように指摘している。「呵を念じれば心に通じ、心の一切の熱気は取り除かれ、噓を念じれば肝に通じ、肝経の一切の熱聚の気は取り除かれ、吹を念じれば腎に通じ、腎中の一切の虚熱の気は取り除かれ、呬を念じれば肺に通じ、肺の一切の積気は取り除かれ、呼を念じれば脾に通じ、脾の一切の濁気は取り去られ、嘻を念じれば胆に通じ、胆中のすべての客熱の気が取り除かれる」。これらはすべて「有余」の証であり、これを吐き出せば効果がある。しかし、病人の中には、虚に実が挟雑したもの、実中に虚があるもの、上実下虚、下実上虚などの状況も少なくない。そのため、鍛練するときには、多過ぎたり激し過ぎたりしてはならず、『聖済総録』の中で指摘しているように「病気がよくなればすぐに止める」ことを把握しておかなければならない。
おのおの字気の帰属する臓腑の実証の大要は次のとおりである。
嘘：肝を主り木に属す。実証は頭痛、目の充血、脇痛、怒りっぽい。
呵：心を主り火に属す。実証は瘡が口舌に生じる、イライラして寝られない。
呼：脾を主り土に属す。実証は上腹部の膨満感、消化不良。
呬：肺を主り金に属す。実証は痰が多く息苦しい、口が乾いて咽が痛む。
吹：腎を主り水に属す。腎病は主には虚証として現われるので、吹字を単独で用いることはよくない。
嘻：三焦を主る。実証は腹部膨満、小便・大便が通じない。

［3］操作方法

下準備　鄒朴庵は「叩歯を三十六回行い精神を安定させてから、まず口中の濁津（濁った唾液）を攪拌し、二、三百回漱ぎ、口中で清水（きれいになった唾）になってから、頭を垂れ左を向いて飲み込み、意によって下に送り、腹にさらさら流れ込むのを待つ」といっている。つまり六字訣を行う前に、動功の中の叩歯・攪海・咽津をまず先に行うのである（叩歯・攪海・咽津については第六章を参照のこと）。

呼吸方法　鄒朴庵は「頭を垂れて口を開き呵字を念じることにより、心中の毒気を吐き出す。念じるときには耳にはその声が聞こえないようにする。聞こえたとすれば気が粗いのであり、かえって心気を損なってしまう。念じ終わってから頭を垂れ口を閉じ、鼻で少しずつ天地の清気を吸い込み、心気を補う。吸い込むときもまた吸う声が耳には聞こえないようにする。聞こえたとすれば気が粗いのであり、また心気を損なってしまう」といっている。つまり口で吐き出し鼻で吸い込む方法を用いて、息を吐き出すときに六字を黙念し、吐き出した後に一息を吸い戻す。六字の黙念および吸気・呼気ともに聞こえてはならない。

［4］臨床応用

鄒朴庵は「各字をそれぞれ六回、六六、三十六回念じる。つまり小周天である。病気がどの臓腑にあるか、またはそれに関連する臓腑にもとづき、二字を各十八回ずつ、つまり三十六回念じると、前のと合わせて合計七十二回で、これを中周天という。引き続き、また六字を各六回念じ、前と合わせると合計百八回で、これを大周天という。病気が重ければさらに増やしてもよい」という。このほか『備急千金要方』の中では、大呼・細呼の区別がある。劉完素の『素問玄機原病式』の中では「臓腑の六気、実すればその『本化の字』[23]を用いてこれを瀉し、衰えれば『勝己の字』[24]を用いて瀉しそれによって補う」べきであると指摘している。

古人の経験および我々の臨床経験にもとづき、六字訣を用いる方式は、以下の方法により処理すべきであると考える。

五臓通治法　嘘・呵・呼・呬・吹・嘻の順に、各字を六回念じ、呼吸の長短は等しくする。これが基本的な通用法である。

見症治臓法　病症と相応する臓腑の字を用いる。たとえば肝気・肝火・肝陽では嘘字を念じる。十二回から三十六回念じ、息を吐き出すのを長く、吸い込むのを短くする。

23――本化の字　各臓に所属する字のことで、例えば嘘は肝、呵は心などである。

24――勝己の字　勝己とは我を剋することで五行の相剋関係を示す。したがって例えば肝が虚している時に、呬字を念じて肺金の気を瀉し、それによって肝虚を補うことである。

寒熱分治法　たとえば症状において寒熱弁証が明らかなものでは、熱証に対しては呵字を念じ、寒証に対しては吹字を十二回から三十六回念じる。

去其剋我法　五行の臓腑の相剋原理により、我を剋する臓の字を念じる。たとえば脾胃の病気で同時に酸っぱい水を吐く症状がみられると、これは肝木が旺盛で土を剋しているので、肝気を疏泄するために、嘘字を十二から三十六回黙念することを組み合わせる。

併去我生法　五行の臓腑の相生原理により、母子二臓の字を一緒に念じる。たとえば肝木は心火を生じさせるので、心火が盛んに燃えさかっているときには、嘘と呵の二字をそれぞれ十二から三十六回同時に念じる。これは釜底から薪を引っ張り出す効果を狙っている。

[5]　注意すべき点、およびその他

六字訣は単独に行っても、その他の静功と組み合わせてもよい。六字訣をそれぞれ別々に行ってもよく、それらを嘘字訣・呵字訣・呼字訣などという。

『医学入門』では「六字の気は外邪を発散できるが、中虚で汗がある者は禁忌である」と指摘している。そのため虚証では用いることは禁忌である。操作の過程で、虚汗・心悸・めまいなどが現れればすぐに停止しなければならない。

姿勢は、平坐あるいは自然立式をとる。

古人は、時間を六陽時・六陰時に分けたが、あまりこだわることはない。一般的には六陽時に行うが、午前を主に、午後を従に行ってもよい。午前中は東に向かい、午後は南に向かい、毎日一、二回行う。

第十節　意気功《いきこう》

言い伝えによると、意気功の起源は宋代だが、考証されていない。天津の人である王竹林が一九三一年に『意気功詳解』を著し、この功法を紹介している。王氏は、この功法は気を集めて球となし、ある部位に行かせるもので、すべてが意を以て想像するので、意気功と命名したと指摘している。したがって、この功法は意想を主とする静功法である。その操作は以下のとおりである。

練功する者は、毎日朝起きてから、ひとまずは髪を梳かしたり顔を洗ったりせず、まず薄い塩水で口を漱ぎ、口中の濁気を除く。その後に低い椅子に姿勢を正して坐るが、しゃちこばる必要はなく自然な姿勢をとる。上半身・大腿・下腿はすべてまっすぐにし、両足の趾はやや内に曲げる。目を閉じ精神を集中し、両手は交叉させ気海に当てる。口を閉じ鼻で三回呼吸する。目を開き直視し、舌の先は微かに上顎につける。精神を集中し雑念を押さえこみ、空想により全身の気を心の上に集め、球となし、この球を想像し、

一、　心を起点とし
二、　上行して咽喉に至る
三、　上顎に行き
四、　人中に行き
五、　鼻準（鼻の先端）に行き
六、　天庭（眉と眉の間）に行き
七、　頭頂に行き
八、　折り返して後頭に行き
九、　ゆっくり下行して背骨に至る
一〇、腰兪穴に行く
一一、下行して尾骶骨に至る
一二、前に行き腎根（生殖器）に至る

一三、左に行き、左の大腿の外側に至る
一四、下行して左下腿の外側に至る
一五、左足背に行く
一六、左足の第一趾に行く
一七、左足の第二趾に行く
一八、左足の第三趾に行く
一九、左足の第四趾に行く
二〇、左足の第五趾に行く
二一、折り返して足底の中心部に行く
二二、上行して左下腿の内側に至る
二三、左の大腿の内側に行く
二四、上行して関元穴に至る
二五、右に行き、右の大腿の外側に至る
二六、下行して右下腿の外側に至る
二七、右足背に行く
二八、右足の第一趾に行く
二九、右足の第二趾に行く
三〇、右足の第三趾に行く
三一、右足の第四趾に行く
三二、右足の第五趾に行く
三三、折り返し右足底の中心部に行く
三四、上行して右下腿の内側に至る
三五、右大腿の内側に行く
三六、上行して気海穴に至る
三七、左乳に行く
三八、左行して左肩の外側に至る
三九、下行して左前腕の外側に至る
四〇、左手背に行く
四一、左手の母指に行く
四二、左手の示指に行く
四三、左手の中指に行く
四四、左手の薬指に行く
四五、左手の小指に行く
四六、左手の手掌の中心部へ行く
四七、上行して左前腕の内側に至る
四八、右肩の内側に行く
四九、脘（胃部）中に行く
五〇、右乳に行く

五一、右行して右肩の外側に行く
五二、右の前腕の外側に行く
五三、右の手背に行く
五四、右の母指に行く
五五、右の示指に行く
五六、右の中指に行く
五七、右の薬指に行く
五八、右の小指に行く
五九、右の手掌の中心部に行く
六〇、上行して右の前腕内側に至る
六一、右肩の内側に行く
六二、廉泉穴に行く
六三、承漿穴に行く
六四、舌の中心部に行ってから、すみやかに心部に戻る

このとき、口中の津液（唾液）はすでに満ちているが飲み下してはならない。舌は平らにし、三六回叩歯し、津液が叩歯により泡沫になってから、一気に飲み下す。さらに口を閉じ鼻で三回呼吸する。やや落ち着いてから立ち上がり、双手をだらりと下げ、前方に七歩から百歩まで歩くのを一回とし、往復して功を終える。この功法は約十分間位を基準とする。毎朝一回だけ行う。意気功は胃・十二指腸潰瘍・神経衰弱・不眠・癲癇・高血圧症などの慢性疾患の治療に用いることができる。

第十一節　因是子静坐法《いんぜしせいざほう》

蔣維喬の著した『因是子静坐法』は、一九一四年に初版が出て、一九一七年に再版された。さらに一九一八年に『因是子静坐法続編』が出版された。蔣維喬自身が語ったところでは、この二冊の

本はすでに数十版を重ねたという。当時この二冊は比較的広範囲に普及したようである。一九五四年、香港で彼の著した『因是子静坐法衛生実験談』が出版された。一九五六年五月に上海衛生出版社は『中国的呼吸習静養生法』を出版した。一九五七年末には、香港で彼の『世間禅』というパンフレットが出版された。このほか蔣氏は、静坐法を家で教えたり、通信講座も行っていた。

蔣氏自身は幼い頃から病気がちであり、青年期には肺病を患い、彼自身が語ったところでは、『医方集解』に附してあった『勿薬元銓』で、小周天の方法を習い練功したという。中年以後に、仏式の練功に改めた。まず天台宗の止観法を修練し、後に密教にもとづく練功を行うようになった。密教は仏教の中では神秘性のもっとも濃厚な一派であり、日本に伝わったものを東密と呼び、チベットに伝わったものを蔵密と呼んだ。蔣氏が修練したのは蔵密であり、その内容には十八道次第・開頂法・大手印・多宝閣妙蔵法などがある。

蔵密の方法は神秘性が強く、止観法については附録を参照してほしい。本節でいう因是子静坐法には、この両者は含まれていない。

［1］調身――身体の姿勢を正す

静坐前の調身　静坐をしようとする人は、平常の動作は静かで落ち着きがなければならず、挙動は粗暴であってはならない。粗暴であれば気もそれに従って粗くなってしまう。心がうわついていると入静し難いので、静坐する前にまず心を調和させなければならない。

静坐時の調身　ベッドか特製の腰掛けの上で、衣服をゆるめ、ゆったりと落ち着いて静坐に入る。まず両足を単盤（片あぐら）か、双盤（両あぐら）か、自然盤（自然あぐら）にして坐る。次に両手を安置するのだが、右手の甲を左手の掌の上に重ね、下腹部に近づけ大腿の上に軽く置く。それから身体を左右に七、八回揺り動かし、姿勢を正す。背骨は反っても曲げてもいけない。頭や首も正しく保ち、鼻と臍を結んだ線が一直線になるようにし、うつむき過ぎたり、反り過ぎたりしてはならない。口を開き、腹中の穢気（汚れて汚い気）を吐き出す。吐き出してから舌を上顎に付け、口鼻からゆっくりと清気を三回から七回吸い込み、口を閉じ、歯を軽く合わせるが、舌は上顎に付けたままにする。両目を軽く閉じ、姿勢を正して静坐する。もし静坐が長びいて身体が前後左右に傾いたように感じたならば、随時そっと正す。

静坐後の調身　静坐が終わったら、口を開いて息を十数回吐き出し、身中の熱気を外に発散させる。それからゆっくりと身体を揺り動かし、肩背・頭・首などを動かし、両手両足をゆっくりリラックスさせる。その後、母指の背をこすり合わせて熱くなったら、両眼瞼をこすり、目を閉じてから、鼻の両側をこする。次に手掌をこすり合わせて熱くなったら、両耳をこすり、さらに、頭部・胸・腹・背・腕・足から土踏まずまでこする。汗が乾いてから、随意の動作を行うようにする。

［２］調息――呼吸を調節する

静坐前の調息　平常のときには、鼻息の出入りに注意を払い、粗く浅くなってはいけない。喉、胸から次第に腹部に達するのがよい。

静坐時の調息　静坐しているとき、息が乱れたならば、心も安定しないので、必ず呼吸を極めて緩く軽くして、呼吸の長さを均等にしなければならない。数息法を用いてもよい。出る息を数えるかあるいは入る息を数えるかし、第一息から十息まで数えたらまた第一息から始める。もし十息まで数えないうちに別な事を考えたら中断して、また第一息より数える。反復練習し、長い期間かかって熟達すれば、自然な調息を行えるようになる。

静坐後の調息 静坐が終わったら、口を開き、息を吐き、体の中の温熱が冷め、平常の状態に回復してから、随意の動作を行うようにする。

［3］調心——妄想を調伏する

静坐前の調心 平常の一挙一動、一言一句に心を配り、軽挙妄動を避けるように長く心がけると、自然に妄心を調伏できるようになる。

静坐時の調心 静坐のときに、二つの現象が現われる。一つは心が乱れ、静坐が続けられないことであり、もう一つは、ぼんやりして居眠りしやすくなることである。初心者の大部分は、思いわずらうごとに心が乱れ、練習が長びくと妄念は減るがぼんやりしやすくなる。心が散乱するのを治すには、一切を放棄してとりあわず、一意専念し、下腹部に集中させると自然にゆっくりと安定してくる。ぼんやりする欠点を治すには、意念を持ち上げ鼻の先に注意を払えば、精神がはっきりしてくる。数息法を用いてもよい。心息が互いに依り合えば、散乱とぼんやりは避けられる。

静坐後の調心 静坐が終わってからも、いつも注意を払い、あれやこれやくだらぬことを思い巡らせてはいけない。

以上述べた、調身・調息・調心の三法は、実際上は同時に用いなければいけない。記述の便宜上、三節に分けて記述しただけである。

練功が相当程度までに達したときには、丹田は湯が煮えたつように熱くなり微動したり、ひどく震動することもある。さらに熱気が尾骨のところの尾閭関[25]に激しくぶつかり、尾閭関を通過してから上昇し夾脊関[25]に至る。両関を通過してから根気よく努力を続ければ、玉枕関[25]を衝き開ける。静坐するたびにこのような熱気が後から上に上がり、頭項を巡って下り、顔面から鼻口に至り、二つに分かれて下り、のどで会合し、胸から丹田に下るようになる。

尾骶骨から上唇に至る気の径路を督脈といい、下唇から会陰に至るものを任脈という。母胎にいるときには任脈と督脈は通じているが、いったん母胎を離れると、上は口で中断し、下は肛門で中断する。そこで、練功することにより胎児の頃に戻り、任督両脈を通じさせるのである。この二つの脈のほかに、さらに腰をめぐる帯脈があり、練功が一定程度に達すると、気は腰のまわりを法則性をもって旋回する。たとえば左に三十六回旋回し、右にも三十六回旋回するなどである。

任脈・督脈・帯脈にさらに衝脈・陰蹺脈・陽蹺脈・陰維脈・陽維脈を合わせたのが奇経八脈であるが、この八脈は普通の人は閉じて通じておらず、練功した人だけが通じさせることができる。八脈すべてが通じるようになると四方八方に通じ、全身の気血の流れは滞りがなくなり、病気も発生しようがなくなってしまうのである。

第十二節　『類修要訣』小周天

明代の博学多才の胡文煥には『類修要訣』の著作があるが、その中に小周天功法が含まれており、清初の汪昂が自著の『医方集解』勿薬元銓の中に写し集めている。蒋維喬は往年『因是子静坐法』の中で、自己の静坐功法が、『医方集解』の中のこの小周天の方法から始まったものであると述べて

25——尾閭関、夾脊関、玉枕関　督脈上にあって気の通過しにくい三か所の部位。詳しくは「大小周天」の項を参照のこと。

いる。

小周天の方法とは、まず妄念を止め、心身を澄み安定させ、東に向かってあぐらをかき（平坐でもよい）、呼吸を穏やかに保ち、三昧印[26]（母指と薬指の指先を合わせ右手掌を左の手掌に重ねる）を結び、臍の下に置く。

叩歯を三十六回行い、精神を集中し、赤龍攪海を内外三十六遍行い（赤龍とは舌の意味であり、内外とは歯の内外を指す。つまり舌で歯の内外を舐めること）、両眼は舌に従って動かす。舌を上顎につける。

静心数息を三百六十周天して、神水（唾液）が満ちたら、津（唾液）で数遍漱ぎ、四字訣（撮・抵・閉・吸を念じながら、肛門をもちあげ、舌は上顎につけ、眼は閉じて上をみ、鼻で吸い込み、吐き出してはならない）を用いて気を任脈から穀道（肛門）に通し、尾閭（尾骨のところ）に到達させ、意で気を運送するようにして、ゆっくりと夾脊関を上らせ、しだいに速度をあげる。目を閉じ上をみるようにして、息を鼻で吸い込み、吐き出さず、それによって気を玉枕（後頭部の骨）にぶつけ、目は前方をこらし、まっすぐ崑崙（頭頂）にまでもっていったら転じ、折り返して鵲橋（舌）に下ろし、津液（唾液）を分けて重楼（喉）に下げ、離宮（心）に入れ、気海（坎宮丹田）にまで下ろす。やや落ち着かせてから、前法を再び用いて、連続三回行う。口中の津（唾液）は三回に分けて飲み下す。これが天河水の逆流という。

静坐しているときに、手で丹田を左右に百八回こすり、臍を抱え、手を下に置くときには衣服で臍のまわりを囲み風に当てないようにする（昔から、丹田を温めることは神仙の真に優れた方法であるといわれている）。次に母指の背を熱くなるまでこすり、目を十四遍こすり心火を去る。鼻を三

26——三昧印　仏や菩薩のさとりや誓願を象徴的に表示したものでムドラーとも言う。行者が仏と同じ印を結ぶ時、仏のさとりの境界に入り、仏と一体になるとする。三昧印はふつう定印といい、法界定印、弥陀定印などがある。

十六回こすり肺を潤す。耳を十四遍こすり腎を補う。顔を十四遍こすり、脾を健やかにする。両手で耳をおおい鳴天鼓（前述）を行い、徐々に手を上に向ける。つまり、天に向かって手を押し上げる。これを三回行う。徐々に呵字を念じ、濁気を四～五回吐き出してから、清気を収める。双手で肩を抱き筋骨を数回伸ばしたり回したりして動かし、玉枕関を二十四回こすり、腰眼のところを百八回こすり、足底の中心部を各百八回こする。

小周天はもとは道教の内丹術の一部分であり、これに関する詳しい内容については附録を参照するとよい。また、この方法を練功するときには必ず経験のある気功指導者から具体的な指導を受け、盲目的に独習してはならない。

第十三節　蘇東坡の養生訣

北宋の文人蘇軾（西暦一〇三七年～一一〇一年）は字を子瞻、東坡居士と号し、もとより吐納導引の術を好み、同時に自ら実践し、体得すること大であった。彼と道教の大小周天内丹術の基礎を定めた張伯端とは同時代であるが、張よりやや後れる。しかし、蘇東坡が逝世した頃には張伯端の内丹の専門書である『悟真篇』はまだ伝わってはいなかったので、蘇東坡は当時の鉛汞龍虎の説[27]には言及していたが、まだその影響を深く受けるにいたらなかった。蘇東坡が張安道に与えた手紙の中で紹介したこの養生訣は、閉目内視・納心丹田・調息漱津による静功鍛練方法で、内丹術が流行する前の唐宋時代のそれを代表するものであるので本書でも取り上げることとする。

毎日子の刻（夜十一時～一時）後（三更から五更まででもよい）、衣服を羽織って坐り（ベッドの

27——鉛汞龍虎の説　「大小周天」の項を参照のこと。

上では布団にくるまって坐ってもよい）、顔を東または南に向け、あぐらをかいて坐る。叩歯を三十六回行い、握固し、閉息する。握固とは、両方の母指をそれぞれの示指の横紋につけて握るか、四指全部で親指を握るかし、両手で腰腹の間を支えること。閉息とは道家の要妙で、まず目を閉じ静慮し妄念を掃き消し、心源を澄みきらせ、諸念をおこさず、出入りする息が調和がとれ均等で微細であることを自覚する。つまり、口と鼻を閉じ、気を出させないことである。

五臓の内視　肺は白、肝は青、脾は黄、心は赤、腎は黒である（五臓図や仙人煙羅子の類を求めて、常に壁に掛けて、心中で五臓六腑の形状を吟味する）。次に心は炎火であり、光明がすみずみまで照らし出し、丹田（丹田は臍下にある）の中に入ると想像する。腹に吸い込んだ気が十分に満ちてから、ゆっくり気（音が耳に聞こえてはならない）を吐き出し、吐き出す息の調和がとれてから、舌で唇歯の内外を攪拌し、津液（もし鼻汁が出るなら鼻汁も漱ぐ練習をすべきであり、その塩っぽさを嫌がらず、長く練習すれば自然に甘く感じるようになる。これが真気である）を漱ぐが、まだ飲み下してはいけない。再び前法を行う。閉息内視、納心丹田、調息漱津すべて前法による。このようにして三回行い、津液が口いっぱいになったら、頭を垂れて飲み下し、気によって丹田の中に送りこむが、必ず用意によって激しく行い、津液と気をクックッと声を出して、ただちに丹田に入れる。さらに前法によりこれを行うが、閉息九回、咽津を三回行ってから止める。それから左手で両足底の中心部（湧泉穴のところ。湧泉穴は頂門まで気をつき通すツボであり、これこそ気功法の妙というべきものである）および臍下、腰椎などを熱くなるまでこする。十分熱くなったら（ゆっくりこすり、やや汗ばむのはよいが、息をハーハーさせてはいけない）、次に両手で眼・顔・耳・項を摩擦して温める。十分熱くなったら鼻の両脇を五回から七回押す。次に頭を百回余り梳り、ざんばら髪にして横になり夜明けまでぐっすり寝る。

蘇東坡はこの方法を実践した体験を次のように記している。「その効きめは初めのころははっきり自覚できないが、百日あまり続けると、効用は量ることができないほど素晴らしく、服薬に比べて、その効きめは百倍である」「右のその方法は簡易ではあるが、長期間にわたって続け中途で止めなければ、優れた効果がある。ちなみに二十日間試みると、精神自体も異なり、臍下の実熱を自覚でき、足腰は軽快で、目には光があり、顔にはツヤが出てくる。この状態が長く続いて終わることがない」。

第六章　動功鍛練法

気功のなかの動功鍛練とは、意気と結合させた各種の肢体運動、自己按摩、拍撃法などの方法を用いて、内臓、筋骨、皮膚を鍛練するものである。操作方法は、肢体運動、呼吸鍛練、意念鍛練の三つの部分よりなる。古代から現在までに大量の動功法が創造され蓄積されているので、練功者は必要にもとづき選択して用いるべきである。

動功鍛練と静功との関係では、一般的には静功の前後に動功の若干の節を行うが、眠る前にまず動功を行い、その後に静功を行ったりする。病状に合う動功を毎日単独に一、二回行ったり、静功で、はっきり入静できないと感じたときに、しばらく動功を行う。また、動功だけを一わたり行ってもよい。

動功の鍛練方法は多いが、本章ではいくつかのよく用いられる参考価値のある古代動功の功法だけを紹介する。太極拳は武術の範疇に属し、現在これに関する専門書も多いので、鍛練においてはそれらを参照するとよい。

第一節　動功の三つの部分

❶……肢体運動

古人は、「流れる水は腐らず、戸ぼそ（開き戸の支えの意）は虫に食われない。動くからである。形（肉体）と気もまた同様である。形が動かなければ精は流れない。精が流れないと気は鬱滞してしまう」とか、「動揺すれば穀気は消化され、血脈が流通し、病気にならない。これは、戸ぼそが最後まで朽ちないのと同じである」といった考えに導かれて、多くの鍛練法を創造した。

これらの鍛練法は、ほとんどが肢体部分の屈伸、回転活動、前後屈などで、リズミカルで法則性のある操作方法からなる。また動功には自己按摩、自己拍撃などの鍛練方法が含まれている。これらの鍛練方法の目的は全身の気血の流れをのびやかにして、各部分の関節の動きをよくし、筋骨を強くすることにより全面的に体質を強めることにある。また身体の各部位の鍛練はその局部の機能の正常化を強めることができる。さらに病人の場合、疾病の違いにもとづいて異なった局部鍛練法を選択すれば、効果的に局所の症状を軽減し除去することができる。局部の按摩も内臓を調節する働きがある。各種の肢体鍛練方法は、正確かつ円滑さが必要とされ、やり過ぎたり、だらだらと続けたりしてはならない。

❷……呼吸の鍛練

動功の呼吸鍛練には、自然呼吸法、鼻吸鼻呼法、鼻吸口呼法などがある。腹式呼吸もあり、そのなかには順呼吸と逆呼吸が含まれる。動功を行うときは、呼吸の自然に順うこと、つまり呼吸に注意を払うことを強調しないことが一つである。もう一つは自然配合で、つまり動作中に呼吸を意識したとき、呼吸と動作を自然に組み合わせることである。さらにもう一つは組み合わせの強調であり、一般には呼気を強める。後の各節でそれぞれ説明するが、これらはすべて自然でスムーズに行われなければならず、息をこらして行ってはならない。

❸……意念の鍛練

動功の鍛練は安静な状態のもとで行わなければならないし、さらに動作と意念を結びつけなければならない。つまり運動を行う過程では必ず精神を集中し、考えを動作に集中しなければならない。呼吸鍛練との組み合わせが強調される動功のときには、それぞれの一回ずつの呼吸を把握して、動作が好機にちょうど当たるようにしなければならない。動功の各節の操作を行うごとに、自分で数を記憶すべきであり、このことも動作と意を結びつける助けとなる。動功の各節はそれぞれ回数が規定されているが、操作の過程では体力を配慮し、最初は少なめから次第に増やしていき、途中で止めてしまうようなことがないようにしなければならない。指導される各節の動功が自己の性質、病状に適合しているか否かは、鍛練の過程で多く体得できるものであり、もし適合していなければ、必要な調整を講じなければならない。これらはすべて動功中における意念鍛練の内容に属するものである。

第二節　常規保健功

常規保健功は十節あり、基本的には坐式・立式の八段錦に由来し、上海市気功療養所が整理して編み出したものである。動功の初心者はこの十節を基礎とし、これに熟練し、しっかりと把握してから、体質と症状を結びつけてその他の動功を選ぶ。

①叩歯《こうし》（写真6—1）

上下の歯をカチカチと噛み合わせる。まず奥歯を二四回行い、続けて前歯を二四回行う。注意を集中しやすくし、歯を丈夫にし精を益す作用がある。

②攪海咽津《かくかいいんしん》（写真6—2）

舌先で上歯の外側、下歯の外側、上歯の内側、下歯の内側の順に軽くかき回すように各九回動かす。左から始め右への順で行うが、力を入れ過ぎてはならない。次に舌を上顎につけ、舌の下に注意し、唾液が多くなり口中に溢れるようになったら、一回あるいは何回かに分けて飲み下す。胃腸を潤し消化を助け、口苦・口臭を改善する。

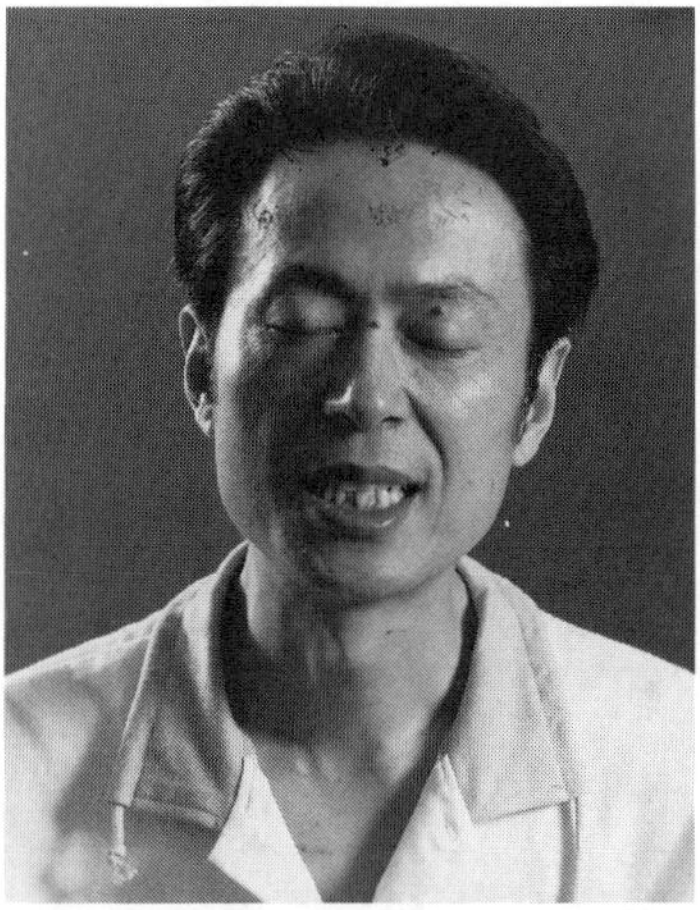

写真6-1（叩歯）

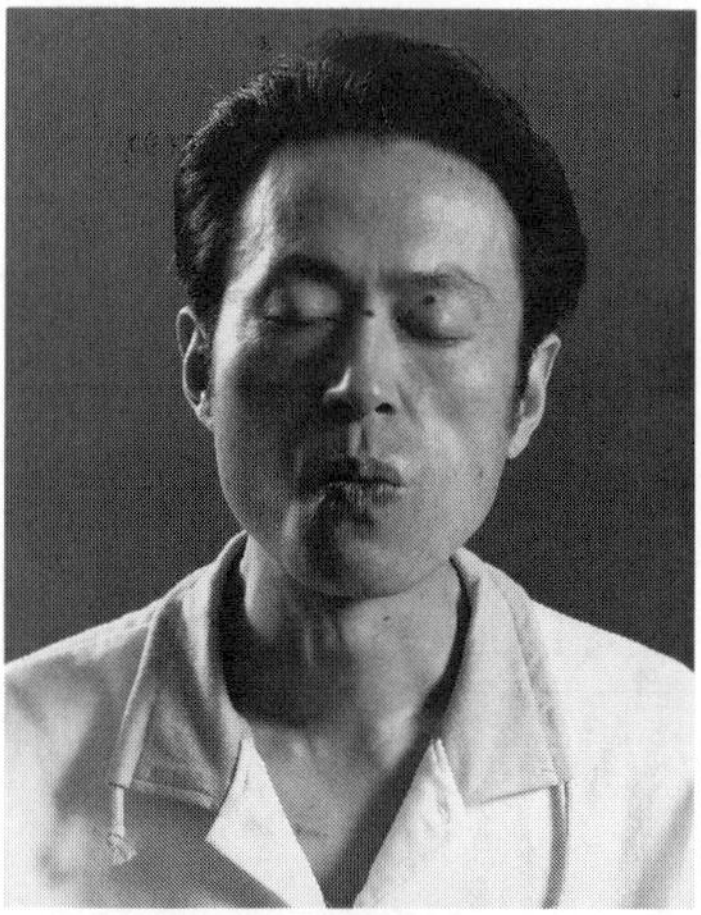

写真6-2（攪海咽津）

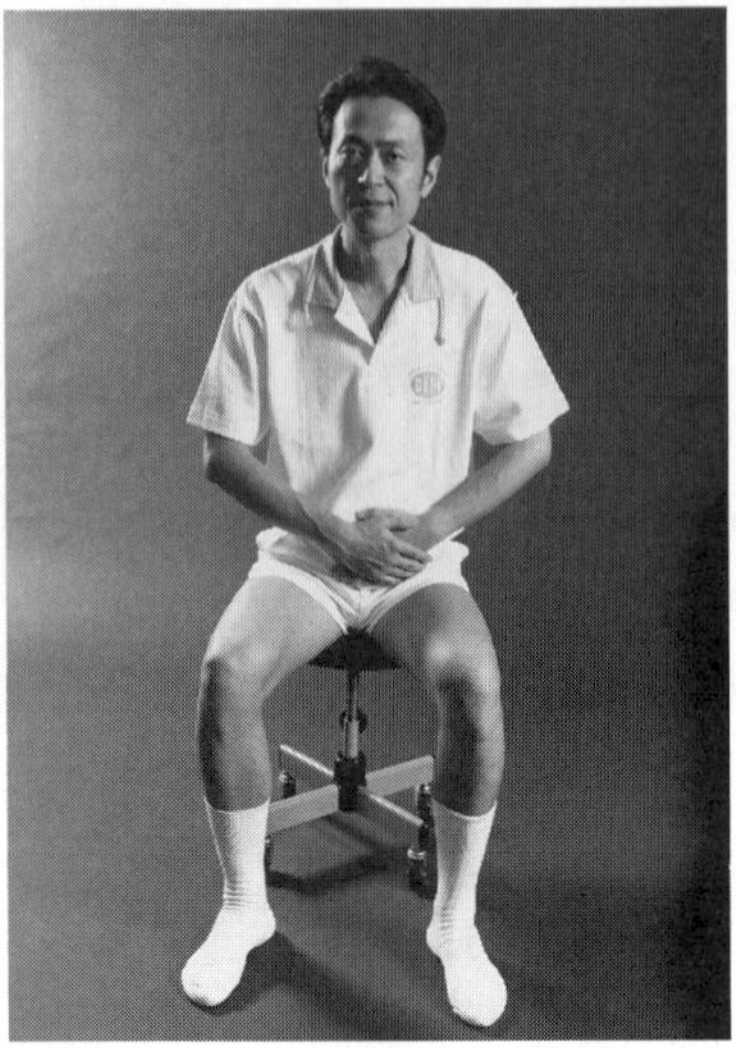

写真6-3（摩腹）

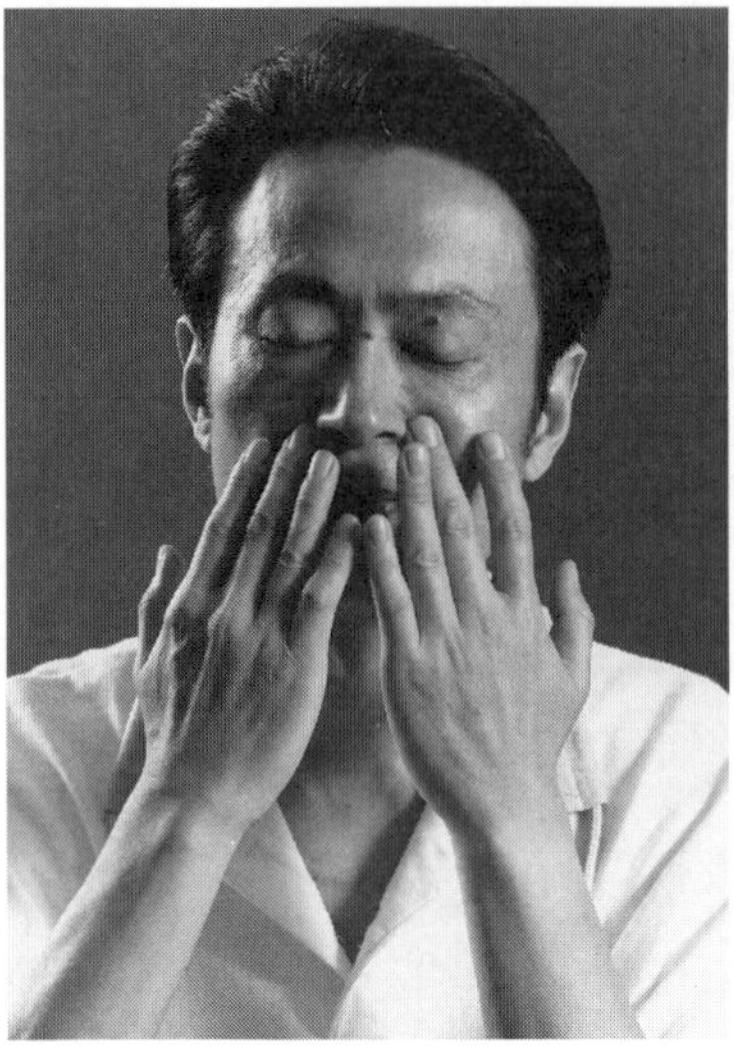

写真6-4（浴面の①）

③摩腹《まふく》（写真6―3）・

両手をこすりあわせて熱くなったら手を重ね（一般には右手を左手の甲の上に置く）、手掌の中心部を臍の周囲に置き、時計の方向に、小円、中円、大円をそれぞれ一二回描くように按摩する。胃腸の働きを調節する。

④浴面《よくめん》・鳴鼓《めいこ》（写真6―4・5・6）

両手をこすりあわせて熱くなったら、両中指を鼻の両脇に沿って下から上へ移動させる。他の手指も一緒にして額までこすったら両側へ別れ、両頬を通って下りる。計九回行う。顔面の気血の流れをよくし、感冒を防止する。

鳴鼓は、鳴天鼓、掩耳弾枕ともいう。両手で両耳を覆い、鼻息を九回数えてから、示指を中指に重ね、示指で後頭部をトントンと、計二四回弾く。日常的に行えば、眩暈、耳鳴を防止できる。

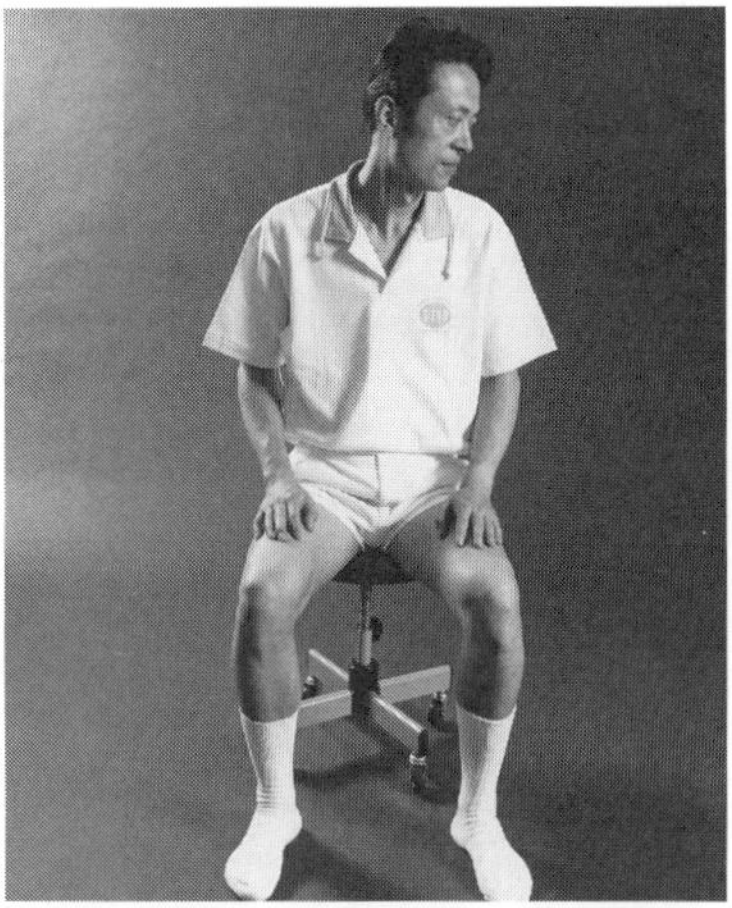

写真6-7（左顧右眄の①）

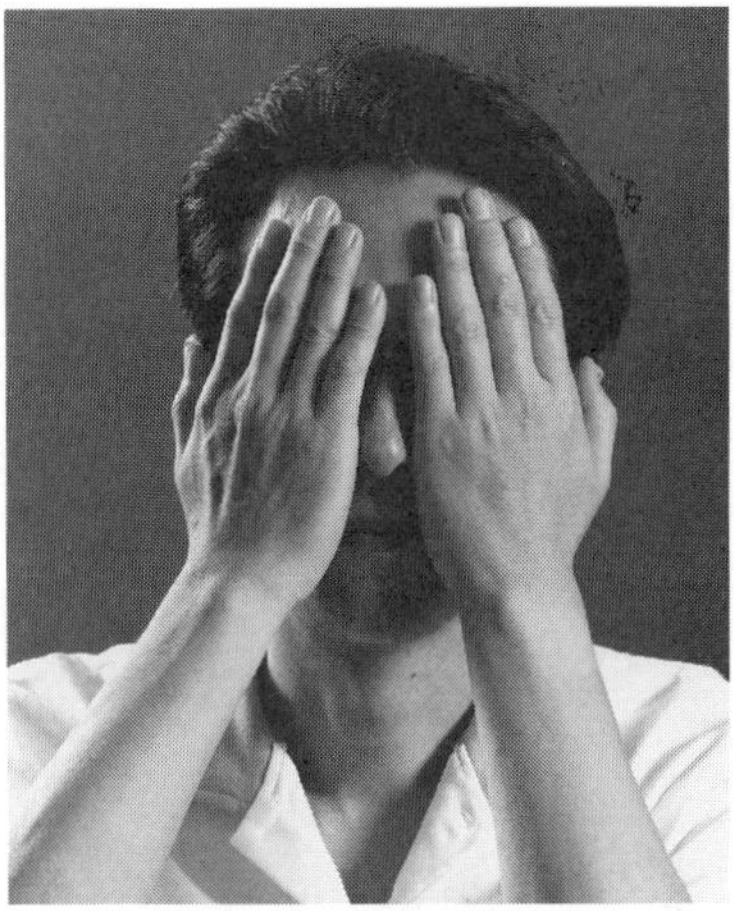

写真6-5（浴面の②）

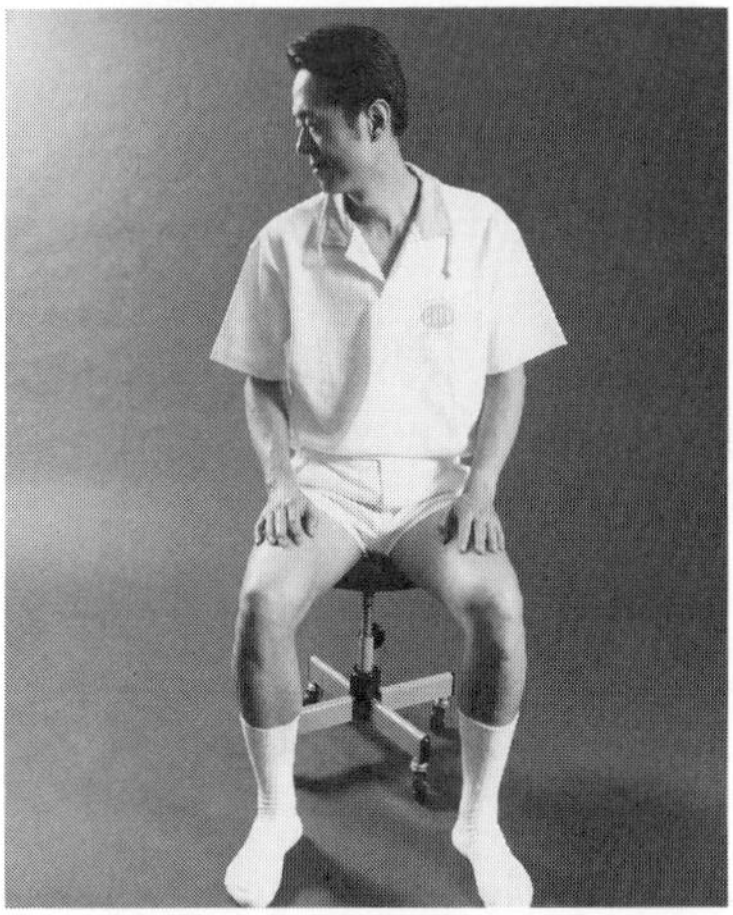

写真6-8（左顧右眄の②）

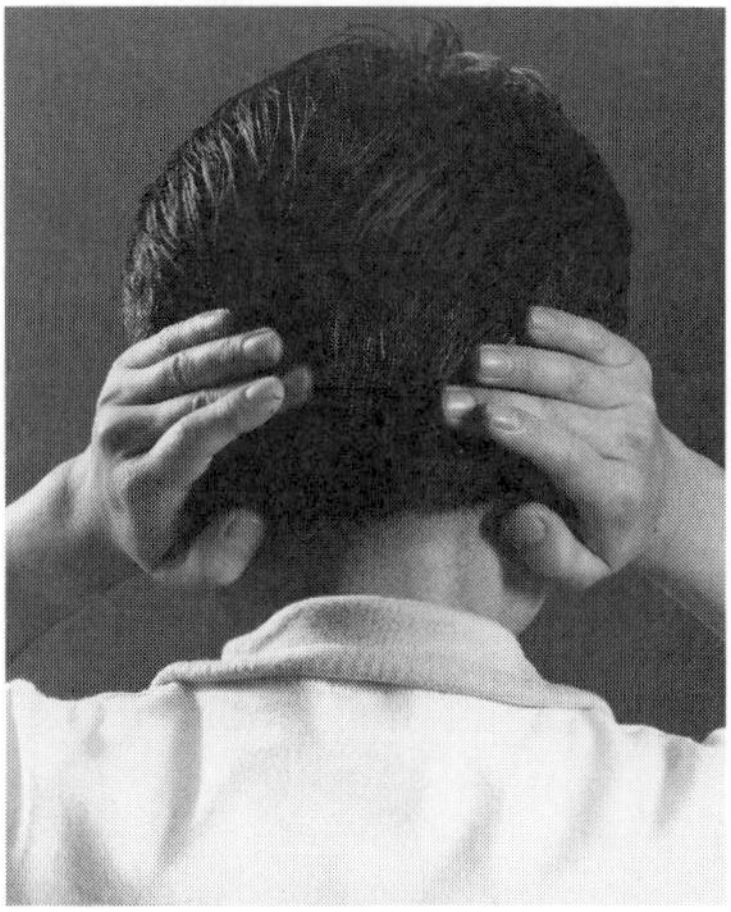

写真6-6（鳴鼓）

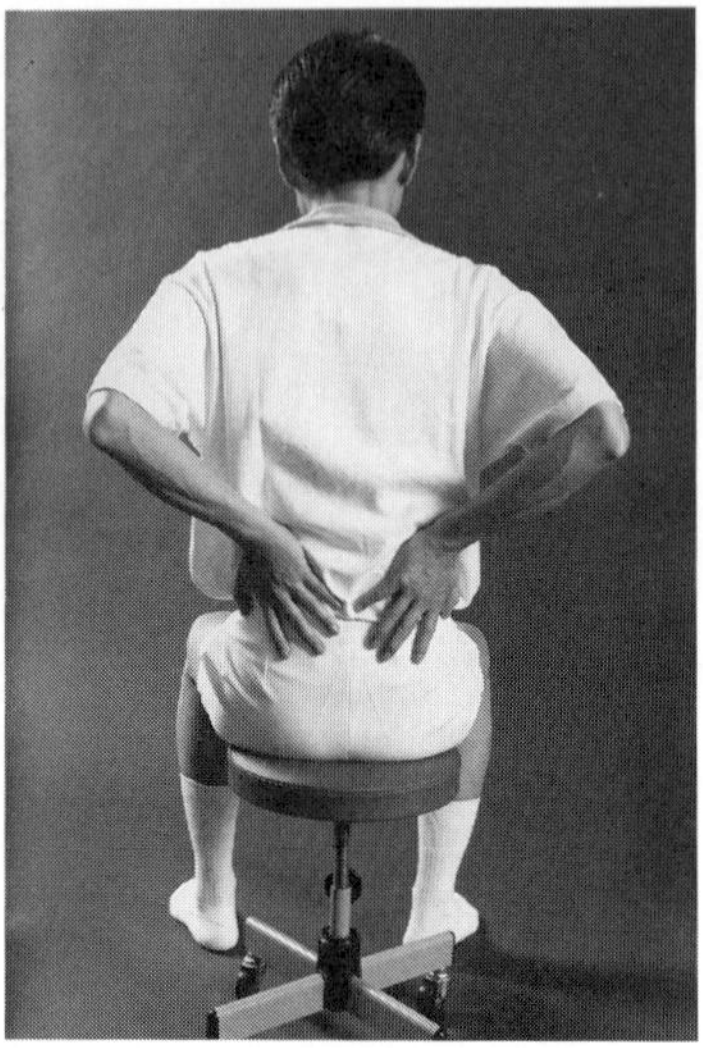
写真6-9（擦腰）

⑤左顧右眄《さこうべん》（写真６—７・８）

両目でまず前方を直視する。次に頭を左に回して両目で左肩を見てから、頭を右に回し両目で右肩を見る。計六回ずつ行う。操作はゆっくり行う。頸の動きをよくする。

⑥擦腰《さつよう》（写真６—９）

両手をこすりあわせて熱くなったら、背中を上から下へ腰の軟い所までこする。左手が下に行くときは右手が上に行くようにして、各二四回ずつこする。腰背のだるさ・痛みを予防治療する。

⑦双手斉伸開《そうしゅさいしんかい》（写真６—10・11）

両手とも拳を握り、拳眼（母指と示指とでできるくぼみ）を上に向け、胸の前正中に近づけてから、左右にゆっくりと開く。計二十四回行う。肺気を強め、胸部苦悶感を軽減させる。

⑧転轆轤《てんろくろ》（轆轤とは滑車の意）（写真６—12・13）

両手とも拳を握り、腕を伸ばし、手掌の中心部を下に向け、拳眼を互いに向き合わせる。前に向け、舟を漕ぐような回転運動を計一二回行う。上肢の関節の動きをよくする。

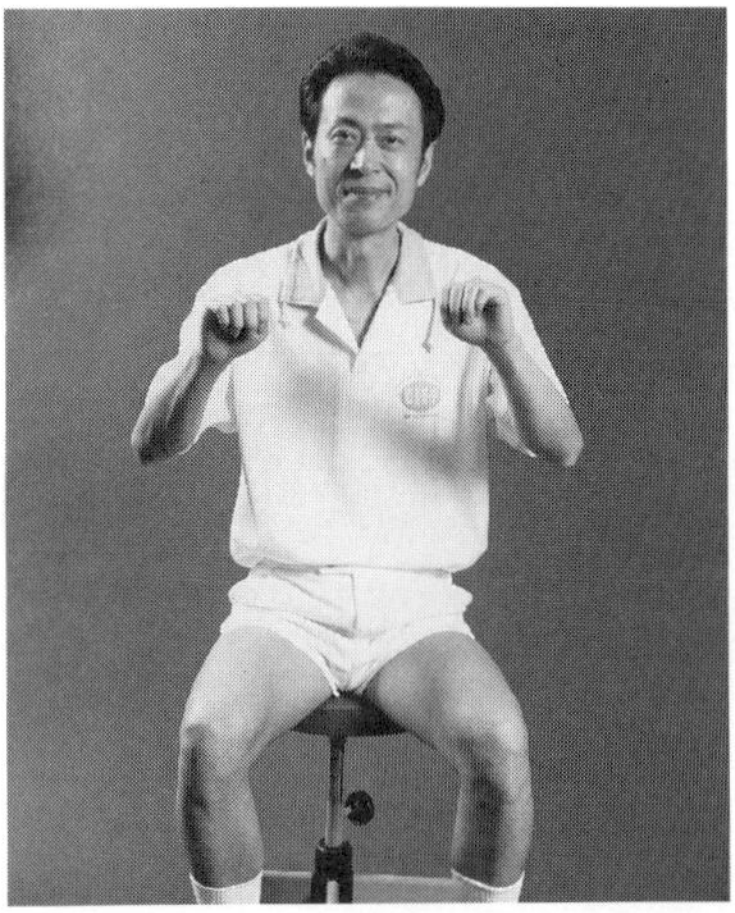

写真6-12（転轆轤の①）

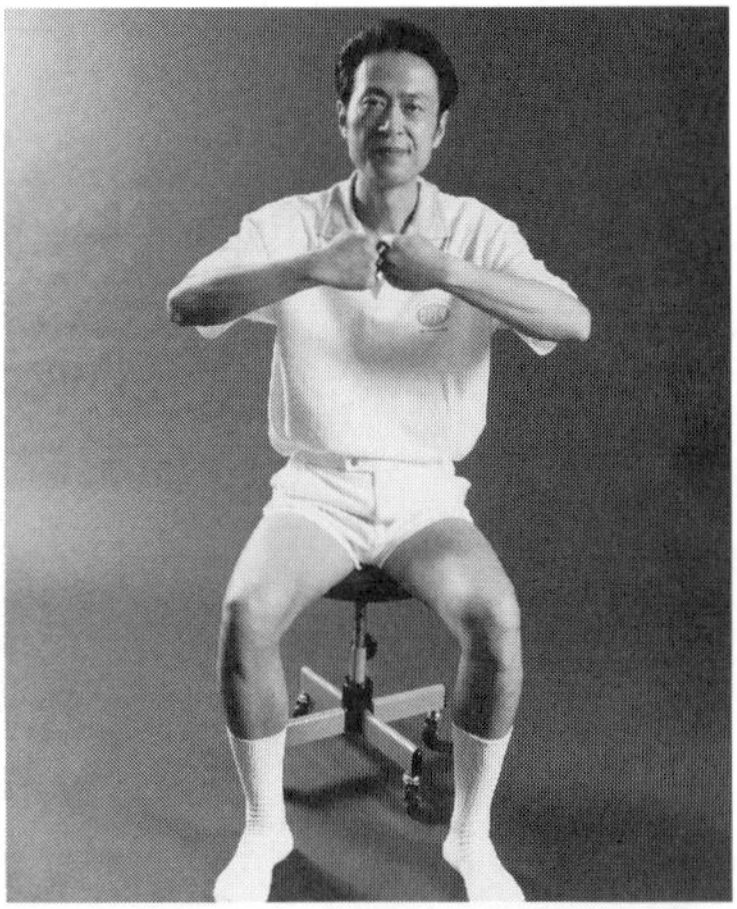

写真6-10（双手斉伸開の①）

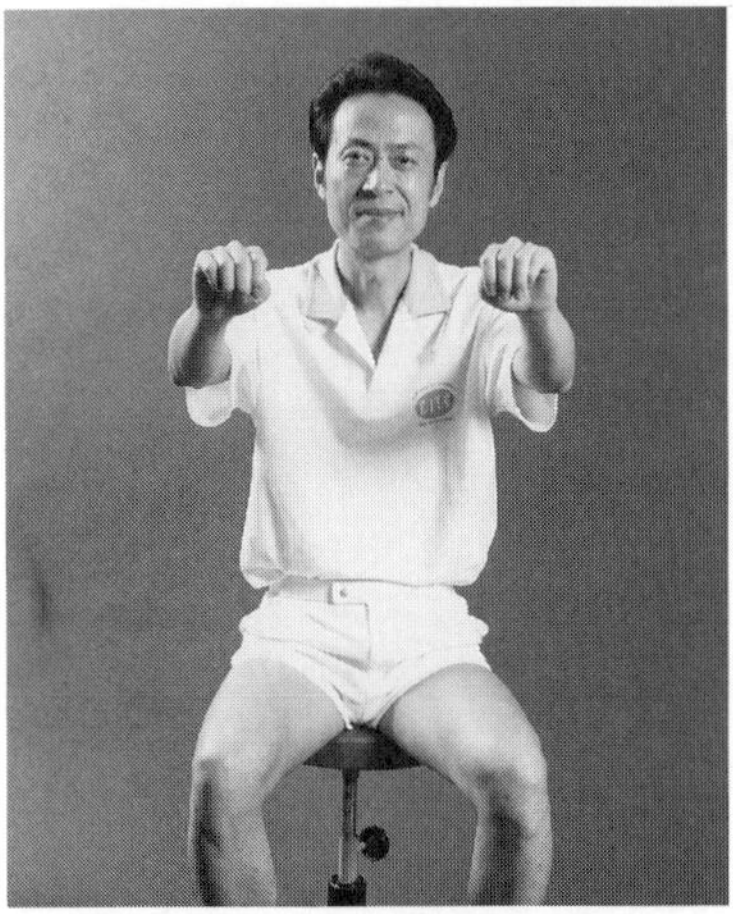

写真6-13（転轆轤の②）

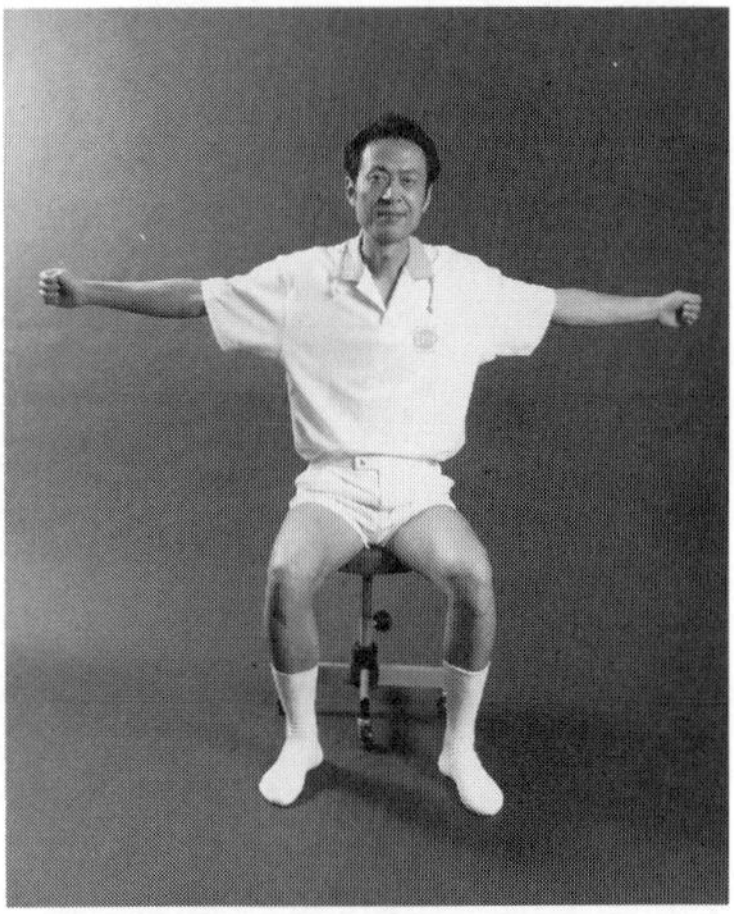

写真6-11（双手斉伸開の②）

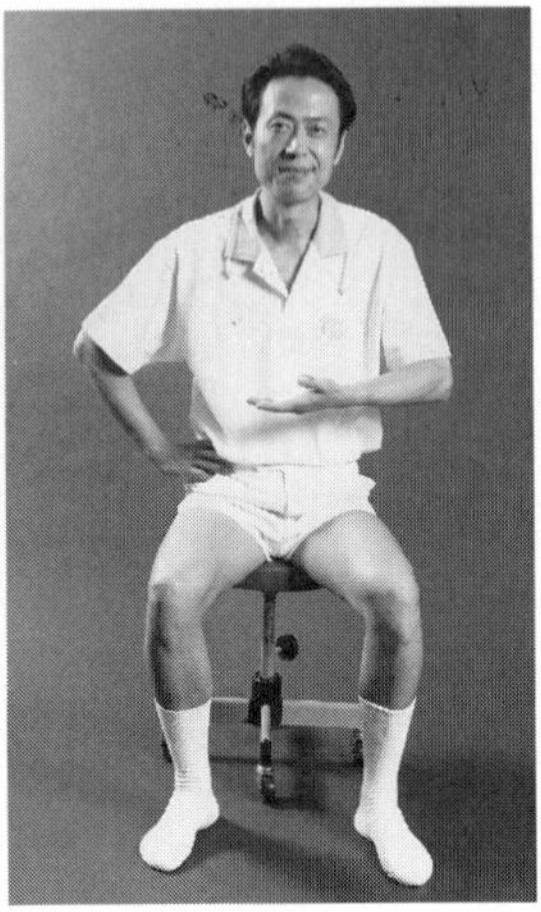

写真6-14（左右托天の①）

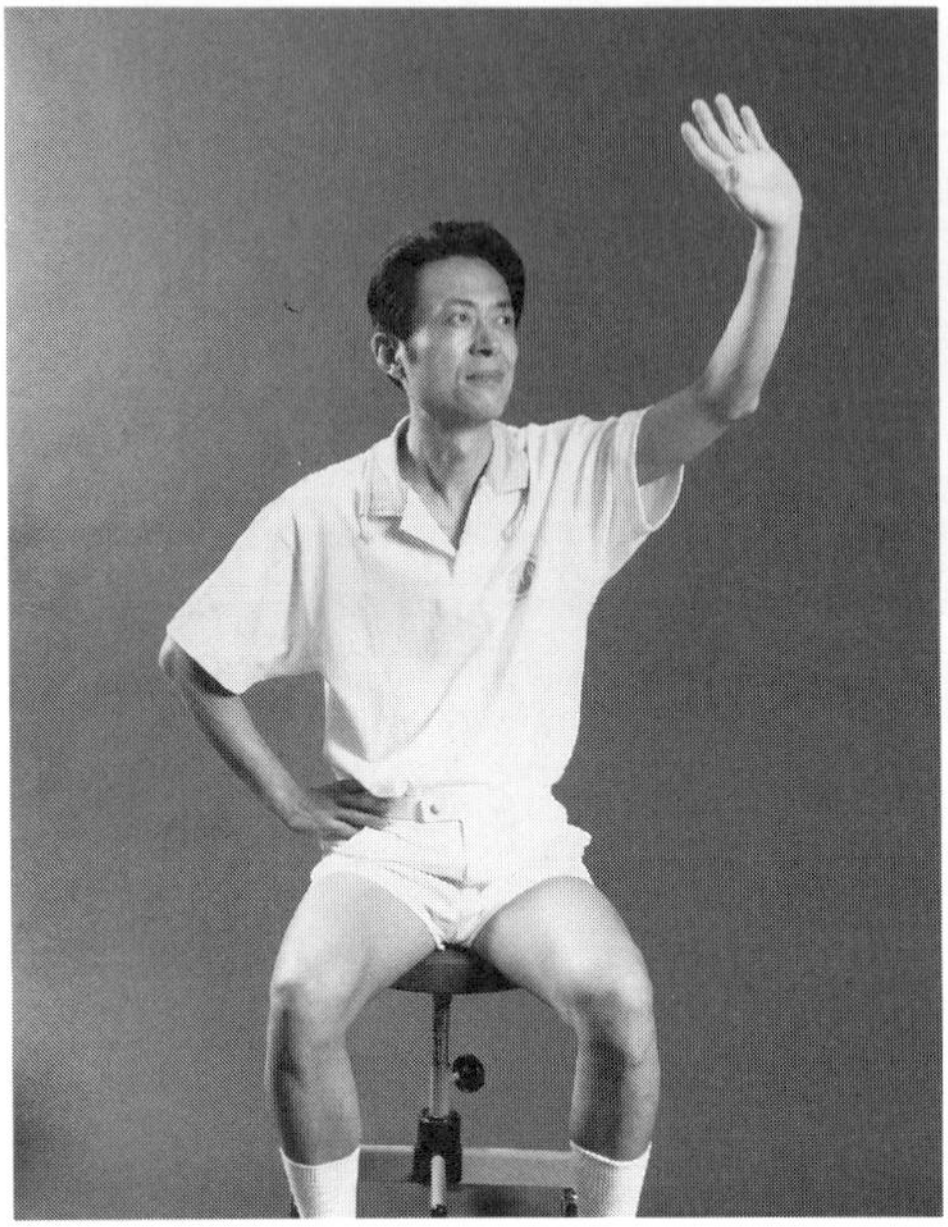

写真6-15（左右托天の②）

⑨左右托天《さゆうたくてん》（左右の手で天を支える）（写真6―14・15）

片手の拳を腰に当て、もう一方の手を持ち上げ、眉の高さまできたときに手を返し、手掌を上向きにしながら、頭頂を越え、上腕をまっすぐに伸ばしていく。同時に両目を挙げた手の手背に注ぐ。まず左手で行ってから右手で行い、両手を交替して五回ずつ行う。脾胃を調え、消化をよくすると同時に、上肢の関節をのびやかにする。

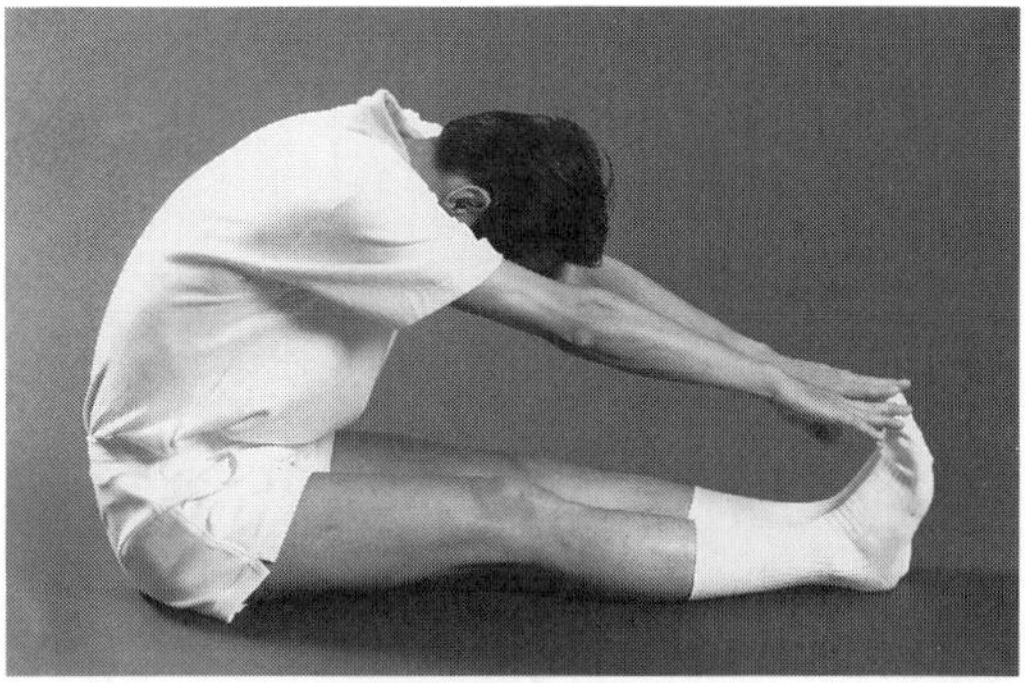
写真6-16（双手攀足の①）

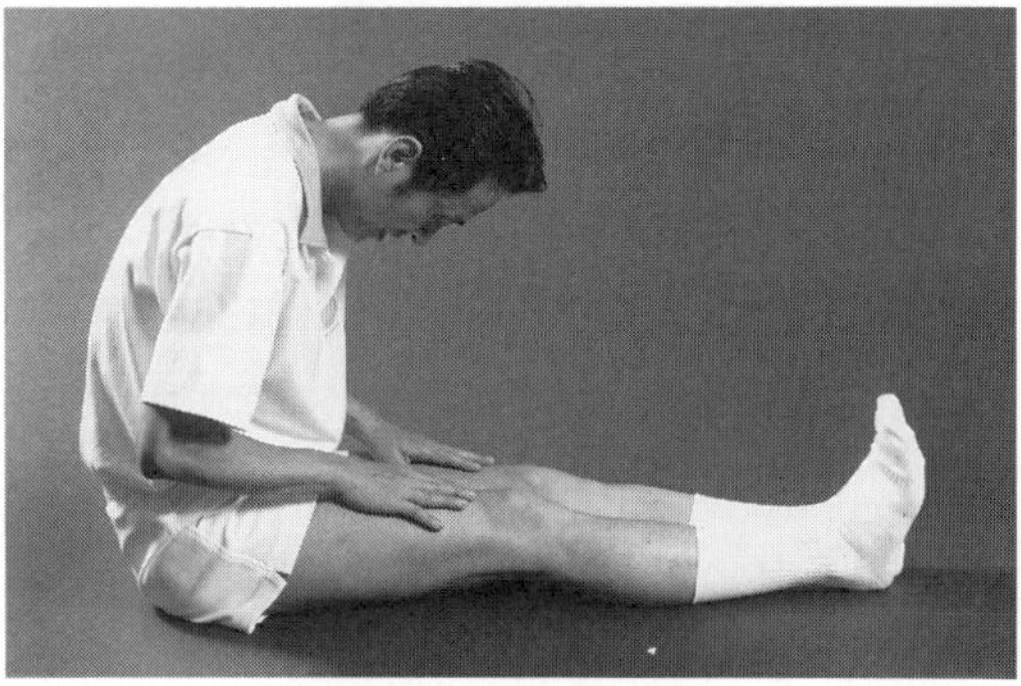
写真6-17（双手攀足の②）

⑩双手攀足《そうしゅはんそく》（写真6―16・17）

坐って両足をまっすぐに伸ばし、つま先を上に向け、上半身を前かがみにし、両手で足をつかむ。一回つかむごとに、大腿を二回軽く叩く。連続して七回行う。筋骨をのびやかにし、腎を固め腰を強くする働きがある。

以上の十節の保健功は、平坐またはあぐらが主であるが、双手攀足以外は立式で行ってもよい。情緒を安定させ、動作に注意を払い、呼吸は自然に行うようにする。

第三節

常用される動功

常用される動功には、自己按摩も含まれ、多種にわたる功法がある。本節では、四〇節を収めた。練功者はこのなかから自分に合ったいくつかの節を選び、静功と組み合わせて行うのがよい。

［1］頭部、顔面、頚部

①両手で頭を軽く叩く（写真6―18）

右の手掌の中心部を前額部に置くが、このとき手指は自然に開き後ろに向ける。左の手掌は横にして、後頭部に置く。次に左右の手を方向を変えながら同時に軽く叩き、頭に沿って一周する。一周するのに左右約五回位ずつ叩く。このとき、左の手掌は前額部にあり、右の手掌は後頭部にある。再び叩きながら旋回し、このように四周繰り返す。頭痛、頭部の圧迫を緩解する働きがある。

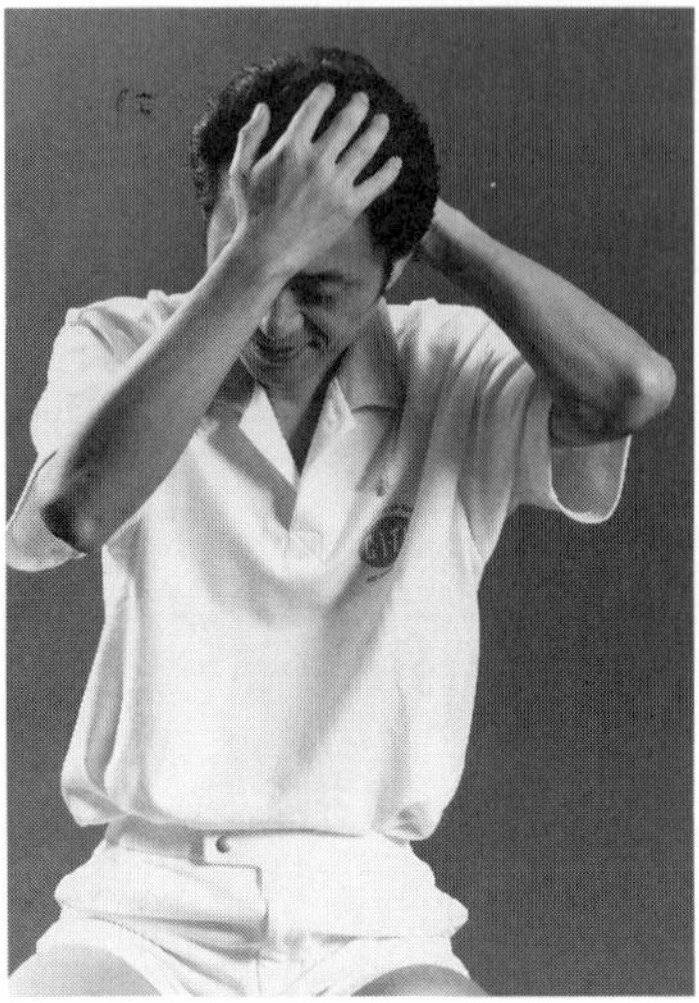

写真6-18

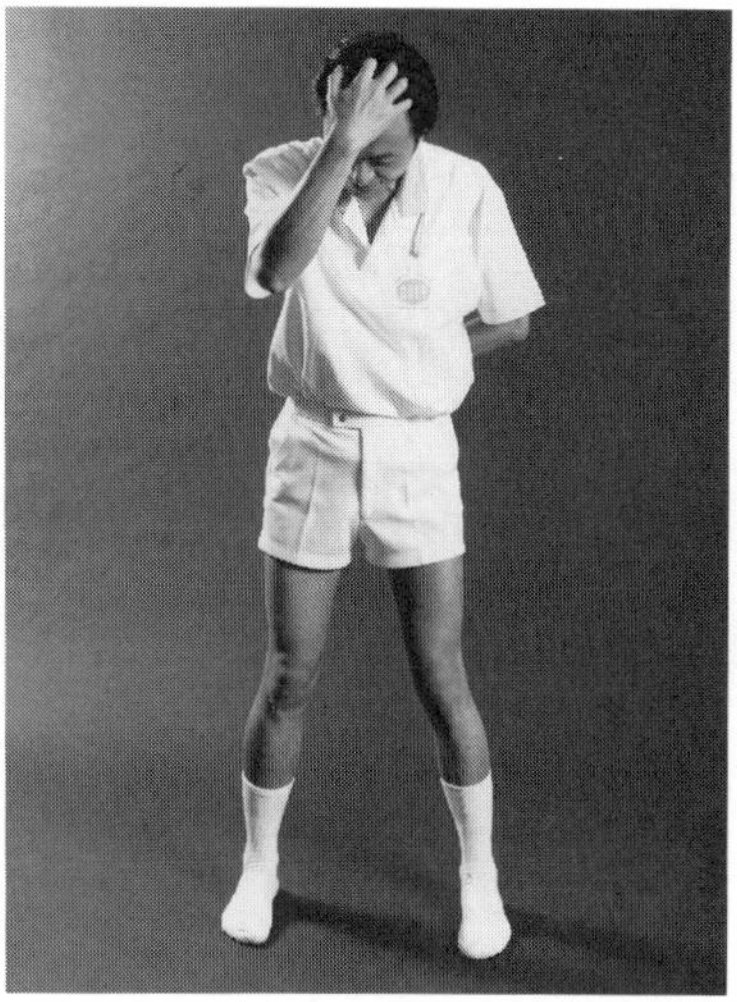

写真6-19

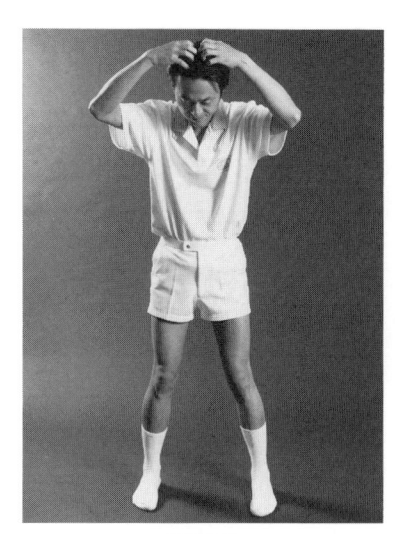

写真6-20

②頭頂を軽く叩く（立式）（写真６―19）

両足を開いて立ち、上半身をやや前かがみにする。左の手背を腰に置き、右の手掌を頭頂に置く。手掌を持ち上げたときに息を吸い込み、軽く叩くときに息を吐き出す。これを三回繰り返し、左手に換える。動きは①と同じ。

③頭皮を揉《も》む（写真６―20）

手指をやや開いて爪を立てる形をとり、指の先で頭皮を軽く揉む。頭を洗うように二〇回揉む。頭痛や頭がぼんやりしているのを軽減する。

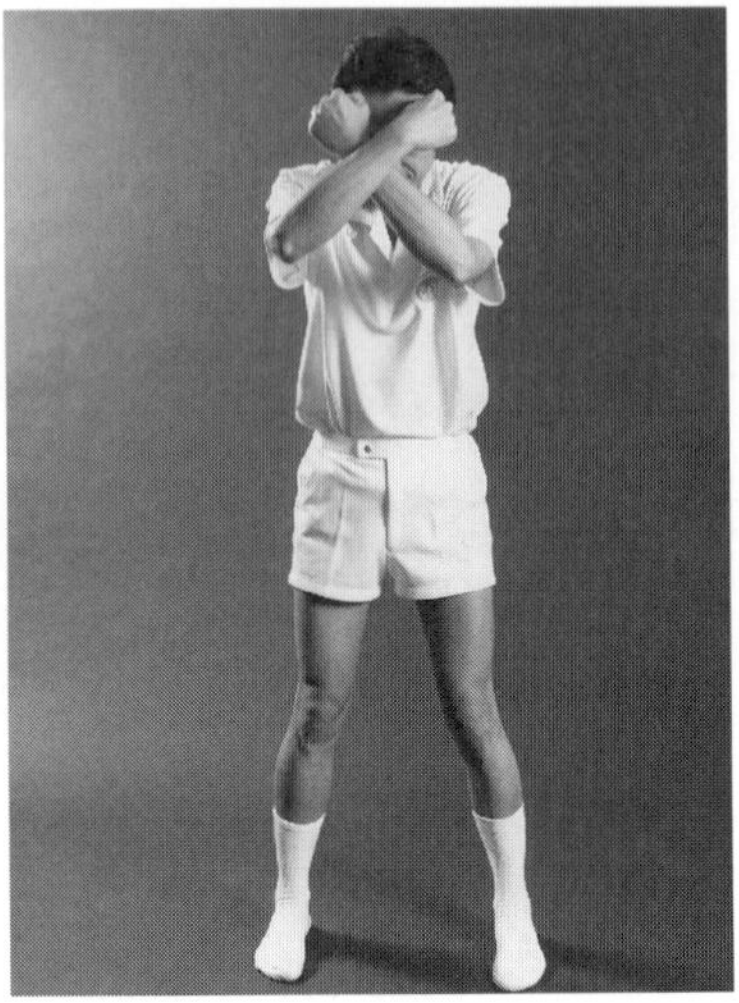
写真6-21

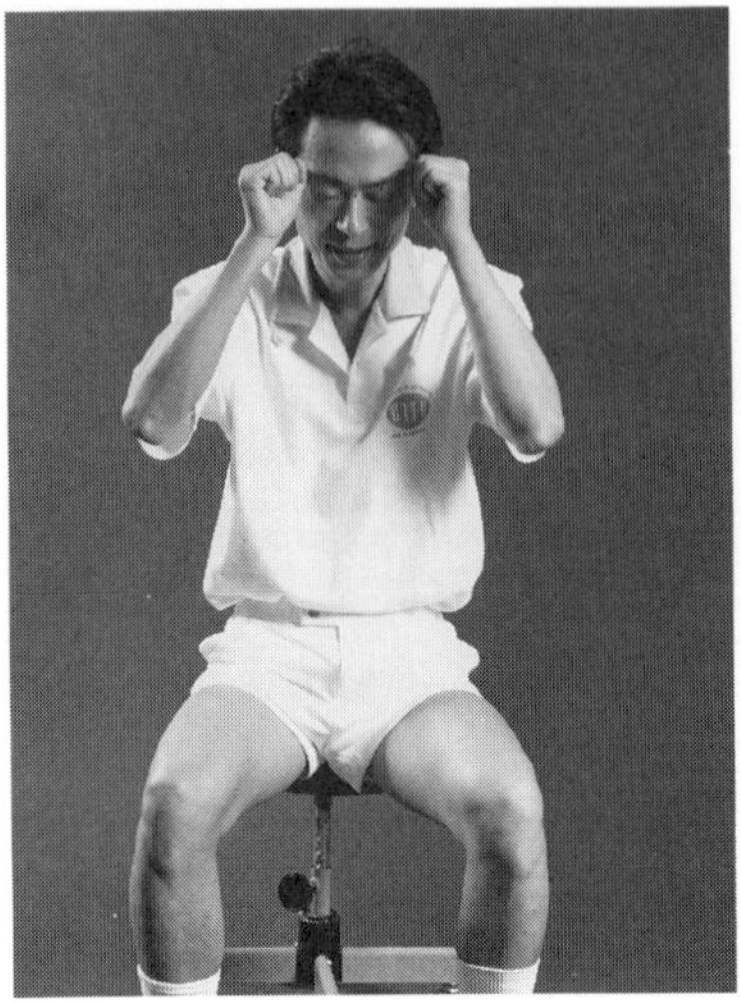
写真6-22

④両手で額をこする（写真6―21・22）

母指を示指の内側に入れて握り拳を作り、両母指の関節の角をそれぞれ前額の眉の上方に置き、両側の太陽穴まで、軽く五回円を描くように按摩する。その後、両側から後頭部の風池穴まで推していく。前額の腫れぼったさ、頭痛・眩暈などを緩解する。

⑤印堂を軽く叩く（写真6―23）

母指と示指を伸ばし、その他の指は握ると母指と示指の叉の筋肉が自然に盛り上がる。この部分で眉間の印堂穴を左右の手で五回ずつ叩く。頭部の脹れぼったい痛みや、眉間の重だるさ、鼻柱のつけ根のだるい痛みに適する。

⑥歯根を操練する（写真6―24）

左手で拳を握り、示指を伸ばす。その示指を鼻の下に置きそのまま右耳の根もとまでこする。次に左耳門穴までもどり、この

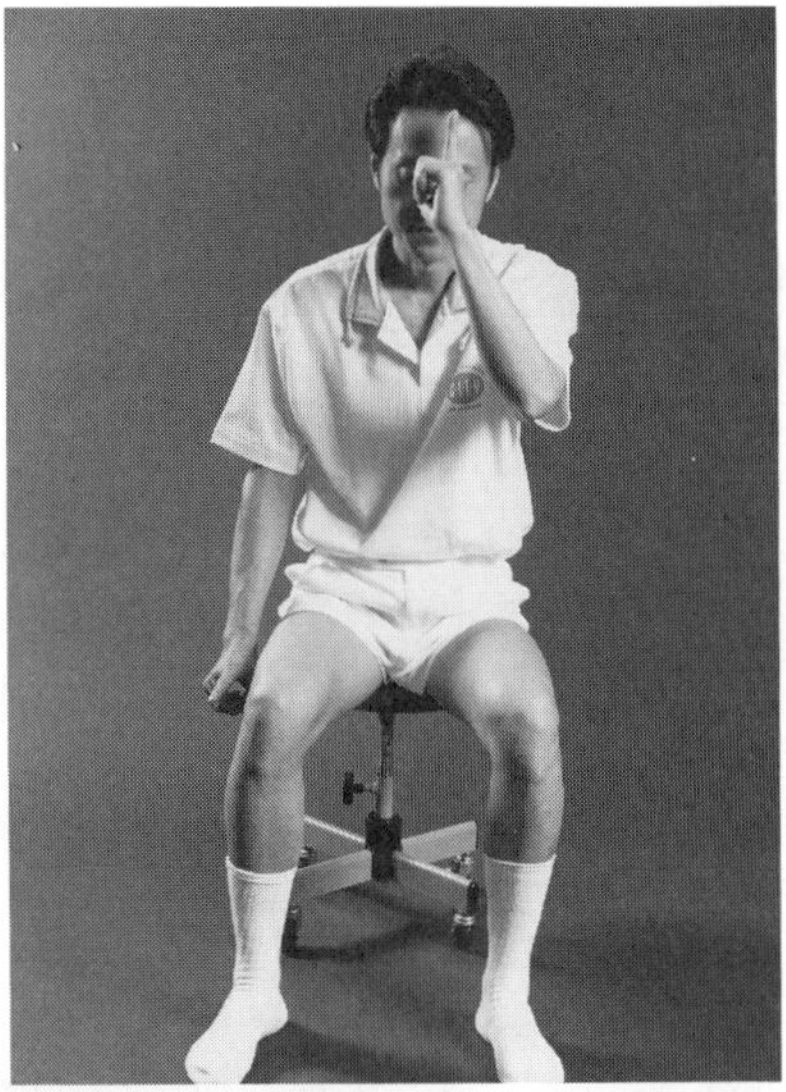

写真6-23

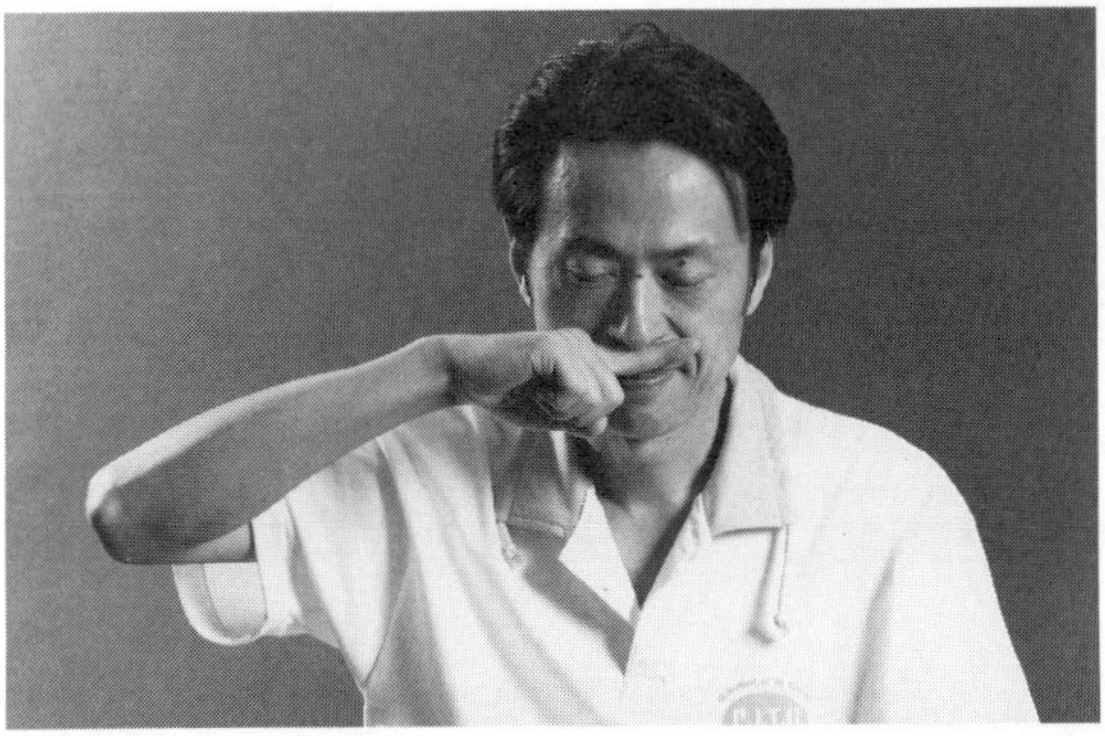

写真6-24

往復の動作を五回行う。次に右手に換え、示指を口の下から左耳の根もとまでこすり、右耳門穴までもどる。この往復の動作も五回行う。歯根を丈夫にする働きがある。

⑦後脳をこする（写真6―25）

両手の指を首の後ろで組み、左右へ計一〇回こする。それから、手の指先に力を入れ、頭をやや後ろに反り、同様に一〇回繰り返す。後項部の緊張を改善し、感冒を予防し、背骨をゆったりさせる。

⑧風池をこする（写真6―26）

両手の示指、中指、薬指で、同時に風池穴を上から下へ軽く二〇回こする。風池穴は後頭骨の下で僧帽筋外側の陥凹部にある。働きは⑦と同じ。

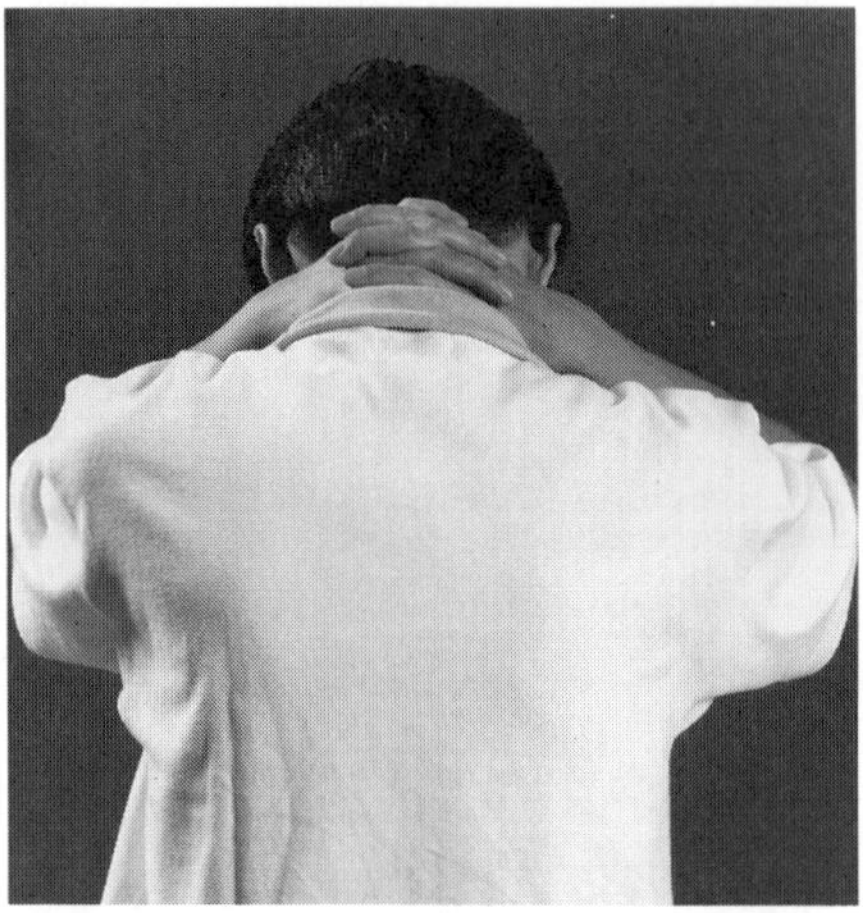

写真6-25

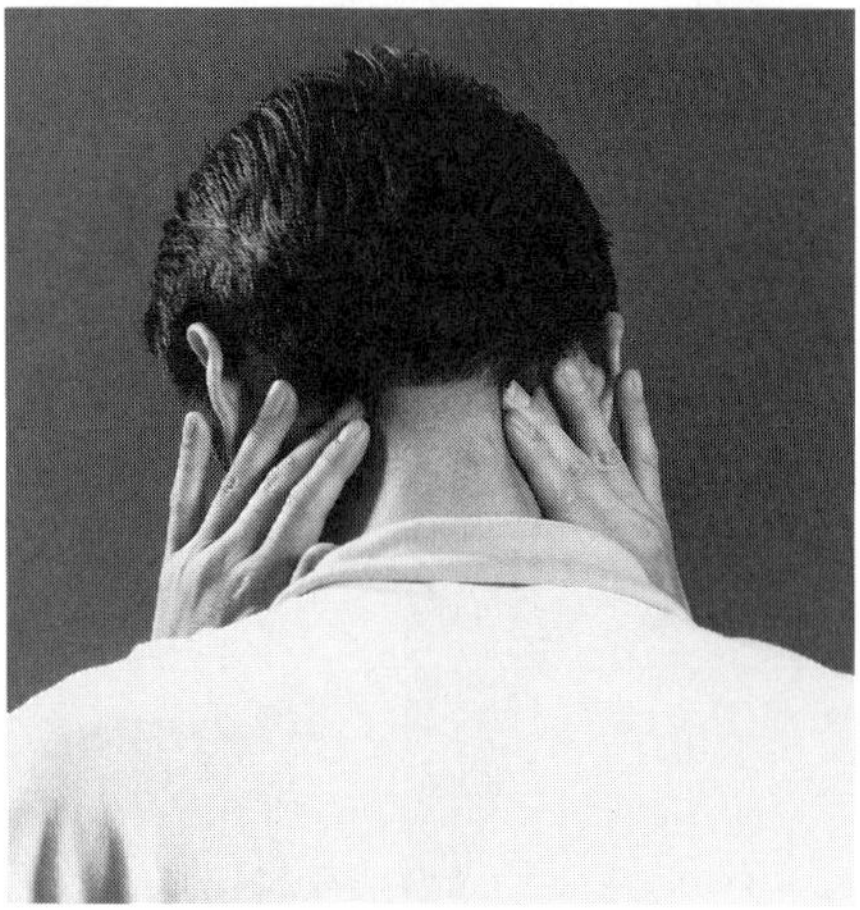

写真6-26

［2］目、耳、鼻部

⑨眼角を揉む（写真6—27・28）

両手を軽く握り、母指を示指の内側におさめ、突き出ている母指の関節で、左右の内眼角（睛明穴）を軽く五回揉んでから、眼窩上縁に沿ってこすり、外眼角（瞳子髎）のところで軽く五回揉み、眼窩上縁に沿ってこすり、もとの内眼角にもどる。これを五回繰り返す。視力を改善できる。

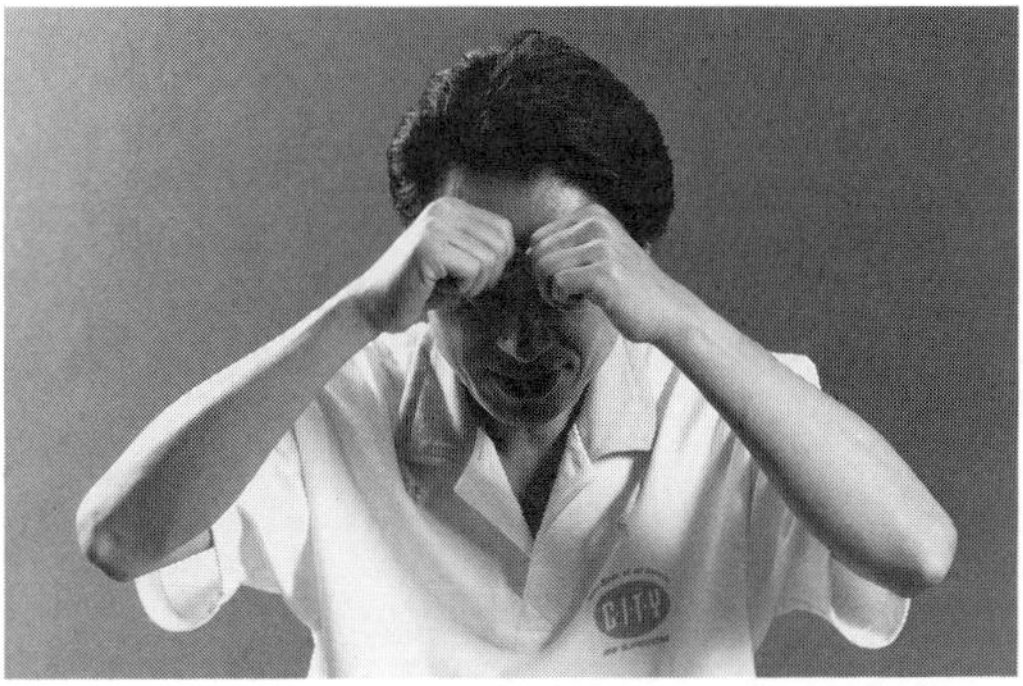

写真6-27

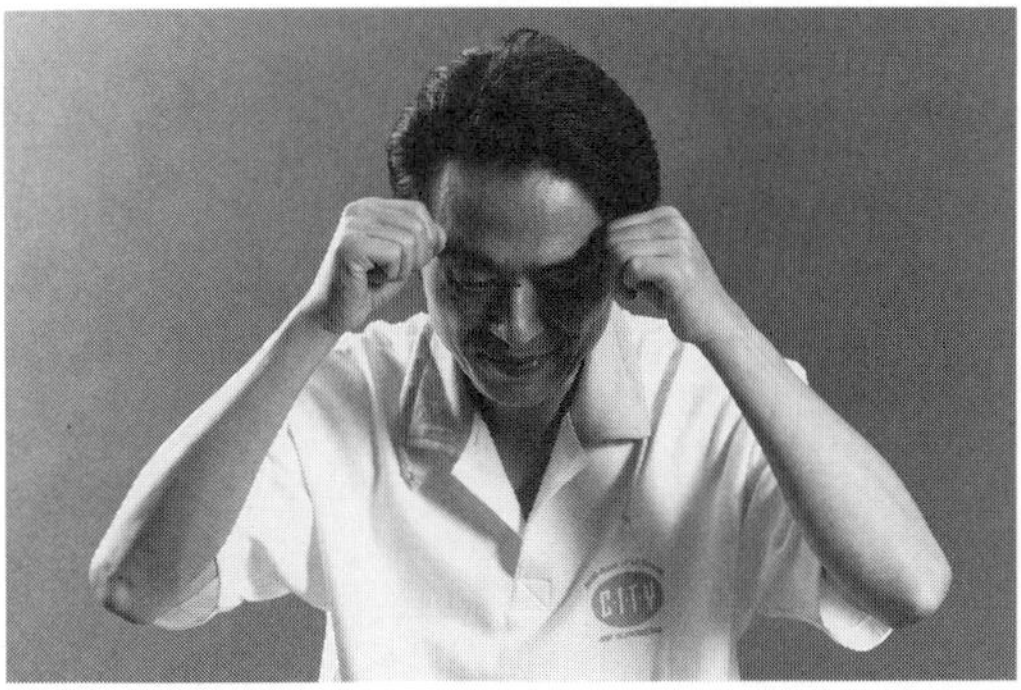

写真6-28

⑩目をしごく（写真6—29）

両手の四指で両目をそれぞれ押さえる。指先を上に向けているが、次に、手指を反して両側へ向けて目（目を閉じている）を計五～一〇回しごく。動きは⑨と同じ。

⑪両眼を動かす（写真6—30）

立式で、両足を開き、拳を握り腰にあてる。拳眼を腰眼（腰のへこみ）にあてて、頭をやや持ち上げ、肩の力を抜き、胸をやや丸め、腹は突き出す。両眼を左から右へ、右から左へと動かす。各五～一〇回行う。動きは⑩と同じ。

⑫耳のつけ根を搓《も》む（写真6—31）

両手の中指と示指を開いて、（小指側は前に母指側は後ろになる）両耳のつけ根を挟んでから一〇回上下に搓む。聴覚を改善する。

⑬耳の穴から気を抜く

両手掌の中心部を両耳にそれぞれ置く。このとき、手掌の根本は前を向いており、手指は耳の後ろの髪の生え際に置く。両手掌の中心部で耳を強く圧え、すばやく離す。五～一〇回行う。動きは⑫と同じ。

⑭耳の穴に指を差し込んでから引っぱるようにして抜く（写真6—32）

両手の示指を耳の穴に挿入する。このとき示指の爪は前を向いている。次に、示指を耳の中で回転させる。このとき、爪は後ろ向きになっている。後ろ向きになったと同時に指を耳から引っぱり出す。計一〇回行う。動きは⑫と同じ。

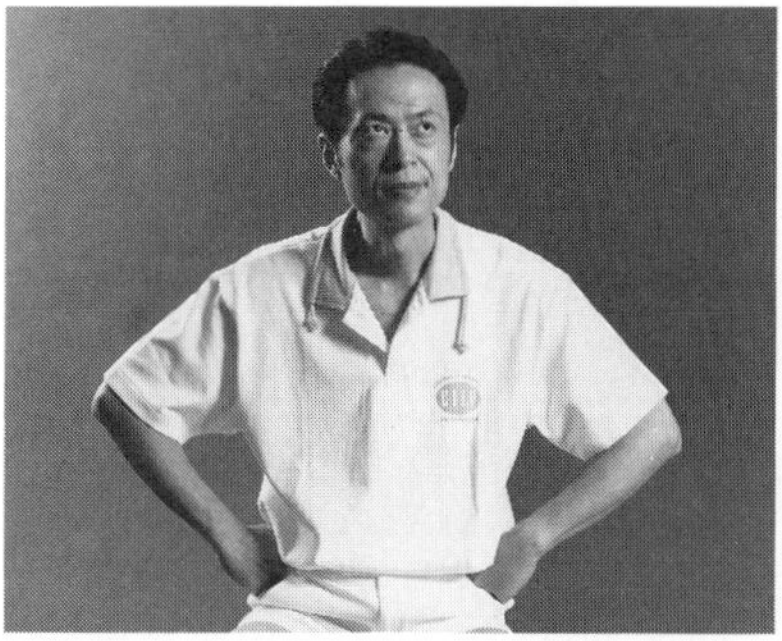

写真6-30

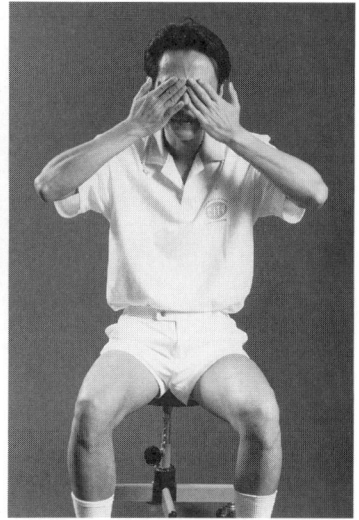

写真6-29

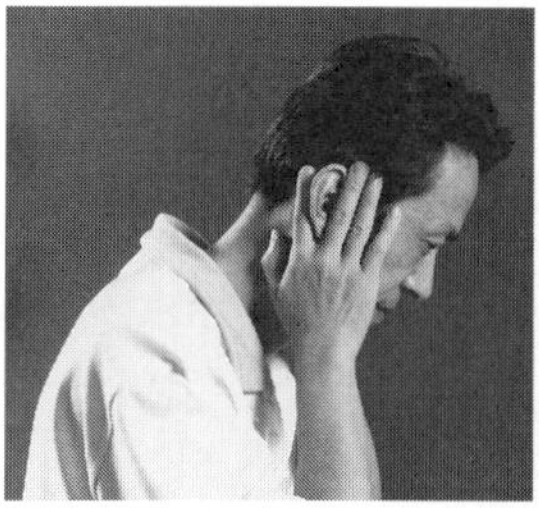

写真6-31

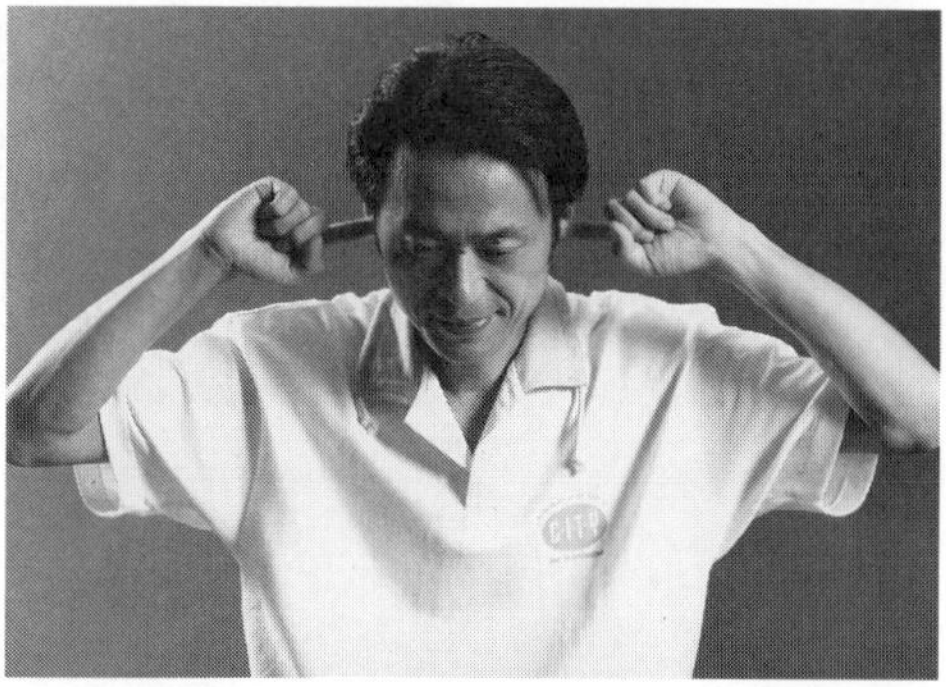

写真6-32

⑮耳をはたく（写真6—33）

両手の手指で後ろから前へ、軽く両耳を一〇回はたく。動きは⑫と同じ。

⑯鼻をこする（写真6—34）

両手の示指を中指に重ね、中指で鼻孔の両側を一〇回上下させてこする。その後、母指を曲げてできた関節の角で、鼻端の両側の迎香穴のところを二〇回まわしながら按摩する。感冒を予防し、鼻の通りをよくする。

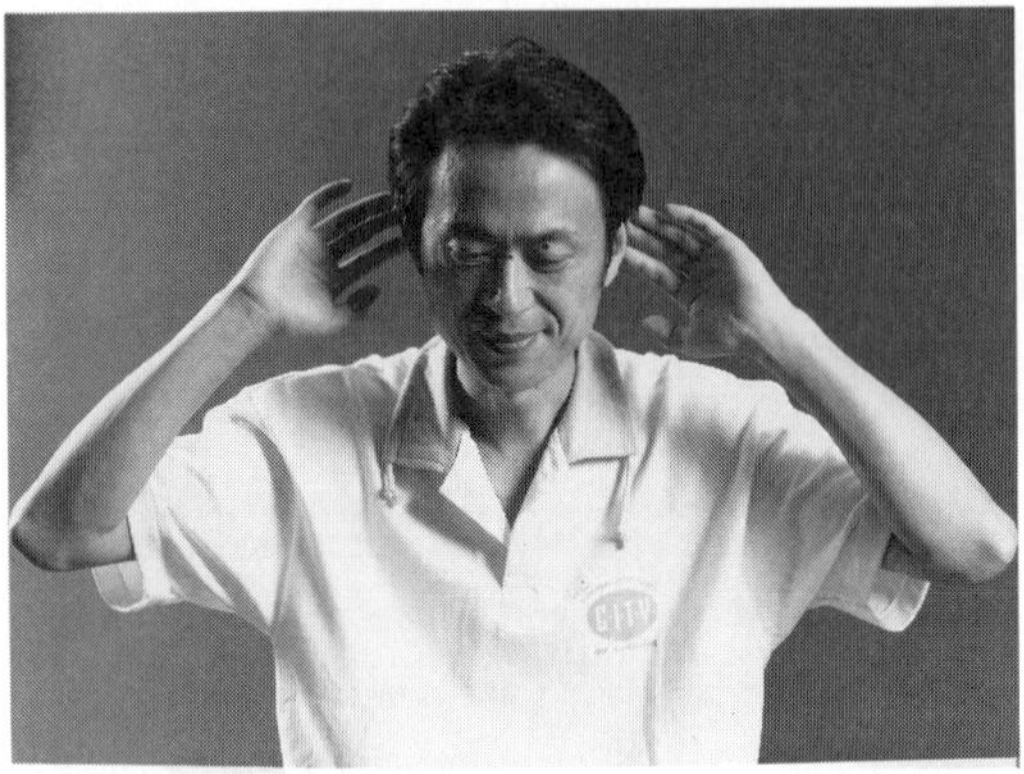

写真6-33

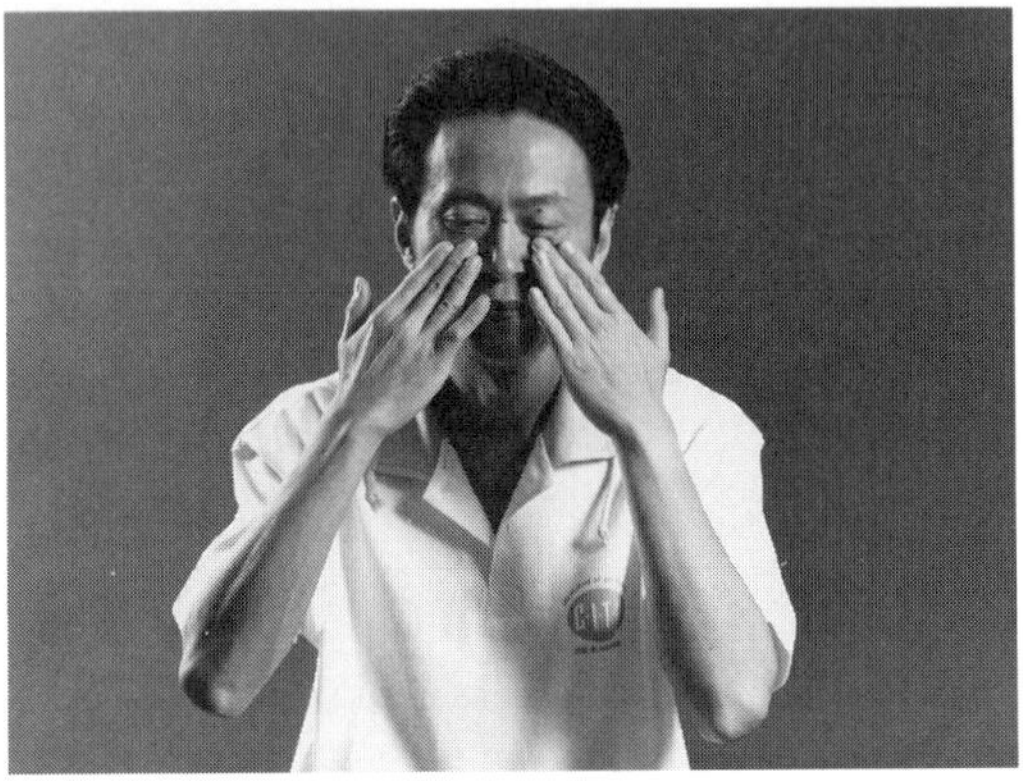

写真6-34

⑰鼻をこする（写真６—35）

両手でそれぞれ拳を握り、示指を曲げてできた関節の角で、鼻梁から鼻端を、左右交替に一〇回ずつこする。働きは⑯と同じ。

⑱鼻尖を摩《さす》る（写真６—36）

手掌のつけ根を、鼻尖の素髎穴に置き、息を一回吐き出す間に、手掌のつけ根で約五回円を描く。左右の手で各一回から二回繰り返す。働きは⑯と同じ。

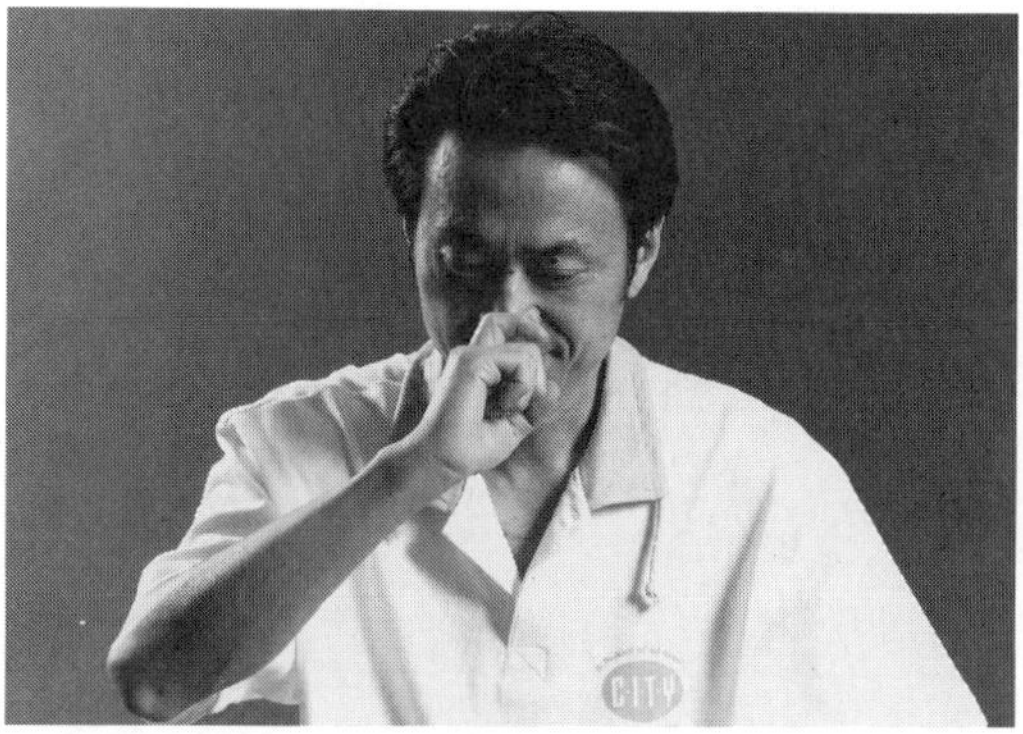

写真6-35

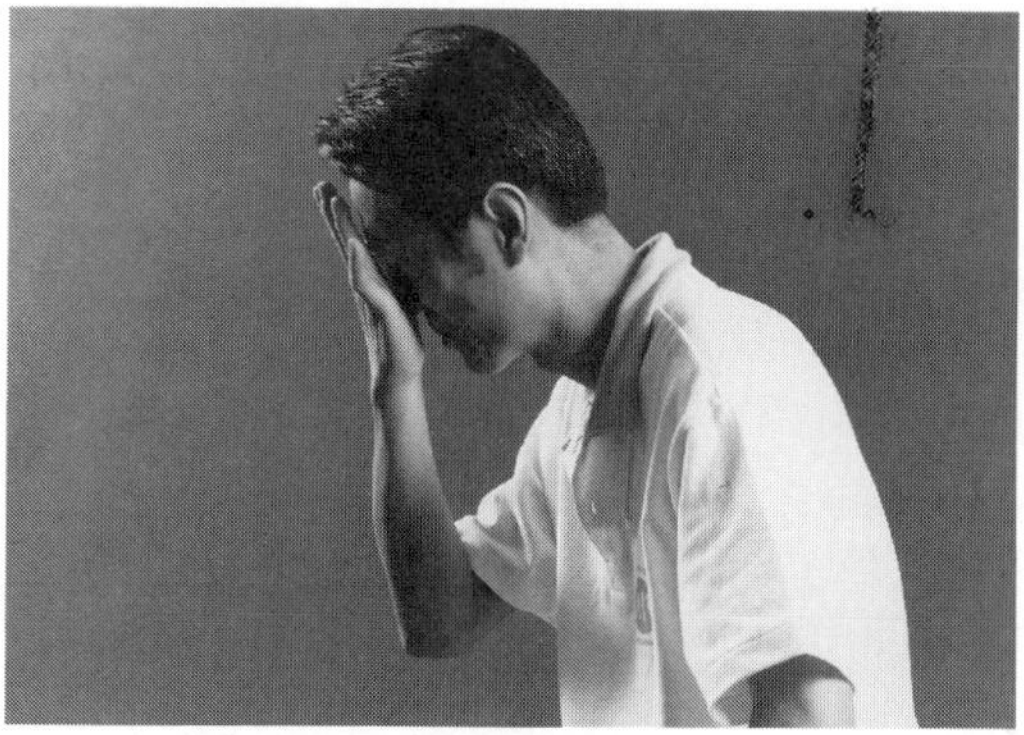

写真6-36

［3］胸、腹、腰部

⑲胸を摩りながら呵気訣を行う（写真6—37）

両手をこすりあわせて熱くなったら胸部に重ねて軽く右から左へ時計の回る方向に二〇～三〇回按摩をする。その後、鼻から息を吸い口から吐き出しながら、口を開いて呵気訣を五回行う。胸部苦悶感や胸の鈍痛を取り除くことができる。

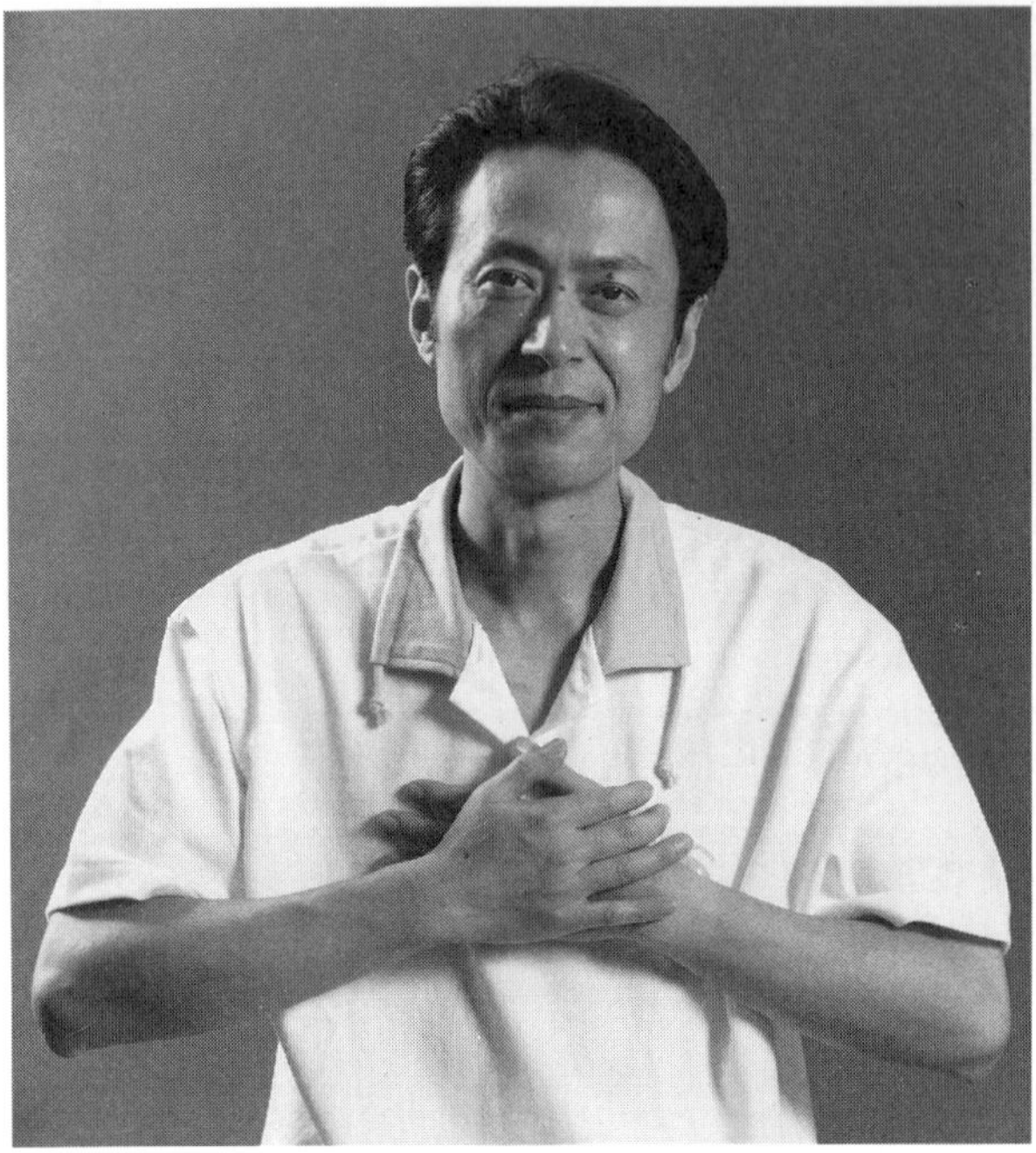

写真6-37

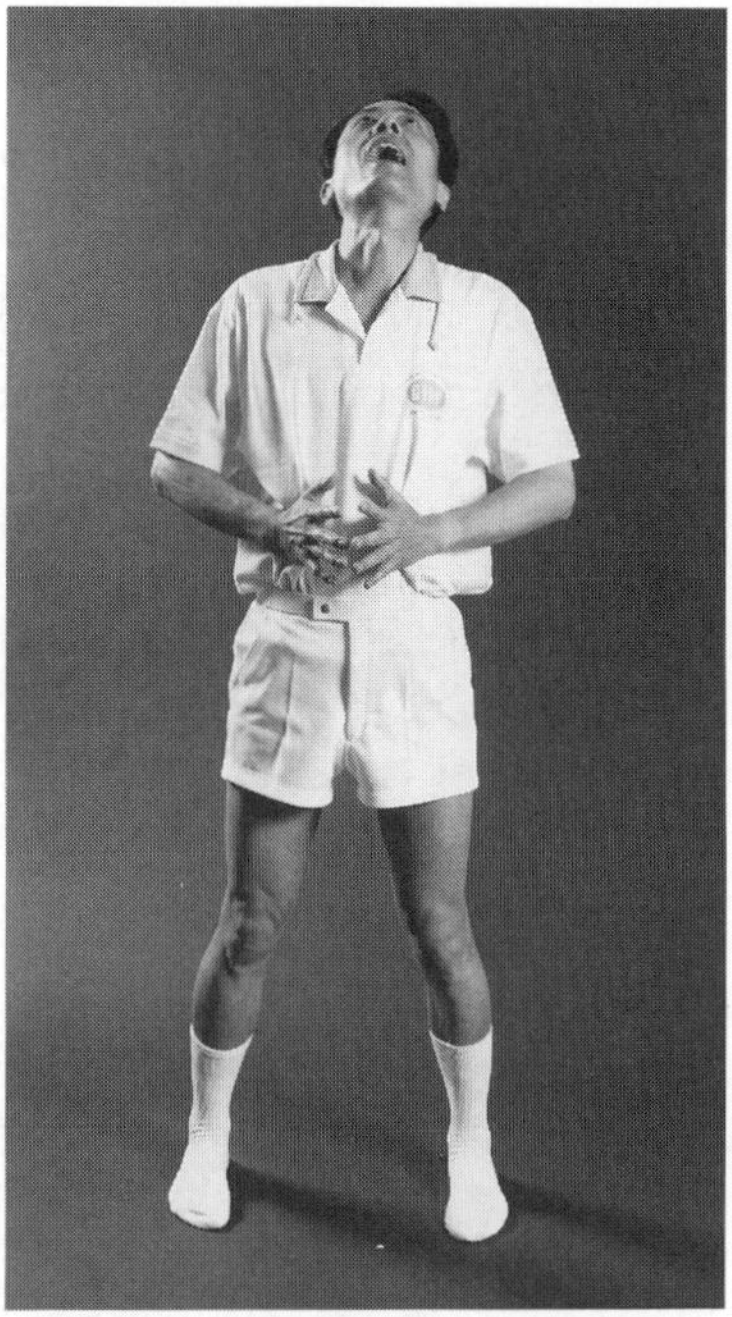
写真6-39

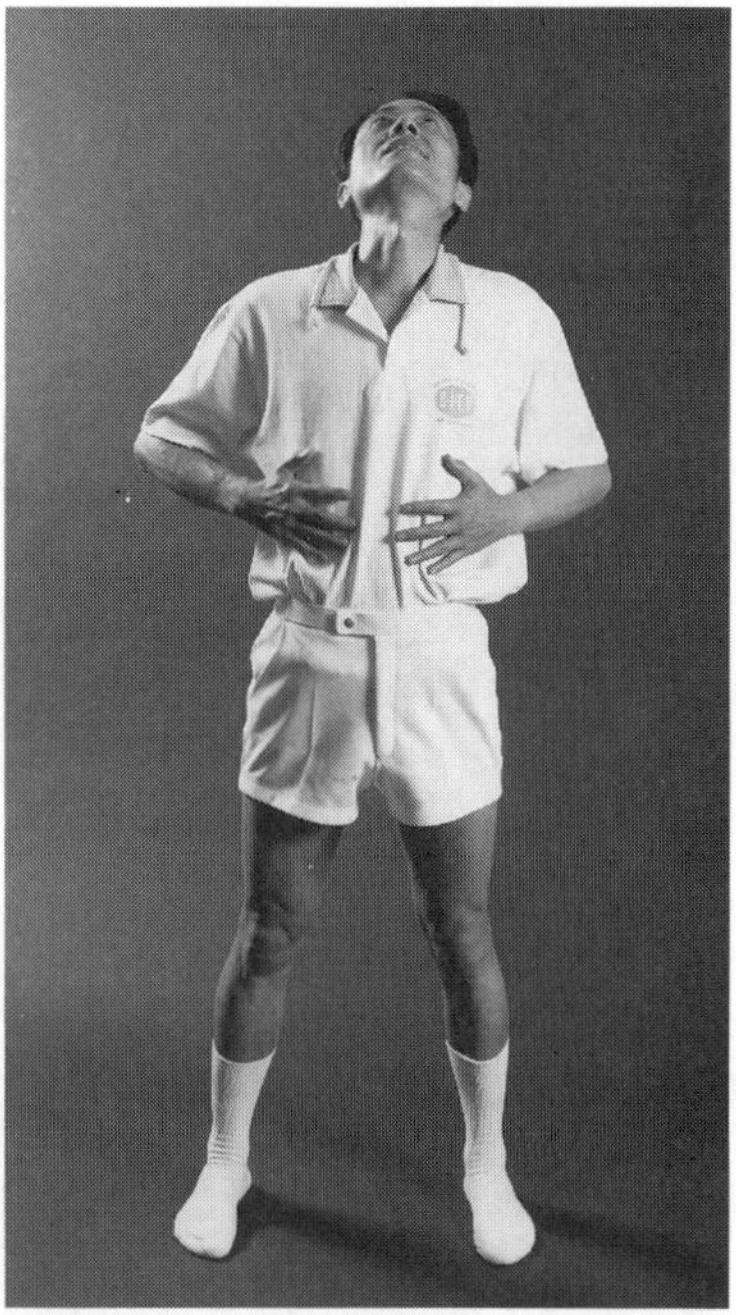
写真6-38

⑳胸肋を摩りながら嘘気訣を行う（写真6—38・39）

両手の手掌をそれぞれ両側の胸肋部に置く。手指を前に向け軽く五回回旋させる。次に、両手掌を前に推し出しながら口中で嘘気訣を行う。このようにして三回繰り返す。胸脇部の膨満感、鈍痛を改善する。

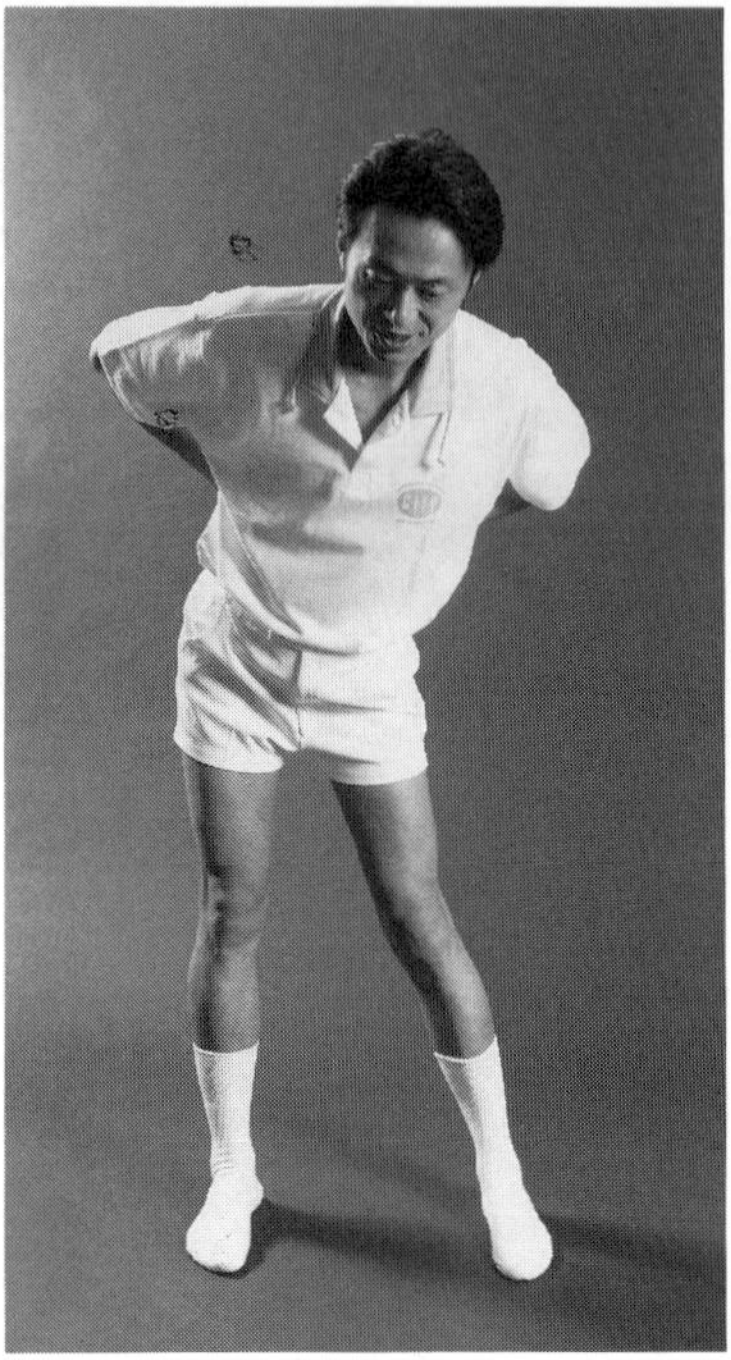

写真6-41

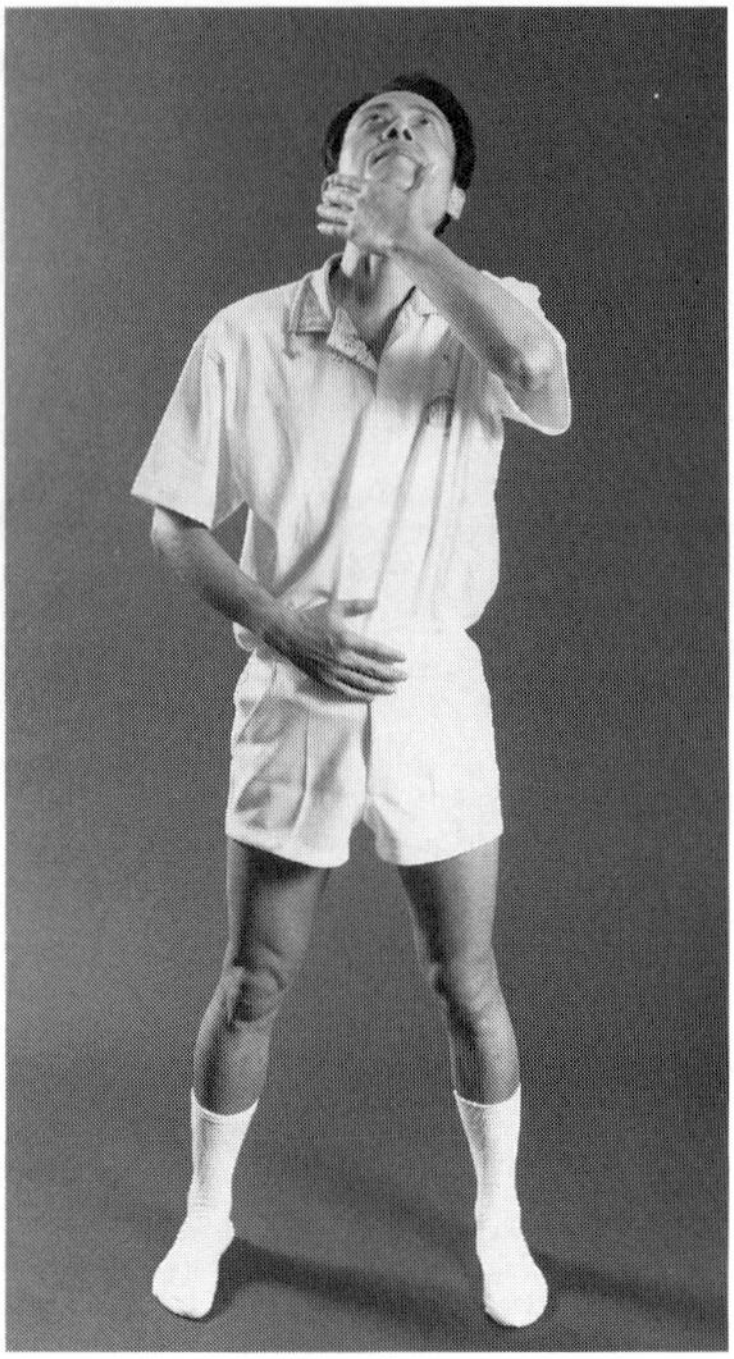

写真6-40

㉑胸をしごいて気を順わせる（写真６―40）

頭をやや持ち上げ、両手で交替に胸腹部をしごく。両手上は首の下から下腹部までを左右五回ずつしごく。胸腹の上逆した気を下に下げることができる。

㉒腰、股の動きをよくする（写真６―41）

直立し足を揃え、両手を腰にあて腰部を左から右へ一〇回、右から左へ一〇回横に揺する。腰のだるさを防ぐ。

㉓腰を回転する

直立し、両足を開き、両手を大腿前面に置き、腰を中心に上半身を、時計方向と

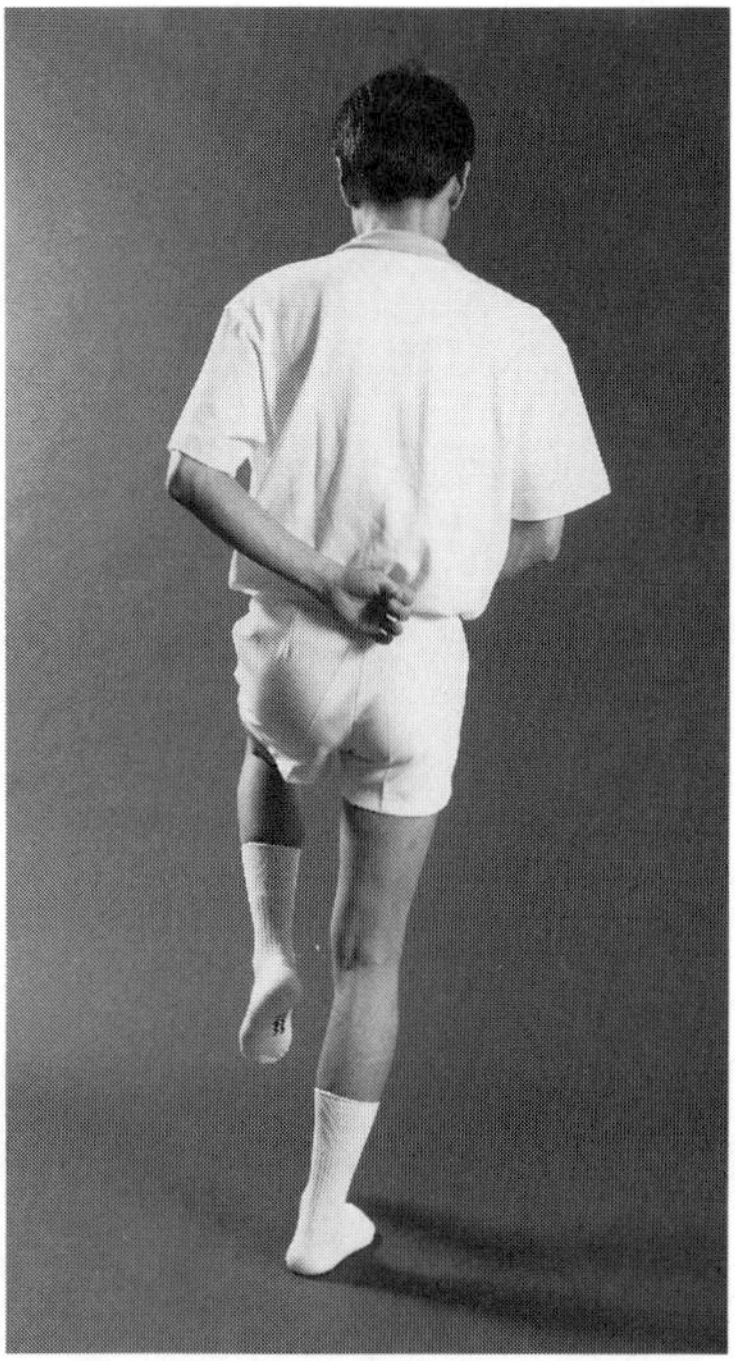
写真6-42

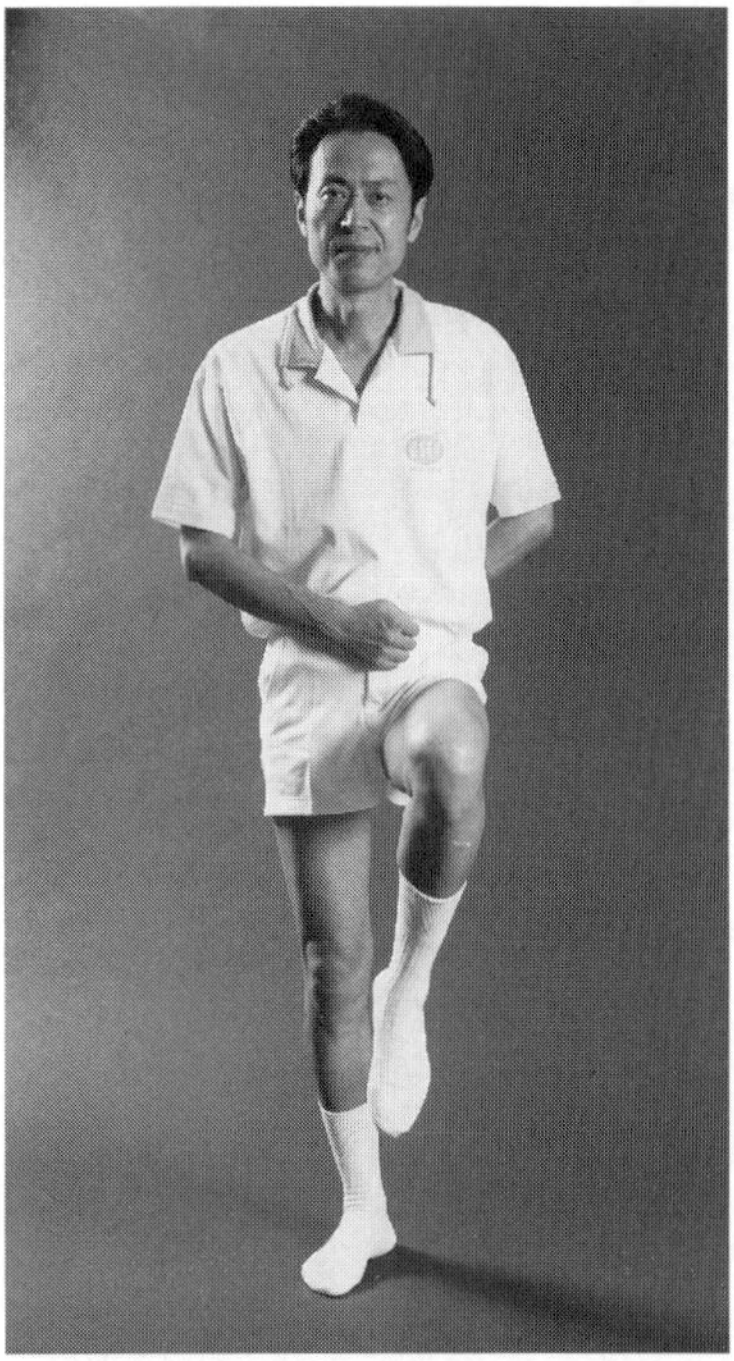
写真6-43

逆方向に各五回ずつ回転させる。動きは㉒と同じ。

㉔腰を軽く叩く（写真6—42・43）

直立し足を揃え、両足を自然に開き、両手をだらりと下げる。腰を左右に揺り動かすと同時に、左手掌で右の前腰を軽く叩き、右手の甲で左の後腰を軽く叩く。左右の手を換え、合計一〇～二〇回行う。動きは㉒と同じ。

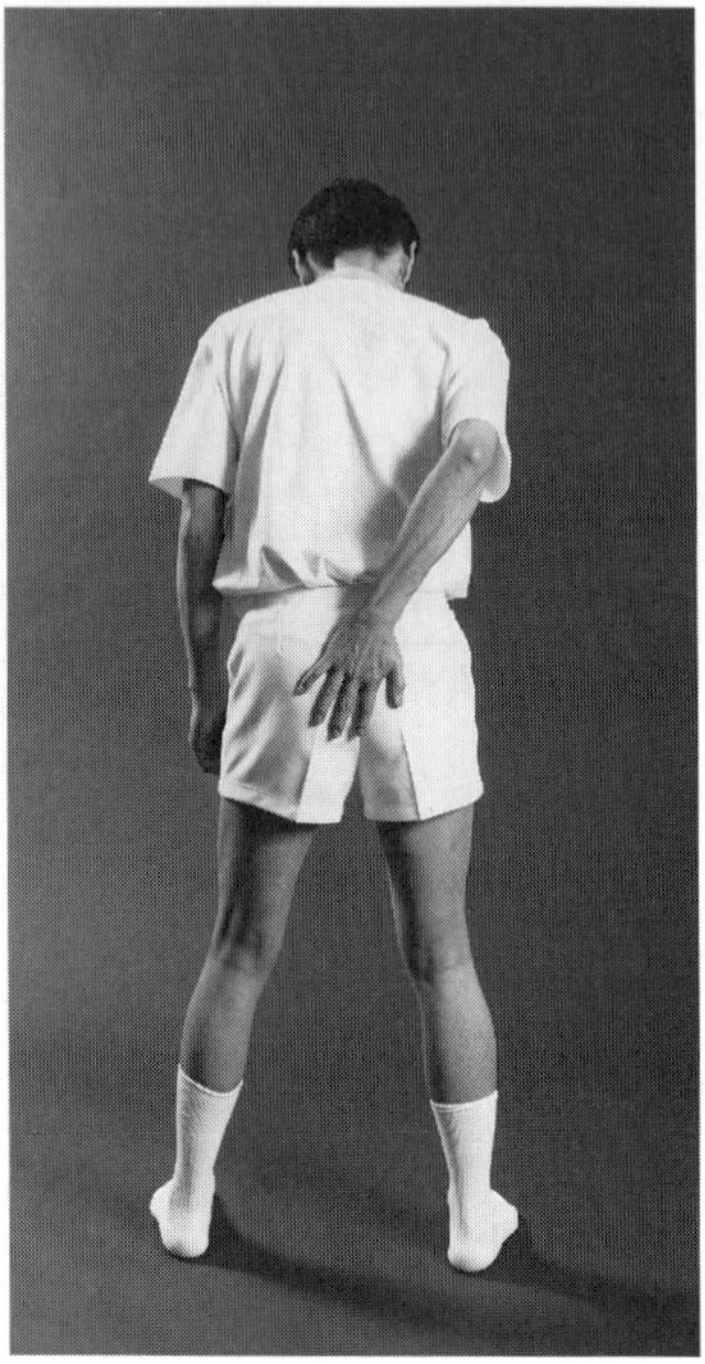
写真6-44

㉕尾骨部を軽く叩く（写真6―44）

直立し、両足を開き、上半身をやや前に屈め、左手掌で尾骨部を五回軽く叩き、右手掌に換えて五回軽く叩く。一回叩くたびに鼻孔で息を一回吐き出す。便通をよくする。

［4］上肢

㉖肩を揺する

両手を組み、両肩を同時に前後に各一〇回ずつ回す。それから、左肩を右肩に、右肩を左肩に近づけるようにして、肩部を前後に各一〇回ずつ揺する。健脾開鬱や、肩関節のだるい痛みを改善する働きがある。

㉗左右で弓を引く（写真6―45・46）

両手とも拳を握り、胸の前で交叉させる。左拳を左側にまっすぐ肩の高さで伸ばす。そのとき、左拳の拳眼を上に向け、拳心は前に向ける。同時に右拳を右肩の前に置く。そのとき、右拳の拳眼を上に向け、拳心は肩に向け、あたかも弓を引くような型をとる。目は伸ばした拳をみつめる。そ

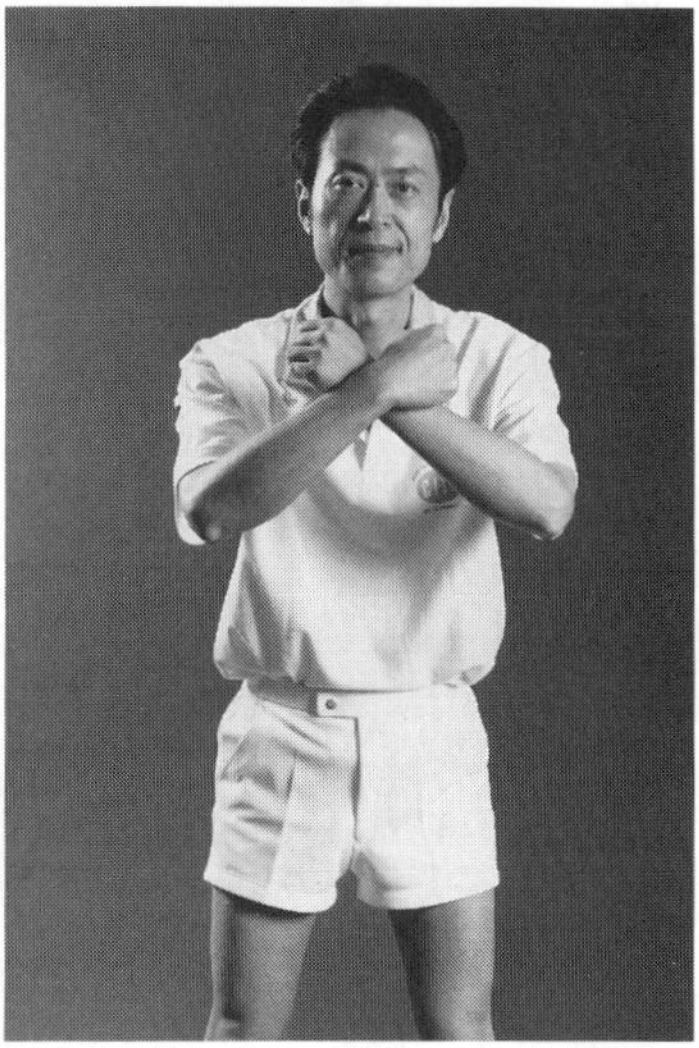

写真6-45

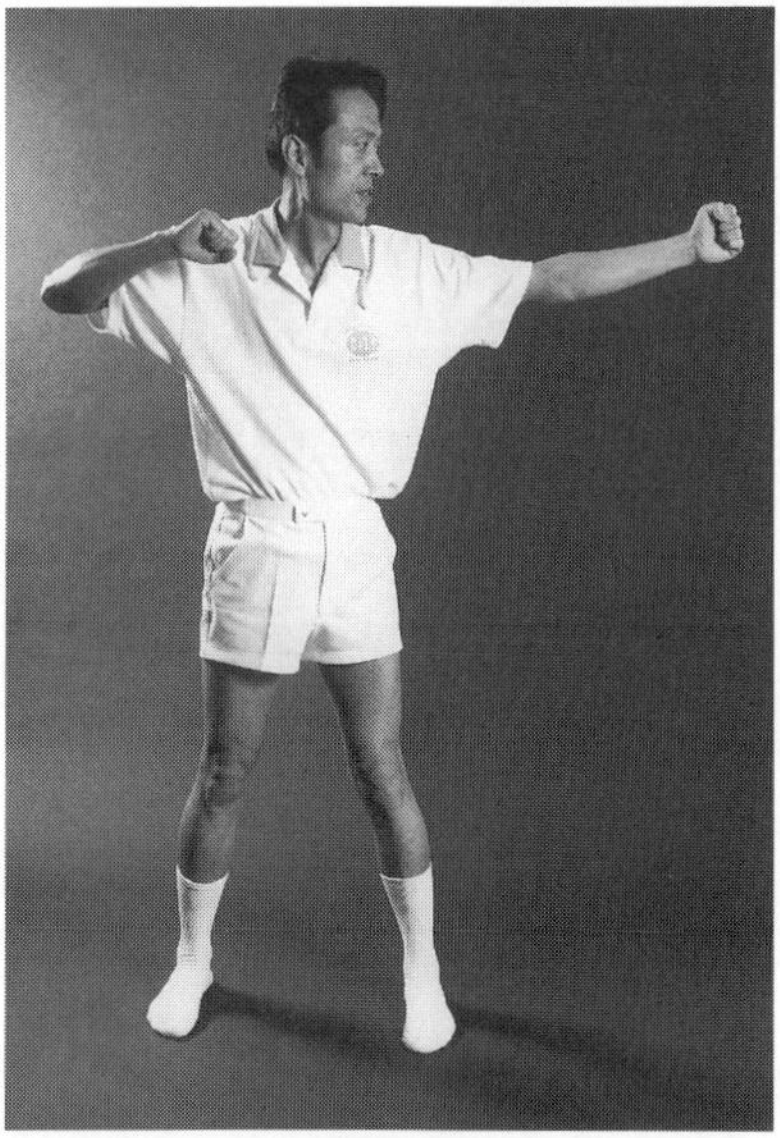

写真6-46

れから両拳を元のように胸の前で交叉させ、右拳を右側の肩の高さでまっすぐ伸ばす。左右を繰り返し計一〇回行う。肺気を強め、胸部、肩部を緩めるなどの働きがある。

㉘手を持ち上げ耳を摸《なで》る（写真6―47）

左手で腰を挟み、右手を持ち上げ、頭越しに左の耳を一〇回摸る。肩関節の動きをよくする。五十肩の患者は患側の手だけを持ち上げ耳を三〇回摸てもよい。

㉙肘を手掌にのせ背中を摸る

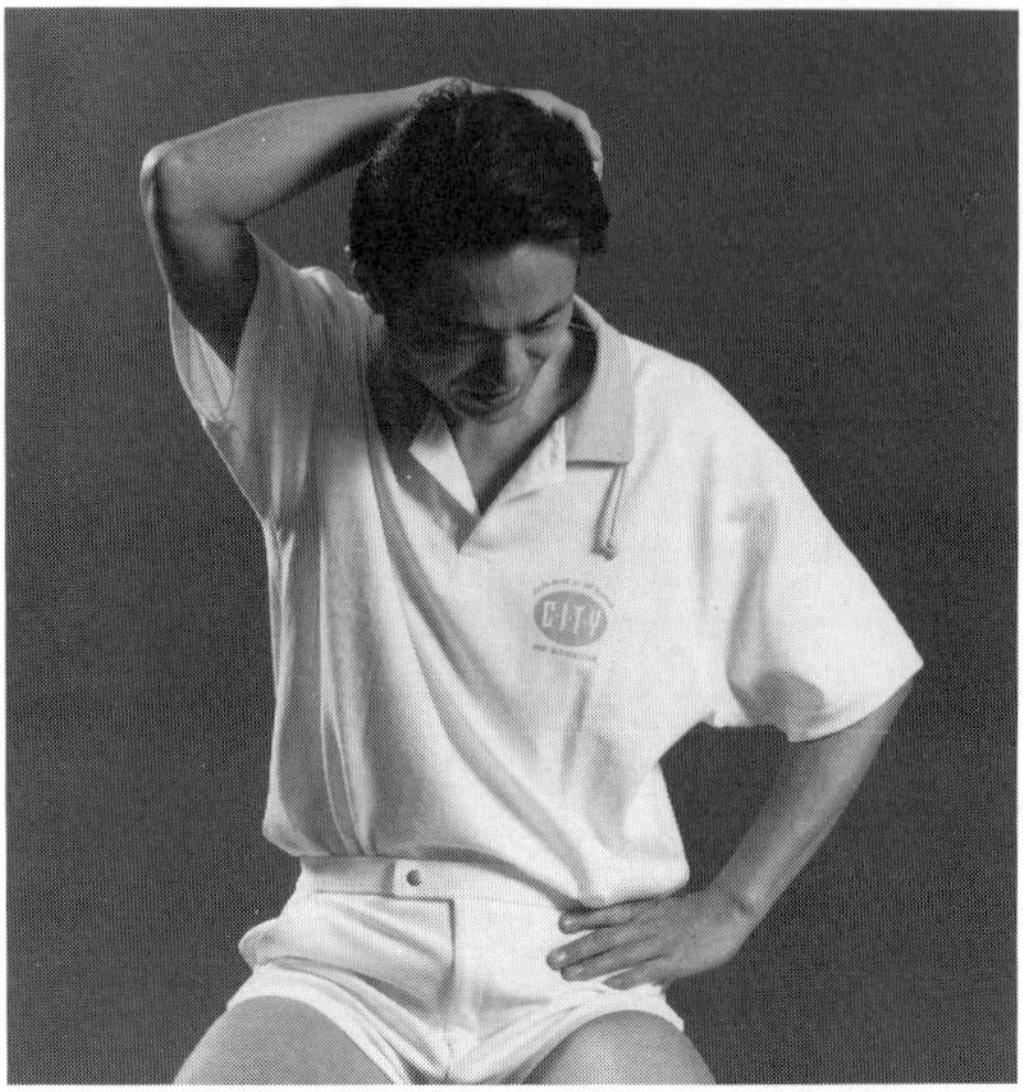

写真6-47

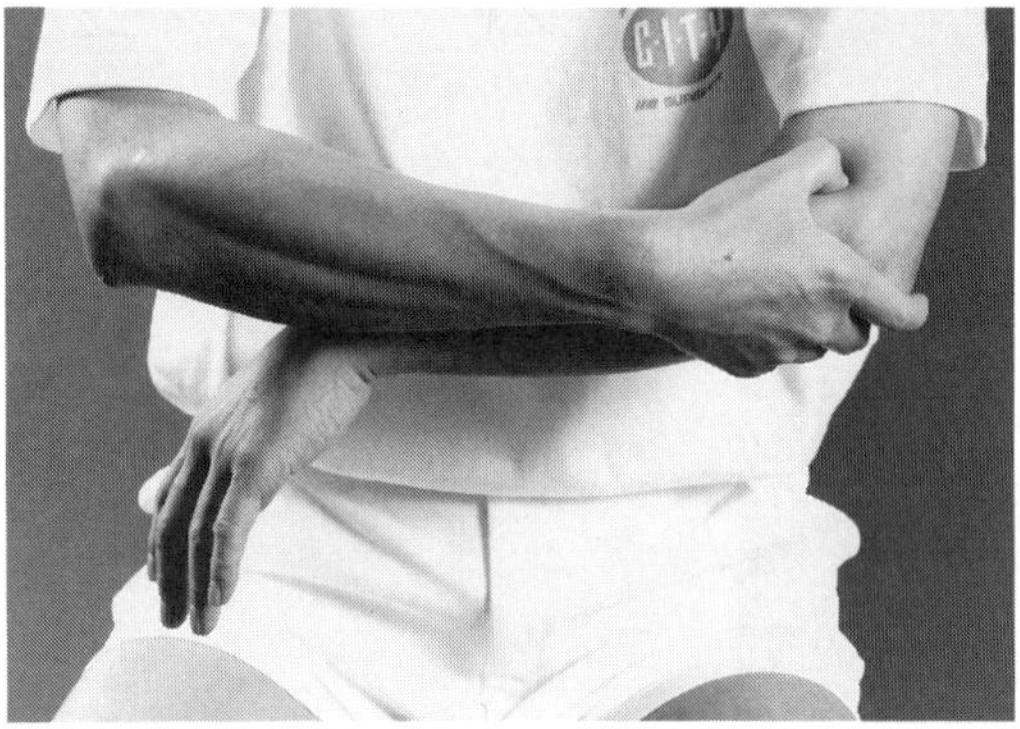

写真6-48

平坐して右手掌に左肘をのせたまま、左腕を曲げて首の右側にまわし、右の後背部まで伸ばして右肩甲部を摸る。同時に頭を軽く左に回転させる。次に左手掌に右肘をのせる。左右各五回行う。働きは㉘と同じ。

㉚曲池を按摩する（写真6―48）

左手を曲げて胸の前に置き、右手の母指の腹で左手の肘関節横紋の外端にある曲池穴を按摩する。左右各三〇回行う。肘関節のだるい痛みを改善する。

㉛神門を按摩する（写真6―49）

左の手掌を返して上に向ける。右の母指で左手関節の小指側横紋の陥凹部にある神門穴を按摩する。次に右に換えて左右各三〇回按摩する。動悸、不眠を改善する。

㉜内関を按摩する（写真6―50）

手掌を返して上に向ける。手関節横紋から上に示指中指の幅で、二つの腱の間にある内関穴を左右各三〇回按摩する。動悸を改善し、悪心嘔吐を止める。

㉝合谷をつまむ（写真6―51）

母指と示指を開き、もう一方の母指の指節間関節横紋を母指と示指との間の虎口にあてて母指の先端がぶつかるところが合谷穴である。同穴を母指と示指で上下から同

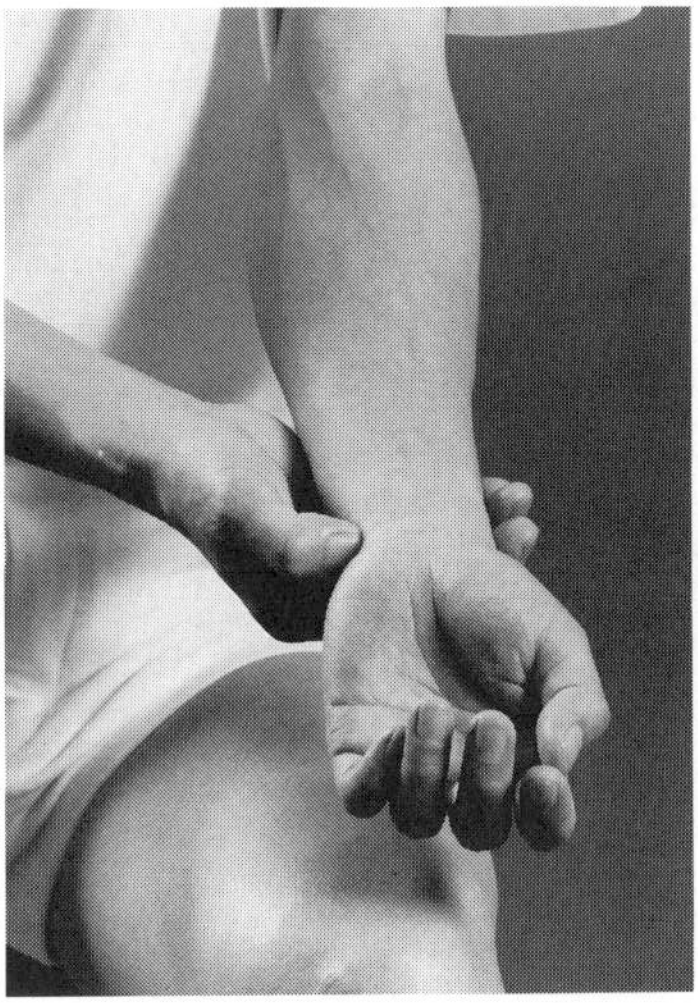

写真6-49

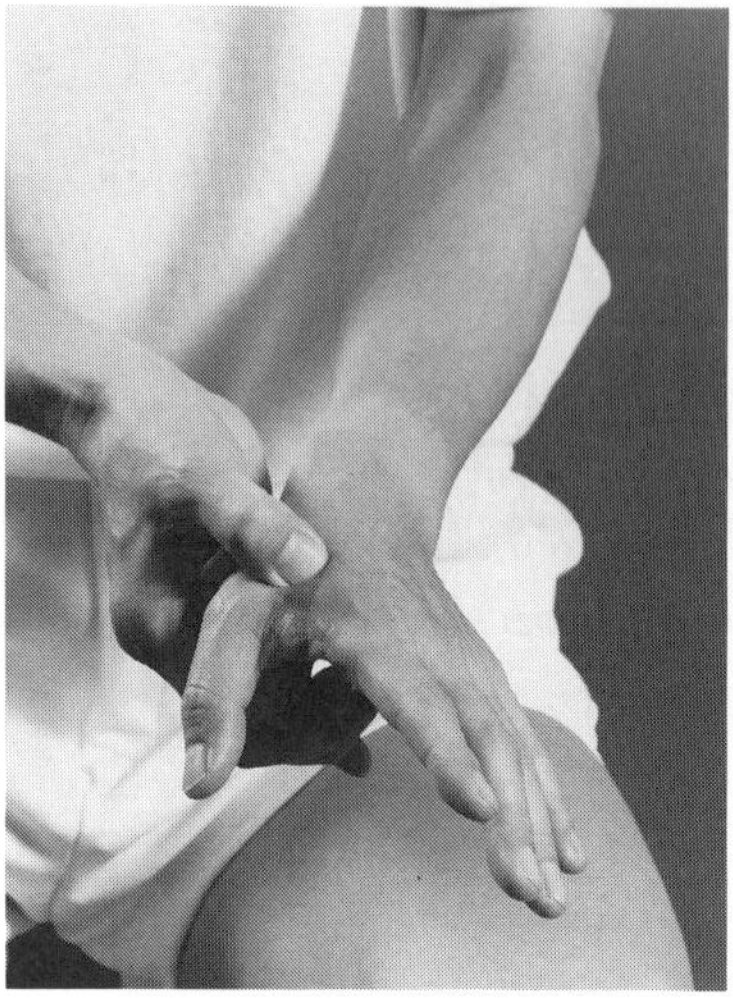

写真6-51

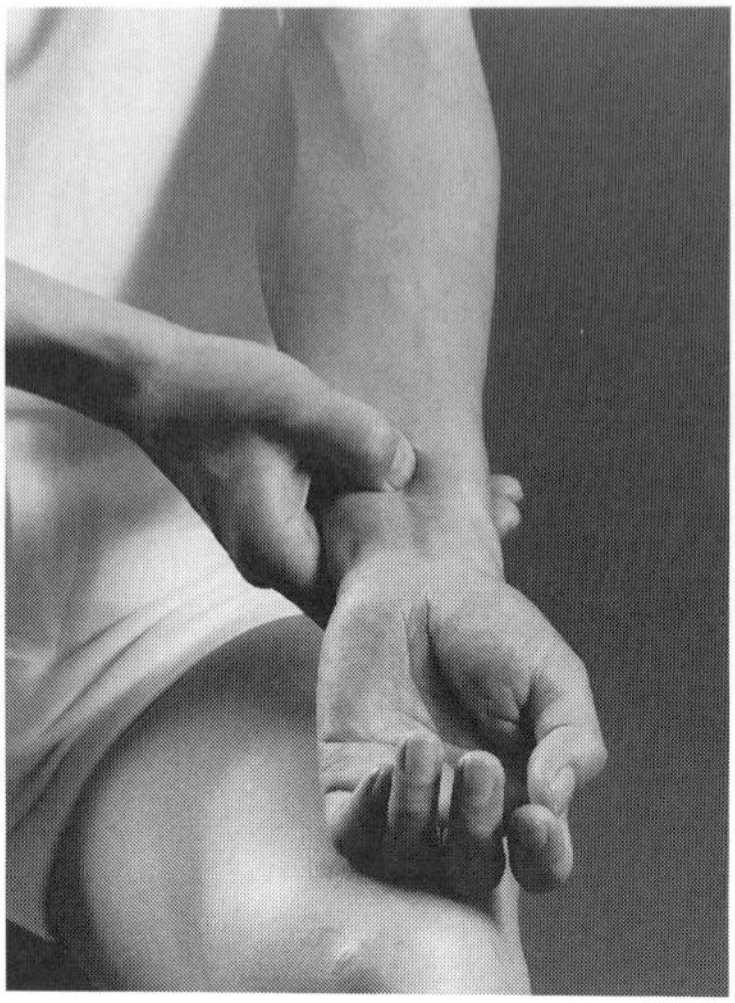

写真6-50

時にはさんで左右各三〇回おさえる。頭痛、歯痛を予防治療する。

［5］下肢

③④膝をこする（写真6—52）

平坐。両手掌の中心をこすり合わせて熱くなったら、両手で両膝を蓋い、まず外から内へ、次に内から外へと回転させながらそれぞれ二〇回ずつこする。膝関節のだるい痛みを改善する。

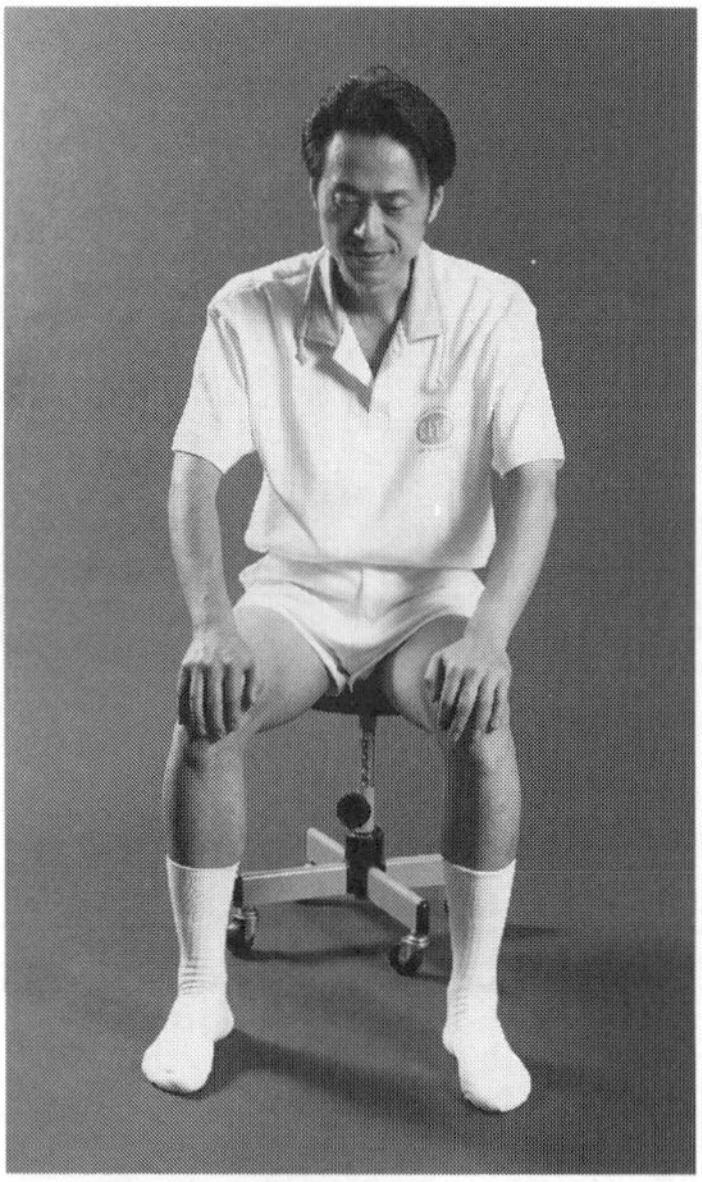

写真6-52

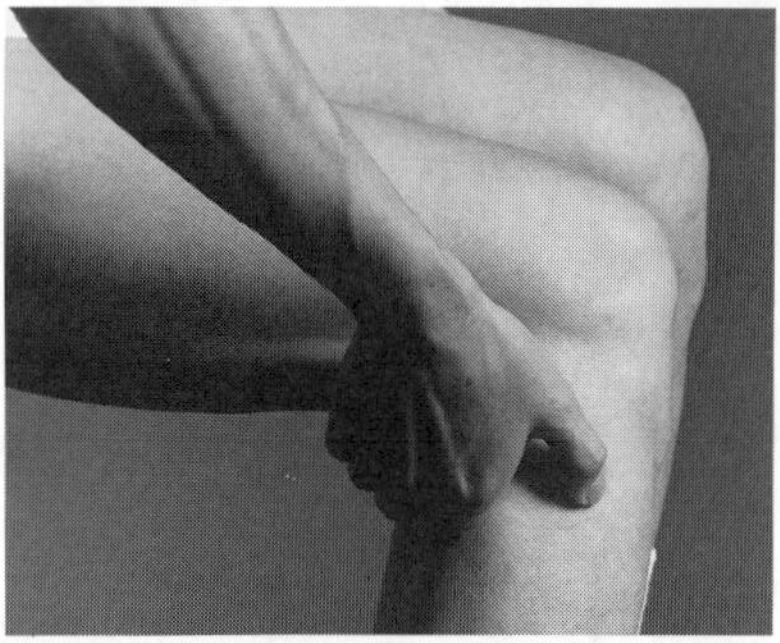

写真6-53

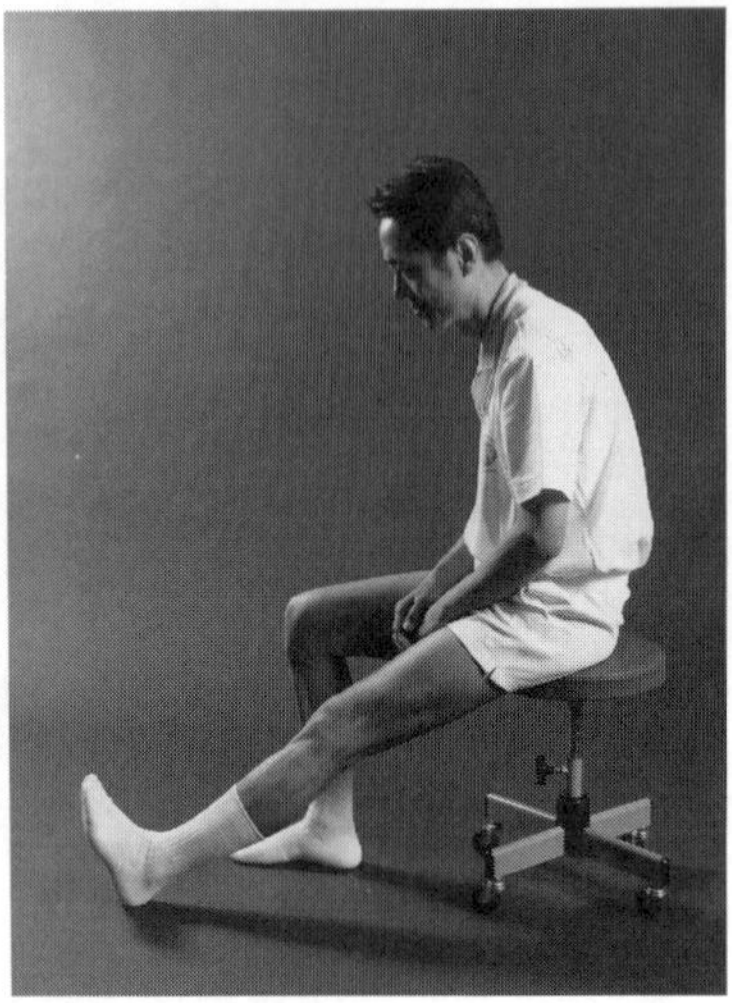
写真6-54

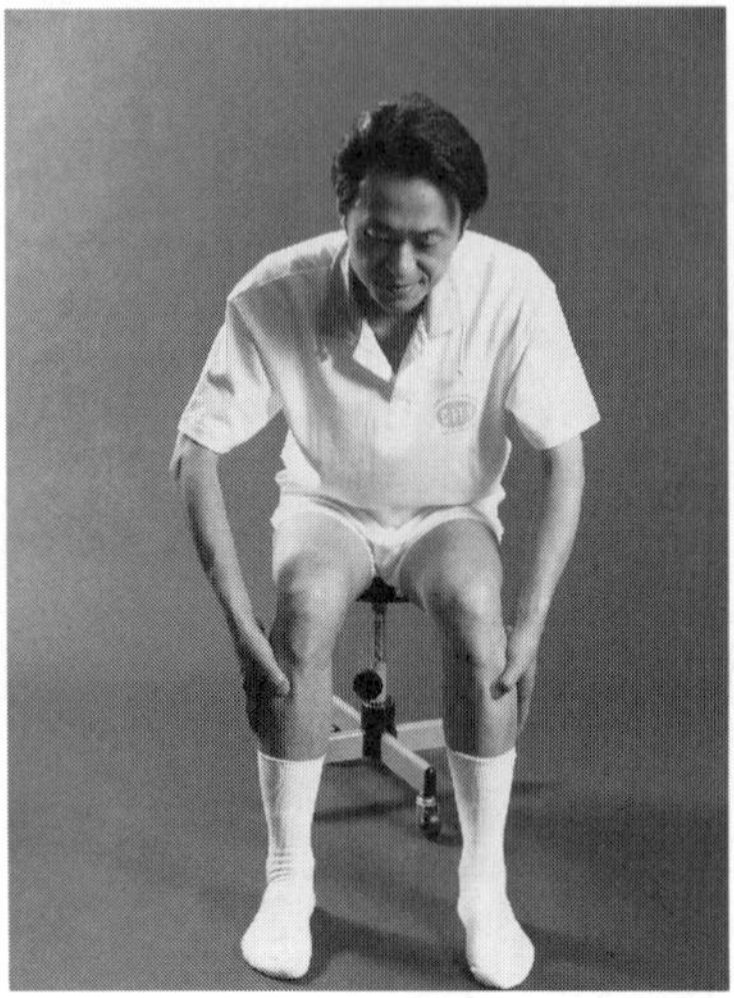
写真6-55

㉟委中をこする（写真6―53）
　平坐し、左足を投げ出し、右手の示指、中指を、左足の膝窩横紋の中央の委中穴に置き、五〇回こする。次に右側の委中穴をこする。腰背痛、坐骨神経痛を改善する。
㊱足を伸ばす（写真6―54）
　平坐し、まず左足を前にゆっくり伸ばし、足尖を上に向ける。伸ばしきろうとするときに、踵にやや力を入れ前に押し出す。次に右足に換えて同様に行う。左右各五回ずつ行う。下肢の全関節を伸ばす。
㊲足首を回す
　平坐し、まず左足を起こして踝を外から内へ、次に内から外へ各五～一〇回ずつ回す。次に右足に換えて同様に行う。足関節の動きをよくする。
㊳足の三里を按摩する（写真6―55）
　坐式。左右の母指の腹で、同時に膝の外側のくぼみから三横指下の足の三里穴を各

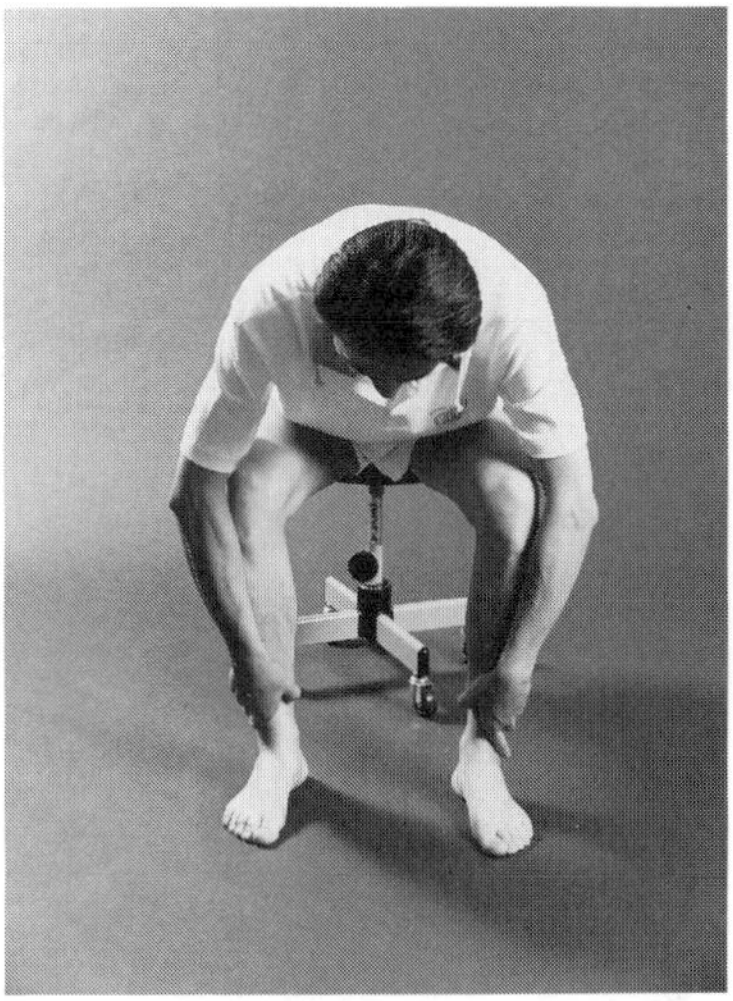
写真6-56

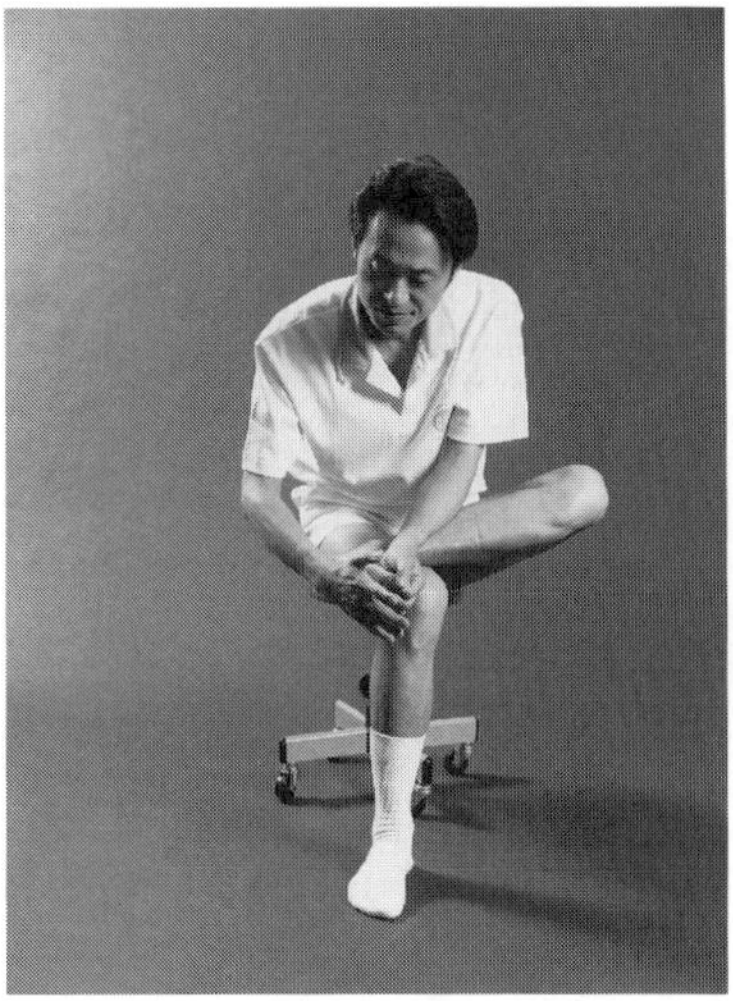
写真6-57

三〇回ずつ按摩する。胃腸の消化吸収の働きを強める。

㊴三陰交を按摩する（写真6―56）

坐式。左右の母指の腹で同側の内踝の上三横指の三陰交穴を各五〇回ずつ按摩する。睡眠をよくし、月経を調える。

㊵湧泉をこする（写真6―57）

坐式。右手で右足の趾を反《そ》らせて足底の中央部を突き出し、左手掌の中心部にある労宮穴で、足底の前三分の一にある湧泉穴を計五〇～一〇〇回こする。次に左の湧泉をこする。動作はゆっくり、注意を集中して行う。安眠できるようになり、冬の足冷を解除する。眠る前に足を洗ってから行うとよい。

第四節　拍撃臓腑法

拍撃臓腑法は、操胸・操前身ともいい、八節に分けて行うので、操八卦ともいう。これは民間に伝わった動功である。その主な作用は外部の拍撃（手掌で軽く叩く）により、内部の臓腑器官を強くすることである。しかし、拍撃するときの手掌は力を入れ過ぎてはならず、とくに初めて学ぶときには必ず軽く叩くようにする。本法は八節に分けて行い、各部位はすべて七回軽く叩き、一回叩くごとに鼻孔より息を一度吐き出す。本法はすべて立式で行い、動作、回数、呼気に注意を払わなければならない。

［1］準備と拍撃法

立式で、胸を前にこごめ肩の力を抜き、気を丹田に沈め、両眼は直視する。両足は揃えるか、あるいは不八不丁（注意すべき点を参照）にする。片手は拳を握り、前下方へまっすぐ伸ばす。手掌の中心（拳心）は上に向ける。もう一方の手は軽く叩こうとする部位に置く。あるいは両手をともに軽く叩こうとする部位に置く。

拍撃法　一回叩く動作を二つの内容に分ける。

①部位に置いてある手をゆっくり持ち上げると同時に息を吸う（手をどのぐらい持ち上げるかによって、吸う息の長さを決める）。動作は少しゆっくりめとする。

②持ち上げた手掌で、もと置いてあった部位を軽く叩くと同時に鼻で息を吐き出す。動作は少し

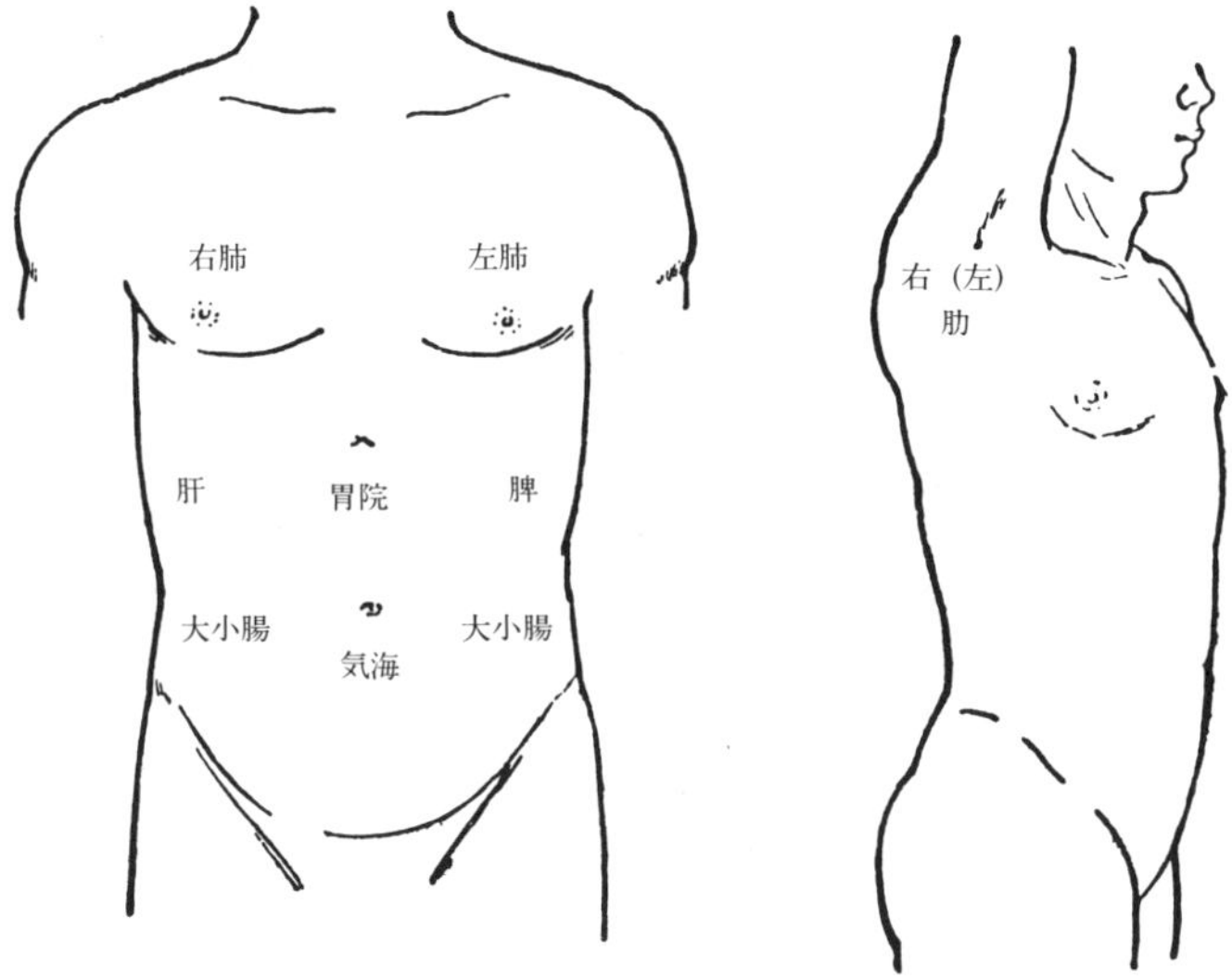

図6-1　八卦操法

速めとし、息を吐き出すときに声を出す。このようにして鍛えた内臓は叩かれることによる損傷を防ぐことができる。

［2］八卦操法（図6―1）

①胃脘部を叩く。左足を出すが不八不丁（図6―2）とし、左手は拳を握り楼梯式[1]をとり左足と平行に出す。右手掌で剣状突起下の胃脘部を軽く叩く。

②気海を叩く。右足を出すが不八不丁とし、右手は拳を握り楼梯式をとり右足と平行に出す。左の手掌で臍の下の気海穴を軽く叩く。

③大腸小腸を叩く。両足を揃え、両手の手掌で同時に側腹部（臍の両外側）を軽く叩く。

④左肺を叩く。左足を出すが不八不丁とし、左手は拳を握り楼梯式をとり、左足と平行に出す。右手の手掌で左肺（左乳の外

1――楼梯式　楼梯はハシゴのことであるが、腕をハシゴ状にするというのがどのような形をとるものなのか不明。おそらく手足を平行に伸ばすことが身体にハシゴをかける形状に似ていることから楼梯と表現したと思われる。

上方）を軽く叩く。

⑤右肺を叩く。右足を出すが不八不丁とし、右手で拳を握り楼梯式をとり、右足と平行に出す。左手掌で右肺を軽く叩く。

⑥左肋を叩く。左足を出すが不八不丁とし、左手で拳を握り頭部の前上方に挙げ、右の手掌で左肋を軽く叩く（腋窩の下一拳のところか、拳を握り母指を伸ばし、拳の拳心に対応する大包穴のところ）。

⑦右肋を叩く。右足を出すが不八不丁とし、右手で拳を握り頭部の前上方に挙げ、左手掌で右肋を軽く叩く。

⑧肝脾を叩く。両足を揃え、左右の手指を向かい合わせ、肝脾の部位（胃脘部の両側）に置き、両手掌で軽く同時に叩く。

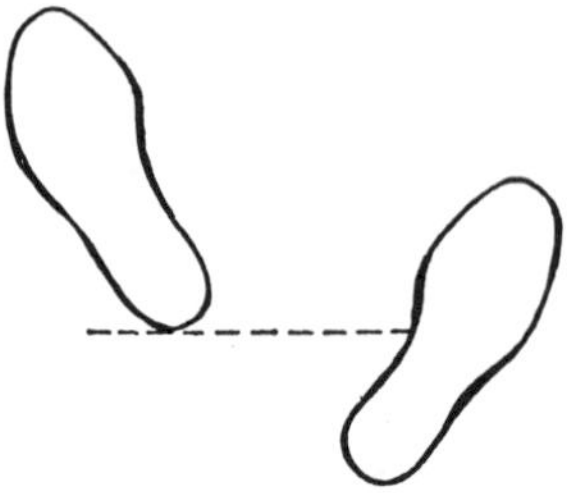

図6-2　不八不丁式

［3］注意すべき点

①第一節から第七節まで（右記①～⑦、以下同様）を叩き終えたら、もとの状態に戻り、息を一回吐き出す間に連続して五～七回軽く叩いて疏散をはかる。第八節を叩き終えてから、身体の四肢・胸腹（上は肩から下は股関節まで）胸膜・肩・肘・手首・股・膝・足首を軽く叩く。

②両足の動作は第三、八節は揃える（両足の肩幅と同じ）が、その他の節ではすべて不八不丁式つまり稍息式をとる。外股にし

てから一方の足をやや前方へ踏み出し、踏み出した踵が後足の土踏まずの位置にあるので、外股でもなく丁字になっているのでもないので、このように名づけられた。

③拳と足を合わせる。つまり左足を踏み出したときに、左手も拳を握り伸ばす。拳と足は上下で相対している。拳を握った腕は楼梯式を呈している。肘はまっすぐにしなければならない。

④姿勢は自然に保ち、気は丹田に沈め、手掌で部位を軽く叩くときには腹を突き出すようにする。内臓が下垂している患者は軽く叩いて、息を吐き出すときには腹を引っ込め肛門を持ち上げることに注意を払わなければならない。

⑤始めるときには、手掌を用いて軽く叩き、百日練功してから、拳を用いて軽く叩くよう改める。拳で叩くときには、薬指・小指・掌根・母指が部位に接触するように円形中空拳にする。

第五節　和気功《わきこう》

和気功は民間に伝わった動功の鍛練法であり、ありふれた操作により、筋骨をゆるませ、気血の流れを活発にし、体質を強めることができる。そのため、健康な人が保健の目的で用いるのにさらに適している。

和気功は一二式からなり、行うときには、身体の状況にもとづき、全部あるいはいくつかを選択して行う。各式を行う回数は少なくても七回（たとえば呼気を組み合わせたものは七回をもって限度とする）、多ければ一四回、二一回で、体力をみてから決める。無理に行うことなく、もっとも多くても三六回を越えない。操作を行うときには、その自然に従い、力を入れることは、タブーであるごとに注意しなければならない。一式終わるごとに散歩したり、関節を軽く叩くなどを行うとよい。雨が降ったり、風が吹いたりすれば、室内で行う。湿気の多いときには、式数を少なくしたり、ひどければ練功を中止すべきである。太陽の光が十分で、空気が新鮮な環境で行うのがもっともよい。

［1］上肢の部分

第一式……前後擺動《ぜんごはいどう》（振り動かすの意）　旧称は開天闢地

準備式　まっすぐ立ち、両足を外股に開き両手をだらりと下げ、目は直視する。

操作

①左足を前に一歩踏み出し、つま先を右方向に変え、右のつま先と同じ方向にする。同時に膝を曲げるが膝蓋はつま先を越えてはならない。右足を後ろに一歩移動し、腿と膝をぴんと張り、弓箭歩（前足は弓状になり後足はまっすぐで矢状になっている）にする。頭はやや上に持ち上げ、肩は落として力を抜き、上半身をまっすぐにする。俯き過ぎても反り過ぎてもいけない。

②両手を前後上下に振り動かす。手指は自然に開きやや曲げて捧爪式（瓜類をささげ持つ）とする。左足を曲げたときは、まず右手を振り、右足を曲げているときは、まず左手を振る。③左足を戻し、右足を踏み出し、引き続き行う。

注意事項

①肩の力を抜き、腕は伸ばし、上虚下実とし、気を丹田に沈め、呼吸のことは考えない。

②一弓三箭とする。つまり前の足を曲げ膝を弓状にし、後足をぴんと張り、両腕を振り動かすが、

両腕はまっすぐなので合わせて三箭となる。前足の膝、後足と両手に力を入れる。

③両足は一直線上にあってはならない。一直線だと立っていても不安定なので、両足は斜めにし、身体は姿勢を正す。

④両腕を上に向けるのが開天であり、下に向けるのが闢地である。

第二式……左《さ》右挿鈎《ゆうそうこう》　旧称は流星鈎（赶）月

準備式　両足を肩幅よりやや広く開き、頭は上に向けて伸ばし、肩はだらりとし、目は前方を見、上半身をやや俯かせ、胸を張り腹は引っ込める。足の趾はすべて地に着けて地面をつかむようにし、重心は足底の中心に置く。両腕を後ろに伸ばし、両手首のところで曲げ鈎状にする。五本指はすべてくっつけて揃え、指の先端を上に向ける。

操作

①左腕をまわして前に持ってくる。腕は胸の高さとし、鈎を掌に変え、虎口（母指と示指の間の部位）を右肩に向ける。右手は依然として、後ろで鈎状をしている。

②右腕をまわして前に持ってくる。腕は胸の高さとし、手掌を鈎を掌に変え、虎口を左肩に向ける。同時に左腕を後にまわして鈎に変える。

このようにして左右交互に行う。

注意事項

①この節では呼吸は考えなくてもよい。

②手は動かすが頭は動かさず、全身は上は百会で支え、下は湧泉に力を入れて踏む。

③両腕を交替する速度は最初はゆっくりでしだいにスピードをあげる。

④虎口が肩に向かい合うのが月であり、五指を鈎に変えるのが流星である。

第三式……推掌呼気《すいしょうこき》　旧称は日月掌

準備式　両足を肩幅より広く開き、肩をリラックスし、腹は突き出し、両目は直視する。両腕は前に向けて伸ばし、手掌を立て、手掌の中心を前に向ける。

操作

①両腕を左にまわし顔面部を左に向け、同時に息を吸い込む。

②左腕を肩の高さで横に伸ばし、右腕は胸の前の高さとし、虎口は正しく左肩と向かい合わせる。左前腕をちょっと縮めすぐに推し出す。右腕もまた推し出した後、すぐに縮める。左右ともにもとの状態に戻す。これと同時に鼻孔より一息、息を吐き出す。

③両腕を右にまわし顔面部を右に向け、①、②の動作を行う。

注意事項

①腕、顔面の向きを変えるときに息を吸い込み、このとき、顔は動き、腕も動くが、身体は動かさない。

②手と呼吸を合わせ、腕をまわし動かすときに息を吸い込み、推し動かすときに息を吐き出す。

③手を左右に動かすときは、扇子を広げるようにし、動作は速くからゆっくりとする。

④片方の腕をまっすぐ伸ばすのを日とし、もう一方の手が肘を曲げて肩で虎口を向かい合わせるのを月とする。

以上一式終わるごとに、腕を上から下へ軽く叩く。腕の前後面は各三回ずつ、両腕で合計十二回軽く叩き、叩きながら散歩し、立ち止まってはいけない。

［2］下肢の部分

第四式……左右後踢《さゆうこうてき》（後に蹴る）　旧称は左右踢脚

準備式　両足を握り拳一つ位離して立ち、両腕は自然に垂れる。

操作　両足の踵で別々に交替して後ろに蹴る。踵が臀部につくまで蹴り上げる。両腕は上下前後に、振り動かす。左の踵を後ろに蹴るときには、左腕は左足に従い後ろに振り、右腕は前に振る。右の踵を後ろに蹴るときには、右手は後ろに振り、右腕は前に振る。このようにして左右連続して行う。

注意事項

①呼吸は考えなくてよい。
②踵を後ろに蹴るときは、できるだけ臀部にぶつけるようにする。
③両腕の高さは、その人の体力に合わせて決める。
④初めはゆっくりでしだいに速度を速める。
⑤動かずにその場で行っても、蹴りながら歩いてもよい。

第五式……左右側踢《さゆうそくてき》　旧称は外擺

準備式　両足を一拳開いて立ち、両腕をだらりと下げ、手掌の中心は下に向け、指先は前に向ける。

操作　左足を横に蹴り上げ、左手掌と左足の外側面をぶつける。次にすぐ右足に換えて身体の横に蹴り上げ、右手掌と右足の外側面をぶつける。このように左右交替に蹴る。

注意事項

①呼吸は考えなくてもよい。

②始めたばかりのときは手掌の中心を少し下に下げてぶつけるようにしてもよい。また上半身がその動きにつれて横に振れてもよい。

③初めはゆっくりでしだいに速度を速める。

第六式……蹬脚呼気《とうきゃくこき》　旧称は魁星点元

準備式　両足を肩幅に開いて立ち両手で拳を握る。左拳を頭の左側に置き腕を捩《ねじ》り、拳の甲を前に向け、小拳眼（小指のところのくぼみ）を風池穴に対応させる。右拳は右腰に近づけ、拳の甲は前に向け、拳眼（示指のところにできるくぼみ）は腰に向ける。両上腕はやや平らにし、両前腕はともに垂直にする。やや卍字型に似ている。顔は右に向ける。

操作

①掏拳し息を吸う。左拳を下に向けてかえし（蓋拳）、右拳を上に向けて持ち上げ（掏拳）、胸の前で交叉させてから、位置を取り換える。拳をかえすと同時に息を吸い込み、顔の向きを左へ変える。吸うのを停止し手の動作を停止してから足先を前に向け左脚を持ち上げる。踵を斜め外方に踏み出すと同時に鼻で息を吐き出す。

②右側の動作は左側に同じ。掏拳、息を吸い込む、顔の方向を変える、足を持ち上げる、足を踏み出す、息を吐き出す、このような順番で行う。

注意事項

①拳はしっかり握り、掏拳・蓋拳するときは両腕にやや力を入れる。胸の前で交叉させるときは、

いつも蓋拳は外側に、掏拳は内側に置く。

②足を持ち上げるときにはできるだけ大腿が床に対して平行になるようにする。足を踏み出すときは力をやや入れるが、踵で地面を叩いてはいけない。踏み出したら直ちにしっかり立つ。

③上になる拳は筆を握るようであり、下になる拳は升（旧時に米などを量る）をつかむようなので、神話の中の「魁星」[2]にちなんで名づけられた。

以上各式が終わるごとに、大腿部を軽く叩く。叩くときには足を架けて、頭を垂れてはならない。架けるところがなければ膝蓋を持ち上げ、片足だけを叩いてもよい。叩くときは上から下へ各三回、両足を合わせて六回叩く。

［3］腰と体軀の部分

第七式……反手盤腿《はんしゅばんたい》　旧称は左右拝殿

準備式　身体を直立させ、やや内股にし、両目は直視し、両手は眉の高さまで上げ、左右の四肢の指先は向かい合い、手掌は下に向ける。

操作　左手掌は下に向けて下し、手掌をかえす。手の甲を上にあげた右足（足首以下）の内側にぶつける。すぐに左手掌を眉の高さに揃え、手掌を下に向ける。右手掌を下に向けて下し手掌をかえす。手の甲を上に上げた左足（足首以下）の内側にぶつける。このように左右の手の甲を左右の足（足首以下）の内側に交替にぶつける。

注意事項

①呼吸は考えなくてもよい。

2――魁星　北斗七星の第一星から第四星までを指す。

②初めはゆっくりでしだいに速度を速める。蹴るときは上半身をやや前に傾ける。

第八式……左右望眼《さゆうぼうがん》　旧称は犀牛望月

準備式　身体を直立させ外股にする。

操作

①左足を前に一歩踏み出し、右足は一歩後ろへ退く。前足は膝を曲げるが足先を越えてはならず、後足はまっすぐにして弓箭歩をとる。

②両手は拳を握り、左拳は右拳より下にある。前腕は立て、肘と膝は相対し、拳眼は肩に向ける。右拳は横に挙げて頭を越して、左拳の上方に置き、拳眼は左肩に向ける。両拳の間は約一拳とする。

③頭を左から右に向きを変えて肩越しに右の踵を見てから、自然呼吸を約七回行う。

④左足をもとに戻してから右足を踏み出し、右に向きを変えて再び同じ動作を行う。

注意事項

①初めの頃は踵が見えなくても差支えない。踵を見ることが望月である。

②二人で同時に練功するときは、一人が望月の構えをした後に、別のもう一人が相手の身体の左右側を上は肘まで、下は足首まで軽く叩く。二往復軽く叩いてから、再び上から下へ二回動かす。

第九式……転腰呼気《てんようこき》　旧称は揺動海

準備式　両足を肩幅に開いて立ち両肩をだらりとさせ、両手で拳を握る。両目は直視する。

操作

①転身吸気。身体の向きを左に変えて、同時に息を吸う。右拳は身体とともに移動し、前額まで引き上げ、拳眼は斜め下に向ける。左拳は腰にあて拳眼は斜め上に向ける。上下の拳眼ははるか遠

くに離れてはいるが向かい合う。
②翻身照鏡。両目で右の踵を見てから、すぐに息を吐き出す。
③その後身体の向きを右に変えるか、孤形を描いて左右の手を換えるかして、同時に息を吸い込む。動作が終わり姿勢が定まったら吐き出す。

注意事項

①身体の向きを変えるときには、腰をできるだけしっかりと回転させる。
②翻身照鏡のとき、上の拳は頭の高さに等しく、下の拳は腰の高さに等しくする。大腿は曲げず、腰も曲げず、両目は肩越しに踵を見るようにする。このときには一直線を成す。
③この節は龍が水と戯れているのに似ているので、揺動海と名付けられた。

以上の各式を終えるごとに腰部を軽く叩く。第七式をやり終えてから、大股で歩き、身体を揺り動かし、両手もこれに従い揺り動かす。手はやや握り、揺り動かしている両手の甲を交替に尾骶骨のところに合計二十一回ぶつける。第八式をやり終えてから身体と腕を同じように揺り動かし、左手の甲を右の腰の前に、右手の甲を左の腰の前に合計二十一回軽くぶつける。第九式をやり終えてから、第七式・八式終了後の叩打を各二十一回行う。散歩をしながら行ってもよい。

［4］全身

第十式……托天撲地《たくてんぼくち》　旧称は朝天一炉香

準備式　両足は肩幅よりやや狭く開き両腕を上げ、両手は眉の高さとし、母指とその他の四本の指とに分け、眼窩の形を作る。

操作

①下式。膝を曲げてしゃがみ、両手をそれぞれ横に膝より下に下ろす。手掌は下に向け指は物をつかみ地を叩くような動作をとる。この動作と同時に息を吸い込む。

②上式。直立し、両腕を上挙し、手首をかえし手掌を前上方に向ける。あたかも天を押し上げるようにする。同時に頭を反り天を見るとともに息を吐き出す。

③息を吐き出してから、両手で眼窩の形をとり、引き続きまた行う。

注意事項

①しゃがむときに息を吸い込む。直立するときに息を吐き出す。動作は少し速めにする。

②両腕を上挙するのを朝天一炷香（天に向かって一本の香が立ち上る）ともいい、しゃがんで物をつかむのを恨地無環ともいう。

第十一式……拳肩呼気《けんけんこき》　旧称は強肺呼

準備式　両足を揃え、両腕を下げ、拳を握り、拳眼は前に向ける。

操作　肘を曲げ拳を握り肩に近づける。このとき拳眼を肩に向け、同時に一息吐き出す。その後は準備式と同じように両腕を垂れる。このときに息を吸い込む。

第十二式……削地反肚《さくちはんと》　旧称は反肚子

準備式　両足を肩幅に開き、両手は交叉し前に向けて肩の高さまで挙げる。手指は前に向いている。

操作

①下式・・膝を屈してしゃがみ、両手はそれぞれ両側から速やかに大腿をしごき膝を越す。

指先は下に向け、このときに息を吸い込む。

②上式：両手をかえし手掌を上に向け、腰部に近づける。腰部に近づけたときに起立し、腹部はただちに突き出す。腹部を突き出したときに、一息吐き出す。

③準備式に戻り、引き続き繰り返す。

注意事項

①頭は正し、両目は直視する。

②しゃがむときに息を吸い、起立するときに息を吐く。動作は少し速めにする。

以上各式が終わるごとに、胸部を軽く叩きながら散歩すべきである。つまり左手を上に右手を下にして重ねると同時に、胸部の正中を上から下へと軽く叩き、腹部に行ったら止める。それから両手を別々にして胸部の両側を軽く叩いてから、胸部の正中を軽く叩き完了する。

第六節　保健操

保健操は、一九六〇年に、全国気功師セミナーの一部の研修員と上海市気功療養所の関係者の手によって協同編集されたものである。そのほとんどの動作が、太極拳・易筋経・八段錦などから選ばれたもので構成されているために、民族的色彩の強いものとなっている。動作はゆるやかで柔和な、自然な動きで、性別、年令に関係なく、だれにでも練習できて、マスターしやすい。腰部の動作が多く採用されているので、たゆまず練習を重ねていけば、腰のだるさや腰痛に、また日頃腰に負担をかけて仕事をしている人々には、予防効果がある。気功外来科で患者に指導するようになってからすでに数年になるが、大変喜ばれている。

❶……呼吸運動（写真6―58）

準備姿勢　まっすぐ立つ。左脚を肩幅よりやや広く開き、両腕は力を抜いて垂らす。つぎに両肘を少し屈し、両手を腰骨の前につける。このとき、手のひらは上に向ける。

動作説明

①手掌を上に向け、肘を屈しながら肩の高さまで上げていく…吸気
②両手掌をかえして下に落していくと同時に膝を屈する…呼気
③膝を伸ばすと同時に、両手掌をかえして上に向け上げていく…吸気
④手の掌をかえして下に落としていくと同時に膝を屈する…呼気

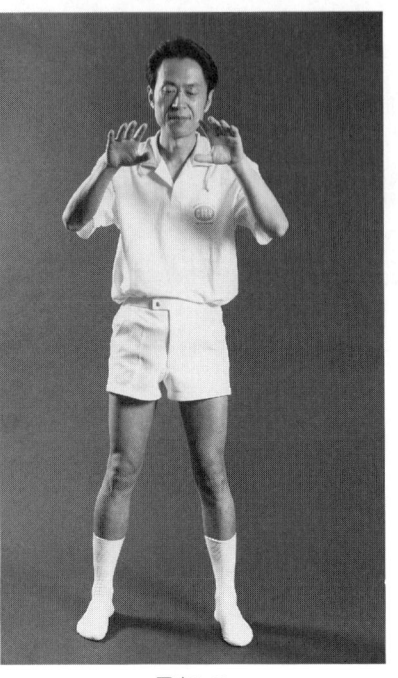

写真6-58

この一連の動作を四回行う。

ポイント

①動作はゆっくりと、呼吸とぴったり合わせ（鼻呼吸）、自然で柔らかく、力を抜いて、注意を集中させる。
②視線をまっすぐに前に向け、上半身はつねに直立した姿勢をとる。

③掛け声をかけて行うときには、気持ちよく軽やかにゆったりとしたリズムで。

❷……定歩雲手《じょうほうんしゅ》（写真６—59）

準備姿勢　まっすぐ立つ。両手は腰にあてる。このとき、親指を後ろに、他の四指は前にする。

動作説明

①左足を肩幅よりやや広めに横に開く。同時に、左腕を伸ばしたまま真横に肩の高さまで上げていく。手掌は下に向けたまま。

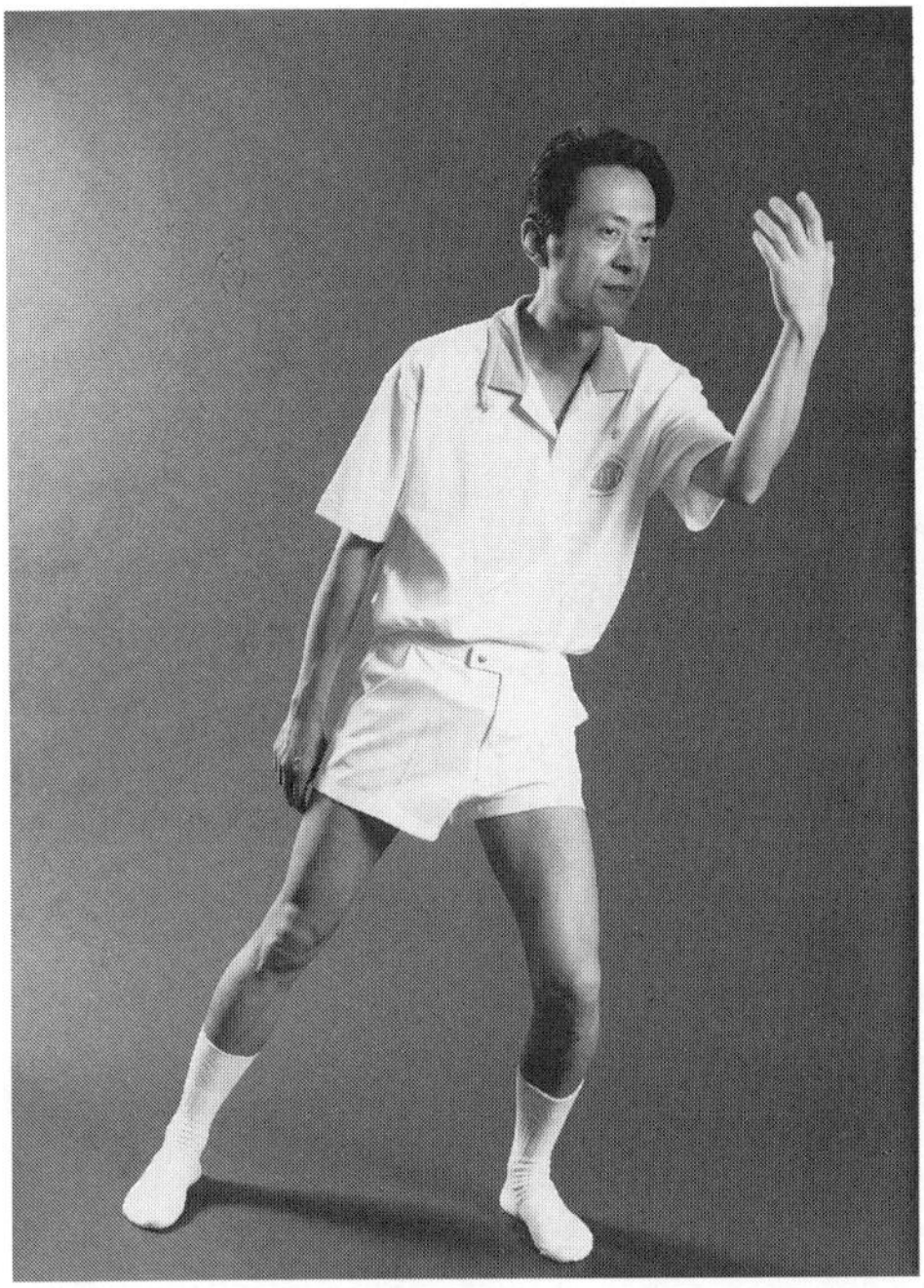

写真6-59

②重心を右脚に移動させてゆき、膝をちょっと屈し、腰を右に回すと同時に、左手を下に落していって、腹部の前から右肩前へと弧を描くようにもっていき、手掌は顔に向ける。このとき、手掌は顔から四十センチほど離し、視線はつねに左手に向けておく。頭は手の動きに伴って動かす。

③重心を左脚に移していって腰を左に回すと同時に、左手を顔前から左方へもっていく。頭、目の動き

は手の動きに従う。

④左手掌を外にかえし、体側から下していって腰にあてる。それと同時に、左脚を元の位置に戻す。視線はまっすぐ前に向ける。

⑤、⑥、⑦、⑧の動作は、右手右脚に換えて、①、②、③、④と同様にして行う。この一連の動作を左右二回ずつ行う。

ポイント

①動きは、太極拳の「雲手」と同じように、ゆっくり、なめらかに行って、各動作のあいだに間があってはならない。腕は身体に、手は腕の動きに伴い、眼は手の動きに随うようにする。手・脚・腰をまわすときには、同時にまわすようにする。身体は力を抜いて自然な状態に保ち、無理に力を込めてはならない。

②重心の移動と動作とは調和がとれていなければならない。

③掛け声をかけて行うときには、ゆっくり、穏やかに。

❸……探掌俯身《たんしょうふしん》（写真６―60）

準備姿勢　まっすぐ立つ。左脚を肩幅の広さに開く。手を握って肘を屈し、握りこぶしを上向きにして両腰に当てる。視線はまっすぐ前を見る。

動作説明

①左の握り拳を開いて掌にし、右斜め前に向かって平らに伸ばす。このとき、手掌は上向きにする。それと同時に、上体を右に四五度まわし、両目は手掌を見る。

②左手を上げてゆき、頭よりやや上に達したら手掌を下向きに翻し、と同時に右前方に上体をか

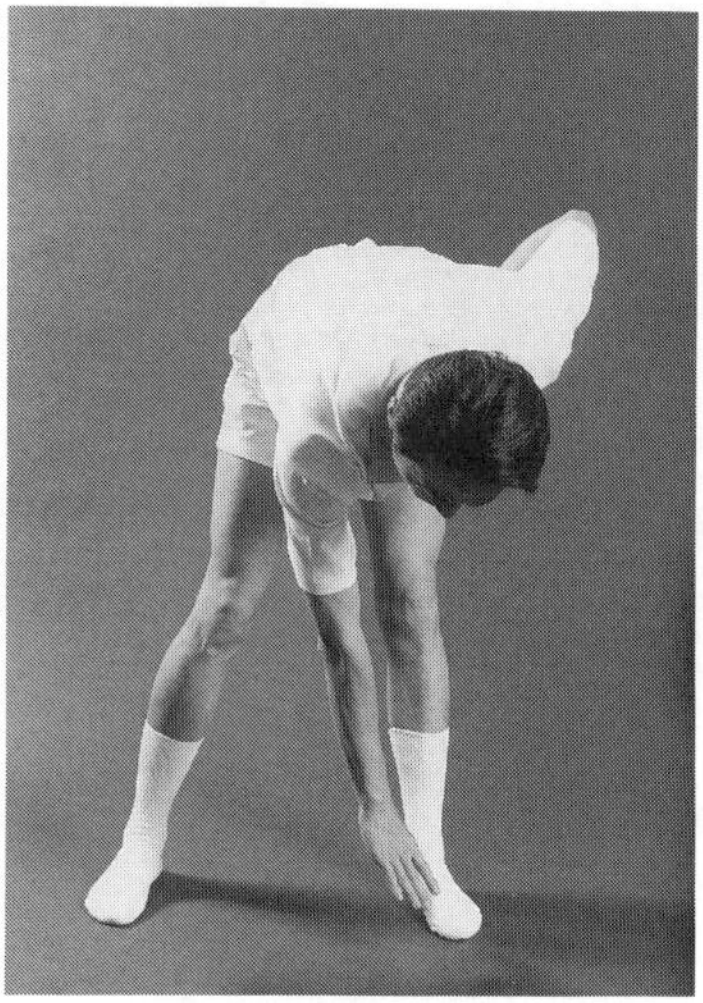

写真6-60

がめる。

③上体を右前方から左斜め前方へ回す（腰を軸にする）。目は左手の手背を見る。

④左手を元の腰の位置に戻し、上半身はまっすぐに立てる。両目は前方を平視する。右手に換えて、①、②、③、④と同様の動作を繰り返す。以上の一連の動作を二回行う。一連の動作を収めるときには、手脚は始めの位置に戻すようにする。

ポイント

①動きは滞りなく、ゆるやかで、柔軟に自然に行うようにする。

②上体をかがめて、左右にまわすときには、腰を軸にする。

③腕は身体の動きに伴わせ、目は手の動きに従わせて、両者の動きをぴったり合わす。

④膝関節は曲げずに伸ばしたままにする。

⑤掛け声をかけて行うときには、三拍目と五拍目は他の動作よりも少しゆっくりと調子をとる。

❹……分手提脚《ぶんしゅていきゃく》（写真6―61・62）

準備姿勢　まっすぐ立つ。両脚を肩幅の広さに開く。両上腕を胸の前で交叉する。このとき、右手を前、左手を後にし、手掌は内側に向ける。両目は前方を平視する。

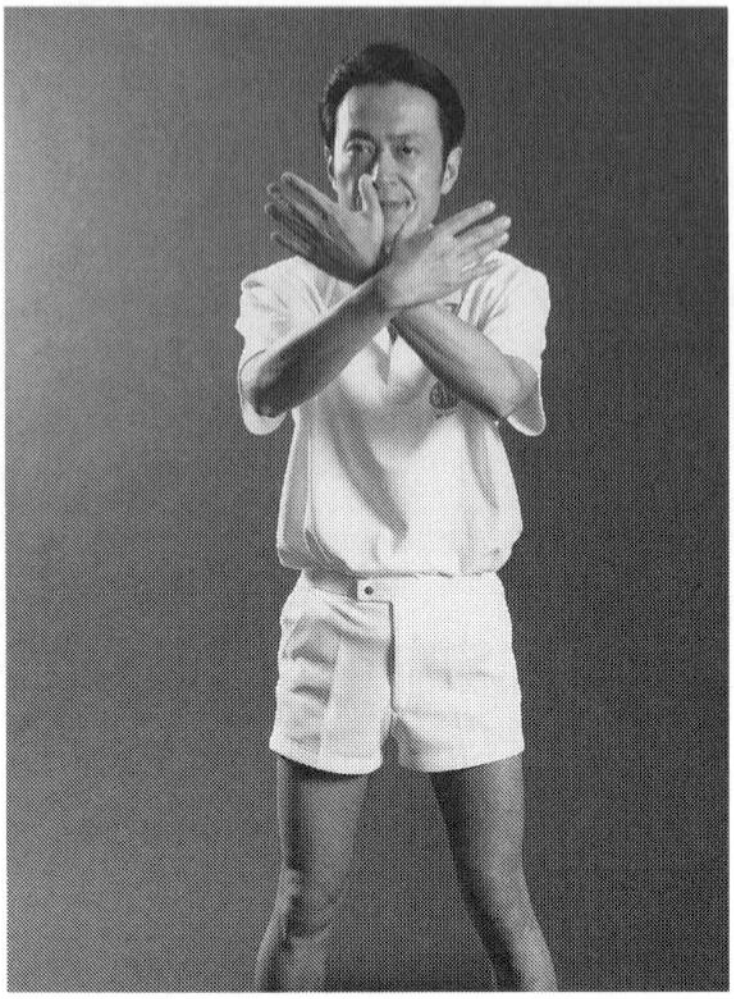

写真6-61

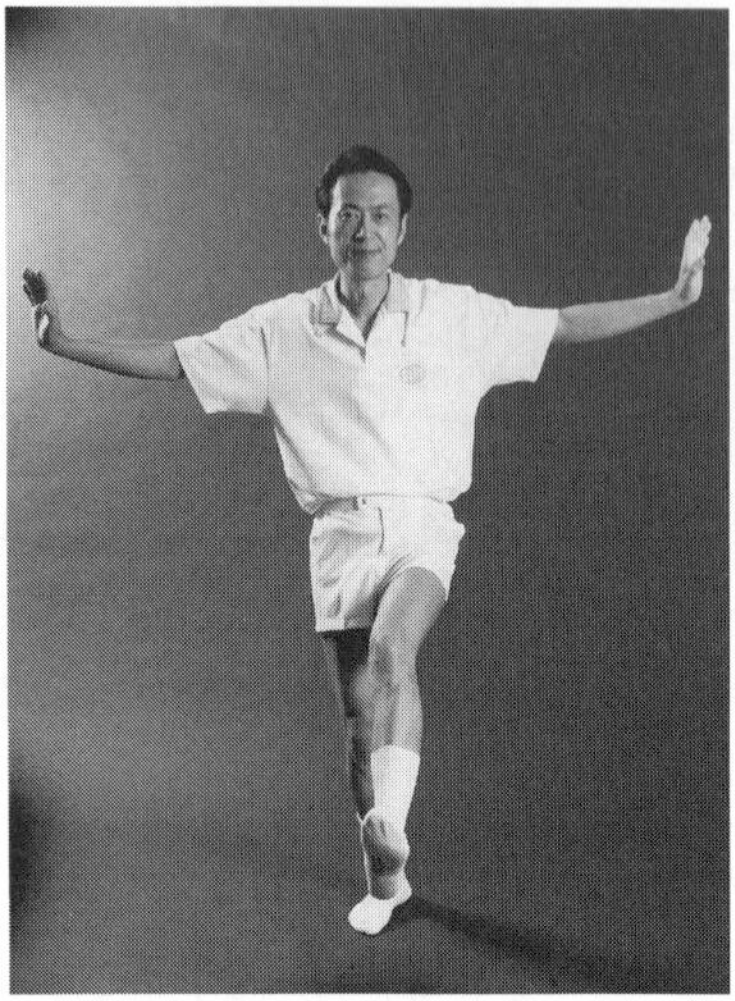

写真6-62

動作説明

①、②両手掌を翻して外側に向けると同時に、体側に水平に押し出していき、左脚も両手を側面に広げていくに従って、膝の高さまで前方に持ち上げていく。次に両手を体側より弧を描くようにして下していき、腹部の前で両手を合わせ、さらに交叉させつつ、胸部の前まで上げていく。同時に、脚は元の位置に戻す。ついで右脚に換えて、①、②と同じ動作を③、④で行う。両手の動きは同じである。

この一連の動作を四回行う。

ポイント

①両手をかえす、横に伸ばしていく、下に落していく、弧を描く、腹部の前で交叉させてから上に上げていくなどの動きはスムーズでなければならない。停頓があったり、意識的に力を込めたりしてはならない。

②脚を前に持ち上げて行くのと、手を横

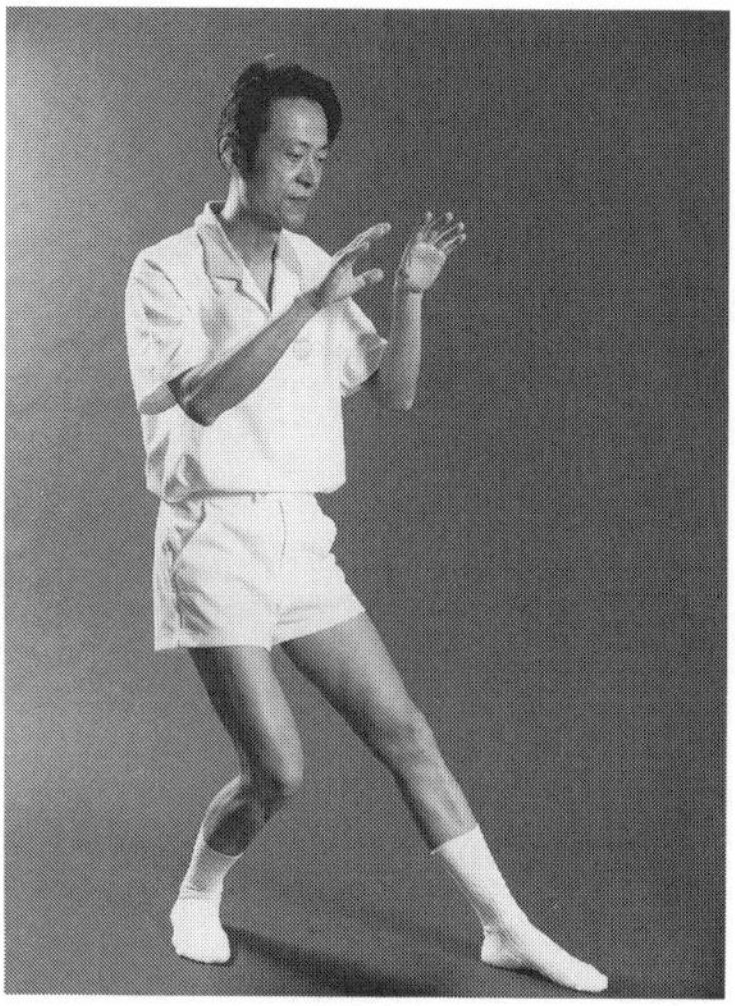

写真6-63

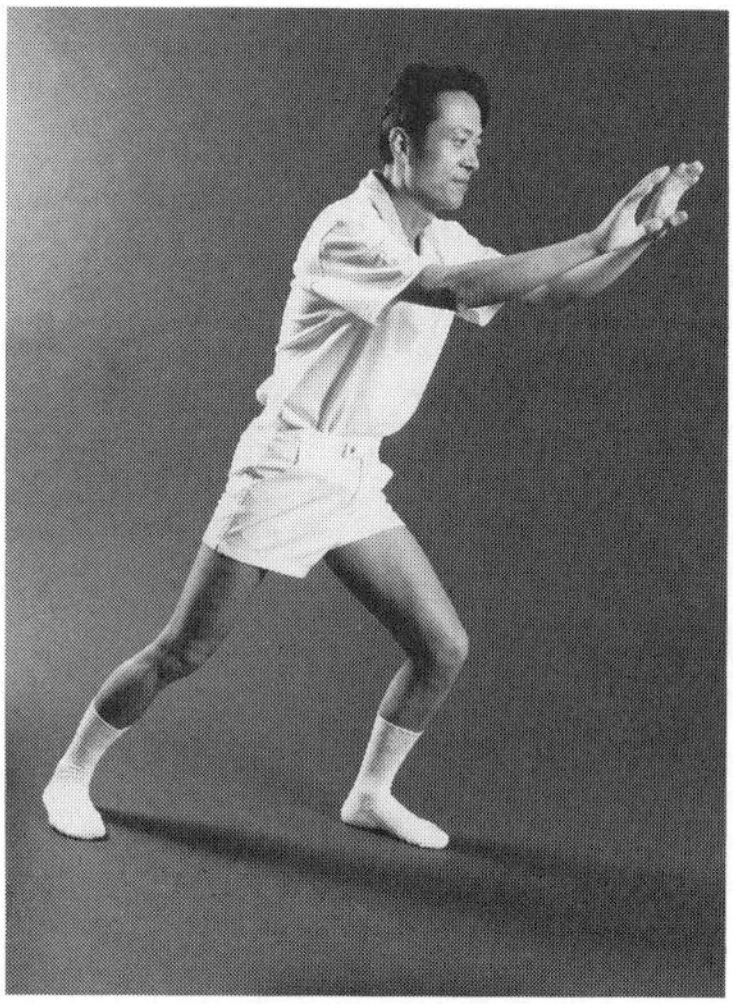

写真6-64

に伸ばしていく速さは同じ。

③掛け声はゆっくりと。

❺……揺動《ようどう》拖《た》腰《よう》（写真6―63・64）

準備姿勢‥まっすぐ立つ。左脚を半歩前へ踏み出し（左右の足が丁字をなすように）、左膝は伸ばす。重心は右脚にかけ、右膝は屈して左膝と水平の高さにする。上半身はまっすぐにし、両手は指先を前に、手掌は下に向けて腰に置く。両目は前を平視する。

動作説明

①左膝を屈して重心を左脚に移していき、右脚は伸ばす。同時に、両手をやや左右側面前方に水平に伸ばしていく。両腕の高さ、間隔は肩の高さ、幅とそれぞれ同じとする。

②再び左脚を伸ばすと同時に右膝を屈し、両肘を後ろに引いて、両手を腰の両脇に再び置く。

以上の動作を続けて四回行う。

③さらに、脚をかえて、同様につづけて四回行う。

ポイント

①両膝を交互に屈伸する。両手を前に伸ばしてから後ろに収める。これらの動作はぎくしゃくせずにスムーズに行うようにする。

②前に出した膝を屈し、後ろにのこした脚はのばして上半身は自然にまっすぐに立てる。つぎに、後脚の膝を屈し、前脚を伸ばして上半身をまっすぐ立てたままで、両肘は身体の動きに伴って後ろに引くようにし、腰は脚の屈伸に随って前後に揺らすようにする。

③両脚を前後に開く距離は各自無理がないようにする。

④動作はゆっくりと、同じ速さで、自然に行うようにする。

⑤動作のゆっくりした速さに合わせて、掛け声をかける。

❻……拗身回望《ようしんかいぼう》（写真６—65）

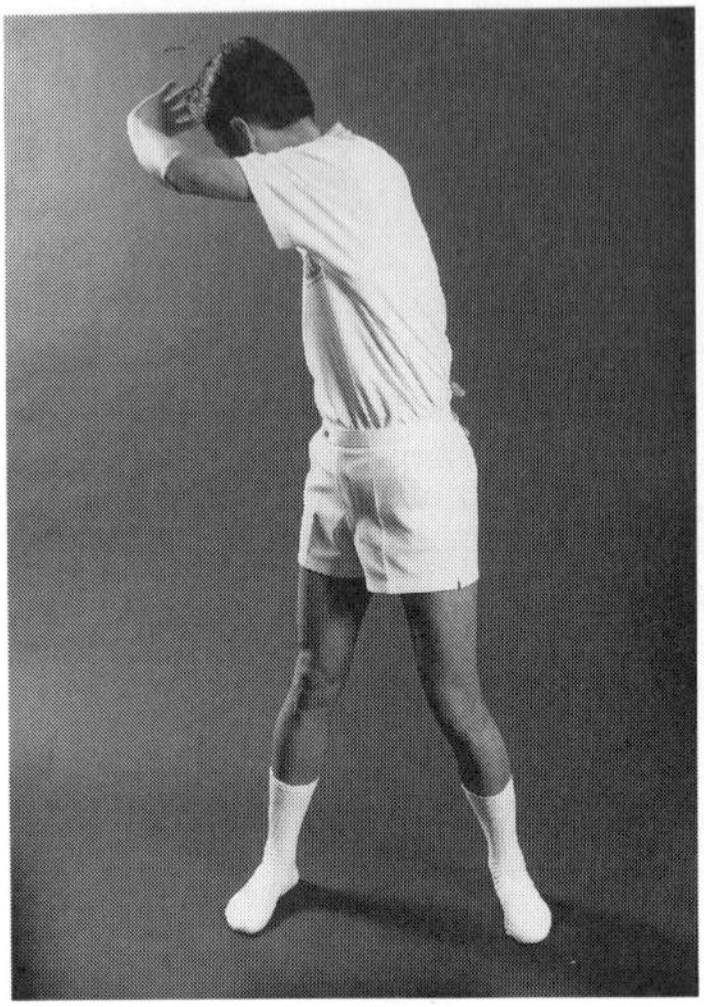

写真6-65

準備姿勢　まっすぐ立つ。

動作説明

①左脚を肩幅に開く。同時に、両腕を横から水平に上げる。両目は前を平視する。

②上体を左後方に回し、そのとき、目は右足踵《かかと》を視るようにする。同時に、右手は

頭よりやや高めまで上げていき、左手は腰の後ろに置く。両拳心はいずれも外側を向くようにする。両腕は無理に曲げずに、自然に。

③　①と同じ。

④まっすぐ立つ。

次に右側に向きをかえ、同様に行う。この一連の動作を二回行う。

ポイント

①動作は無理なく、力を抜いて。

②肩、腰、腿はゆったりと力を抜いて。

③両膝は伸ばし、両脚は動かさない。

④掛け声はややゆっくりめに。

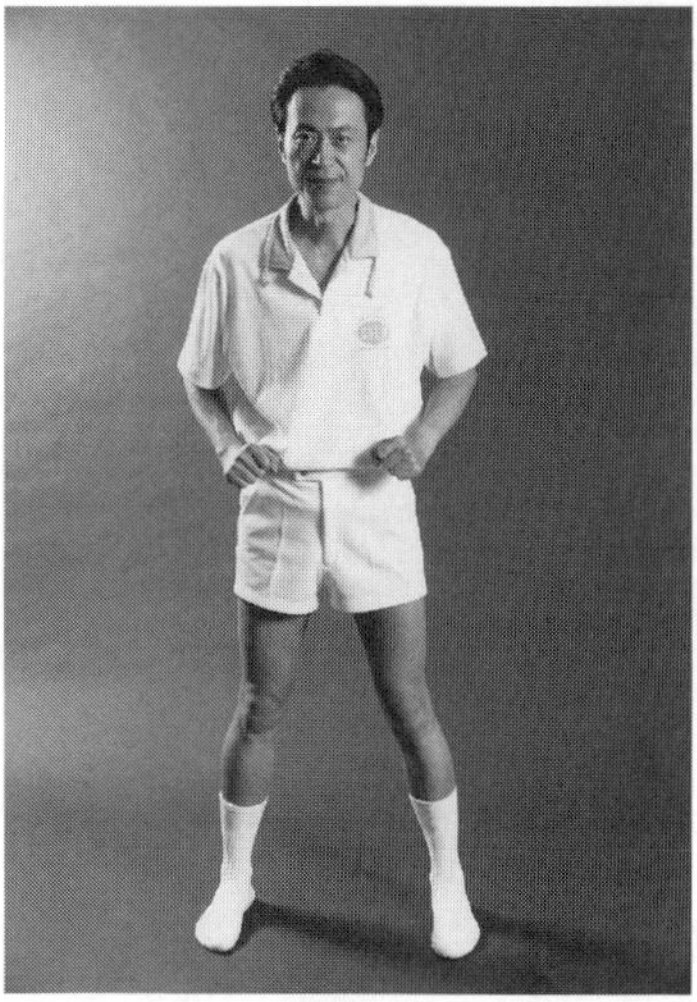

写真6-66

❼……輪臂下蹲《りんひかそん》（写真６―66・67・68）

準備姿勢　まっすぐ立つ。両脚を肩幅に開く。両腕はまっすぐ垂らし、指先を下に向ける。まっすぐ前を視る。

動作説明

①両手とも拳をつくり腰の脇にもっていく。拳心は内に向ける。まっすぐ前を視る。

②両拳を肩の上にまっすぐ伸ばしていく。このとき、拳心は向き合わせ、肩幅に

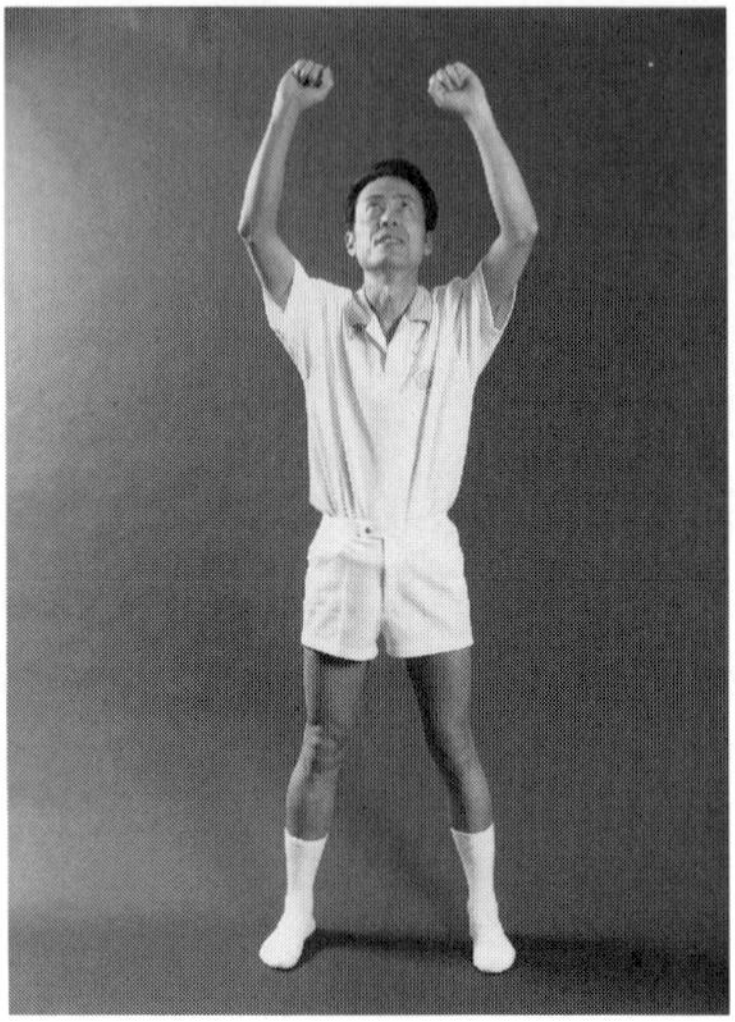

写真6-67

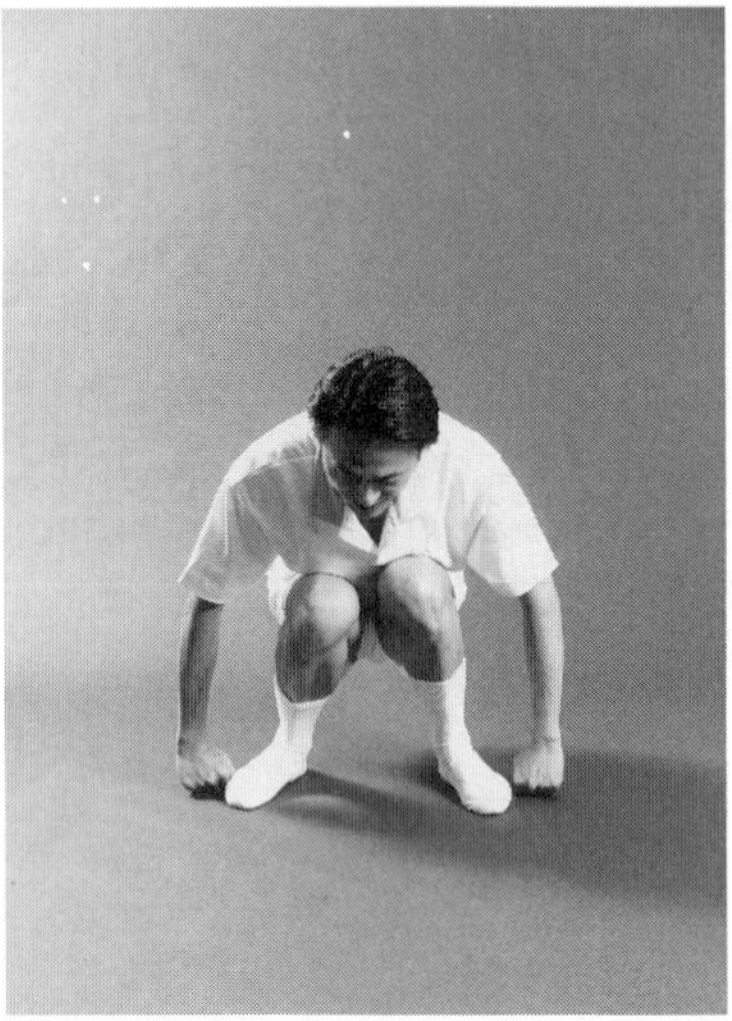

写真6-68

開いておく。全身をすっきり伸ばし、頭は上を向く。故意に胸をはったり後ろに反ったりしてはいけない。足はしっかりと地面に着けておく。

③膝を屈してしゃがみこむようにし、両拳は膝を屈するに伴って下ろしていって外踝のわきに置く。腕はまっすぐ垂らし、足はしっかり地面に着け、臀部は坐り込むようにして上半身はまっすぐ立てたままにする。まっすぐ前を視る。

④両拳を開いて、まっすぐ立ち上がる。まっすぐ前を視る。

この一連の動作を二回繰り返す。

ポイント

①動作は気持ちよく身体を伸ばして、ゆっくりと。また、意念で動きを導くようにして行う。

②掛け声は一定のリズムで、ゆったりと掛けるようにする。

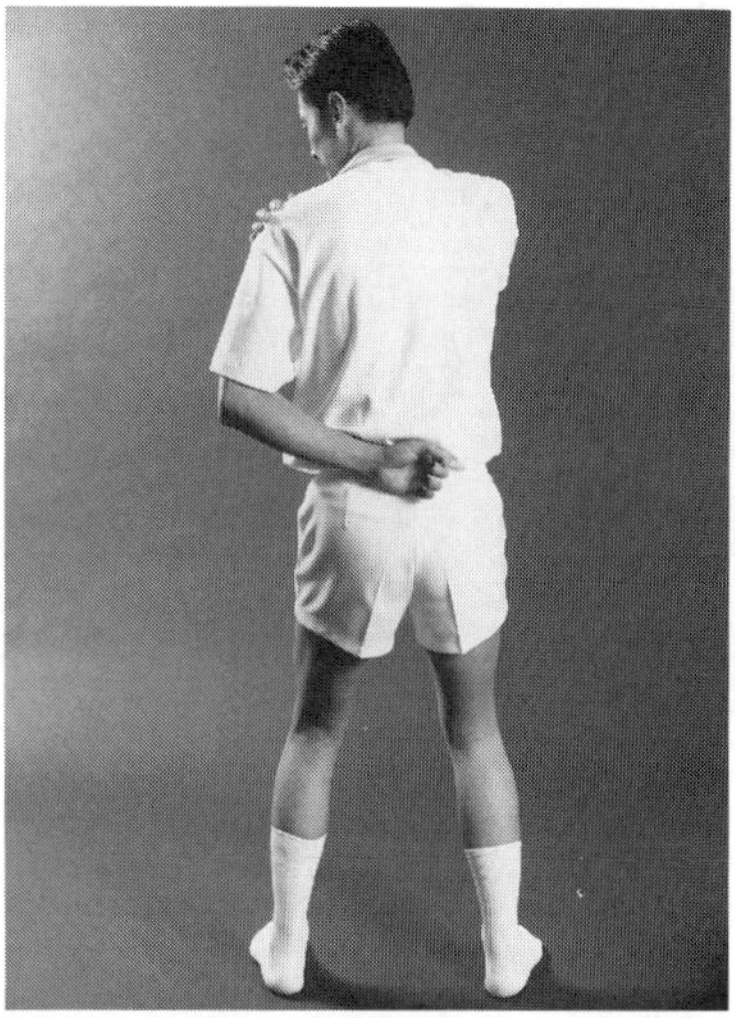

写真6-69

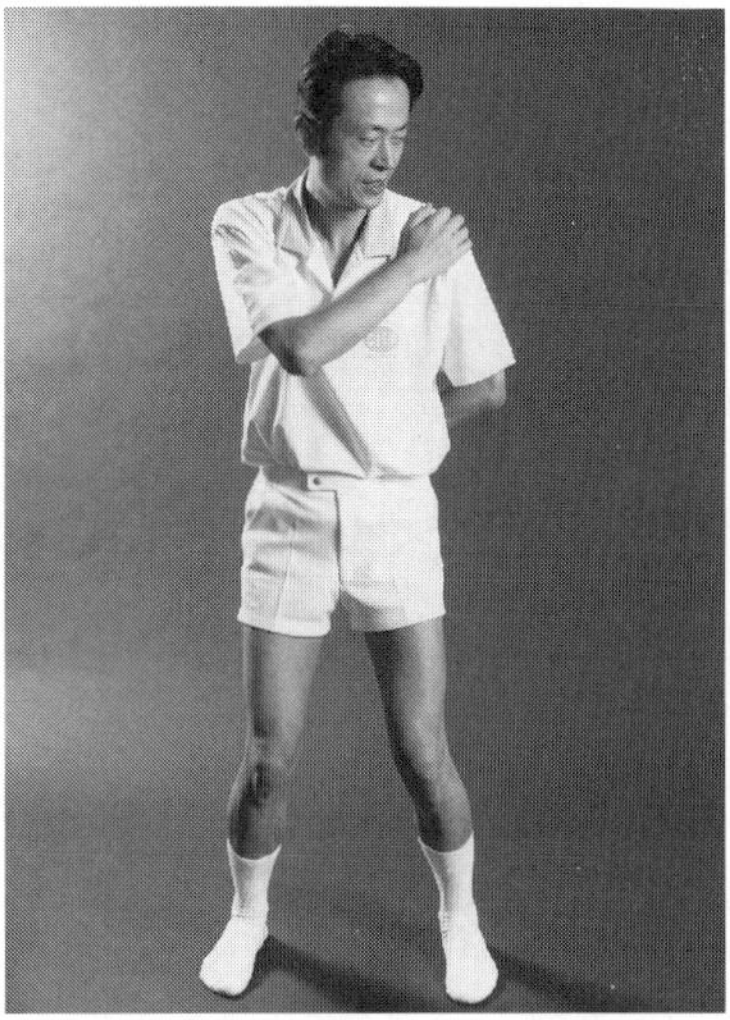

写真6-70

❽……屈膝拍肩《くっしつはくけん》（写真６—69・70）

準備姿勢　まっすぐ立つ。左脚を肩幅に開き、まっすぐ前を視て両手は垂らす。

動作説明

①頭を左にまわし、左肩前方を視る。同時に、膝を少し屈し、右手掌で左肩前をたたき、左手背で腰の後ろをたたく。このとき、上半身は動かさないようにする。

②向きを換えて右側を向くようにして、同じ動作を行う。このとき、膝は伸ばしてから屈するように注意する。

以上の動作を八回繰り返し行う。

ポイント

①膝を屈する、頭を回す、肩・腰をたたく、の動作は同時に行うようにする。腰を少しまわすときには、それにつれて両腕は振れるようにするが、上半身はまっすぐでなければならない。全身の力は抜いて自然に。

②掛け声は一定のリズムで、軽やかに掛けるようにする。

第七節　六段運動

六段運動は保健強身を目的とする動功である。参考のために、以下に紹介する。

❶……手の運動

姿勢　坐式

①拳をつくり、左右交互に前に向かって屈伸する。これを三回（左手を動かすときは右手を休ませ、右手のときは左手を休ませる）。

②拳をつくり、肘を曲げる。次に前方、側方、後方へと半円を描くように動かす。左右交互に、三回ずつ。

③拳をつくり、前下方に、左右同時に屈伸する。これを三回。

④手掌を上向きにし、物をつかむようにして外に突き出す。左右交互に、それぞれ三回ずつ。

⑤手掌を下向きにし、物をつかむようにして外に突き出す。左右交互に、それぞれ三回ずつ。

⑥指を伸ばし、肘は曲げる。次に、前に突き出す。左右交互に、それぞれ三回ずつ。

❷……足の運動

姿勢　坐式

①手を握り、拳は、左右とも垂らす。位置はそのままで、片足を前屈させ、もう一方の足は斜め後ろに伸ばす。左右交互にそれぞれ三回ずつ。

②手を握り、拳を前に水平に出す。片足を横に伸ばし、もう一方の足は前屈する。伸ばす方の足は、位置を変えていくが、前屈する方の足は、その場の位置でつま先を立てて踵と臀部をくっつけておく。左右交互にそれぞれ三回ずつ。

③手を握り、拳を左右に垂らす。片足を踏んばり、もう一方の足を高く上げる。左右交互にそれぞれ三回ずつ。

④手を握り、拳を左右に垂らす。片足を踏んばり、もう一方の足を前にけり出す。左右交互にそれぞれ三回ずつ。

⑤手を握り、拳を左右に垂らす。片足を前屈し、もう一方の足は後ろに伸ばす。屈する方の足は位置はそのままで、伸ばす方の足は位置を変える。両足はほぼ一直線上にあるようにする。左右交互にそれぞれ三回ずつ。

⑥握った拳を解く。起立し、次にうずくまる。うずくまるときには、臀部と踵がくっつくようにする。三回。

❸……体幹部の運動

姿勢　立式

①上半身を前後に屈する。三回（手は拳をつくる。以下同様）。

②片手を上に伸ばし、もう一方の手を下に垂らして左右の胸肋部をぴんと張る。左右それぞれ一回ずつ。

③片手を体側に垂らし、もう一方の手を斜め前に伸ばして、左右の背中から両脇にかけてぴんと張る。左右それぞれ一回ずつ。

④両足を丁字をなすように立つ。手を左右に振って腰・脇腹にかけてひねるようにする。左右をそれぞれ一回ずつ。

❹……頭部の運動

姿勢　坐式

①頭の前後屈。三回。

②頭を左右にまわす。三回。

③額、頬、鼻、唇、喉、耳、後頸部を手で按摩する。

④自由運動。頭はできるだけ動かさないようにして、皮膚と下顎をできるだけ動かす。五回。

❺……打撃運動

姿勢　とりやすい姿勢を自由にとる（打撃運動は、身体の各部をまんべんなく拳で叩くのを主とする運動である。血の循環をよくし、筋肉を丈夫にする）。

①手部。右手で左手を叩き、左手で右手を叩く。

・前腕。上面、下面、左面、右面。

・上腕。上面、下面、左面、右面。

②肩部。

③胸部。

④側胸部。

⑤背部。

⑥腹部。

⑦臀部。
⑧下肢。大腿、下腿。

❻……調和運動

姿勢　とりやすい姿勢を自由にとる。
①跳躍。十回余。
②深呼吸。三回。

第八節　五禽戯《ごきんぎ》

五禽戯は、動を中心に据えた古代の気功鍛練の方法である。この方法は、後漢時代の華佗《かだ》（一四一～二〇三）が先人の「流水は腐らず、戸の枢《くるる》はいつまでも虫に喰い荒らされないものだ。いずれも動くからだ」との考えに共鳴するところがあって、前漢時代の熊経鳥伸《ゆうけいちょうしん》・鳧浴蝯躩《ふよくえんかく》・鴟視虎顧《ししここ》の鍛練動作に啓発され、虎・鹿・熊・猿・鳥（鶴とする説もある）の五種の鳥獣の動作を観察して編みだしたところから、五禽戯と名づけられた。これを鍛練すれば、強身却病、延年益寿の効果がある。

『後漢書』方術列伝には、華佗が弟子の呉普《ごふ》に五禽戯を授けたという話が記載されている。それによると、華佗は次のようにいった。「人の体はよく動かすがよい。だからといって、動かしすぎて疲れきってもよくないが。運動すれば穀物の気は消化され、血脈は流通がよくなり、病気は起こりようがない。たとえば、戸の枢がいつまでも錆びつかないようなものだ。そこで、昔の仙人は導引というものをした。熊経《ゆうけい》鴟顧《しこ》などで、身体を引き伸ばし、諸々の関節を動かして、できるだけ老け込まないように気をつかったのである。私には一つの術がある。五禽の戯というものだ。一に虎、二に鹿、三に熊、四に猿、五に鳥である。これも病気をなくするとともに、足を達者にするもので、導引というものに相当する。体が不快なとき、起きて五禽の戯のどれか一つをやれば、体はほぐれて汗が出る。そこで粉をつける。体は軽くなって食欲が出る」と。そこで、呉普がいわれたとおりに実践したところ、「年九十余りで、耳も目もはっきりしており、歯もそろって丈夫であった」。

　五禽戯という呼び方は、もとはといえば、五種類の動物の動作を模倣したところから付けられたものである。その中の四種は獣で虎・鹿・熊・猿であり、一つは禽で鳥のことである。それをまとめて五禽といったのは、おそらく華佗が、後漢時代の班固が、『白虎通義』の中で「禽は鳥獣の総称である」と述べていることに従ったためであろう。もちろん、『爾雅』の中では、獣禽は「二足で羽を持つものが禽で、四足で毛におおわれているものを獣という」と別のものとして解釈されている。

　だが、この五禽戯の功法についていえば、当時はまだ文字化されてはいなかったようである。これについて、『華佗別伝』の中の「呉普は華佗に学び、その功法の奥義を体得した。この話を耳にした魏の明帝が呉普をよびよせて五禽戯を演じさせようとした。ところが呉普は年老いていて手足が不如意なために、この行法のあらましを多くの医者に語って教えた。呉普は今九十才になるが、耳は遠くなく、目は衰えず、歯はそろっていて丈夫で、食欲は盛んである」という一文にみることができる。これからするとどうも、そのとき呉普はただ五禽戯の功法を簡単に紹介しただけのようで、記録があったのかどうかまでは判らない。後に流伝していって、現在の各式の五禽戯に整理されたのだが、これらはどれも象形から編まれたもので、当初の五禽戯の動きではない。

現存するものの中でもっとも古い五禽戯の功法は、南北朝時代の陶弘景（四五六～五三六）が編集した『養性延命録』の中にみることができる。陶弘景は華佗より下ること三百年後の人だから、華佗のオリジナルとは必ずしもいえない。が、華佗オリジナルにもっとも近いとはいえるかもしれない。次に『雲笈七籤《うんきゅうしちしん》』から、その功法を抜粋してみる。

虎戯　四つんばいになる。前進して三たびしゃがみ、後退して三たびしゃがむ。腰を引いて後退する。後退するとき、頭を上げ、元の位置に戻る。前進、後退を各七回。

鹿戯　四つんばいになる。項を引きのばして左に三回右に二回、後ろを振り返るようにする。同時に、左右の脚を伸ばすのを、左三回右二回。

熊戯　仰向けになる。両手で両膝下を抱える。頭を起こして、左脚を胸に押しつける動作を七回。右脚も同様にして七回。しゃがんで手で左右の地面をおす。

猿戯　適当な物によじのぼってぶら下がり、身体を伸縮させる。それぞれ七回ずつ。次に、脚を物に掛けてぶら下がり、左右で七回。手を鈎型に曲げて、頭を押さえて立ち後ずさりする。それぞれ七回ずつ。

鳥戯　立って両手を横に水平に上げる。片方の足をもち上げる。眉をあげてきっとした目つきをする。右脚で十四回（左右七回の誤りと思われる）。坐って脚を伸ばす。手で足を引き上げる動作を七回ずつ。両腕を伸ばしたり曲げたりする。各七回。

この功法は、『道蔵』では『太上老君養生訣』と呼び名が変っていて、わずかに文字の相違はあるが、その外はほとんど同じである。この功法の特徴は、動物の真似をした姿勢が真にせまっていることである。そのため、このままでは非常に難しく、おそらく老人や体の弱い人が行うのは無理で

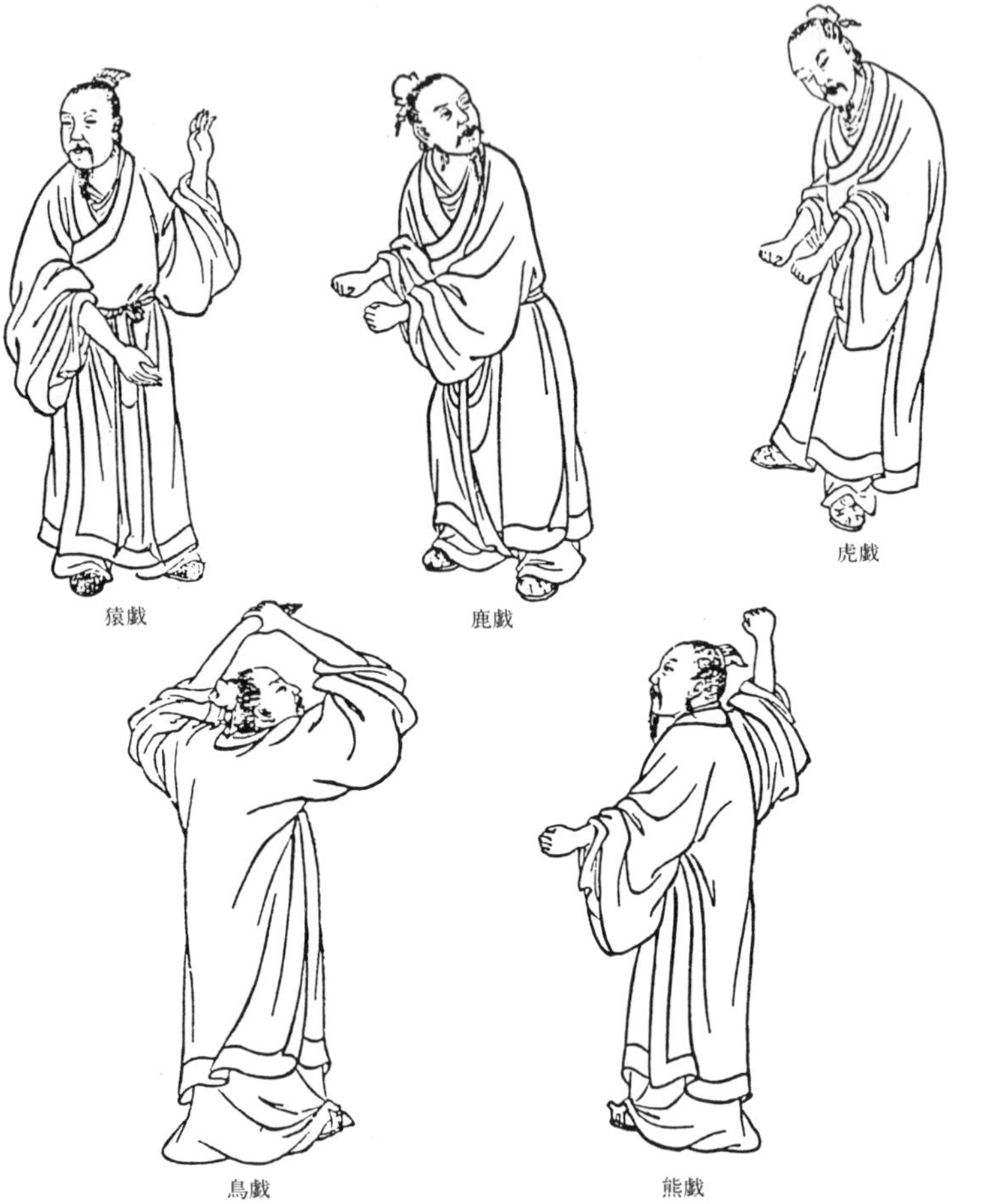

図6-3　五禽戯
明・万暦時代刻本『夷門広牘』「赤鳳髄」に所載

あろうと思われるので、後世に編成されたものは難しいポーズは減らされるようになった。また鍛練する人のさまざまな要望に適するように工夫を重ねるうちに、複雑なものや簡単なもの、剛快なもの柔軟なものと各種の功法が出現するようになった。

明代と清代の古法五禽戯（図6—3）は、内容的には基本的に同じであるが、ただ清代の五禽戯は文字による説明が多くて、より具体的である。

虎形　息を止める。頭を低くし、両手を獣の手のようにまるめて、虎が威嚇するような低い姿勢をとる。次に、両手を持ち上げて軽やかに起きあがる。呼気してはならない。つづいて、身体を低くかがめ、吸気して腹に導く。神気を上昇させ、また下げる。腹部がゴロゴロ鳴るのを感ずる。七回ほど。この運動によって、一身の気脈は調和し、病が生じることはない。

熊形　息を止める。熊が横たえた身体を起こしたときの姿勢をとる。左右に脚を開き、足をしっかり踏みしめて立つ。ぐっと両脇に力を込めると、身体中の関節が音をたてるのを覚える。腰をよく動かし、重い感じを除く。三、五回で止める。筋骨を舒びやかにし、血を養う功法である。

鹿形　息を止める。頭を低くし、手を獣の手のようにまるめて、鹿が尾を振り向くような姿勢をとる。身体を低くかがめ肩をつぼめる。つま先で跳躍する。踵から頭頂まで、全身の気がすべて動くようにする。三回位。毎日一回ずつでもよい。起床時に一回行うと、さらによい。

猿形　息を止める。猿が樹に登る姿勢をとる。片方の手は果実をつまむしぐさをし、一方の脚を上げ、他方の脚の踵で身体を回転させる。さらに、神気をめぐらせて腹内に入れる。汗が出るのを覚えればそれでよい。

鳥形　息を止める。鳥が飛び立とうとする姿勢をとる。尾閭より気を取り入れて頭頂に導く。両手を身体の前において、頭を仰ぎ、神気を迎え入れて頭項に到らす。

現在出版されている『五禽戯』の中の現代の気功師によって編まれた功法については、近年それに関する専門書が出版されている。

第九節　易筋経《えききんけい》

易筋経は、民間に広く伝えられてきた健身鍛錬方法である。易筋経という三字を考えてみると、鍛錬を通じて筋骨を強健に易《か》える方法、ということがわかる。ここでいう筋とは、各関節間を連絡する強靭な組織、つまり筋腱をいっている。『霊枢』経脈篇には、「筋は剛である」とあり、『素問』五臓生成篇には、「諸筋は節に属する」とある。このように、筋腱は強靭で、関節・筋肉などの運動器官を束ね、保護する働きをしている。古人は、「筋は人身の経絡に外ならない。骨節の外、筋肉の内にある。四肢百骸、筋ならざるところはなく、絡ならざるところはない。全身をくまなく連絡していて、血脈を通行させ、精神を外から支えている。肩が荷を負い、手がものを摑み、足が履き、全身が活発敏捷に動くのも、みな他と異なる筋のきわだった働きによるものである」といっている。こうしたことから、筋は身体の運動で重要な働きをしているのがわかる。よく筋骨と続けて呼ばれるのは、筋が骨に附着しているためである。このように、易筋経の主要な効用は、筋を鍛え骨を丈夫にすることにある。

易筋経は、かつては、南北朝時代の達磨が少林寺の僧侶に授けたものだと誤った見方をされたこともあった。その根拠とされたのは、唐初の李靖が『易筋経』の序文の中でそう述べていることだけにすぎない。だが、李靖の序文自体が信頼に足るものではないし、また唐代の詩文の中にもこれに似た記載はない。達磨は実在の人物で、『旧唐書』方技伝の中で、「昔、北魏末に達磨という僧がいた。もとは天竺の王子で護国を祈願して出家し、南海に入って禅宗を開いた。釈迦の教えを受け継ぎ、仏教の奥義を記し、世の中に伝授した。達磨は仏教の奥義をたずさえて航海して梁に至り、武帝に謁して、有無を問答し尊信された。達磨は満足がいかず、魏に赴いた。嵩山の少林寺に隠れたが、毒に遇い亡くなった」と記述されている。少林寺での達磨は、終日、面壁して黙坐していたという。当時の人は、これを壁観婆羅門と呼んだ。

古代の易筋経は、全部で十二節の動作で構成されていたと伝えられるが、現在行われているものはすべて新たに整理されて、動作の数、名称、動作のいずれもが当時とは変わっている。また、そのためにいくつかの異なったものもできあがっている。それらは、『易筋経』の専門書にみることができるので、ここでは、古代の易筋経だけを紹介するにとどめ、二つの功法を記載しておく。甲は本《ほん》衙《が》蔵版、乙は『内功《ないこう》図説《ずせつ》』に収められているものである。この両者を参考にすれば相互に足らざるところを補うことができ、易筋経の愛好者の役に立つことと思う。易筋経を練功する前には、ゆったりした衣服に着がえる、革靴ではなく布靴にはきかえるなどの十分な準備をする必要がある。練功を行っているときには、注意を集中し呼吸を調えなければならない。練功を終えたときや中休みをとったときには、風に当たらないように気をつけるとともに、散歩や関節を動かすなどの過激ではない運動をするように心がけなければならない。

はじめは、各節ごとに一〇回の呼吸をする程度にし、それから徐々に四〇回の呼吸をするまでに増していくことが望ましい。毎日、少なくとも一回は練功するようにする。身体の特に虚弱な人は、易筋経は適当ではない。

①韋駄献杵《いだけんしょう》　第一勢（図６―４）

甲　心を落ち着け、息を止める。身体をまっすぐにして立つ。両手を拱手にして胸の前で組む。このとき、心はあくまでも十分に落ち着ける。

乙　身体をまっすぐにして立つ。腕を曲げて拱手にして胸の前で組む。気を落ち着けて意念を集中する。心を静澄に、表情もおだやかにする。

②韋駄献杵　第二勢（図６―５）

甲　説明なし。

乙　足指で地をつかむように爪先立ちになる。両手を横に水平に開いていく。心を落ち着け気を静める。目を見開き口もとをゆるめる。

③韋駄献杵　第三勢（図６―６）

甲　説明なし。

乙　両手掌で天を支えるようにし、目は上を視る。足尖をしっかり地に着けて爪先立ちし、腰から脇にかけて力をみなぎらせて、端然と立つ。上下の歯をだらしなく広げずしっかり噛み合わせ、

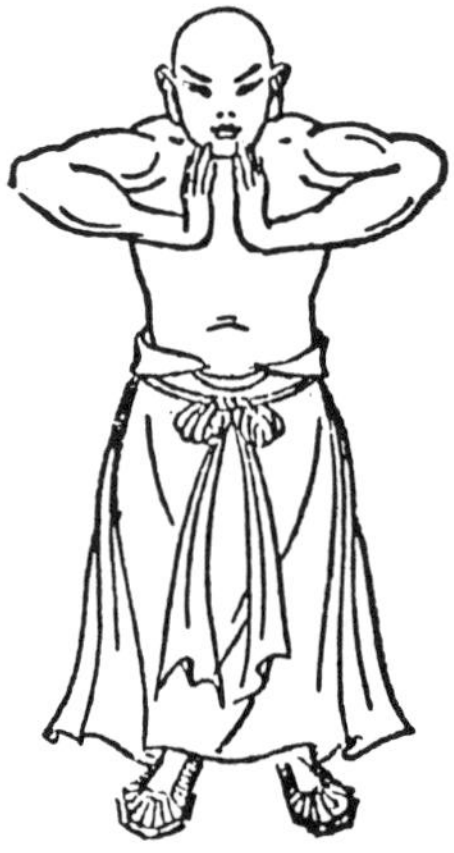

図6-4

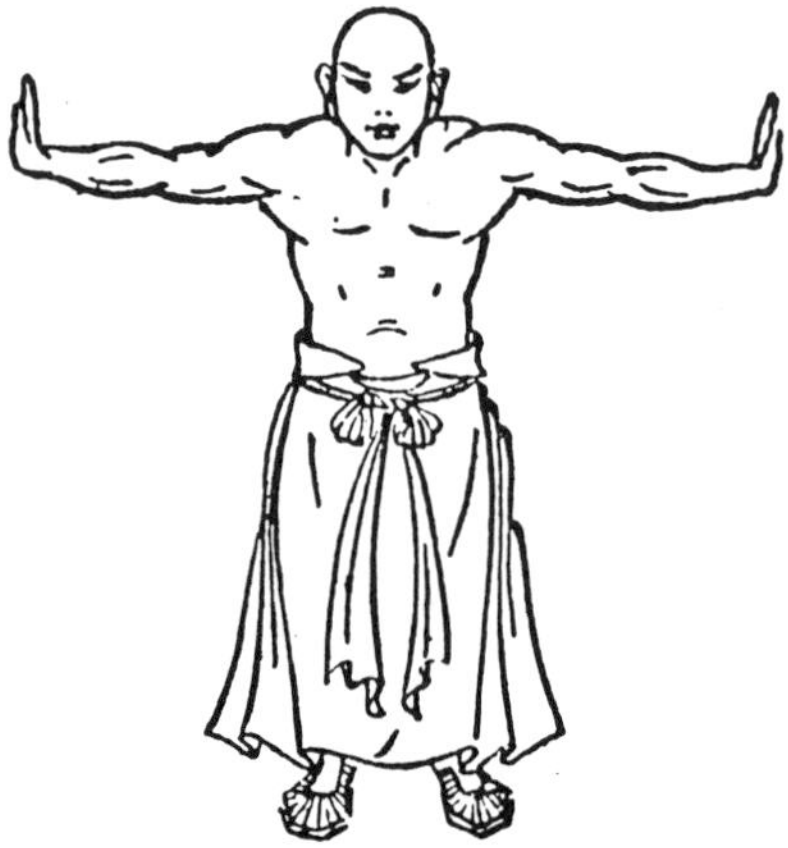

図6-5

舌を上顎につけると津液（唾）が生じる。鼻呼吸してよく調えると心の落ちつくのを覚える。両手とも拳を握ってゆっくりと元の位置に収める。さらに力を込めてその姿勢を保ち、気を落ち着けて前方を注視する。

④摘星《てきせい》換《かん》斗《と》勢《せい》（図6―7）

甲　片方の手を高く上げていき、手掌を下に向ける。両手掌に視線を注ぐ。呼気して呼気せず（おそらく、ゆっくり呼気するの誤り）。鼻呼吸して調える。力を込めて元の位置に手を収める。左右を同様に行う。

乙　片方の手を高く上げていき、手掌をかえす。さらに、両視線を手掌内に注ぐ。鼻端よりしきりに吸気して呼吸を調える。力を込めて両視線を元に戻す。

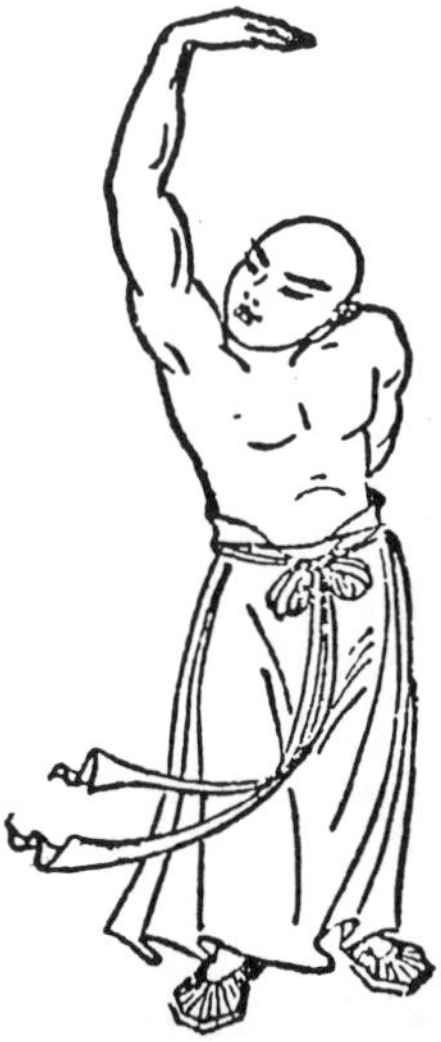

図6-6

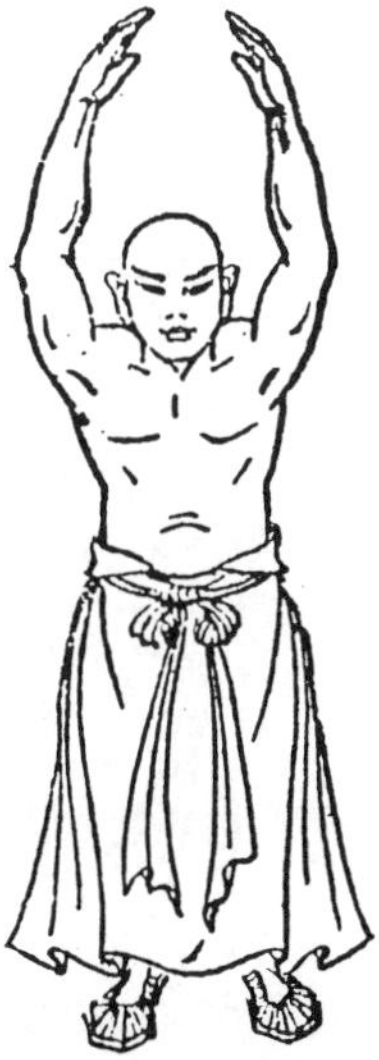

図6-7

⑤出爪亮翅勢《しゅっそうりょうしせい》（図６—８）

甲　手掌を開いて上に向ける。足指は地をつかむようにし、両脇に力を込め、両脚はまっすぐにして立つ。鼻呼吸して調える。目は天を見、歯を噛みしめ、舌を上顎につける。十指に力を込めて両手を握って拳をつくり、左右から挟むようにして元の位置に収める。

乙　身体をぴんとまっすぐ伸ばし、目をいからせる。手を前に押し出していき、次に、力を込めて元の位置に戻し収める。全部で七回行う。

⑥倒拽九牛尾勢《とうえいきゅうぎゅうびせい》（図６—９）

甲　下腹部は気を運んでゆるめる。前に踏み出した脚の膝を曲げ、後に残した脚はまっすぐ伸ばす。両目で握った手を見る。両腕に力を込める。

乙　後に残した脚を伸ばし、前に踏み出した脚を屈する。下腹部は気を運んで

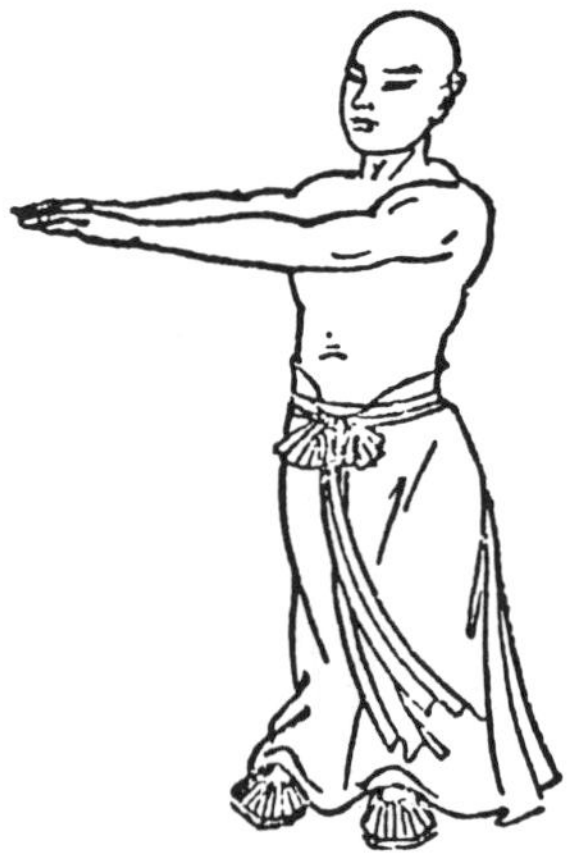
図6-8

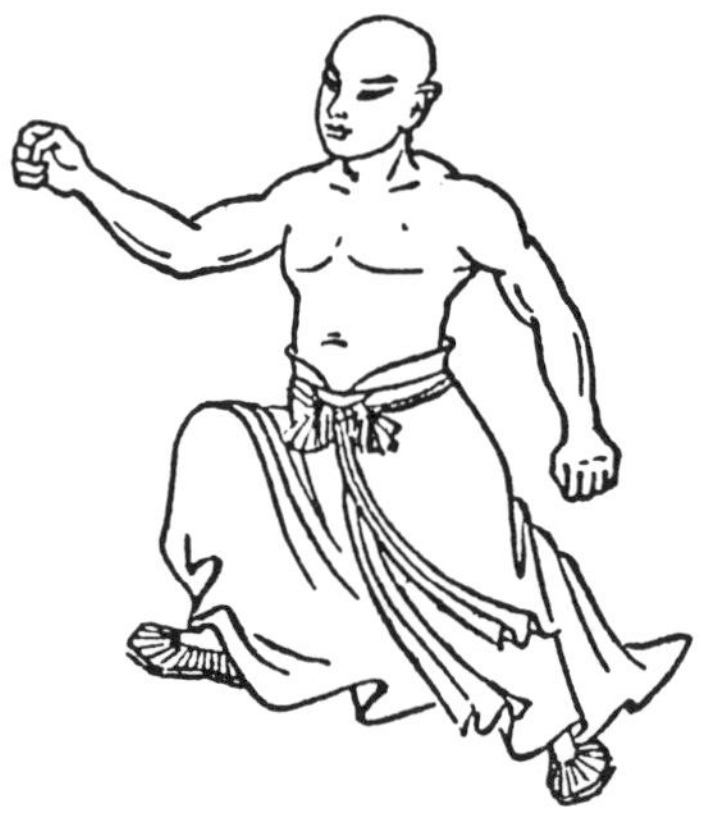
図6-9

緩める。両腕に力を込める。握った手をしっかり注視する。

⑦九鬼抜馬刀勢《きゅうきばつばとうせい》（図6—10）

甲　片方の手を、頭の後ろから回して頚項をかかえ、力を込めて頭を回す。鼻呼吸して調える。両膝をまっすぐに立てる。左右同じ。

乙　首を横に傾け、肘を曲げ、頚項をかかえ、頭を回す。思い切ってぐっと力を込める。左右、順に行う。身体をまっすぐにし、気を落ち着ける。

⑧三盤落地勢《さんばんらくちせい》（図6—11）

甲　歯をくいしばり、それを内視する。舌を上顎につけ、目を見開いて口を横に引く。両脚は開いて膝を曲げる。両手に力をこめ、地をつかみとるように下に下ろして行き、次に、手掌をかえして重い物を持ち上げるように上に上げていく。両脚はゆっくりとまっすぐに伸ばしていく。

乙　舌をしっかり上顎につけ、目を見張って意を歯に注ぐ。脚を開いて騎馬式になって腰を落す。手は、物をとらえるかのようにして、力をこめ下に下ろしていく。次に、両手掌をかえして、重い物を持ち上げる気で同時に持ち上げていく。目はかっと見開き、口は閉じる。脚を曲げた状態から

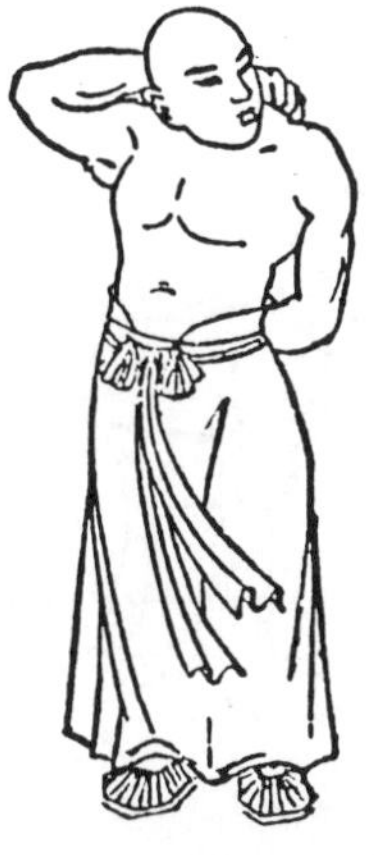

図6-10

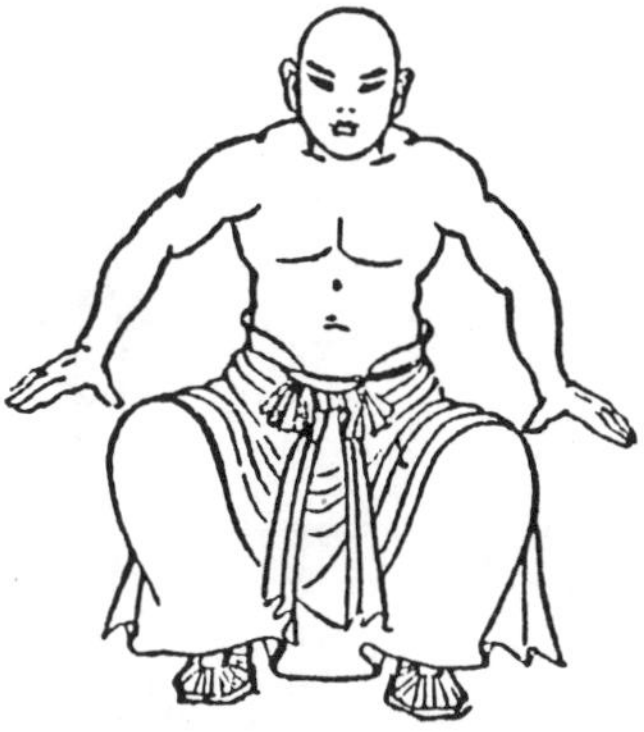

図6-11

起こしていき、腰をまっすぐ上に上げていく。

⑨青龍探爪勢《せいりゅうたんそうせい》（図６—12）

甲　肩背に力をこめ、開いた手をゆっくりと押し出していく。両足をそろえて立つ。目はまっすぐ前を見る。

乙　青龍探爪。左手を右側にゆっくり力を出し切って押し出していく。手掌は開いて平らにし気を充実させ、肩背には力をこめる。両膝をくっつけるようにする。両目はまっすぐ前を見、呼吸は調えて心を静める。

⑩臥虎撲食勢《がこぼくしょくせい》（図６—13）

甲　腕・背・手の十指に力を込める。両脚を開き膝を曲げる。片方の足を前に踏み出し膝を曲げ、他方の脚は伸ばす。十指を地に着ける。腰は伸ばして平らにし、頭をぐっと上にあげる。胸を前に押し出すようにする。鼻息を調える。左右同様に行う。

乙　両脚を開いて片方の足を前に踏み出し、身体を前傾する。左右の脚を交互に屈伸する。頭を持ち上げ、胸は前に張り出すようにする。背・腰を平らかに伏せる。鼻息で呼吸を同じ調子に調える。両手の指先を地

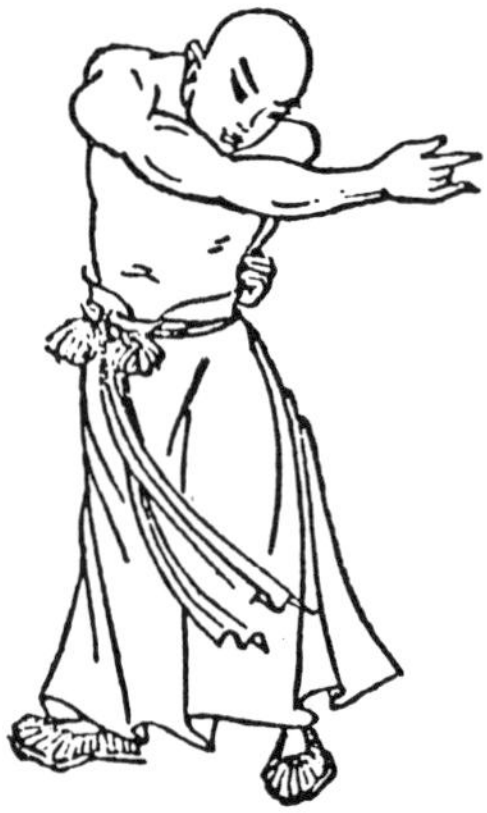

図6-12

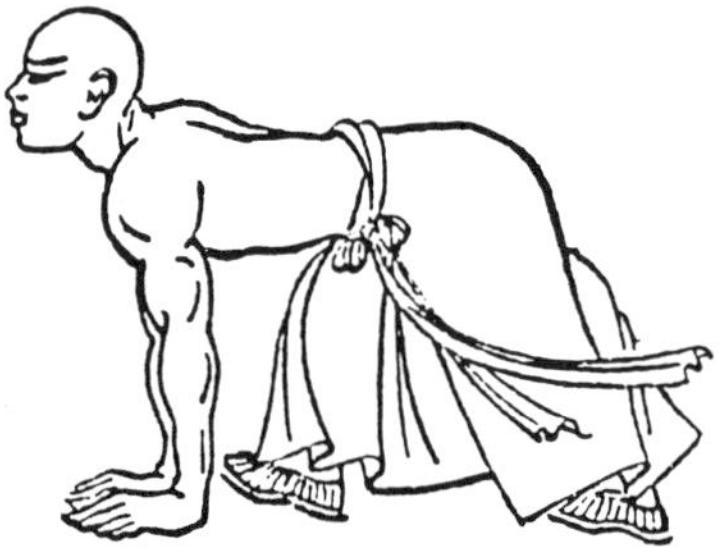

図6-13

に着けて身体を支える。こうして、龍（元神）虎（元精・元気）を調えるように功を積めば、健康でいられる。

⑪打躬勢《だきゅうせい》（図6―14）

甲　両肘に力を込め、後頭部を抱える。ぐっと力を込めて頭を前に倒していく。歯をくいしばり、舌は上顎につける。身体を前傾して曲げ、頭を低くしていって大腿につける。左右の耳を両手でしっかりおおう。鼻息を調える。

乙　両手で（後ろに回して）頭を抱え持つ。腰を膝まで落とす。頭を股の下に押し下げていく。歯はくいしばる。耳はおおって塞ぎ、元気を調えて漏れないようにする。舌尖を顎につける。肘は曲げて力をこめる。

⑫工尾勢《こうびせい》　掉尾勢ともいう（図6―15）

甲　膝・腕はまっすぐ伸ばし、腰を折って上体を前に曲げる。両手先を地につくように押し下げていく。頭は持ち上げ前方を注視する。鼻息でゆっくり呼吸し調える。踵を持ち上げてから、トンと踏み下ろすこと二十一回。左右の腕を伸ばすこと七回。次にあぐらをかいて静坐し、心を統一する。閉目して調息し、心が落ち着いたら立ち上がる。

乙　膝をまっすぐに、腕は伸ばす。上体を前に倒し手を押し下げていって地に着ける。目を見張り頭を上げる。心意を一点に集中する。踵を持ち上げてから、トンと落とすこと二十一回、左右の

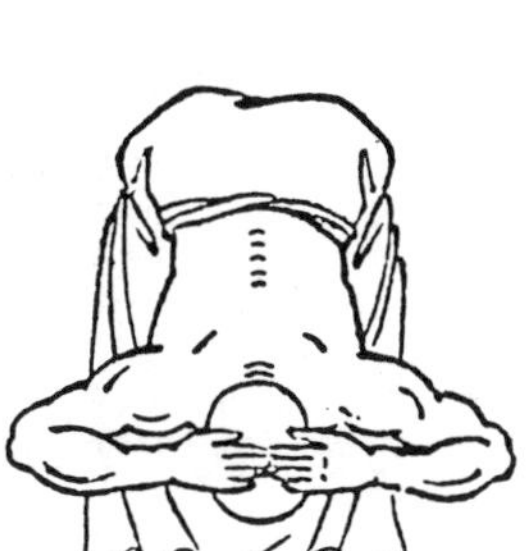
図6-14（本衛蔵版）

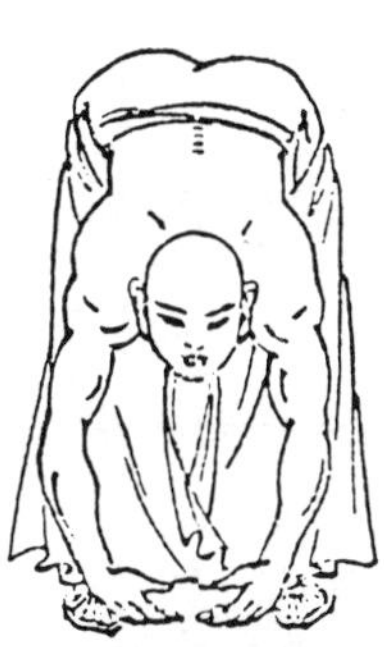
図6-15

腕を伸ばすこと七回を心掛ける。次に坐功し、あぐらをかいて閉目する。心を統一する。鼻息を調える。心が落ち着いたら立ち上がる。この坐功は必ず行わなければならない。

＊

甲：これらの十二の功法は、仏門に倣ったもので、禅定を主としている。功法を行うに際しては、必ず閉目冥心し、拳を握って神思をしっかり固め、雑念をしりぞけ、心を清澄にして調息して、神気を一所に落ち着かせなければならない。そうしてから順序に従って功を行うのである。必ず神を意に従わせなければならず、いたずらに形にとらわれてはならない。もし心が妄動すれば、神は散じ意は馳せ散じるだろう。そうなれば、形を整えても無駄になるし、実効もあがらない。初めて練功する者も、必ず同時に心力をも身に着くようにしなければならない。静かに呼吸し、黙って数を数《かぞ》えること三〇。数日して漸次増していき、百余まで数えられるようにする。一日に三回行えば一二〇日で功は成る。あわせて気力も増してきたなら、日に二回行えばよい。気力が集中し堅固になったなら、日に一回の功を行い、意念が定まるように努めれば功は成る。

乙：功法全体について考えてみると、功法を十二節にまとめ、誰かがそのすべてを後世に残したのは、五代の時期である。達磨が西方より来て少林寺に伝えた。宋の岳侯がさらに磨きをかけたのである。病気を除き寿命を長らえる効果は他に類をみないほどである。

第十節　八段錦《はちだんきん》

　八段錦は、八節の動作で編成された保健効果のある動功である。絹織物の一種である「錦」を名称にしていることからもわかるように、この方法はさまざまな異なった動作から編成されている。また、歌訣が覚えやすくて功法が簡単なため、年齢にかかわりなく行うことができる。各節の動作はそれぞれが対応した内臓に良い効果をもたらす。こうしたことから、八段錦は、「錦」が喜ばれると同じように人々から歓迎され愛好されている。

　八段錦は、南宋初期にある無名の人によって編まれたというのが通説になっている。しかし、宋の洪邁《こうまい》の『夷堅志《いけんし》』によれば、「政和七年、李似矩《りいく》は起居郎《ききょろう》（官名）になった。……似矩は生来、詩文・音楽を苦手としていた。たいがいは独り外舎に居て、方士の熊経鳥伸の術を模倣することをたいへんな喜びとしていた。……あるとき、夜半に起きて坐り、呼吸按摩を行った。これが八段錦といわれるものである」と記述されている。政和とは、宗の徽宗のときの年号であるから、すでに北宋末には八段錦は世にあまねく広まっていたことになる。だが、両者が内容の上からいって同じものであるかどうかは不明である。

　その後、世の中に広まるにつれて、八段錦は南北の両派に分かれることになった。北派は岳飛の名に託して伝えられたもので、動作が複雑で難度が高く、「剛」であることを要点としていて、馬歩式を姿勢に多用する。このため、武八段とも呼ばれる。南派はこれもいささか牽強不会なのだが、梁世昌《りょうせいしょう》によって広められたとされるもので、動作はさほど難しくはなく、「柔」であることを要点と

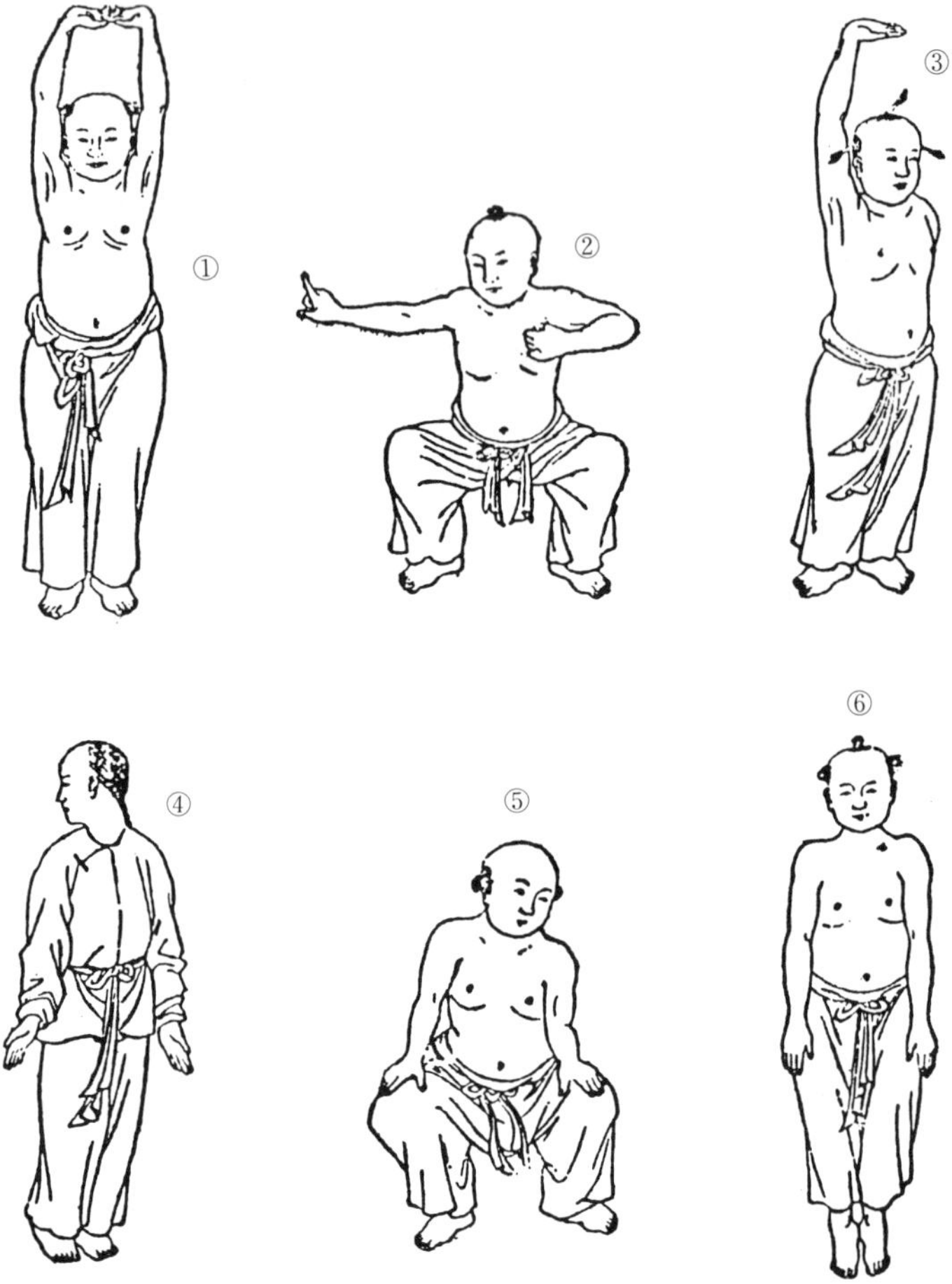

図6-16

⑦

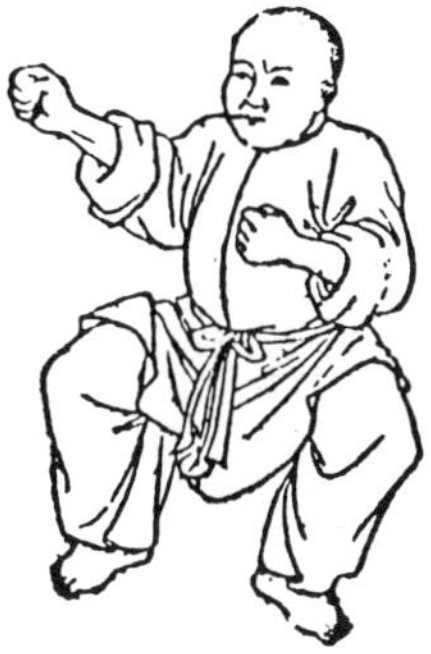

⑧

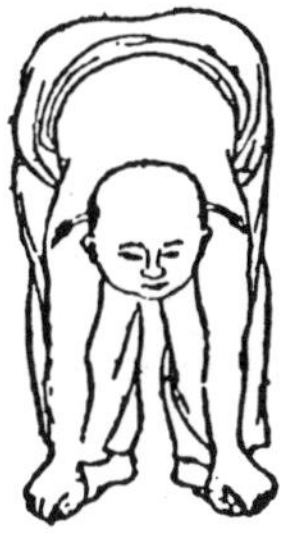

していて、立式姿勢をふつう多用する。このため、これもまた文八段とも呼ばれる。さらに流伝するうちに、南派から坐式八段錦が分派していった。このため、南派は坐式に対して立八段ともいわれる。この立八段は、長い間かけて行われていくうちに、歌詞がたえず改められていって、徐々に型がととのえられ、口ずさみ易く、覚えやすい七言歌訣になっていった。その歌訣の構成は、これまでに三回の大きな変動を経ている。

❶南宋初期

三焦を治すは、手掌を上向きにして上に上げる。
肺肝は、左右に腕を押し出して雕《わし》を射る姿勢。
脾胃を安んずるは、交互に片方ずつ天を支えるように上に上げていく。
傷労を理《おさ》めるに、くり返し首を回してふり返る。
いずれにせよ、天とまみえれば五臓は通じる。

津液を咽み気を補すに、左右に手をはね上げる。
心疾を祛すに、鱔《うつぼ》が尾を振るように腰を軸に身体を回す。
左右の手を足にかけて引きよせれば、腰を治す。

❷金元時代

手掌を上向きに天を支えるように上げれば三焦を理める。
左右に腕を押し出し、雕を射る姿勢をとれば肝肺を調える。
片方ずつ手を上げて天を支えれば、東肝西肺を通じる。
首を回して後ろを振り返れば五労七傷を調える。
遊魚が尾を振るように腰を軸に身体を回せば心臓を通じる。
手を両足にかけて引きよせれば腰を理める。
順に天鼓（耳）を鳴らすこと三六回。両手で耳を掩い後頭を敲く。

この功法は『許真君引導訣《きょしんくんいんどうけつ》』とも呼ばれる。許真君は晋代の許遜のことだが、おそらく後人が彼の名前をかたったものと思われる。

❸清・光緒初期（図6―16）

両手を上に上げ天を支えれば、三焦を理める。①
雕を射る如く左右に弓をひけば、肺肝を調える。②
脾胃を調理《ととのえおさ》めるには、片方ずつ腕を挙げよ。③
五労七傷には後ろを振り返る。④
頭を振り尾を振るは心火を除く。⑤

背後に七度曲げ倒せば百病を消す。⑥
拳に力を集中し目をかっと見開けば、気力を増す。⑦
両手を足にかけて引きよせれば、腎腰を固める。⑧

現在、指導・鍛練されているものは、ほとんどがこの歌訣にもとづいて編成された功法だといってよい。だが、鍛練方法の編成のしかたがそれぞれ異なるために、難易、複雑さの点では違う動作が編み出されることにもなった。近年では、『八段錦』の専門書が出版されていて、多くの人々に愛読されている。

第十一節　十二段錦《じゅうにだんきん》

十二段錦は、八段錦を整理し取捨選択することによって編まれた練功方法である。坐式をとるために、坐八段とも呼ばれる。

十二段錦は明代初期にはすでにその基本型が定まっていた。明初の冷謙の『修齢要旨』、明中期では高濂の『遵生八牋』、胡文煥の『類修要訣』中の「八段錦導引法」歌訣と、清末の王祖源編集の『内功図説』中の十二段錦は、わずかにみられる文字の相違の外は、すでに完全に一致したものとなっている。ただ、鍛練方法の説明は、簡単なものや詳しいものがあって、この点においてはさまざまである。『内功図説』中の具体的な鍛練の仕方の解説からして、さらには王祖源の自序によれば、内功図はどれも河南嵩山の少林寺から入手したものであろう。

①閉目冥心して坐し、握固して静かに神を想う。（図6―17）

盤坐（あぐらをかく）して、しっかり両目を閉じ、心静かにして心中の雑念をなくす。坐すについては、つねに背をまっすぐにし、腰を軟弱にしてはならず、身体を何物かに寄りかからせてはならない。握固とはしっかり手を握ることだが、きつ過ぎてもよくない。静思とは思慮を静めて存神することをいう。

②叩歯すること三六。両手で崑崙を抱える。（図6―18）

上下の歯を、音をたてて噛み合わせることを三六度。歯を噛み合わせれば、身内の神を集めて散らさない。崑崙とは頭である。両手の十指を組んで後頸をしっかりと抱える。つまり、両手掌で耳をぐっとおおって押さえ、鼻息を九度まで暗算する。呼吸は微かに。音をたてるのは宜しくない。

③左右の天鼓を鳴らし、二四度聞く。（図6―19）

鼻息の出入りをそれぞれ九度暗算し終えたら、組んだ手をほどいて移し、両手掌を耳に当てる。示指を中指の上に重ね置く。力を込めて示指を弾いて、鼓を打つような音がするように脳後を繰り返しトントンと叩く。左右それぞれ二四度、両手で計四八音弾く。また、手をかるく膝の上に置いて握固する。

④天柱を微かに揺り動かす。（図6―20）

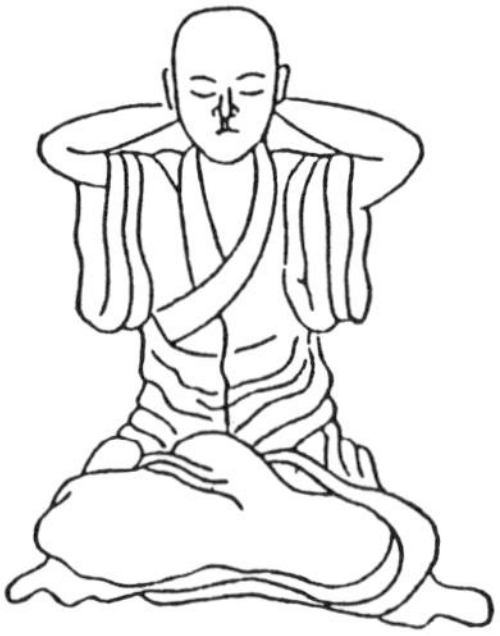
図6-18

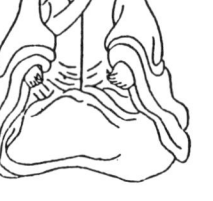

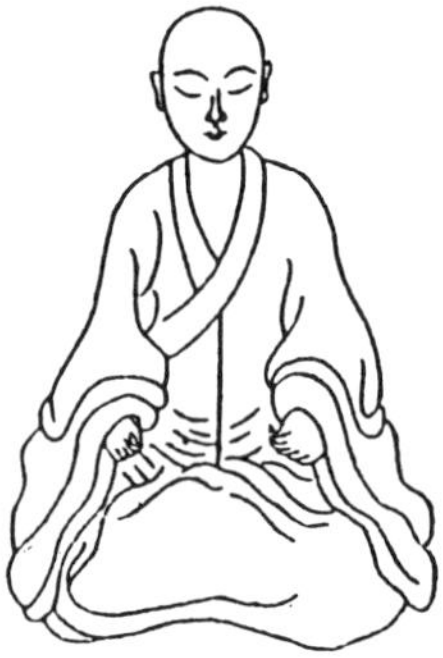
図6-17

天柱とは後頸である。頭を低くして頸をひねり左右を横目で見る。肩も左右のひねりに応じて揺らす。これを各二四回。

⑤赤龍で水津をかき混ぜ、鼓漱する（一説に、津を漱ぐ）こと三六。神水、満口にゆきわたる。一口を三度に分けて咽む。龍行き虎自ら奔《はし》る。（図6―21）

赤龍は舌、舌で上顎を受け支えてから、口中の上下左右をかき混ぜて水津（唾液）が湧き出るよ

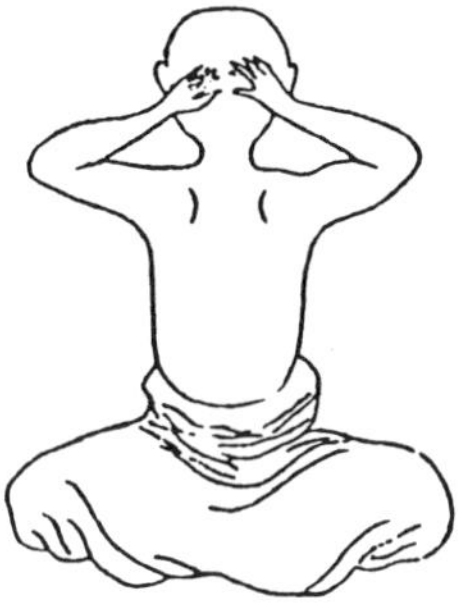

図6-19

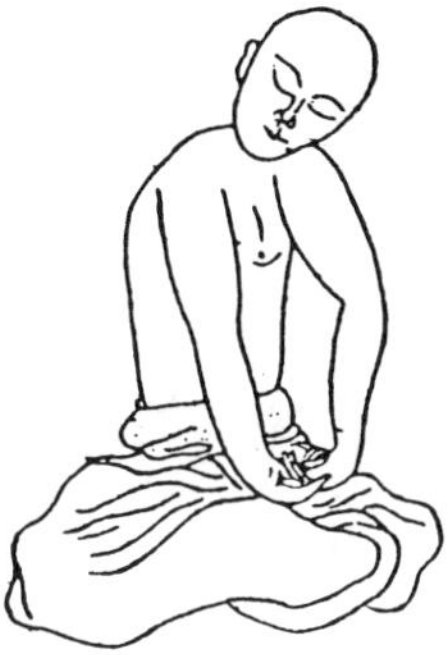

図6-20

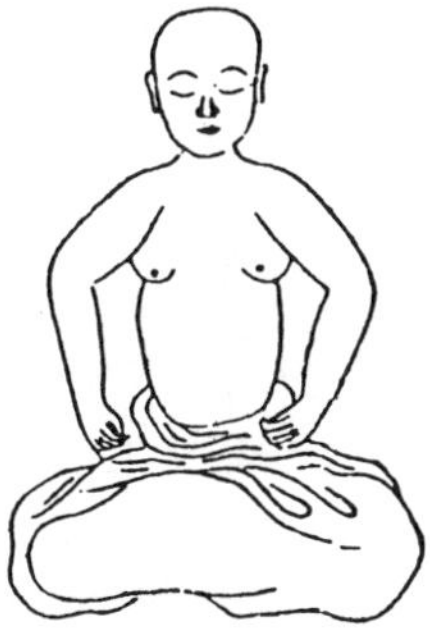

図6-21

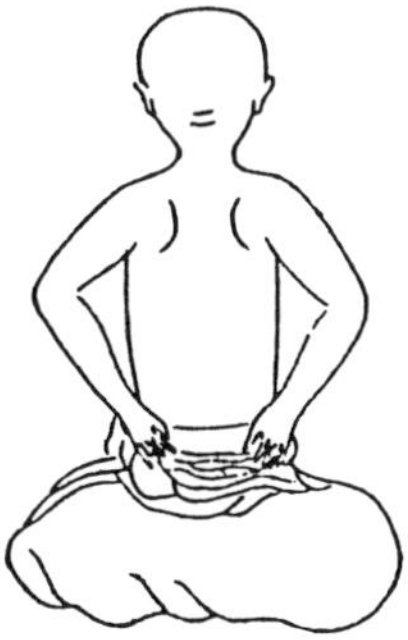

図6-22

うにする。口中を音をたてて漱ぐこと三六回。神水は津液のこと。三回に分けて、ゴクゴクと音をたてて津液を呑み下す。呑み下した津液が臍下丹田に滞りなく送りこまれるのを心に想い、目にうかべる。龍は津、虎は気である。津が下に行けば、おのずと気はそれに従って行く。

⑥気を閉じ手を搓《も》んで熱くし、後ろの精門を背摩する。（図6―22）

鼻で吸気して気を閉じる。両手掌を互いに搓んで摩擦し、できるかぎり熱くする。急ぎ両手を後ろに回して、後腰の両辺をこすりながら、ゆっくりと鼻から気を放ち出していく。精門とは、後腰両辺の軟らかい所をいう。そこを、三六遍こすり、それからまた手を収めて握固する。

⑦此の一口の気を尽くして、火が臍輪を焼くを想う。

口鼻の気を閉じ、心火を運《めぐ》らして下丹田を焼くのを心に想いうかべる。すると、熱が生じたかのように覚える。それから鼻から気を放ち出す。臍輪とは臍丹田をいう。（図6―23）

⑧左右、轆轤《ろくろ》のごとくに転ずる。（図6―24）

両手を弯曲させる。まず左手を肩にかけて轆轤をまわすように三六回円転する。右手を同様に行う。これが単転轆轤法である。

⑨両脚を放ってゆるやかに伸ばす。手を叉《くみあ》わせて双《なら》べ、虚に托す。（図6―25）

盤坐した脚を放ち前にまっすぐ伸ばす。両手の指を組み

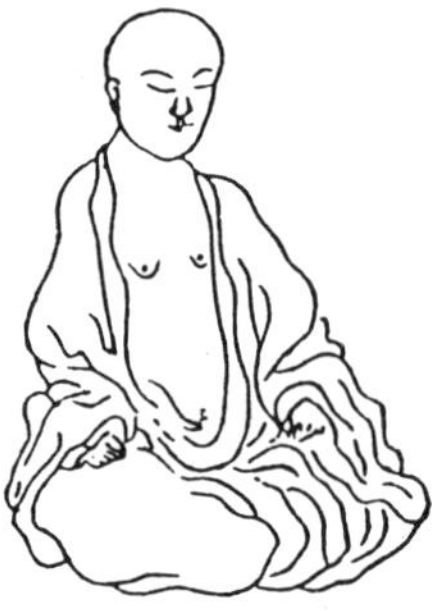

図6-23

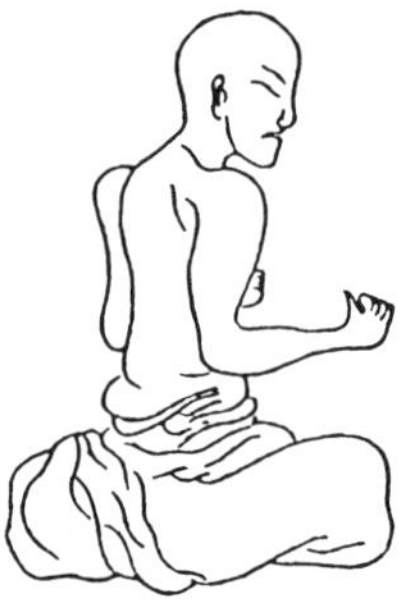

図6-24

合わせ、掌を返して上に上げていき、組合わせた手を、まず頭頂にいったんとどめ置く。次に、重い石を手で押し上げていくように、力一杯上げていく。腰・上半身ともにぐっと上に伸ばす。一回手を押し上げたら、力を抜いて下におろして頭頂にとどめ置き、次にくり返し押し上げる。計九回行う。

⑩頭を低れて足を攀《よじ》ることを頻《しき》りにする。(図6―26)

伸ばした両脚の足底に両手をかけて引きよせる。頭は礼拝するように低くする。これを一二回。終えたら、足を収めて盤坐し、手も収めて握固する。

⑪以って神水の到る(一説に、逆水の上る)を候《うかが》う。再び漱ぎ再び津を呑む。此の如く三度し畢って、神水を九次呑む。咽み下せば汩汩《こうこつ》として響き、百脈自から調匀《ちょういん》する。(図6―27)

再び舌で口内をかき混ぜて、神水が口に満ちるのを候う。再び音をたてて漱ぐこと、三六回。続けて前者を一度、後者を二度繰り返し、計三度で終える。前者の一度では三回に分けて呑み、後者の二度では六回に分けて飲み、計九回で飲む。前と同じようにゴクゴクと音をたてて咽下しなけ

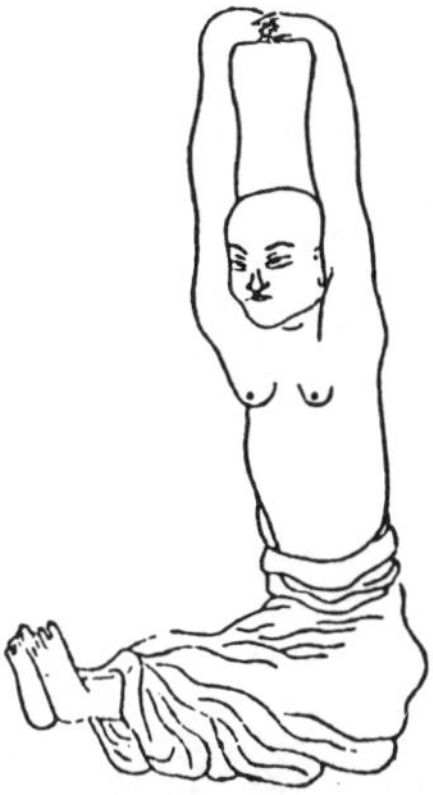
図6-25

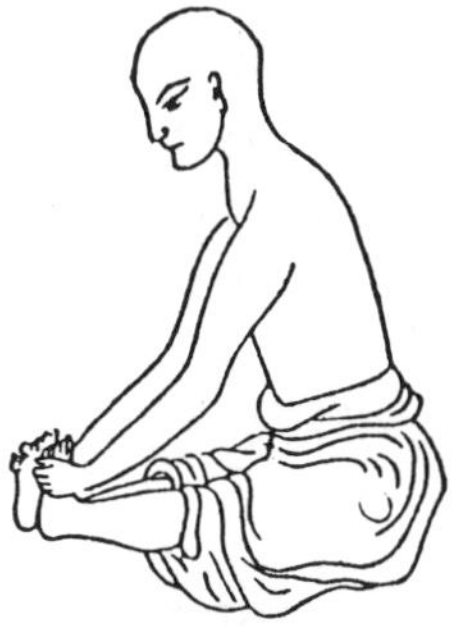
図6-26

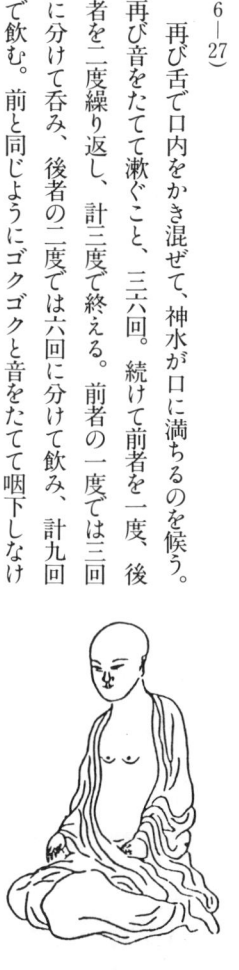

図6-27

ればならない。三度津液を咽めば、百脈はまんべんなく自ずと調《ととの》う。

⑫河車[3]を運搬し畢え、火を発して身を焼くを想う。旧《もと》八段錦と名づける。子《ね》の後午の前に行う。勤めて間断なく行えば、万疾は化して塵となる。（図6―28）

臍下丹田に火のような熱気が生ずることを想う。大便を我慢するかのように、こらえて気を閉じる。熱気を谷道つまり大便所（肛門）に運《めぐ》り到らせ、ついで、腰間、背脊、後頸、脳後へと上昇させて頭頂で止める。再び閉気して、上額、両太陽、耳根前、両面頬へと下ろしていって喉に到らせ、さらに心窩、肚臍に下ろして下丹田に止める。こうして心に火を想いうかべて焼けば、身体はまんべんなく熱くなる。

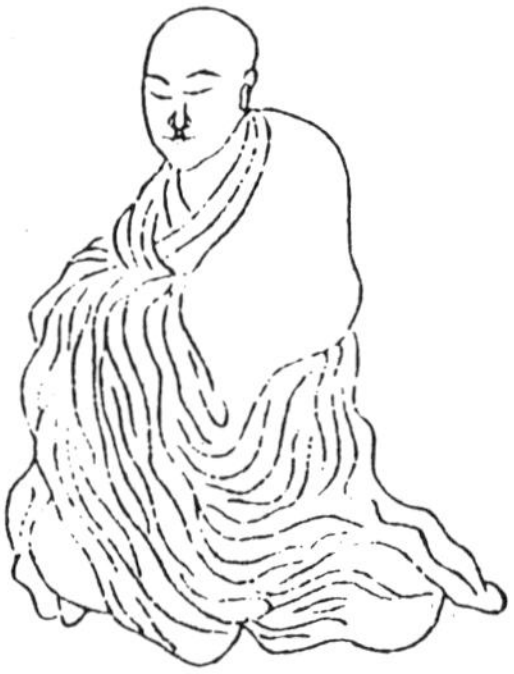

図6-28

第十二節　十六段錦《じゅうろくだんきん》

元末明初の冷謙は、齢百歳を越した養生家で、著書に養生専門書『修齢要旨』がある。その中の一節に十六段錦が収載されている。冷謙は、修養家の講話にもとづいて導引方法を説明している。およそ数百もの講話のなかから、真髄を大方取り入れるように努めて、そのなかの適切なものを選び出して十六条に要約した。そして、名づけられたのが十六段錦である。後に、この導引方法は徐春圃によって、彼の『古今医統大全』の中に収載された。徐春圃は高度な医学修養をつんだ太医院官で、古代気功を非常に重んじた。老子導引法二十四勢、婆羅門導引十二勢、赤松子導引十八勢《せきしょうしどういんじゅうはっせい》、

3――河車　北方の正気、つまり北方の正水の中の腎真気から生じる正気のこと。この正気が循る路を河車路という。

鍾離導引十八勢《しょうりどういんじゅうはっせい》、胡見《こけん》素導《そどう》引法《いんぽう》十二勢《じゅうにせい》などの中に記述されている主だった内容も、これを凌駕するものではない、と彼は述べている。「学ぶ者は日に一、二遍しっかり行えば、いつまでも健康で身は軽く、百邪はことごとく除かれ、あちこち動き回っても疲れることがない」。

この十六段錦は、十二段錦を中心に据えるとともに、前述した各法の長所を参考にし、取り入れている。特筆すべき点は、表現が比較的平易であり、またすべてにその効果を明記してあることである。このため、臨床の参考に使いやすいものとなっている。

この導引法を行うには、常に夜半から明け方にかけて行うようにするのがよい。この時間は空気は清澄で腹には何もなく、功を行うのに適している。

①まず、閉目し、握固して心を静め、端坐する。叩歯すること三六回。次に、両手で項を抱え、左右に回す動作を二四回。両脇の積聚風邪を取り去る。

②続いて、両手を組み合わせ、頭上に押し上げていったら、手を下して頭頂に当てて押さえる。これを二四回。胸膈の間の邪気を取り去る。

③続いて、両手掌の中心を両耳に当てて覆う。さらに、示指を中指に圧しあてて脳後を弾き打つこと二四回。風池の邪気を取り去る。

④続いて、両手を互いに握り合い、左膝に押し当てて身体を左にひねる。次に、右膝に押し当てて身体を右にひねる。この動作を二四回。肝の風邪を取り去る。

⑤続いて、五石の弓を引くように、左右の手を、一方は前に、他方は後ろに引く。この動作を二四回。臂腋の積邪を取り去る。

⑥続いて、大坐して両手を広げ、頸を左右にひねって反対側の肩を視るようにする。この動作を

二四回。脾の積邪を取り去る。

⑦続いて、両手を握固して両肋に当ててこれを支え、両肩を揺り動かす。腰肋間の風邪を取り去る。

⑧続いて両手で交互に腕を叩く。さらに、手を後ろにまわして背、腰、股《もも》を叩く。それぞれ二四回。四肢胸中の邪を取り去る。

⑨続いて、大坐する。身体を横にかたむける。両手をそろえて上に向け、天を押し上げるようにする。この動作を二四回。肺の積聚した邪を取り去る。

⑩続いて、大坐して脚を伸ばす。両手を前に出していき、頭を低くして足に手をかけて引き寄せる。この動作を一二回。次に、伸ばした脚を屈してもう一方の膝の上において、按摩する。この動作を二四回。心包絡の邪気を取り去る。

⑪続いて身体を縮めて背を曲げ、両手を地に着ける。次に上に向かって手を上げていく。この動作を一三回。心肝の積邪を取り去る。

⑫続いて、起ち上がり、足をふんばって床にしっかり着け、身をひねって背後を見る。左右同様に二四回。腎間の風熱の邪を取り去る。

⑬続いて、起立したままでいてゆっくりと歩く。両手は握固する。左足を前に踏み出すときは、左手を前に右手を後に振る。右足を前に踏み出すときは、右手を前に、左手を後に振る。この動作を二四回。両肩の邪を取り去る。

⑭続いて、手を背に回して両手を握り、身体をゆっくりと折って低め、回す。この動作を二四回。両脇の邪を取り去る。

⑮続いて、足を交互にひねりながら歩く。前進を十数歩、後退を十数歩。
⑯続いて、椅子に坐って脚を伸ばす。両足を内側にひねり、次に外側にひねる。各二四回ずつ。
⑮、⑯の動作は両膝と両足の間の風邪を取り去る。

この十六節をし終えたら、ふたたび端坐閉目し、握固して心を平静にする。舌を上顎につけ、津液を口いっぱいに満たしてかき混ぜて三六回漱ぎ、音をたてて咽み下す。ふたたび閉気して、丹田の火を想い、その火を上下に行らせて、身体のすみずみまで焼いて内外を蒸し熱して終える。

第十三節　婆羅門導引法《ばらもんどういんほう》

婆羅門導引十二法は、高濂の『遵生八牋』にみえる。婆羅門はインド古代社会のカーストの一つで、代々祭祀を執行することを専門にする僧族のことである。婆羅門は梵天の後裔を自称するとともに、教権を掌握していたので、文化知識の伝授者となって特殊階級を形成し、カースト中で最高の位置を占めていた。彼らに信仰されていたのがヴェーダ教、すなわちバラモン教であり、これが後にヒンズー教へと転化していくのである。この導引法は婆羅門の名がつけられていることから推測して、インドから伝来したと考えるのが自然であるが、龍、麒麟、亀、鳳凰などの中国古代に崇拝された一種の信仰動物の名を使って各節を命名していることからすれば、中国ではじめて創出されたとも考えられる。この導引法には、どのような効果があるかが述べられておらず、それが欠点となっている。次に、高濂の著書から引用しておく。

①龍引《りゅういん》・両手を押し上げてから左右に広げ、弓を引く姿勢をとり、さらに両手を組んで頭上に高

く上げておく。

②亀引《きいん》：両足を八の字に組み、ぐらつかないように坐す。次に手で膝を圧して身体を揺する。続いて、三回ずつ左右に首を回す。

③麟盤《りんばん》：横臥する。腕を曲げて手で頭を支え、床に近づける。膝を屈して上に向けたら股に近づける。次に脚を広げて上にあげ、前方に向かってしなやかにひねる。左右同じ。

④虎視《こし》：両手を床にぴたりとつける。身体をのばすようにして背後を見る。左右同じ。

⑤鶴挙《かくきょ》：起立する。頸をのばし、ゆっくりとひねり返し、左右に引っぱる。左右に各五回。

⑥鸞趨《らんすう》：起立する。脚をゆっくり前に踏み出していく。このとき、手は握固して前後に大きくムチ打つように振る。前後に各三回。

⑦鴛翔《おうしょう》：手を背上にまわして両手を握り合う。身体をゆっくりと折り曲げてかがめ回す。各五回。

⑧熊迅《ゆうしゅん》：両手を組み、手掌を翻して胸に向ける。膝頭の上を抱えてぐるりと回す。各三回。

⑨寒松控雪《かんしょうこうせつ》：大坐して手を膝におく。ゆっくり頭をたれ、左右に揺らし、徐々に回転させる。各三回。

⑩冬拍凌風《とうはくりょうふう》：両手を床につく。次に、両手を低くしたり上げたりして左右に引きながら小さく回す。各三回。

⑪仙人排天《せんにんはいてん》：大坐して身体を斜にし、両手を床について片側にもたれかかり、天を押すかのようにする。左右同じ。

⑫鳳凰鼓翅《ほうおうこし》：両手の前腕から上腕、さらに背、つづけて腰、脚へと左右を交互に叩いていく。各三回。数度これを行ったら小さく回す。ただ、快く行うことを第一とし、やり過ぎて疲れるようで

あってはならない。

第十四節　天竺按摩法《てんじくあんまほう》

唐の孫思邈の『備急千金要方』に、「天竺国按摩法、これは婆羅門法であり、計十八勢から成る」と記述されている。この一連の功法の中には、洗手法、拓石法、開胸法、虎視法などと、はっきり功法名を注記してあるものがある。それらは動作の形態を指していたり、作用を意味していたりする。このような通俗的な名称を用いるケースは、唐以前の古代気功文献にはあまり見受けられない。中国古代では印度を天竺と呼んでいたが、この功法が印度伝来のものであるかどうかは、今もって疑問が残る。たとえば、なかに「弓を引く姿勢」のように、『養性延命録』の中の「導引按摩」部分の動作から形を変えて抜き出してきた可能性のある動作もある。宋の張君房の『雲笈七籤』にもこの功法は載録されているが、「天竺」の二字はすでに省略されている。また明の高濂の『遵生八牋』にも載録されている。ここでは、上記の三書を校勘して載せておくことにする。

孫思邈が言っているように、この功法は「毎日三遍この功法をしっかり行えば、一月にして病は除かれる。さらに行えば、奔馬のごとくすばやくなり、寿命を延ばす効果があり、食を増し、眼は明かに、動きは軽快に、疲れを知らない身体となる」という効果がある。按摩を主体としてはいるが、病気を治し身体を強化するという、実は鍛練を目的とした動作だということがわかる。

①両手を互いに握り合い、ねじる。洗手法である。

②両手を浅く組み、翻《ひるがえ》して胸に向かわせる。

③両手を互いに握り合い、両手で股《もも》を押す。左右同じ（両手を互いに握り合いは、一説に、両手を組む、とも）。
④両手を互いに重ねあわせ、股を押してゆっくりと身体をひねる。左右同じ。
⑤手を五の石の弓を引く姿勢にし、後ろに手を引く。左右同じ。
⑥両手で拳を作り、前に向けて突く。
⑦石を拓《お》す動作法。左右同じ。
⑧拳を作り、ぐっと後ろに引いて止める。これは開胸法である。左右同じ。
⑨大坐する。身体を片方に傾けて斜めにし、山を押すかのようにする。左右同じ。
⑩両手で頭を抱え、上半身をまわす。これは抽脳法である（一説に、抽脇法）。
⑪両手を地につけ、身体を縮めて背中を丸めたら上に向かって手を三回上げる。
⑫手を反《かえ》して背上を打つ。左右同じ（一説に、手で背上を杖で打つように打つ）。
⑬大坐して両脚を伸ばしたら、片脚を手前に軽く引く。左右同じ（一説に、大坐して脚を三回伸ばす。手で後ろに向かって引く。左右同じ）
⑭両手を地につけ、後ろを振り向く。これは虎視法である。左右同じ。
⑮起立して、三回身体を反らし曲げ、元に戻す。
⑯両手をきつく組み、脚で手を踏む。左右同じ（一説に、脚で地を踏む）。
⑰起立する。脚を前後に踏み出す。左右同じ。
⑱大坐して両脚を伸ばす。伸ばした脚の膝上に手をかけ、手でそれを按《お》す。左右同じ。

第十五節

老子按摩法《ろうしあんまほう》

これは老子の名に仮託して命名された動功である。按摩と名づけられているが、実際には動作を主としている鍛練方法である。初見されるのは、唐の孫思邈の『備急千金要方』の中である。後になると、明の高濂の『遵生八牋』にもみえる。ただ高濂本では「太上混元按摩法」と名称が改められている。動作数は多い方だが、複雑ではないために、一般向きの保健のためには役立つものである。ただ、効果が説明されていないことが惜しまれる。孫思邈本を主要にとりあげ、高濂本と異なるところは注釈を加えて、次に紹介しておく。

・両手で股《もも》をおし、左右に肩を回す。一四回。
・両手で股をひねり、左右に肩を回す。一四回（高濂本には「両手で股をひねる」が欠けている。前節にすぐ続けて、肩を回して身体をひねる、となっている）。
・両手で頭を抱え、左右に腰をひねる。一四回。
・左右に頭を揺らす。一四回。
・片手で頭を抱える。身体を折って片手は膝の下にあてる。三回。左右同じ。
・両手で頭を支え、上に上げる。三回。
・片手は後頭を支え、片手は膝の下にあてる。次に、身体を下から上に上げてくる。三回。左右同じ。
・両手で頭を下に向けて引く。三回足を踏みならす。

・片方の手で他方の手をつかみ、頭上に上げる。左右に三回。
・両手を組み、胸の前まで押し上げたら、再び引き下げる。三回。
・両手を組み、胸につける。三回（高濂本には「両手を組む」が欠けていて、すぐ前節に続いている）。
・腕を曲げて、両肋を軽く撃ち、肘を引く。左右三回ずつ。
・左右に腕を引いたら、前後に腕を伸ばして振る。各三回。
・手を広げて項に当て、項を引っ張る。左右に三回。
・手をそらして膝におく。手で肘を引っ張ったら、また手を膝におく。左右同様に三回。
・手で肩をなでる。上下まんべんなく。左右同じ（高濂本では肩を眉にしている）。両手とも軽く握って拳をつくり、腕を打つ。三回。
・手を外に向けて三回振る。内に向けて三回振る。続けて、手をそらして三回振る。両手を互いに組み、手掌を上下にひっくりかえす。各七回。
・指をこすりひねる。三回。
・両手をそらして揺らす。三回。
・両手をそらして組み、上下して肘を何回もひねる。この間、一〇呼気する。
・両手を上に高く上げる。三回。
・両手を押し下げる。三回（高濂本には「両手」の二字が欠けていて、すぐ前節に続いている）。
・両手を互いに組んで頭上高く上げ、左右の胸の脇を伸ばす。一〇回。
・両手の拳を反して背上にまわし、背中を圧して掘《くぼ》ませて握る（強く圧す）。上下三回。（掘ませるを、孫思邈本では、揩《こす》ると注釈し、高濂本は指と注釈している)。
・両手をそらして握りあい、背中にあてて上下する。三回。
・掌を表にそらして腕を握り、内外に振る。三回。掌を表にそらして前方に高くつき出す。三回。
・掌を表にそらして両手を組んで、交互に横につき出す。三回。
・掌を表にそらして横から上にまっすぐ上げる。三回。
・手に冷感があるようなら、上から下へと叩いていく。熱くなったら止める。
・左脚をゆったり伸ばして右手で支え、左手でその脚を上から下へと順に圧していく。脚をまっすぐにして三回。右手でも同様に脚を圧す。
・前後に足首をひねる。三回。
・左に足首をひねり、右にも足首をひねる。各三回。
・再び、前後に足首をひねる。
・脚をまっすぐ伸ばす。三回。
・股をひねる。三回。
・内外に脚を振る。三回。
・脚に冷感があるようなら、叩く。熱くなったら止める。
・注意深く股をひねり、足でトントンと床を踏む。三回。
・再び、脚をまっすぐに伸ばす(高濂本には脚の文字が欠けている)。
・虎姿をとって四つんばいになり、左右の肩をひねる。三回。
・一方の手を挙げ、一方を下ろして天と地を托《お》す。左右三回。

・左右に山をおしのけ、山を負い木を抜くような動作。各三回。
・手の力を抜いて前方にまっすぐ差し出したら、しばらくして手を伸ばす。三回。
・両手、両膝をゆったり伸ばす。各三回。
・脚をゆったり伸ばしたら、すぐ力を込めて反《そ》らす。しばらくして手を伸ばす。三回。
・背中を内外にひねる。各三回。

第七章――練功の要領

気功の鍛錬方法は、一般には内容が大きく静功と動功の二つに分けられるが、そのそれぞれの具体的な練習方法は多種多様にわたり、いちいち数えあげられない。しかし、方法は非常に多いが、それらの間には一定の内在関係があり、守るべき共通の決まりもある。これを練功の要領という。練功の要領を把握することは、練功の質を高め、練功中に生じる不必要な疑心を取り除き、不良な反応を避けるために必要である。また練功を正しい道筋に従い順調に進ませ、良い効果を修めるのにも有利である。練功の要領は、主に、松静自然、動静結合、練養相兼、意気相依、準確活発、循序漸進である。

第一節　松静自然（松と静を自然に）

松静自然とは、練功の具体的な操作過程ではいつも、身体がリラックスし情緒が安定しているという条件のもとに進めなければならないということである。つまり練功では、緊張を避け緊張をほぐし、次々に湧き起こる雑念を克服し、安静を保たなければならない。

❶……松

「松」とは、まず練功中におけるある種の緊張状態を除くことであり、弛緩と緊張がバランスをとっていくことを体得することである。練功中にこの松の字を念頭におくのは、練功の過程でいろいろな病理的、心理的、生理的な緊張状態を絶えず取り除き、疾病や身体の素質に対する情緒的な心配を取り除き、自分を意識的にある種の緊張していない、非常に快いリラックスした状態におくことを意味している。練功中にこれらの緊張状態を取り除く過程こそが、放松が具体的に現れる過程でもある。

次に、放松の方法が具体的な練功で表現される内容は、内・外・深・浅に分けられる。静功からいえば、どのような姿勢をとるにせよ、呼吸を鍛錬するにせよ、意念を運用するにせよ、すべて緊張を避けなければならない。

姿勢からいえば、眉を顰《しか》め、胸を反り、肩をそびやかすなどは不自然である。あるいは一つの練功中に同じ姿勢をとり続け、その姿勢をとり続けられそうにないときでも無理に続けると、練功後に腰背部のだるい痛み、疲労などが現れるが、これは姿勢の緊張である。これに対し、肩をゆったり開き、胸をやや丸め肩を落とし、姿勢を適当に変えるなどは、姿勢における「松」を把握したことを意味する。

呼吸からいえば、無理に呼吸を引き伸ばす、息を止め力を入れる、腹をふくらます、ある種の呼吸状態を追求するなどで胸部、脇部、腹部の筋肉が痛むのは呼吸の緊張である。自分の呼吸状態をできるだけ多く体得し、自分の呼吸形態に対して主観的な要求をせず、しかも自然の条件のもとで、ある種の呼吸状態を意識的に形成することが、呼吸上の「松」を把握したことになる。

意念の運用からいえば、部位に意念を注ぐのに主観的に時間を長引かせたり、現れた雑念を無理に押さえ込んだり、高度の入静やある種の意識状態を追求するあまり、練功が終わったときに頭部や眉間が緊張したり腫れぼったくなったりすることは、意念の運用が重過ぎるか緊張の現れである。用意の「松」は軽いことである。

以上、練功時に現れた身体、四肢、筋肉、呼吸などの緊張の解除が「外松」であり、情緒や注意力の集中面における緊張の解除が「内松」である。一般的にいえば、「外松」の把握は「内松」の把握に比べてはるかにやさしい。ここにも外から内へ、大雑把から精緻への二つの異なる発展段階がある。功からいえば、練功を始めるに当たっては「外松」の把握が主であり、その後は外松を基礎とし、「内松」の把握が主となる。練功方法の把握が高まるにつれて、外松を主とした過程がしだいに短縮する。そのため練功の熟練者は一たび坐れば全身が「松」の状態になるという。

練功面では、異なる状況での必要性にもとづき、肢体のある部位の緊張を用いて、相対的にその他の部位の放松をはかってもよい。たとえば、立式、盤坐《あぐら》式を用い、下肢の緊張を利用して相対的に頭部や上半身の放松をはかることができる。

❷……静

静とは、連行の過程において、情緒の安定を保つことであり、同様に練功中に体得するものでもある。静は相対的なものに過ぎず、絶対的な静は存在しない。練功で要求される「静」には、内在環境（たとえば心が静かで、情緒が安定している）と外界の環境の二つの側面がある。練功時には「内静」と「外静」の関係を正しく処理しなければならない。つまり、内静を主要なものとし、外静を副次的なものとみなさなければならない。

　練功中に「静」ができない原因には、準備が不十分なこと、感覚を追求するあまり呼吸を無理に引き伸ばし、雑念を無理やり押さえ込む、姿勢の不自然さ、あるいはある症状の影響などがある。これらの原因を解決すれば、安静に有利である。しかし「静」ができない原因を一面的に外界の環境に帰してしまう人もいる。古人は「地が静かなるは身が静なるに及ばない。身が静なるは心が静なるに及ばない」といっている。心が静なることが内静である。

　外界の影響を避けるために、目、耳、口を「閉じる」のもよい。

目：物が目に入っていても見ないで薄目を開ける。

耳：音が耳に入ってきても聞こうとはせずに、注意力をその音に引っ張られないようにする。

口：軽く閉じる。

　しかも、功の蓄積に伴い、環境の干渉はますます少なくなる。「騒がしい中で静を獲得する」まで鍛錬できれば、あらゆる環境に適応できる。もちろん、練功しているときには、周囲にいる人々はできるだけ安静を保つようにし、とくに大きな音を出すようなことはしてはならない。

　この他、古人の言葉も参考になる。たとえば、『備急千金要方』の中には、「人はあれこれと思わないことはないのであり、これをしだいに追い出すようにすべきである」とある。『王陽明集』の中では、「もし静坐しなければ、あれこれ雑念がおこっても決して自らわからない。雑念を知ってこそ、それを退けることができる」とある。『真詮』は虚静の『心論』を引用して「いろいろな思いが生じることにわずらわされず、悟りの遅いことに心をわずらわせよ。思いが生じるのは病であり、それを長引かせないのが薬である」。このことはつまり、人はいつも思惟活動を行っており、練功中に現れるいろいろな雑念は奇怪なものではなく、主にいかに少しずつ雑念を取り除くかであり、それを嫌ってはならないのである。

しかも、松と静はまた互いに促進し合うものであり、松をうまく把握できた者は必ず簡単に入静できる。入静ができれば、さらに容易に松を体得できる。

❸……自然

自然でなければならないとは、練功中に松ができ静ができるのは、自然という前提のもとに行われることを意味する。言葉を換えれば、姿勢、呼吸、用意などを自然が求めていることに合致させることができれば、必ず松も静もできる。もちろん、気功の鍛錬は意識的に行うものである。したがってここでいう自然とは、決して自然の成り行きに任せ、積極的な鍛錬を放棄すると理解してはならない。

第二節　動静結合（動と静を結びつける）

静と動の結合とは、一つには練功の方式において、静功と動功の密接な結合を強調し、そのことにより、練功者の体質を絶えず強め活力を回復させることである。もう一つは動功の練功時に「動中の静」を把握し、静功の鍛錬時に「静中の動」を体得することを指す。これは『翠虚篇』が述べる「動中に静を求め、静中に為すところあり、動静に作《おこな》うところあり」を把握することである。「動静ができ、静ができてこそ長生きする」のである。

①両者の不足を補う：両者を結合してはじめて、練功者の健康状態を全面的に改善でき、活力を

回復できる。静功は主に身体内部を鍛錬するものであって、肢体の活動・筋肉骨格の鍛錬ではないので、静功のみの練功では、体力の回復・強化はかなり緩慢である。また、動功では肢体活動、筋肉骨格の鍛錬は少なくはないが、動功の鍛錬だけでは、身体内部の鍛錬にはかなり不足する面もある。両者を結合してはじめて、両者の不足を補えるのである。

②結合させる方法：動と静をうまく結合させることにより互いに促進し合い、練功の質を絶えず高めることができる。一般的には、静功の鍛錬の前にいくつかの保健功を行い、まず精神を動作に集中すれば、精神の安定をはかりやすい。たとえば保健功の「叩歯」を、古人が「叩歯集神」（叩歯すれば精神が集中する）といっているのはこれである。ひとたび静功を行うと、雑念が紛々と湧き出る人々もいるが、これには動功を多めに行うのがよく、動中に静を求めることを基礎として、静功を行うと集中しやすくなる。この他、静功の鍛錬により内部の力が強くなってから、動功を行うとさらに自由自在に対処できるようになる。

③静中の動と動中の静：練功中には、静中の動と動中の静の両者が相互に組み合わされなければならない。動功を行うときは外形が動いている条件の下に、精神を安定させ、動作に注意を払い、回数と呼吸を覚えておかなければならない。静功を行うときには、安静であればあるほど、リラックスすればするほど、体内の気血の活動がさらに体得できる。そのような「動」の感覚がさらに明らかになり、正確に把握できれば、精神を集中し、雑念を払い、練功の質を高めるのに役立つ。

動と静の結合を具体的に把握するには、他に以下のことが必要である。

①体力の点では、動ける人は必ず動き、体力が劣る者は少なめに動き、体力が優れている者は多く動くべきであるが、一般的には疲れ過ぎないようにする。

②病状の点では、かなり症状が重く体力も弱い者は静功を主とし、動功を組み合わせる。病状が回復し体質も強健になってきたらしだいに動功を増していく。静功が不適当な者は動功を主とする。

③時間の点では、一日の活動をしやすくするため早朝は先に静功を行い、その後に動功を行う。夜は、静かに入眠できるように、先に動功を行い、その後に静功を行う。

第三節　練養相兼（練と養を相互に促進させる）

練と養は練功過程における二つの異なる状態である。

「練」とは、練功時に意識的に身体を調え、正しい姿勢をとり、身体をリラックスさせ、呼吸を調整し、注意を集中して雑念を取り除くなどの一連の過程を指す。

「養」とは、以上の一連の意識的な鍛錬の後に現れる、身体がゆったりとして快い、柔和な呼吸が長く続く、注意が集中しているなどの静養状態を指し、これを気功用語では「入静」という。練功者はこのとき、意識的に自分をこの静養状態の中に保つとともに、絶えず調整を行い、この静養状態をいっそう発展させる。この静養状態は、かなり長い時間保ち続けることもあり、往々にしてすぐに過ぎ去ることもある。練功者がこの面で多くの経験を積めば積むほど、この静養状態をさらに多く作ることができる。

養には別の意味もある。それは、一連の鍛錬した後にもまだ上述の「静養状態」を得られず、かえって疲労し、緊張してしまうことである。このようなときには自分を安静にしてから少し休息し再び行う準備をするか、このような状態のまま練功を終える。

練と養は一つの功の中で、よく相互に交替して行われ、互いに促進しあう。「練」の中に「養」があればちょうどいいところまで練功でき、用意を重過ぎないようにできる。「養」の中に「練」があれば、養の時間を延ばし質を高めることができる。「練」と「養」を動・静功の関係からいえば、動功の練功が「練」であり、静功の練功が「養」であると理解することもできる。さらに広い意義からいえば、練功は日常の養生・病気療養と結びつければ、両者の相互間でさらに大きな促進作用を発揮することができる。

第四節　意気相依（意と気の相互依存）

「意」とは練功中の意念の運用を指し、「気」とは呼吸の気と練功中のある種の感覚を指す。「相依」とは、この両者の関係が意を主とするか、気を主とするかを強調するのではなく、相互に依存しなければならないことを指す。

❶……意と気（呼吸）

意をもって気（呼吸）を導くことを一面的に強調してはならない。練功中の呼吸は、「柔く細く均等に長く」、あたかも春蚕が絶えず糸を吐くようでなければ、という者もいる。また、練功は腹式呼吸であり、腹式呼吸は必ず起伏が大きくなければならない、という者もいる。

「真人は意気を踵まで行き渡らせる」ので、そのために呼吸は必ず踵まで深く達しなければならない、という者もいる。そこで、もっぱら呼吸に技を競い、故意に呼吸を引き伸ばしたり、故意に呼吸を止めたり、もっぱら「腹を膨らます」などをする者がいる。これらはすべて主観的な要求であり、「意を以って気を導く」現象を一面的に強調したものである。

我々は呼吸が深く長く、かつ細やかで均等なのは、練功の過程で情緒を安定させ注意を集中したうえで、ゆっくり現れてきたものであると考えている。いわゆる「心が平らであれば気は和《やわ》らぐ」とか、「息が調えば心安まり、心安まれば息が調う」とかが意気相依であり、古代の練功家のいう「心息相依」である。清の薛陽桂は『梅華問答編』の中で「心静かで自然であれば息は調い、また息が調い自然であれば精神は統一する。いわゆる心息相依は、息が調い心が安定していることである」といっている。つまり深く長く細く均等な呼吸は主観的に無理やり作り出すものではなく、練功中における体得であるともいえる。臨床では具体的な状況にもとづき、どの呼吸方法を用いるときにも、順序だてて漸時行うのがよく、無理な形で行ってはならない。

❷……意と気（感覚）

意をもって気（感覚）に随うことを一面的に強調してはならない。練功中いろいろな感覚が現れることがある。これらの感覚には、局部の脹（脹ればったい）、痒、冷、熱、酸（だるい）、麻（しびれる）、および全体の軽、瓢《ひょう》（ゆらめく）、浮、沈がある。古人には、痛・痒・冷・熱・軽・重・滑・渋の八触の説があり、また甚だしき場合には、一定の路線上に暖かいものが流れる感覚もある。これらの感覚はほとんどは切れ切れの細いものであったり、ある感覚はちょっと現れてはすぐ消えたりするが、いつもくる感覚もある。これらの感覚に不適当な誇張を加え、練功の唯一の効果といいくるめたり、練功の最終目的とする者がいる。そのため一部の人々はこれらを追求するあまり、あれやこれやの感覚を無理やり作り出したり、あるいは練功中にある種の感覚が現れるときに、興味をすべてこの感覚に集中し、意識的な鍛錬を捨て、意守の部位も放棄し、しかも注意力を感覚におき、感覚に随《したが》って同じところをぐるぐる回ることがある。これらはすべて「意を以って気に随う」ことを一面的に強調した結果である。

いろいろな感覚は、練功中にある種の自然に生まれたものであるので、練功中にある種の感覚が出現したときは、その自然に任せ適切に把握すれば、練功中の「無意識」の状態になることはない、と我々は考えている。つまり練功の方法に随って鍛錬を引き続き行い、感覚に興味をおこさず、感覚に注意を集中しないことである。感覚が多く現れ練功に影響を及ぼすときには、臍部に注意を集中するか、ゆっくり練功を止める。感覚が快いときでもそれに未練をもたず、適当に止めるべきであり、練功時間を引き伸ばしてはならない。

第五節　準確活発（正確かつ活発に）

これは主に動功の肢体活動、自己按摩、自己拍撃などを行うときに、その姿勢が正しく、動作が規格に合ってはじめて、さらに良い効果が修められることを指す。武術でよくいわれる言葉に「拳を教えるのは簡単であるが、間違って身についた拳を改めるのは難しい」というのがある。もし始めたときに間違って練功して身についてしまうと、矯正するときには困難が伴う。このため、動作を真剣にマスターし、いい加減に行ってはならず、大雑把に行ってはならない。行うときは、簡略化して対処してはならない。動作の始まりと終わり・高低・軽重・虚実を鮮明にし、挙動・部位・手技・回数・精神状態・用意・呼吸も一つ一つはっきりと記憶することである。

活発とは、操作時に正確さに注意するほか、さらにこわばらず滞らず、動作が機敏でなければならないということである。このほか、動作の軽重・節の数・回数なども、身体状況によって考慮に入れ、運動量の把握に注意を払い、順序を追ってしだいに進むように心がけなければならない。

また、静功のときのとるべき姿勢も、一定の要求があるが、同時に活発でなければならない。たとえば顔には微笑を浮かべ、眉をゆったり開き、口も目も力を入れて閉じず、頚部を硬直させず、肩を怒らせず、胸をそらさないなど、姿勢の緊張による疲労をおこさないようにする。また練功の過程で、そのときの状況にもとづき、少し動いたり少し移動したり、ちょっと中断することがあるが、その場合も姿勢をきちんとして行う。呼吸の鍛錬や、部位への注意集中は、決められた要求にもとづいて進められるが、硬直し主観的に行うのではなく、融通無碍にそれを把握しなければならない。

第六節　循序漸進（順序だててしだいに進む）

練功は一般的にいえば、短期間に基礎知識を学び、基本的な方法を習い覚えるのは可能である。しかし、練功をうまく行うようになるには、短期間の練功では無理であり、一定の鍛錬の過程を必ず経なければならない。鍛錬の過程では、ふつう二つの偏向が生じやすい。一つは功を焦るあまり、練功を長時間激しく行うことであり、もう一つは、散漫で自己流になってしまうことである。このため、一方では練功者が主観的能動性を発揮し、技をあげ、自己流を克服することであり、もう一方ではまた、客観的法則に従い、練功を順序をふんで行い、功を焦るのを克服することである。これが循序漸進の二つの内容である。

具体的にいえば、気功の鍛錬の過程では、何が必要とされるかに合わせて真面目に鍛錬を行い、同時に自分の身体の実際状況から各種の鍛錬方法がもたらす異なった作用を具体的に会得し、どのような状況のもとではどのような方法を用いるとよいかをよく理解し、絶えず自分の練功経験を総括し、必要に応じて指導者と練功状況を交流しあい、具体的な指導を受ける。客観的ないくつかの困難、たとえば時間の割り振り、環境の干渉などの問題であるが、これらを上手に克服しなければならない。技が絶えず進歩し、体質が絶えず強くなり、治療が絶えず効果を修めるよう、できるだけ努力しなければならない。もちろん、意志が堅固でなく気移りしたり、身体の状況、病気の実際を配慮せず、功法をいろいろ試してみたりすることは避けなければならない。自分の具体的な状況に合うか否かに関わらずある功法を任意に選び、盲目的に無理やり練功したり、「高級な技」とやらを求めると、求めるものと反対の結果になってしまう。我々はできるだけ多く体験し、適切に運用し技を上達させなければならない。

第八章　気功に関する問題

練功中に、練功者が常にぶつかる若干の問題があるが、指導者に助けを求めて解決することは正しいことであり、それは気功の特徴ともいえるのである。これらの問題には、練功が深まるとともに、練功者自身が理解できるものも少なくない。しかし、いくつかの問題では、指導者が忍耐強く、仔細に理解し、問題の本質をはっきりさせ、効果的な説明と具体的な指導を行う必要がある。練功中の問題は多いが、まとめると、姿勢・呼吸・用意・放松・入静・感覚・布気・偏差・割り振りなど十項目になる。これらをそれぞれ分けて述べる。

第一節　姿勢に関する問題

練功でよく用いられる姿勢には、坐式・臥式・立式がある。これらにはそれぞれ独自の特徴と効能があるので、具体的な状況にもとづいて選び運用すべきである。

❶……姿勢の選択と運用

姿勢の選択と運用は、練功者の病状・体質・練功の状況とにらみ合わせ、自己流になることなく、一定の規格によらなければならない。また、訓練とは大まかなものから念入りなもの、きめ細かなものへと進んでいくという点も軽視してはならない。具体的にいうならば、練功姿勢の選択と運用は、以下のいくつかの面から考慮される。

病状と結びつける　疾病が異なると用いる姿勢も異なる。たとえば、胃・十二指腸潰瘍・胃下垂などの消化器疾患は、上腹部の症状が明らかであるので、臥式と坐式を用いる。臥式は腹部の緊張を和らげ、痛みを少なくするのに適している。高血圧症、緑内障、神経衰弱などは上実下虚、肝陽上亢などに属する頭部の症状が明らかなので、立式を主として、下部を緊張させ、頭部の気血を下に導き、緊張を緩解させる。内臓下垂、気血両虚、体質虚弱の場合は臥式を主とする。

病状が多様化すると、往々にして合併症が現れる。たとえば、胃下垂は神経衰弱を伴う。疾病の状況により、一つの練功に二つの姿勢、たとえば、坐式・臥式・立式などを交互に組み合わせたり、一日のうちにいくつかの功法を組み合わせたりする。たとえば起床後、腹が脹っていないときは立式を行い、頭部の症状の改善をはかり、食後それほど時間が立っていないときの練功は臥式とし、食前の練功は坐式にするなどである。

さらに指摘すべきことは、祖国医学の「同病異治[1]、異病同治[2]」の精神にもとづけば、同じ疾病でもとる姿勢は同じこともあるし違うこともあり、また、異なる疾病でも往々にして同一の姿勢をとることがある。つまり姿勢は具体的な病状により配慮すべきである。

体質と結びつける　病人で体力がなかったり、老年で力が衰えたりする者には、まず臥式をとる

1——同病異治　同じ病状であっても証の違いで治療方法が異なることを指す。例えば同じ感冒でも風寒感冒と風熱感冒では「辛温解表」と「辛涼解表」に治法が分かれることである。

2——異病同治　異なった病症でも証が同じ場合、同一の治法が用いられることを指す。例えば虚寒性の下痢と脱肛は病症としては異なっていても、中気下陥の証によるものであれば、どちらも補中益気の治法が取られるなどである。

のが最もよい。頭部の症状が明らかであり臥式が不適当である者は、靠坐（寄り掛かり）式、半臥式がよく、体力がしだいについてきてから、坐式、立式に換える。体質が丈夫であるものは、初めから坐式を主としてもよい。頭部の症状を伴うものは直接、立式で行う。

意念を部位に集中することと結びつける　適切な姿勢を選べば、注意力を身体のある部分に集中する助けになる。古人は「行けば、精神は湧泉に集中し、立てば精神は海底（会陰）に集中し、坐れば精神は絳宮（膻中）に集中し、臥《ね》れば坤腹（下腹部）に集中する」といっている。実際の練功では、立式は意念を湧泉に集中しやすく、仰臥式は膻中、湧泉、大敦に集中しやすく、側臥式と平坐式は臍中に集中しやすく、靠坐式は命門に集中しやすい。

練功のステップと結びつける　練功のし始めはまだ十分に慣れていないので、放松を体得しやすくするには、臥式を主とし靠坐式を結びつけるのがよい。腹式呼吸の鍛練のとき、腹式呼吸をしやすくするには、まず側臥位を主とし、平坐式を結びつけ、その後は平坐を主とする。ある段階まで練功ができるようになったら、日常生活と結びつけやすくするために、平坐あるいは立式を主とする。

気候環境と結びつける　寒さが厳しかったり、台風とか霧が生じたり、土曇りであったりして、戸外で立式が不適当であれば、室内で坐式に変えてもよい。厳寒の冬で、室内で平坐が難しければ、臥式または正坐で足に毛布を掛けるか、動功の鍛練との組み合わせを多くする。夏の暑いときには、臥式の練功は全身汗みどろでやりにくいので、平坐あるいは立式に改める。

習慣と結びつける　練功者に適応した姿勢を速やかにマスターさせるには、練功者の日常の姿勢、たとえば側臥を好む者、足を伸ばし寄り掛かって坐るのを好む者、坐ったりあるいは散歩を好む者などの習慣を参考にして、練功が求めるものに影響を与えなければ、個人の習慣を適当に考慮して指導を行う。

朝晩の要求の違いと結びつける　朝と夜とでは、一日の生活の要求が異なる。朝は一日の始まりであり、夜は一日の終わりであるので、どの姿勢を選ぶかも異なってくる。朝はまず動功の鍛練を少ししてから、戸外で立式を行えば、頭がはっきりする。寝る前は、一般的には臥式をとれば、練功とともに眠けを催させるし、練功後そのまま眠ってしまってもよい。

❷……姿勢の鍛練は堅持しなければならない

姿勢を練功の求めるものに合わせるためには、自己流になってはならない。練功者がどの姿勢を選ぶかは、往々にして大して自覚されていない。とくに病人はそうである。たとえば、神経衰弱の患者は、しばしば自己の健康を低く見過ぎ、いつも自分は弱く無力であり、なすがままに、ただ横になり、少しも動かないのがよいと考えている。しかし、実際はこれらの患者には臥式は必ずしも適していない。なぜならこれらの患者は、大部分は上実下虚であり、頭部の症状が明らかなので立式あるいは坐式をとり、少し多めに動くことが病気の治療にプラスになる。この他、一定時間、比較的固定した姿勢で練功すると、初めのうちは慣れずいくらか疲れるが、練功者がその姿勢を続ければ、そのうちに必ず慣れることを理解させることが肝要である。

❸……いくつかの具体的な問題

側臥式は常に右側臥をとる　側臥式は、左側臥でも右側臥でもよいが、一般には多くは右側臥位をとる。なぜならば、

①人の心臓の位置は胸腔の左側にあるので、左側臥では心臓を圧迫し、心臓の血流量を制限し、

全身の循環量を減少させ、シビレやすくしてしまう。

②胃の内容物は幽門を通過して十二指腸に入るが、右側臥は胃腸の蠕動方向に沿っており、胃を空にし食欲を増進させやすい。

しかし、これは絶対的ではなく、左側臥位でも上述の影響を受けない者もおり、その場合は左側臥位を主としてもよい。活動性の肺結核などの病気がある者は、患側を下にする必要があり、このようにすれば結核菌が健側に広がるのを防ぐのに役立つ。

一つの功の中で姿勢を変えてもよい　練功中に、どんな姿勢を続けるにしても、身体のある部分の筋肉群をある程度相対的な緊張状態に置く必要があるが、その時間が長くなるとある種の疲労感が現れるのはよくあることである。初心者にはさらにこのような反応が出やすいが、熟練者にもときどき現れることがある。このため適切な姿勢を堅持する以外に、一つの功の中で姿勢を変えてもよい。この他、合併症のある患者の練功は具体的な病状により、一つの功の中で二種類の姿勢に変えて行ってもよい。

顔つきは自然に　眉間をゆったり開き、微笑を浮かべ、両目は軽く閉じるか、薄目を開ける。力を入れてはならない。口もやや軽く閉じ食いしばってはならない。このようにするとリラックスしやすい。

第二節

呼吸に関する問題

呼吸の鍛練をマスターすることは、練功全体の進行に有利であり、疾病も速やかに好転し回復する。うまくマスターできなければ副作用が現れやすく、生体の病気に対する抵抗力に影響を与えるし、正しく練功を行う上にも影響を与える。古人のいう「虎を屈伏させるように、気を御《きょ》す」は、この問題を説明している。呼吸のマスターは、以下のいくつかの問題に注意しなければならない。

❶……盲目的に追求してはならない

気功の各種の呼吸形式と方法は、すべて練功者の体質の違いと疾病状況の違いに適応するために存在するので、練功者は指導者の指導にもとづき、自己の病状、体質、現在の具体的状況を配慮して、適当な呼吸方法を選択しなければならない。もし自己の体質と病状に合わない呼吸形式と方法を盲目的に追求するならば、有害無益なだけである。

❷……心を平静にして初めて気も穏やかになる

どのような呼吸法を選ぶにしても、体をリラックスさせ情緒を安定させることから始めるべきである。体が放松し、情緒が安定すると、生体の新陳代謝は安定した状態にあり、呼吸もまた自然に穏やかになり、規則的な緩慢な状態になっていく。心が穏やかであれば、気が安らぎ、心がざわつくと気は浮く、と古人がいうのは確かに経験的な意見である。自然で調和のとれた呼吸は、呼吸鍛練をさらに進めるための基礎であり、リラックスするのに役立つ。反対に精神状態が安定せず、体もリラックスしないのに、すぐにある種の呼吸形式を追求するならば、要求に到達しないばかりか、かえってイライラして落ち着かず、呼吸も荒く乱れ、副作用も現れやすい。

❸……自然に穏やかに始めるべきである

呼吸の練功は自然に穏やかに始めるべきであり、「遅からず速からず」「忘れるべからず助けるべからず」「必ず軽く必ず穏やかに」などの要求と結びつければ、精神の安定と体のリラックスに役立つ。自然に柔かにというこの基本的な要求をマスターしてから、しだいに深く長い呼吸を鍛練すれば、かなり良い効果を修めるはずである。もし始めてすぐにこの基本的な要求を放棄し、しかも呼吸の法則を顧ず、盲目的に深く長い呼吸、緩慢な呼吸、呼吸の停止などを行うならば、精神を安静にすることができず、そのことにより呼吸中枢もまた必然的に興奮をひきおこす。これに加えて、大脳皮質は深長緩慢な呼吸による酸欠状態に対して適応能力をさらに欠除させるので、必ず呼吸促迫・胸苦しさ・胸痛・動悸などのよくない現象が現れる。

❹……深く長い腹式呼吸は鍛練によりできる

深く長い腹式呼吸はしだいに鍛練し順序を追って進むことを基礎とし、一連の有効な手段と結びつけて形成されるものであり、主観的な願望によってできるものでは絶対にない。我々のいう意守臍中は、腹式呼吸を形成しやすい。また、体の放松も腹式呼吸をしやすくする。「腹内がゆったりして清浄であれば気はたちのぼる」。これこそ、よい経験である。一般的にいえば、臥式は腹筋を緩めやすく、腹式呼吸を形成しやすい。立式は下腹部をやや緊張させるので、腹式逆呼吸をする助けになる。

❺……随息などの方法は臨時的な手段である

呼吸鍛練における随息・数息・聴息・観息などの方法は、情緒を安定させ、入静しやすくするほか、呼吸を「穏やかに深長にさせる」のに非常に有利でもあり、呼吸に法則性をもたらしやすい。しかし、これらの手段はすべて臨時的な手段であり、マスターできて初期の要求に至れば、放棄するべきである。もし一つの功のなかで主な呼吸法に固執すれば、かえって入静の障害になり、呼吸は緊張してしまう。

❻……停閉呼吸は練功初期には用いるべきではない

停閉呼吸は、呼気を止めるにせよ、吸気を止めるにせよ、練功初期には勝手に用いてはならない。必ずある期間鍛練し、深く長い腹式呼吸をするようになってから、用いるかどうかを考えるべきである。また、停閉時間が長過ぎるのはよくない。初期に停閉を練習したり、停閉が長過ぎると、気機（気の運動）が閉塞し、胸苦しさ、胸脇部の不快感、ひどければ頭痛・めまいなどの現象をひきおこす。

❼……気を丹田に沈めるのは一つの体得である

気功およびその他の鍛練では、常に「気を丹田に沈める」問題にふれている。一息吸い込み、下腹部の丹田に送るのが「気を丹田に沈める」であるという者もいる。我々は、呼吸は口鼻を用い、吸入した空気を肺部に送り込み、肺で酸素と炭酸ガスの気体交換を行うだけで、下腹部にまで達することは不可能であると考えている。「気を丹田に沈める」とは、意識により呼吸を導き、あたかも徐々に腹部の臍下に送り込むかのような感覚にすぎない。そのため、実際は呼吸と意識上の想像力を結びつけたにすぎない。深長な吸気は必然的に横隔膜を下降させるので、気体が下降する感覚が生じる。一般的にいう「気が丹田に沈む」はこれを指す。これが『古今医統大全』の中でいう「呼吸は綿々と続き深く丹田に入らなければならない」ということなのである。

腹式呼吸のときには、横隔膜を最大限度上昇下降させる。そのため腹式呼吸の起伏が明らかで、緩慢なときは、横隔膜の活動も増大し、これに伴い肺の活動も増加する。肺活量も当然多くなり、肺気も増強される。横隔膜が一cm下降するごとに、胸腔の容積は二百五十～三百ml増えるので、吸入される空気は多くなり、ゆっくり吐き出すことができる。これがよくいわれる「中気足る」である。俳優や歌手はこの方法をマスターしており、舞台では節回しを長々とひき延ばし、声をかなり遠くまで送ることができる。これもまたよくいわれていることであるが、俳優は丹田の気を用いて演じているのである。

第三節　用意に関する問題

練功中における用意の問題は、主にはいかにして心を落ち着かせるかであり、浮・沈・寛・急の四つの状態をどのように処理し、いかに意念を用いるかである。

❶……浮・沈・寛・急

これは練功中の用意の不足と行き過ぎによっておこる四種類の病的な心の状態である。その状況と解決方法は次のようなものである。

浮　雑念が紛々と湧き起こり、心が落ち着かず、心身ともに安定していない。このときは心を安定させ、臍中に注意を集中すると、雑念が押さえられ意はすぐに安定する。

沈　頭がぼんやりして物が覚えられず、頭を低く垂れるのを好む。このときは鼻先に注意を集中させ、分散しないようにする。

寛　意識が散漫で体がだらけ、口中に涎が流れる。このときは身体をひきしめ、姿勢を調整し、注意を喚起して一か所に集中させる。

急　意念を集中させるときに急ぎ過ぎると、頭痛や胸苦しさが生じる。このときは意を寛かにし、身体をリラックスさせ、「気が下に流れる」と想像することによって消失する。

❷……内視・存想・観相

この三つの用意法は基本的には似ているが異なるところもある。

内視は存視あるいは反観内照ともいう。両目を閉じて、身体のある部位を窺《うかが》い観ることである。唐代の李筌は黄帝の名に托して著した『陰符経』の中で「機は目にあり」といっている。古代の一部の練功家はこれにもとづき、人の身体はすべて陰であり、ただ両目のみが陽に属しているので、両目内視により体内の臓腑を推し動かし、気血を活発にできると認識していた。これは内視により生体のある部位が刺激され、そのことから興奮が生じ、ある種の作用が働くことなのかもしれない。

存想も両目を閉じて内視するが、内視の対象は想像したものであり、これが内視と異なるところである。存想は唐代の道士、司馬承禎が『天隠子』の中で初めて触れている。

観相は、禅観ともいい、仏教の密教の方法である。唐代の孫思邈《そんしばく》の『備急千金要方』の中でこの方法について言及している。これはさらに複雑な幻想的な方法であり、外界の環境と生体に内在するものを結びつけるものである。具体的な内容についてはすでに紹介してある。

❸……存神・凝神

雑念を排除し、心が安定している状況のもとで、意を身体内外のある部位に置くことを存神という。神とは意念を指す。凝神も雑念を排除し、心を安定させてから、意を身体の内部、一般的には丹田の部位に置くことであり、いわゆる「凝神、気穴に入る」である。存神は、意を体内の部位に置いてもよいし、意を体外に注いでもよい。体外に意を注ぐのを、俗に「外景を採る」という。これが両者の異なるところである。心の安定からいえば、凝神の方がさらに勝っているようである。

古代の練功家は、練功中の精・気・神はすべて先天のものを練るべきであると認識していた。練神についていえば、先天の元神を練らなければならない。つまり心を自然に安静にしてから、神を軽くある部位に置く。たとえば上述の存神・凝神こそが元神を練ることであり、このようにして初めて効果がある。雑念を排除する、あるいは意守することはすべてに主観的なものが加わるので、ただ後天の神を練るだけであり、効果は少ない。しかし、実際はこのような区別をする必要はない。なぜならば、この両者は互いに促進し合うものであり、雑念を排除し、心を落ち着かせ、部位を意守して、初めて存神・凝神の状態が現れるからである。

❹……着意・着想・執着

着意・着想・執着は、気功の用意のときに避けなければならない三つの傾向である。用意をマスターするうえで最も重要なことは、軽く行うことであり、着意・着想・執着は用意が重過ぎたために現れる。たとえば、部位に意を集中するときに、部位を意守する時間を長くしたり、意守する部位をはっきりさせ、無理に部位に注意を払うことを求めるのは着意であり、着想ともいう。着想はときには存想、観想がひどく度を越したことを指すこともある。執着は、練功中にある現象を一方的に強調したり、意識的に追求することをいい、ときには着意、着想の総称でもある。この三者はともに前額部の緊張と頭部の違和感、頭部の充満感と疼痛などの副作用をひきおこす。

用意のときに求められるのは、意があるようで、無いようであり、意を忘れてはならず助けてもならず、守るようで守ってはならず、「用意は力を入れない」ということである。用意の行き過ぎが「力」である。着意・着想・執着は力が入っている。「意」と「力」との関係をどのようにマスターするかは、さらに多くの体験が必要である。古人は「心を用いて守ってはならず、意なくて求めてはならない。心を用いて守れば着想となる。意なくて求めるは頑空であり、意があって無いのが技である」という。初心者についていえば、注意すべき部位を想像しただけですぐ逃げてしまうか、注意すべき部位がぼんやりしたり、注意する時間が短いのはすべて正常なことである。

❺……字句を黙念する

意を練るという角度からいえば、字句を黙念することは、心の統一を導き雑念を融解させ、眠けを減らすことができる。選んだ字句、たとえば「松静」（ゆったり静か）の字句は、身体のリラックスと心の安静を暗示誘導できるし、「身体健康」の字句を黙念することも、その意味の誘導が含まれている。

しかし、臨床における観察結果によると、黙念する字句は長過ぎないほうがよい。長過ぎると用意の行き過ぎにより頭が脹れぼったくなり痛くなる。また、字句の黙念と呼吸を組み合わせるので、字句が長過ぎると呼吸も長くなって、胸苦しさ、動悸、呼吸の停滞や促迫、イライラなどが現れる。

第四節　放松に関する問題

松と放松は練功の中心となる内容であり、すべての練功の過程に最初から最後まで貫かれている。これ自身は積極的な鍛練であり、決して消極的な弛緩《しかん》ではない。

［1］松と放松の理解

「松」は緊張していないことを指す。およそ物が虚《うつ》ろで充ちていない、あるいは寛《くつろ》いでゆっくりしているのは松である。つまり、松は緊張していない状態である。功夫からいえば、練功において体得するものであり、だらけるとか締りがないと理解してはならない。

「放松」とは、一種の要求であり、これは緊張して、充実した状態に対応していわれるものである。練功者、とくに病人は練功中に以下の原因により、往々にして緊張状態が現れる。

病理的な緊張‥たとえばある疾病における明らかな症状。

情緒的な緊張‥たとえば疾病に対する心配から、練功がうまくいかない、練功しても病気がよくならないと考える。

練功の緊張‥練功中の姿勢が型にはまり融通がきかず、無理に呼吸をひき伸ばし、用意が重すぎ、感覚を追求し、力が入り過ぎるなど。

このため、練功中は、放松（リラックス）してこれらの緊張状態を解除しなければならない。これらの緊張状態が解除された体得こそ「松」である。そのため〝放松〟も静功・動功の鍛練に基本的に求められるものである。

［２］なぜ放松の鍛練を強調するか

練功中に放松を強調することについては、古代の導引、吐納に関する各種の資料では、まだ正面きってふれられていない。現在用いられている放松功では、放松の鍛練を強調している。これは上海市気功療養所が一九五七年に古代のものを総括したものであり、とくに一九五七年に蔣維喬が主宰した元の上海中医外来の二期にわたる気功講座の失敗した教訓からひき出された貴重な経験である。放松功は気功の世界で大きな貢献を果たした。

放松功は、それ自身が保健鍛練と疾病治療の作用をもっており、同時に各種の静功の基礎功法にもなりうるものである。放松は、すべての練功の過程で、どの功種、功法を問わずいつも守らなければならず、疎《おろそ》かにしてはならない原則である。この重要な事実と観点は、二十余年にわたる臨床実践を通じて、各方面ですでに受け入れられている。

放松（リラックス）を強調する理由について、以下の二つの面から少し説明を加える。

❶……疾病の面からみた放松の重要性

第一は、疾病の面からで、気功の治療できる疾病は、大部分は中医の「内傷病」、つまり七情（喜、怒、憂、思、悲、恐、驚）によりおこるものである。これらの精神情緒活動が正常な生理活動の範囲を超える場合、たとえば長期にわたってある刺激を受けたり、突然激しい精神的ショックを受けるなどの場合、これらが身体の緊張状態をひきおこし、体内の陰陽、気血、臓腑の機能を失調させ、疾病がおこるのである。

七情と内臓の密接な関係について、『素問』の陰陽応象大論の中では次のように指摘している。「怒りは肝を傷め、喜びは心を傷め、思いは脾を傷め、憂いは肺を傷め、恐れは腎を傷める」。七情と気血の関係も密接であり、『素問』挙痛論では「怒れば気は上り、喜べば気は緩《ゆる》み、悲しめば気は消え、恐れれば気は下り、驚けば気は乱れ、思えば気は結ぶ」とある。人は統一体であり、そのため各内臓もまた互いに影響し合う。とくに心の、その他の臓腑に対する影響が大きい。このことは『霊枢』口問篇の中で「心は五臓六腑の主であるので、悲哀愁憂すれば心が動く。心が動けば五臓六腑すべて揺《ゆら》ぐ」とあるとおりである。七情はまた陰陽との関係も密接なので、陰陽の偏りが生じる。たとえば怒りは肝を傷めると同時に、気は血とともにほとばしりながら上に行き、肝陽上亢の一連の症状が現れるのがこれである。

以上の状況は、すべて七情の変化により生体に緊張と弛緩のアンバランスが生じ、往々にして緊張過多の状態が作り出されていることを示している。このため、放松功は以上の原因による高血圧、潰瘍、神経衰弱などに対し、明らかな効果がある。

❷……技の面からみた放松の重要性

二番目は、功夫（技）の面からで、放松をマスターしてはじめて、その他の功法もうまく練功でき、マスターできる。たとえば放松と入静の関係からいえば、放松してはじめて入静できるのであり、放松しやすければ入静もしやすいのである。放松と姿勢の関係からいえば、放松した姿勢が最も長く持ちこたえる姿勢である。放松と呼吸の関係からいえば、放松してはじめて気が尽きてしまったり傷められたりする弊害を避けることができる。放松と用意の関係からいえば、放松してはじめて着意・着想・執着などの傾向を避けられる。放松と雑念の関係からいえば、放松した状況のもとで、初めて雑念に対する嫌悪感がなくなるばかりか、雑念を追い出しやすくなる。放松と内気運行との関係からいえば、放松してはじめて武火（強火）のあぶられ過ぎによる走火の偏差を避けられる。放松と外動の関係からいえば、放松した身体は、簡単には外動して不己《やまず》という状態が生じにくい。

以上は大要をあげたに過ぎないが、静功中の放松の重要性を十分に説明している。「松静自然」は気功の要領の大綱であるが、松はまたその首位に置かれており、深い意味が含まれている。要するに、放松功と放松は、意識的、積極的な鍛練であり、決して勝手きままなリラックスではない。

［3］松の体得

松に対する体得を絶対化してはならない。一般的にいえば、練功中に、身体が真綿を引っ張ったように弛緩し、手足が温まり、暖気が身体のすみずみまで達し、筋肉が微かにピクピク動いたり、身体が軽くふわふわ浮いて、手足がどの方向に置かれているのかわからなくなったり、ゆったりとして気持ちが良く快適であり、あたかも水面にぷかぷかと漂っているようであったり、身体の各部にはすでに緊張、切迫した感覚がなく、手足もゆったりし、頭部はすっきりしているなどは、すべていろいろな「松」の体得である。「松」を三段階に分けて体得する。

松弛　手足がゆったりし、頭も軽く全身に一か所も不快に感じるところがない。

松開　さらに一歩進めて、ある部位をリラックスさせると、その部位の筋肉が解き放たれたようであり、骨格だけ残り、筋肉がゆったりと骨格の上にあるような感じがする。全身の血液が上下に循環しているが、これがあたかも静かに流れているように感じる。

松浄　さらに進んで、全身溶けたようにいかなる拘束も全くなく、悠々自在で雑念は全くなく、言葉で言い現せないほど爽快であり安静である。

各種の「松」の体得までには、一定の鍛練過程が必要である。一般的にいえば、一定期間放松の鍛練を行えば、それぞれ異なる「松」の感覚が現れるはずであり、無理に求めたり主観的に求めたりすることは必要ない。

[4]「松」ができない原因

少数ではあるが「松」ができない者がいるが、その原因は大体以下の何点かである。

①情緒不安定で、十分な準備がなされていない。とくに練功前に他の活動が多過ぎ、練功中にかなり多くの雑念をひきおこし、放松に影響を与える。

②ある種の「松」の感覚を偏って追求するあまり、かえって緊張してしまう。

③たとえば高血圧症や神経衰弱の頭部、胃腸病の腹部、喘息の胸部、関節炎の関節、緑内障の目、肝臓病の肝区などのように、局部の疾患がある部位は放松しにくい。

④とる姿勢との関係。たとえば、仰臥位の後頭部・背部・臀部、寄り掛かり式の背部・臀部、平坐式の下肢などは放松しにくい。

[5]放松できなければどうするか

放松を体得できないときには、次のことをはっきりさせる必要がある。

①功夫は鍛練を積み重ねる過程であり、一定の時間をかけてやり続ければ、自然にしだいに体得

できるものである。そのため、その自然に従い、執着して無理に一つの功の中である種の放松を求めてはならない。

②放松は手段であり、目的ではない。局部が放松しないのは、往々にして病巣の反映であるので、この場合は全身の体得を主として、全身の放松の力を利用して局部の緊張を解く。

もし放松を体得できなければ、思い当たる原因を取り除くほかに、以下の措置をとる。

・放松できない部位に、静功前の準備運動で、自己按摩、拍撃などの方法を多めに行う。たとえば、頭部が放松できなければ、あらかじめ頭部を軽く叩き、額を按摩する。腹部が放松しなければ、あらかじめ腹部を按摩し、腰部が放松しなければ、まず腰を擦る。肝臓部位が放松しなければ、まず肋間部を擦りながら嘘気訣を行うなどである。

・練功中、息を吐き出すときに、その該当部位の「松」を黙想してもよく、また、手で軽く放松しない部位を押さえて放松を進めてもよい。

［6］放松の練功中の注意

放松を練習するとき、緊張を避けようとしてかえって現れる緊張現象に、注意を払わなければならない。たとえば、用意が重過ぎたり、細小部位を放松するのに無理に注意を払ったり、あるいは無理に止息点で息を止める時間を長引かせたりすると、眉間が脹ればったくなるなどの副作用が生じる。もしこのような状況が現れたら、以下の方法を用いて解除する。

①全身の放松のみを行う。

②軽く目を閉じ、口を開けてゆっくり息を吐く。

③動功中の拍頭（頭を軽く叩く）、摩額（額を按摩する）を行うか、頭頂、太陽、両耳、耳の後ろ、頬などの頭部顔面部の部位を按摩する。
④目の運動を行う
⑤足の母趾を意守する。

第五節　入静に関する問題

入静は、練功の重要な内容である。入静をどのように理解するか、どのようにすれば入静状態に達するかなどの問題は、練功者には切実であり、関心のあるところでもある。また、気功指導者が常に出会う問題である。

［1］入静をどのように理解するか

「入静」とは練功過程において、意念の集中によって得られる、練功者の覚醒した状態であり、外界と断絶した状況のもとに現れる、高度な安静と緊張のない快適な状態である。このとき、人体の外面には、顔面部およびその他の筋肉の緊張のない弛緩した現象や、呼吸のおだやかさが現れる。大脳皮質は主動的、積極的に自己を抑制した状態におかれる。この状態は、自律神経の機能を調節するのに有利であり、大脳と内臓の間の正常な機能を調整し回復するのにも有利である。また、外界の有害な刺激に対する保護作用もある。中国医学でも、入静は人体内の病気に対する抵抗力をもつ真気が集まり強まるときであると認めている。そのため『素問』上古天真論の中では、「平静で妄想や雑念がなければ真気はこれに従う」とある。『素問』の生気通天論の中では「清静であれば肉腠（皮膚と筋肉）が閉じるので、激しい風邪があっても犯されない」とある。

入静時は、大脳皮質は決して完全な抑制状態ではないので、入静は正常な覚醒状態とも異なるし、また入睡とも異なる特殊な状態である。入静とはおそらく、いわゆる「いろいろな思いがすべてやみ、寂然としてあらゆる物がなくなる状態」でもないし、熟睡の「何も知らない」状態でもない。なぜなら、入静は練功の意念を保ち続けているからである。練功者からいえば、もし練功の意念が全くなくなってしまったならば、舵を失った舟のようになってしまい、恍惚の状態下で偏差をひきおこすので、注意すべきである。

［2］入静の深さ

一般的にいえば、入静は練功が把握でき、練功の質が高い状況のもとで現れるものであるので、練功の実践を通じて獲得できる。そのため、入静は意識的な練功の、無意識的な状況下で形成され出現するものともいえる。それぞれの練功者の練功の状況が異なり、それぞれの功の状況もすべて似ていると限らないので、入静の程度は異なる。入静自体もまた、練功の体得なのである。現在、仮りに初級、中級、上級に分けて、程度の違いを大まかに描いてみる。

初級　姿勢は自然で快適であり、呼吸もおだやかであり、各種の雑念は相対的に少なくなるか、あってもすぐに排除できる。このような練功の過程では、一、二回、短時間内に雑念がおこらないとか、安静で快適な状態を感じる。これが初級の入静である。

中級　初級を基礎とし、外界の雑音が耳に入っても聞こえない、身体が軽い、用意が思いどおりになる、呼吸が綿々と続く、軽い・重い・暖かい・痒いなどの快適な感覚が常に現れるのが中級である。

上級　中級を基礎とし、外界の干渉にすでに反応しない、呼吸が綿々として深く長く、呼吸しているようで呼吸していないようである、用意が思いどおりであるようでないようである、感覚が深まり、身体全体が虚であり、軽々と漂っている感じである、頭ははっきりしており精神状態もよい、練功後、あたかも沐浴したかのように、心はのびのび快く、元気があるなどは上級の入静状態である。

当然、これらの入静状態は、それぞれの功のなかでいつも現れるとは限らない。ときたま現れたり、常に現れたり、交替を繰りかえしたりすることもある。入静は文字で完全にはっきりと表現できるものではないので、それぞれの人が自分でできるだけ多く体得しなければならない。

［3］入静中において注意すべき問題

入静の最中に注意すべき問題は入静を追求しないことである。追求すること自体は意識活動であり、興奮状態であり、追求すると必ず入静の出現と持続に影響を与えてしまう。入静の過程で、もし感覚や快適さにひきつけられ、入静を継続しようとするなら、反ってもとの入静状態を中断してしまうことになってしまう。なぜならば、もとの入静の抑制された状態は、新たにもたらされた欲求の興奮によって締め出され破壊されるので、かえってまずい結果になってしまうからである。我々は自然にもとの状態を保たなければならない。無理に求めなければ、かえって予想した目的に達する可能性がある。

[4] 入静に関するいくつかの問題

入静と次に述べる問題には、直接的あるいは間接的な関係があり、これらの問題をうまく把握すれば、入静の出現に有利である。

下準備　下準備が十分であれば入静しやすい。我々は練功をしないときは、一般には注意を仕事、学習、生活に集中するが、練功のときは注意を自己の身体に集中することが要求されるので、練功における精神、情緒を養う過程が必要になる。時間的には五〜十分あるいはそれより多めである。このようにすれば、練功中の雑念は減り、部位の意守はしやすく、このことにより入静する。『類経』のいう「気を調え始めの頃は、身体をゆったりし気をおだやかにするようにつとめ、意気と争ってはならない。もしおだやかでなければ中止し、気がおだやかになってから練功する」である。つまり、十分な準備が必要であり、もし不十分であれば、しばらく練功を中止するということである。

情緒　練功前、練功中、楽しく楽観的であれば入静しやすい。これに反し、悲観的で精神的負担が重ければ入静しにくい。『医学入門』の中に「心清く精神を楽しく持つようにすれば、求めなくても自然に入静する」とある。

周囲の環境　周囲の環境が静かであれば入静しやすく、このことは入静に有利な条件である。そのため練功時に、比較的静かな環境があればより好ましいが、しかし、外界の干渉は全く避けられるものではない。特に練功の入静のときには、外界の音や声が感じやすい。このため、練功者は「鬧中取静（騒々しいなかに静を取り入れる）」の功夫（技）を積まなければならない。練功者からいえば、環境はしだいに適応できるものなのである。比較的長く鍛練しさえすれば、あまり静かでない環境でもうまく練功でき、入静できるようになる。

健康状態　練功中の疾病は程度の差はあるが、いずれも入静に影響を与える。たとえば、神経衰弱の病人の頭が重くぼんやりするなどの症状、消化器系統の病人の上腹部が痛み、腹が張り、酸っぱいものをこみあげるなどはすべて入静に影響を与える。このため、技巧の鍛練の把握に注意を払う以外に、適当な措置を講じて、臨床症状を改善することが、入静に対しても積極的な意義をもっている。

姿勢　姿勢は快適自然な状態におかなければならず、生活や生理的な法則に反してはならない。これも意念を集中し入静するのに役立つ。そうしなければ、姿勢は強直して疲れ、入静にも影響を与える。

呼吸の鍛練　呼吸が柔和で自然なときには、入静しやすい。反対に呼吸が短促で粗ければ入静しにくい。ある種の呼吸を追求するときも入静しにくい。しかし入静しにくいときには、呼吸を数えたり、呼吸を聴《き》くなどの方法によって雑念を取り除いてもよい。清代の趙晴初は『存存斎医話』の中で、「息（呼吸）を調えれば、心は安定し、心が安定すれば、息は調う」と書いている。

精神類型　精神がどのタイプであるかが、入静にも密接に関係してくる。人の上位の神経を類別すると大きく四つに分けられる。つまり興奮タイプ、活発タイプ、安静タイプ、抑制タイプである。『霊枢』の中では、陰陽二十五人の細かい分類法があり、太陽の人、少陽の人、陰陽和平の人、少陰の人、太陰の人の五種類に概括している。臨床的には、同一環境、同一条件、同一方法でも、人によって練功入静に大きな差が出ることがよくみられる。これはおそらく上述の精神類型と関係があるものと思われる。そのため、異なった誘導方法を採用して入静をはかることがもっとも望ましい。しかし、精神類型を判別することは、かなり細かく複雑な問題であり、臨床において絶えず分析総括されなければならない。簡単にいえば、神経衰弱の人、せっかちな人は入静しにくいのである。当然、精神類型は改めることができるし、練功自体も精神類型を改める方法の一つである。

第六節　雑念に関する問題

練功時に考えが集中しにくく、いろいろな雑念が次々とおこることは、練功初心者には最大の障害となる。初心者も平常は妄念は少ないが、練功のときにひとたび姿勢をとると妄想が次々と現れ、心が乱れて落ち着かず自制できない。妄想は普通のときよりも多く、あれやこれやと思いめぐらし落ち着かない。実際には、頭に浮かんだ思いは、人間の思維活動であり、人間の脳の特性であり、産物であり、存在の反映であり、またかえって存在に作用している。雑念とは、それが意念の集中と運用を攪乱してはじめて、突出した問題になってしまうだけなのである。もちろん、練功中はそれを排除しなければならない。

［1］念頭（漠然とした思い、考えのこと）の種類

練功中に念頭が現れると、意の集中と運用に影響を及ぼし、入静の出現にも影響を与えると練功者の誰でもが認めている。しかし練功中の人々はいつも思維活動をしているので、念頭は生じるはずである。練功中の念頭は三つに分けられる。

正念　思いが安定し、一心不乱に練功できていれば、そのときの姿勢は快適であり呼吸は柔和で

リズムがある。正念は入静の前奏であり、うまく把握しさえすれば、高度の安静状態がしだいに現れる。正念はまた真意ともいい、練功の純正意念を指す。虚静ともいい、心中に物がなく、念頭も浮かばない。『性命圭旨』の中では、「心中に物がないのが虚であり、念頭が浮かばないのが静である」といっている。これを黄婆ともいう。黄婆は媒介であり、練功時に健康を増進させる作用は、正念というこの媒介に依拠している。

雑念　練功中に現れる気を散らすさまざまな思いである。雑念の中のいくつかは元来の仕事や、生活でぶつかったあるいは考えたことのある問題であり、または、全く想像したこともないものであったり、かなり以前に出会ったことであったりする。練功中に念頭が生じて落ち着かず、意念がまとまらないなどはすべてこれを指していう。

悪念　練功中に憤りや落胆、おじけ、怒りなどの思いがわきおこり、感情が激しく動いて心が落ち着かなくなることである。練功中に悪念が生じることは少ないが、もしこのような状況が現れたならば、一般には静功を停止するか、動功を少し行うか、自由に活動すれば、しだいにこの種の念頭は排除される。

［2］雑念にいかに対処するか

雑念は主に二種類ある。一つは練功中にとりとめもなくいろいろなことを考えることである。たとえば仕事のことを考えたと思うとすぐにまた遊ぶことを考えてみたり、また生活の問題に移るなど思いが定まらない。これを「散乱」という。

もう一つは練功中に朦朧としてしまうことで、ときに驚いて覚醒するが、たちまちまた朦朧としてしまう。ときには散乱と結びついたりする。これを「昏沈」という。

これらの雑念にいかに対処するかについては、以下に注意すべき四つの点をあげる。

①はっきりさせなければならないことは、練功中絶えず雑念は生じるものであり、これは正常な現象であるということである。練功中雑念が生じないよう要求することは不可能であるし、実際には練功中に生じるものが全部、雑念というわけではない。

②気持を楽観的に持ち、準備にぬかりなく、心を練功に集中すれば、雑念は自然に少なくなる。

③雑念に対処するには、増悪したり、無理に押し込めるのではなく、雑念が生じたときにいかに逆らうことなく排除するかである。『備急千金要方』の中で、「人は考えないことはないので、ゆっくりと雑念を除くべきである」とあるのはこの意味である。

④雑念が生じるのが比較的少ないか、生じても速やかに排除できるのは、一種の静の体得でもある。そうでないと「静を求めて反《かえ》って静ならず」になってしまう。求めること自身が一種の雑念である。

［3］雑念解決の具体的な方法

練功中雑念が多いときには、以下の方法を臨時的に選んで用いる。

数息法　操作法は第五章を参照のこと。心が落ち着くまで数を数え、ひき続きもとの練功に戻る。『類修要訣』の中では「息を吐き出すのを数え、息を吸い込むのを数え、一から十、十から百へと、心を数に集中し、散乱することなく心と息が互いに依り合うならば、雑念は生じなくなる。雑念が止めば、ただちに数えるのを止め、その自然に任せる」と指摘している。

外観法　両目を開き、一メートル先の物あるいは壁の図案などをそっと注視するか、幾つかの物を順番に見ていき、雑念が消えてから眼を閉じ練功する。

計数法　眼を開けある目的物を注視して、一から十まで数え、眼を閉じて、また一から十まで数える。この操作を繰り返すことにより安静を得る。

存想法　自然の風景を想像の対象とする。たとえば、青空、美しい花、心地良い景色、緑の樹木などを想像して雑念の代わりとし、安静が得られたならば練功にもどる。

目視鼻準法　両目で鼻の先をそっと二、三分間注視する。見ているようで見てなく、力を入れず、白くうっすらとした光が見えればよい。

突撃法　手で大腿を突然ピシッと叩き、雑念がエスカレートするのを絶ってから、練功を続ける。一～五の方法が無効のときに、この方法を用いる。

第七節　感覚反応に関する問題

練功中、練功者の注意力が自己の身体内部、甚だしければ身体のある部位に集中すると、生体は外部との関連が減少するので、それに応じて生体内部に対する感受性が高まる。しかも練功はある種の覚醒状態のもとで行うので、平常とは異なる内容の自我感覚が現れることがある。これを「触動」ともいう。

［１］感覚の状況

練功中、身体に現れる感覚を『童蒙止観』の中では「痛・痒・冷・暖・軽・重・渋・滑など八触」と記載している。このほかにも、掉、猗、冷、熱、浮、沈、堅、軟の八触の説もある。この両者を合わせて十六触ともいう。一九六〇年七月、上海市気功療養所が組織した気功実習の上海市西医学習中医（西洋医学の医師が漢方医学を学ぶ）研究クラスの第二期の学生は、気功療養所の一〇〇例の病人の気功状態をまとめた資料の中で、練功中におこる感覚に分析を加えた。このまとめはすべて病人が自ら書いたものだが、事前に感覚について重点的配慮はせず、病人が書きだした感覚反応に対していかなる啓発も誘導も質問も加えていないので、その内容はかなり客観的かつ真実である。しかしそのために書き落としも免れないので、全統計資料はやはりまだ粗雑である。

この一〇〇例の練功の内訳は、入院患者九〇例、外来患者一〇例である。練功期間は最長六か月、大多数は二～三か月である。一〇〇例には潰瘍性疾患など、多種の疾病が含まれる。練功は放松功を主として、腹式呼吸、臍中の意守などを結びつけた。これらの練功のまとめで、感じられた感覚は大体以下の三種類であった。

第一の種類は、練功中に現れた特殊感覚であり、筋肉のピクつき四〇例、熱感六六例、軽くなった感じ三三例、ゆったりした感じ二一例、痺れた感じ一九例、冷感一八例、掻痒感一五例、強直した感じ九例、重い感じ六例などであった。これらの感覚はすべて局部的である。たとえば筋肉のピクつきは、ある筋肉が一回ないし数回ピクついたのであり、熱感も同様である。一般的には局部の熱感が多い。冷感のおこった部位は多くは手足であった。これらの感覚は短時間現れて、すぐに消えるものもあるし、常に存在するものもある。以上の特殊感覚は練功の初期、中期、後期のいずれにも現れた。

第二の種類は、練功後に身体の内部にある種の生理的な変化が現れることである。たとえば、腹鳴三二例、発汗三〇例、飢餓感二七例、唾液増加八例などである。これらの感覚を効感といい、治療効果を収めたと考える人もいる。

第三の種類は、練功を始めたばかりでまだ慣れていないか、方法をしっかりマスターしていないときに現れる反応であり、また疾病自身の症状である可能性もある。たとえば頭部充満感二八例、眩暈一一例、胸苦しさ二〇例、頭がぼんやりして眠りたい一八例、腰のだるさ一二例、窒息感四例、動悸八例、腹部膨満感五例、煩悶感四例などであった。

［2］感覚発生の原因ととるべき態度

感覚発生の原因については、上述した第二期研究クラスの学生、徐声漢が『気功治療における患者練功時の臨床現象百例の分析』の中で非常に良くまとめており、参考になる。練功中に現れる各種の感覚を理解するには、必ず中枢神経系統から着手すべきである。

まず練功時に、安静から「入静」が現れる境界にあるときは、大脳皮質は自己抑制状態に入っているが、呼吸に注意を払い、字句を黙念し、ある部位を意守しているので、皮質はまだある種の興奮区域を保っており、皮質の自己抑制は全大脳皮質まで拡散しているのではない。

次に、練功の過程は練功者自身により把握されるものであり、練功者は、意念を集中し運用して、積極的に調節するように求められている。その抑制過程は、深度からいえば、睡眠状態およびかなり深い催眠下の内的抑制状態には至らない。そのため、練功の過程では、皮質の活動は終始興奮から抑制の間の位相状態を保っている。練功時の大脳皮質は上述の状態を保っているので、各種の末梢の感覚器の刺激は、完全に覚醒しているときのようには感じることはできないが、逆に元来かなり弱い刺激を拡大して感じられたり、強烈な刺激を弱小の興奮として受け入れることができ、そのことにより、各種の特殊な感覚が現れる。このようなときは、外から微小のほこりが皮膚に落ちても、練功者は広い範囲で皮膚掻痒感がおこり、甚だしいときは蟻走感として感じられる。つまり内外のそれぞれの感覚器が受けた微小刺激は相応する中枢に伝えられると同時に、練功者にははっきりと感じられる。

このことによって、われわれは練功中に現れる熱い、冷たい、だるい、脹ればったい、痒い、痺《しび》れるなどの各種の感覚異常を理解できる。たとえば、放松と膻中の意守がうまくできれば、体内あるいは四肢の血流量が増加し、熱感がきわだつ。丹田の意守、腹式呼吸がうまくできれば、体内の内源性モルヒネ様物質がわずかに増加し、痺れる、痒いなどの感覚がきわだつ。呼吸特に吐き出す練功がうまくできれば、体内の組織は膨脹し、大きくなる、重くなる感じがする。これとは反対に、吸い込むことがうまくできると、小さくなる、軽くなるなどの感覚がきわだつ。姿勢が適切でなければ、筋肉が収縮して疲労し、だるさ、冷たさなどが現れる。気功原理の研究者が証明したように、練功時における意守点の皮膚電位の変化、身体容積の拡大、血管滲透性の増大、血流量の増加などは、これらの感覚発生と関連する物質的基礎である。

気功の感覚に対しては正しい態度で臨まなければならない。主に次の三箇条である。

①練功中の全身感覚が主要である。たとえば静かで快い、ゆったりして愉快である、疲労が取り

除かれる、症状が軽くなるか消失するなどが主要である。局所的な感覚反応は練功中は二次的であり、臨床的には局所の感覚と治療効果には絶対的な関連はない。

②練功中に現れるある種の感覚は、体内の自己調整による生理的変化にせよ、ある局所の感覚にせよ、すべて自然が生みだした現象であり、決して神秘的なものではない。これらの感覚の発生は、大部分は複雑でかつ変化が多く、一定の厳格な法則はない。少なくとも現在ではまだ完全にはその法則を理解できていない。このため、冷静な態度で臨み、良いにせよ悪いにせよ、主観的な願望から判断してはならない。こうした判断は、不良の結果をひきおこしてしまう。良いと認めれば、主観的に気ままに追求してしまうし、悪いと認めれば、厭悪感や恐れが生じ、圧殺してしまう。このようになれば、注意力は完全に感覚に任せてしまい、練功は非常に不利になる。

③練功中にある種の感覚が生じたときには、練功の注意力を分散せず、その自然に任せる。いかに安静を保ち続けるかは、選択した方法にもとづき鍛練を行うことである。感覚を、練功がうまくいっているか、質が秀れているかの基準にしてはならない。

[3] 練功による反応の処理

功法がしっかり把握できないためにひきおこされたある種の症状には、以下にあげた方法で個別に対処する。

頭部の充満感　一般的には緊張し、功を焦るあまり、用意が重すぎたために生じる。全身の放松功をしてから、嘘字訣、退火功を用いる。

嘘字訣・鼻から吸い込み口から吐き出し、吐き出すときに口をとがらせ「嘘（シュイー）」の音を三十六回黙念する。

退火功・できるだけ腿を投げ出して坐り、前に伸ばして膝を曲げず、足先をできるだけ上に向け、踵は床につけ、両手を自然に両大腿部に置き、両目で両足の母指をそっと注視する。時間は数分で、毎日朝晩一回ずつ行う。

頭痛　練功によって単純にひきおこされるし、用意が重すぎたり緊張が頭部に完全に集中してもおこる。用意を軽くし舌を上顎に付け、退火功や守脚趾法を用いる。

守脚趾法・・あおむけに寝て、眼を閉じ両足の母指に注意を集中する。両足同時でも、片方ずつでもよい。数分間行う。

胸苦しさ・胸痛　これは気が塞がったためにおこり、呵字訣を行う。胸をさすりながら呵（コー）字訣を行い、脇肋部をさすりながら嘘（シュイー）字訣を行う。足の三里を意守する。

呵字訣・・鼻から吸い込み口から吐き出し、息を吐き出すときに口を開き「呵（コー）」の音を三十六回黙念する。

両脇痛　練功中および練功後、両脇に痛みを感じる。これは呼吸に力を入れすぎたためにおこる。呼吸を軽く行い、局部をリラックスさせ、脇肋部をさすりながら、嘘字訣を行う。

腹部膨満、腹筋のだるさ　これは意識的に腹をふくらまし、腹式呼吸を追求することでおこる。しばらく腹式呼吸を停止し、腹をさすり、足の三里を意守する。

動悸　吐き出す息が強すぎるためにおこる。湧泉と中衝を意守する。

腰のだるさ、背部痛　これはおそらく坐る姿勢が正しくないためにおこる。まず、坐る姿勢が正しいか否かを点検する。次に、両手で腰をさするなど腰部の動功を行う。

大便が多い　側臥式のときに、個別ではあるが大便が多くなる患者がいる。この場合は守脚趾法を行う。

冷え　体質が虚弱で体内の熱量が足りなくておこる。練功前にお湯を飲み、冷えが現れたときには調鼻息法に変える。

調鼻息法・・鼻端の呼吸の出入りに注意し、息を吐き出すときに「松（ゆったり）」の字を心の中で念じ、吸い込むときに「静（安静）」の字を心の中で念じる。完全に鼻で呼吸する。

丹田の過熱　これは丹田を意守する時間が長すぎたため、用意が重すぎてひきおこる。退火功を行う。

身体の過熱　身体が熱く感じ、また熱気が上衝し、煩燥する。これは体内の熱量が盛んになり過ぎるためであり、下火功を行う。

下火功・・両眼でまず鼻の尖端を見てから、膻中、臍中、さらに膝部に注意する。以上の各部位は約二分間とする。さらに八分間、大敦を見てから眼を閉じ、約四分間大敦を意守する。

第八節　運気に関する問題

近年、「外気」を用いて病気を治療する「気功運気療法」、「発射型気功」あるいは「越距気功」と称するものとか、外気に関する研究などが、若干報道されている。外気による病気治療に関しては、古代気功の中で「布気」といい、『晋書』方技伝の中で次のように書かれている。「道を学び気を養う者は気に十分な余りがあるので、その気を人に与えることができる。これを布気という。晋の韋虚はこの方法により人の病を治療できた」。「布」は施す、与えるの意味であり、布気はこの方法の実質を反映している言葉である。

［1］布気と運気

布気法は古代ではわずかしか伝わらなかったので、関連する記載も多くはないが、上述の『晋書』の方技伝以外に、さらにいくつか引用してみる。

『雲笈七籤』では『幻真先生服内元気訣法』を引用して、「人に気を施して病気を治療しようとするならば、病人の患っている五臓にもとづき、その臓の真気を取り、病人の身中に布気を行う。病人を病んでいる臓の方向に向かわせ（肝病なら東方）、呼吸、心が安定してから気を与えはじめる。布気が完了してから気を飲み込ませると、鬼賊は自分から逃げてしまい、邪気は永久に途絶えてしまう」と書いている。

蘇東坡の随筆集である『東坡志林』の中では、布気に関する二つの事例が記載されている。一つは『晋書』の方技伝の中の幸霊（韋虚としているものもある）が呂猗の母を治療した記載である。そこには「呂猗の母親は足が萎え痺れ十数年になる。幸霊はこの母親を治療した。この母親から数歩離れたところに坐り、静かに目をつぶった。しばらくして『夫人を助け起こして坐らせてみなさい』といった。猗は『母親はこの病を得て十年間にもなり、どうしてすぐに立ち上がることができましょうか』といった。幸霊は『試しに立たせてみよう』といった。両側から二人で夫人を助けて立たせて、しばらくしてその二人が離れても歩けた。道を学び気を養う者は、気に十分な余分があるので、その気を人に与えることができるのである」とある。もう一例は、当時の李若之が蘇東坡の次男を治療したものである。「都下の道士李若之は布気に長じている。自分の次男である迨は幼いときから身体が虚弱で病気がちであったが、相対して坐し布気を受けたところ、迨は自分の腹の中に朝日が照り、暖かくなったことを感じた。李若之は、道術を修めた異人に華岳[3]で出会った」とある。

『彭比部集』では、「元の尹蓬頭と病人は足を合わせて横になり、気を膨らませて病気を治療した」と記載している。尹蓬頭は元代の道士で原名を屈禎といい、『皇極闔辟仙経』などの著作が伝わる。『遵生八箋』『類修要訣』の中にともに収められている『布気与他人攻疾歌訣』では、「長い間、道を修めて精進すると、身中に胎息が形成され、他人に疾病があれば、病のある臓腑を審《つまび》らかにしてどの臓腑が病んでいるかを知り、患者を王気に向けさせる（肝なら東など）。心と意を澄まして軽々しくせず、真気を伝えてから気を飲み込ませる。続けて数回息を吸ったら、息をこらし、その虧損したところを念じれば、すぐに病状が改善され、鬼怪は自ら逃げてしまい、病気はまつわりついているのが解き放たれる」とある。

『清史稿』には、「甘鳳池は自分の背中を病人の背中に合わせて病気を治療した」とある。甘鳳池は、清代の康熙、雍正帝時代の江南の武術家であり、導引術に優れていた。

印度のヨガの中に、手で触れて気を運び病気を治療する「プラナ」というのがあり、わが国の布気と似ている。

古代の気功の資料の中には、運気に関する記載は、布気とは異なる意味があり、それはもっぱら内気の運用を指している。大まかには以下の三種類がある。

整体運気　『諸病源候論』の中で初めてみられる「風偏枯候」を治療する二条がそうである。一

3――華岳　中国の霊山である五岳の一つ。陝西省にある。

つは「壁に寄り掛かり息を止め、気を頭から足へ行かせれば、疽疝大風、偏枯諸風痺が癒《い》える」とある。もう一つは、「背中を寄り掛からせ、両足および足指を開き、瞑心し頭から気を引き、足の十本の趾および土踏まずまで到達させようと思う。二一回引き、足底に気を受けたような感じがしたら止める。これを上は泥丸（百会穴）に引き、下は湧泉に達するという」である。道教の内丹術の大小周天もまた、整体運気の一種に属する。

局部運気による疾病治療　『養性延命録』の中には、「行気であらゆる病気を治そうとするならば、病んでいるところを念じる。頭が痛ければ頭を念じ、足が痛ければ足を念じ、気とともに病んでいるところを攻撃すると、たちどころに病は消失してしまう」とある。『鶏峰普済方』で、「意は気の使いであり、意が到るところに気は至る。身体に悪いところがあれば、微かに気をこらえ、意により気を引き、患っているところを攻撃すると、必ず治癒する」というのもこの例である。

運気を外に出す　『諸病源候論』の中では、「気を引くごとに、心に念じて気を送り、足の趾先から気を出す」とある。『聖済総録』の中では、「内経では、行気は常に月の一日から十五日の間は気を念じて手の十本の指から出し、十六日から三十日までは、気を念じて足の十本の趾から出す。長い期間続けると気が手足に通じている感覚があり、気を行かせても止むことがなく、身体は日々に軽く強健になり、気脈は柔和になり、営衛も調和してのびやかになる」と述べている。

以上の資料から、運気は練功者自身が運用把握する方法であり、布気は他人が運用把握して病気を治療する方法であることがわかる。そのため、他人が運気して病気を治療する方法を布気療法と呼んでもよい。中国医学の中の五運六気を略称しての運気は、全く違った別の概念である。

［2］運気の臨床応用

運気（つまり布気）の臨床応用に関しては、現在のところまだ系統的に報道されていないので、症例を蓄積し、資料を集めて総括されることが待たれている。しかし、臨床応用では、次のいくつかの問題に注意が払われなければならない。

①運気者自身の功夫（技）は、事実にもとづき真理を検証し真面目に総括し、広く交流し、更に多くの気功医療従事者を養成し、この功法を把握させ、この療法に従事させる。

②運気者自身の功夫（技）の程度、流派の違い、医学水準の程度、臨床経験の豊富さなどが、治療効果と直接的に関係する。

③運気者自身の健康、情緒は、運気の治療効果と直接的な関係がある。運気者自身のいかなる内在的な疾患や激しやすい情緒なども、運気を受ける者に不利な影響をもたらす可能性がある。

運気による疾病治療は多くの制限があるので、代わりに機器を利用できないか考えられてきた。斉路は、北京医療器械研究所が関連部門の協力により、電子模擬気功治療器の研究製造に成功したことを伝えている。この機器は、低頻度の振顫と起伏のある赤外線輻射を発生させることができ、また、中医の「按摩」と「針灸」の総合的な治療効果を備えている。胃腸の働きが弱い、神経衰弱、高血圧症などの慢性疾患に対して、効果がはっきりしているという。

しかし、心電（筆名?）は、これに対して自分の説を主張して争った。彼は気功治療器の回線を分析した結果から、この機器は実際は赤外線の輻射器であり、短波の赤外線に属するものであると結論づけた。その主な生物的効応は熱であり、人体からいえば、熱はカロリーとして体内に入り、生体の組織の温度を高め、感覚をひきおこす。赤外線の治療作用は、局部の血液循環を改善し、局部の滲出物の吸収を促がし、筋肉の張力を緩め、痛みを鎮め炎症を消すなどである。現在、一部でこの機器を無理に気功治療器あるいは、電子模擬気功治療器といいくるめて、病人に神秘感を抱かせ、このことにより、気功治療器に暗示治療における「刺激」作用をひきおこさせ、病人が比較的快適な「熱」刺激を得るようにし、さらに施術者が暗示的な言葉を加えることで治療効果をおさめることが行われているが、彼は、気功の秘密がまだはっきりしない状況では、模擬気功器の科学的根拠は不足なので、これを広めることは不真面目であると指摘している。この意見にも一定の根拠があり、さらに一歩進んだ討論研究が待たれる。

第九節　偏差の問題

「練功の偏差」とは、練功の過程に正常から逸脱した現象が現れ、ひどければ自分でコントロールできなくなり、精神、肉体に苦痛をもたらし、生活、仕事にまで影響するほどにもなる。これは、気功指導者が真面目に対処し、重視しなければならない問題である。偏差の問題は、まず「いかに予防するか」であり、次は「いかに矯正するか」である。とくに、内気不止、外動不已、走火、入魔の四大偏差に警戒しなければならない。

［１］偏差の可能性と予防

偏差が出現するか否かは、実際にもとづいて解答が出されるべきである。一般的にいえば、偏差は出現しない。しかし偏差が出現する可能性はあり、問題はいかに防止するかである。早くも一九五六年の冬、上海市衛生局中医処は、上海の熟練した多数の練功家に出席を要請し座談会を開き、この問題を討論した。

❶……偏差の原因

彼らは、偏差の原因について、次の数か条を提出している。

①体質と病状が静功の練功に不適である者が、無理に練功すると偏差が現れる。
②指導者の指導がなく、練功が規則に合っていなければ偏差が現れる。
③練功中に強い刺激を受ければ、偏差が現れる。
④功を焦るあまり、無理に練功すれば偏差は現れる。
⑤練功中に幻覚が生じ、いろいろと思いめぐらしトラブルが生じ、適切な説明が得られなければ、偏差が生じる可能性がある。

❷……偏差の予防

当然、偏差にも程度があり、是正しやすいものとしにくいものがある。予防が主であり、発生後の是正に優る。予防には、二つの側面がある。

練功者自身の予防　練功者自身からいえば、次のことが必要となる。

①気功指導医が病状を研究してから、練功が可能かどうか、どのように練功するかをはっきりさ

せてから始める。

②練功過程における生活状況、情緒、練功状況などのすべてについて、気功指導者に了解させておかなければならない。とくに異常な感覚および現象が現れたときには、時を移さず気功指導者に報告し、決して自分の考えを押し通したり、盲目的に無理に練功してはならない。

③気功の指導者を信頼し、自分のいろいろな疑問や、あるいはどこか聞いたり見たりした他の練功法を試そうとするときには、気功指導者に報告し相談し、同意を得なければならない。決してみかけた練功をなんでも試みたり、「高級功」とやらを追求してはならない。

④練功中に、練功の要領をマスターし、特殊な感覚を追求せず、未練をもたず、恐れない。

気功指導者の予防　気功指導者からいえば、偏差の予防をするには、次のことが必要となる。

①練功の不適な者には、気功指導を行わない。

②自分がまだ十分にマスターしていない功法は、他人に教えてはならない。

③マスターが不十分な功法では、偏差が出る可能性がある。自分でまだ予防、是正できないものは決して軽々しく教えてはならない。

④練功中に生じる感覚と状況を、練功者が盲目的に追求しないために、軽々しく賞讃したり誇張してはならない。

⑤練功者の練功にたびたび分析を加え、練功中に主観主義、教条主義および経験主義に陥らないようにする。

［2］内気不止（内気止まらず）

静功の練功中、ある功法がある一定の段階に達すると、暖気（ごくまれに涼気）が感じられ、体内を流動する。一般にこれを内気、または熱気、熱能、熱気団という。

❶……内気運転に対する異なる考え方

内気運転は道教内丹術のなかでふれられている方法であり、小周天は任脈、督脈に通じ、大周天は八脈に通じており、これができなければ功に精通していないと考えられていた。しかし、この内気運転に対しては、歴代、異なる見方があり、この見方を支持するものも、反対するものもいた。

『荘子』養生主篇の、「縁督（督脈に沿う）に気をめぐらすことを経とするならば、身を保つことができ、生を全うすることができ、身を養うことができ、長生することができる」を引用して、この功法のもっとも古い起源だと説明している者もいる。しかし、「縁督」は中正の道に従うことを指し、決して督脈を指すのではなく、これは誤解であると指摘する者もいる。

明代に内気功が盛んに行われていた頃、李梴は『医学入門』の中で次のように指摘している。「任督脈を内動運転すれば、時間がたってから癰が生じ、脾土を運転すれば、時間がたってから腹が脹り、丹田を運転すれば、時間がたってから血尿がおこり、頭頂門を運転すれば時間がたってから鼻淵[4]がおこってしまう」とある。一九五〇年代に、この問題について鋭く対立する二篇の論文があるので参考にしてほしい。

韋啓可の『小周天気功療法』　韋啓可は、「丹田に熱感やつっぱる感じがしたら、丹田を押しつぶそうと想像する。そうすると丹田の熱感が下方の尾閭穴（長強穴）に向かって推し動かされる。尾

4――鼻淵　副鼻腔炎の類。外感の風寒や胆経の熱が脳に影響しておこるとする。

閭を通過して後、背柱に沿って夾脊双関（脊柱上で両肘を結んだ線との交点）を経て、天柱、玉枕穴に上がり、泥丸宮（百会穴）に到る。泥丸宮を通過してから、また神庭[5]、鵲橋[6]、重楼[7]、絳宮[8]、気穴[9]を経て丹田に帰る。前後一転できて、『小周天』が通じたことになる。このような循る感覚にはある程度治療的な意義がある」と述べている。

李立知の『気功療法の体得』　李立知は次のように指摘している。「いわゆる『三関』を妄信する人々がある。彼らは気功に対する造詣が深ければ、一塊の熱気が会陰、肛門（第一関）を突き進んだ感じがするはずであり、それが背柱に沿って上昇し、また頭頂部（第二関）を突き進み、その後、顔面部から下り、胸部（第三関）を突き進み、直接丹田に達し、一巡してまた始めにもどり、全身を貫通するという。しかし、これは科学的根拠のない荒唐無稽な言い伝えである。しかも伝える者は、気功を学ぶ者に無理に追求してはならないといいながら、また一方で、この感覚がなければ、技は不十分であるともいう。これも一部の人々に好奇心を容易にもたせてしまい、一生懸命励んだ結果、精神錯乱や、『気衝頭（気が頭を衝く）』などの弊害を流してしまう」。

❷……内気の運転が止まらないのは偏差である

内気運転は、もとは定まった法則であった。しかし、内気は体内で運転するので、全く主観的な感覚に依拠しており、その具体的な過程が究極は何に属するかは、まだはっきり判ってはいない。その物質的基礎は何かについては、さらに客観的資料に乏しく、今後とも観察を強化し、資料を集めて科学的な解釈がなされることが待たれている。

しかし、一部の人々に内気運転の過程で、次のような一連の処理しがたい問題が現れた。

①三関を通過するとき、暖気団が夾脊関あるいは玉枕関の処でひっかかり、長い間上にも上がら

5――神庭　泥丸宮を指す場合と、前髪際から五分入った所を指す場合がある。ここでは後者。

6――鵲橋　任督両脈の原来接続していたところ。ここでは舌を指す。

7――重楼　咽頭部

8――絳宮　中丹田

9――気穴　下丹田を指す場合と、関元穴の傍五分の腎経のツボを意味する場合がある。

ず下へも下がらず、その間ずっと苦痛をともなう。

②暖気団が頭部に感じられ、そこでずっと旋回しており、頭に重い帽子を被ったような不快感がある者もいる。これを俗に「気衝頭」（気が頭を衝く）という。

③暖気団が容易に任脈督脈を通る。この流転の感覚が安静にすると現れ、この感覚から逃れることができない者もいる。

④暖気団の感覚が、任脈、督脈を離れて全身の至る所を走り巡り、耐えられぬほど苦しむ者もいる。

⑤内気の運転に従い、身体が自分の意志とは無関係に揺れ動く。揺れは小さな振幅からしだいに大きくなり、片時も止まらず、苦痛は筆舌に尽くし難いほどである。

以上はすべて内気不止の状況であり、何年たっても続き、消えることがない。このため内気運転の鍛練の指導を決して疎かにしてはならない。

❸……内気不止の矯正

内気不止が発生したときには、以下の矯正措置をとるとよい。

①練功を停止し、緊張している精神状態を取り除き、意識を外に向ける。

②内気不止が局部に限定されるものには、局部を手で軽く叩いたり、自分で按摩を行う。全身を内気が循環する者には、全身の叩打法を用いてもよい。

・気功指導者が行う叩打法（図8―1）

気功指導者が行う叩打法の操作過程は以下のとおりである。

準備式　叩打される者は両拳をにぎり、左拳を右拳に載せ、如意の形にする。拳を鼻の高さに置

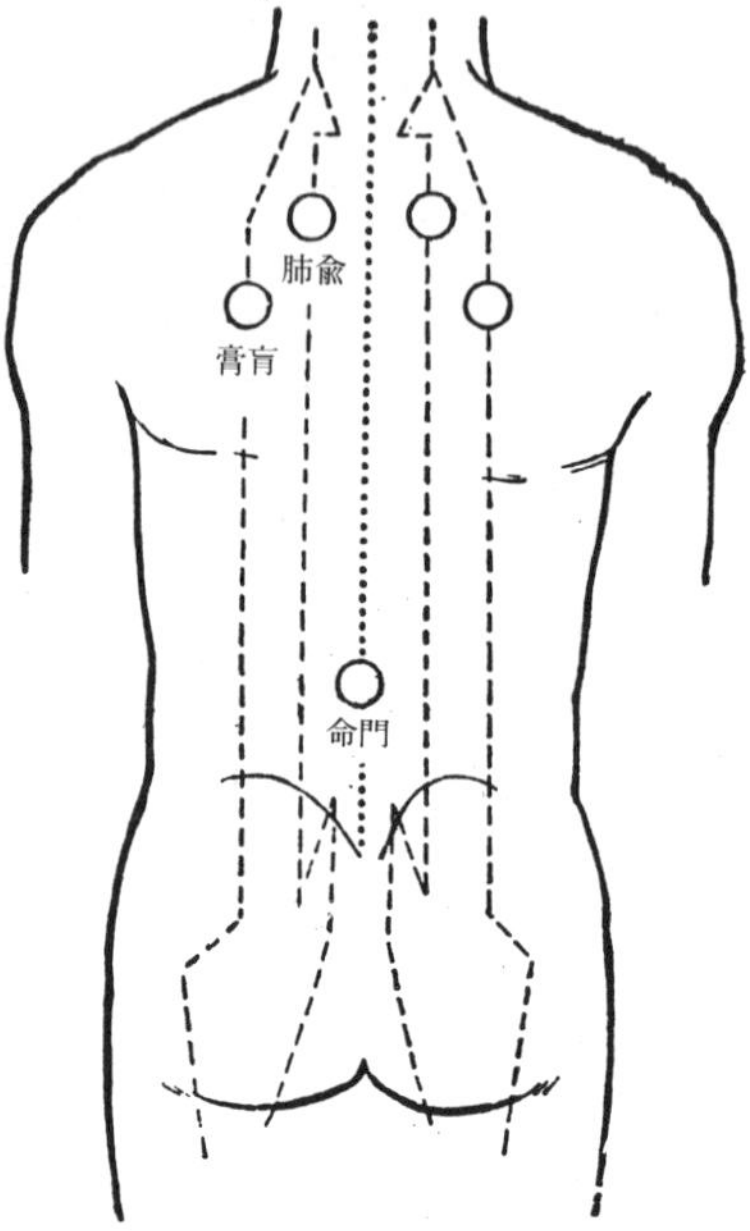

図8-1　拍打法のツボと経脈
督脈経……　膀胱経---

き、鼻との距離を約二十cmとし、拳眼を両目に対する。両目は拳の上から水平に前方を見る。両脚を開き、両肘の幅は両膝より広く、両脚は両膝より狭くする。身体をやや落とし、膝と足尖を揃え、上半身をやや前かがみとし、肩の力を抜き胸を張り、出尻《でっちり》とし、騎馬位式をとる。

操作

①肺兪を軽く叩く。指導者は練功者の後に立ち、手掌で背部の肺兪穴を軽く三回叩く。叩くたびに鼻孔より力一杯息を吐き出させる。

②膏肓[10]を軽く叩く。指導者は手掌で背部の膏肓穴を三回軽く叩く。叩くたびに鼻孔より力一杯息を吐き出させる。

③命門を軽く叩く。指導者は手掌を横にしてから命門穴を三回軽く叩く。叩くたびに鼻孔より力一杯息を吐き出させる。

10——膏肓　第4胸柱棘突起下の両側3寸で、肩甲骨の内縁。

④督脈経を軽く叩く。指導者は両方の手掌で同時に両肩から督脈に沿って尾骶骨まで軽く叩き、折り返し叩きながら肩まで戻る。

⑤膀胱経を軽く叩く。指導者は両方の手掌で両肩から太陽膀胱経に沿って、それぞれ臀部まで軽く叩き、折り返し叩きながら両肩まで戻る。

⑥胆経を軽く叩く。指導者は両手掌で両肩から少陽胆経に沿って、両脇、両腰、大腿前面を通過して膝蓋まで軽く叩き、折り返してまた両肩まで戻る。

督脈経、膀胱経、胆経を叩くときは、両手掌で同時に叩くのを一回とし、始めのときには一〇回～三〇回軽く叩く。しだいに強さと回数を増していき、循環回数も多くしていく。

注意すべき点

①叩くときに、練功者が腿がだるくなり同じ姿勢がとれなくなったときは、立ち上がって叩かれてもよい。

②叩き終わってから、練功者に数分間散歩させる。

③手掌での叩く強さは、練功者の体力および我慢強さにより決まる。

④両手掌で背部の上下を往復するとき、叩く者の手は機敏に動かし、単純に力を入れて叩いてはならない。

⑤肺兪、膏肓は異なる場所ではあるが、距離が非常に近いので、叩くときには同時に手指で触れるようにする。

⑥六字訣を選んで用いる。

⑦操八卦などの若干の動功を選んで行う。

⑧針灸、推拿を組み合わせる。

［3］外動不已（外動やまず）

練功、主に静功を行うとき、身体が揺れ動く現象が現れることがあるが、これを一般に「外動」または「震動」「動象」ともいう。一部の人々は練功の始めの頃には快いと感じるが、動きがしだいに激烈となり、ひどくなれば自分でコントロールできなくなる。個別には常態を失い、ひどい偏差になってしまう。このため、この問題は気功界からずっと重視されている。

❶……外動の状況

外動の状況は多種多様であるが、大まかには以下の数点である。

局部動と全身動　頭部、肩部、両手だけが揺れ動く場合、あるいは顔面部の筋肉がピクつく場合、全身が前後左右に揺れ動いたり跳ねたりする場合などがある。

偶動と常動　練功中にたまたまわずかに揺れ動くものもあれば、一つの功法中数回揺れ動く場合もある。また、練功の全過程すべてに揺れ動くこともある。

快動と慢動　動作が緩慢で柔和なものもあれば、動作が激烈で速いものもある。

乱動と規律動　動作が乱れ、突然ある動きをしているかと思えば、たちまち別な動きをして捉えどころがないものがある。また、一定の法則性、たとえば左に三六回回転してから、また右に三六回回転するなどもある。

小動と大動　元の姿勢を保ったまま、わずかな動作をするものもあれば、元の場所、姿勢とは異なり、室内あるいは甚だしい場合には戸外で、ころげ回ったり、跳びはねたりといった大きな動作をするものもある。

一般動と技巧動　日常生活における一般的な動作が現れる場合もあるし、技巧的な動作あるいはダンス的な動作、たとえば絶えずもんどりを打ったり、足尖で跳びはねたり、ダンスの優雅な動きなどが現れることもある。これらの技巧的動作はもともとなされたことでないばかりか、やれるはずがない人にも現れることがある。

一九五八年四月に、山東省青島療養院気功室は、自分たちの気功室における外動に関する資料を整理した。ここでは二例ほど摘録を引用して、外動の具体的な状況をみてみることとする。

例一：王××、男、神経衰弱および胃神経症を患う。

一九五七年十二月三日より練功を開始する。内養功が主であり、毎日四～六回、一回三〇～六〇分間から百分間ぐらい行った。練功一か月後、病状は大いに好転したが、練功後、腰部の違和感、顔が痒い、腹鳴の増加、水を多く飲み汗も多い、胃酸の増加などが現れるようになった。練功八〇日目に一五分間坐式を行ったときに、眉間の間に重圧感があり、ただちに不随意的に動きはじめた。はじめは小さな動きで、上半身が前後左右に揺れ動き、その後、しだいに大きくなり、一分間一七〇回も動いた。喉が乾き、動きが止まった後に多量の水を飲み、やっと乾きを癒すことができた。汗も多く出て、手足はじっとり湿り、長い時間乾かなかった（練功で手足を置いた場所）。外動が終わると全身爽快感があった。外動がおこってからは、夜間床についてからいつも自分で按摩を行うことはできたが、昼間は道を歩くにも安定せず、酔っぱらったような感じがした。以前は不眠だったが練功後はかなり改善した。しかし、外動が始まってからは、かえって睡眠は悪くなり、一晩に一、二時間しか眠れない時もあり、胃酸もとくに多くなった（以前は胃酸欠乏症）。

例二：呉××、男、高血圧症、動脈硬化症、半身不随の後遺症を伴う。

一九五七年十二月に強壮功を始め、約一か月後に動き始めた。ベッドに十数分間坐り、手を合わせ、あぐらをかいた両足を手で開き、あおむけに寝て、拳を打ち、手を合わせて拝み、全身を指圧し、力を入れて会陰穴を指圧し、両手で力一杯陰茎を引っ張るなどを二十四日間続けた。動きが止まってからの、医者の再検査では心不全の現象に大きな変化があり、心臓の器質性変化はすでに回復しており、血圧も安定していた。

もちろん、この二例は自分から動き出し、また自分で止めることができたので、功からいえば、まだ真の偏差を形成していたのではない。しかし、動いてずっと停止しなければ、偏差である。

❷……外動に対する見方

外動の状況はだいたい上述のとおりであるが、必ず動くことが必要であろうか？　この問題に対する見方は分かれる。元の道教協会会長陳攖寧は『静功療養法問答』の中で、「古代の多くの修練の専門書では、静坐時における身体内部の震動については講じているが、身体外部の運動についてはまだふれたものがない。当時、一般的に静功を学ぶ者は、終始身体が安定し不動であることが原則であった。練功の中間に手足が動く現象が現れると、先生は学生が〝原則的な間違い〟を犯したので、当然矯正すべきであると必ず説いた」と記している。確かに、古代の静功の鍛煉では外動は主張されていない。

現在の外動は、一般的には「静極まりて動生ずる」と解釈されている。しかし「動生ずる」は、内動を指すのか外動を指すのか、はっきりしない。上海市衛生局中医処は一九五六年の冬に十数名の老練功家の座談会を組織してこの問題を検討したが、意見の一致をみなかった。動は必ず経験しなければならないとする意見もあり、また、この考え方に反対する者もいた。各人の状況が異なるので、動くことの良し悪しは一概には論じられず、練功する人の具体的な状況にもとづき判断すべきである、と考える者もいた。しかし、皆が一致して認める一点があった。それは「具体的な状況がどうであれ、練功中に主観的な追求はすべきでない」という点である。

第一に、まず「外動はよいにせよ悪いにせよ、一概に論じることはできない」という意見は正しいと我々は考える。陳攖寧も『静功療養法問答』の中で、「静功により、身体が思わず動くことはよくあるのであり、結果が良かったり、良くなかったりして、一概に論じることは難しい。私の見方では、今日静功を学ぶ目的は病気を治療することであり、病気が治癒すればよく、治癒しなければ良くないのである。身体を動かして気持が良ければいいのであり、つらければ良くないのである。動と不動を良いか悪いかの基準であると、単純にみなしてはならない」と述べている。

次に、「外動を追求してはならない」ということである。追求は外動の偏差を形成する原因になる。外動する大多数の人々は、あらかじめ本や人の口から、練功中にある種の現象と感覚が生じる可能性を知り、さらにこれらの現象が練功が有効か否かの基準であると誤解してしまうのである。とくに一部の本は次のようなことを強調した。外動は医療上、ある程度治療効果があるとか、外動は病気治療に無害であるとか、肢体が自発的に運動しはじめるまで練功すると、一般には練功後、全身がとくに快く感じられるが、これは自発運動により発揮された気功の作用である等々。このような説が、練功者に多大な影響を与え、そのうえ練功者は、病気を速やかに治し、身体を早く健康にしたいと願っているので、客観的な影響と主観的な願望が結びつき、練功者にこのような情緒的な練功を追求させてしまう、これが外動を発生させる主な原因である。

追求するあまり、練功者は常に外動の出現を期待しているので、大脳皮質の運動中枢は、絶えずこの期待から形成された刺激を受けている。ひとたび静かに練功すると、大部分の皮質は抑制されるが、刺激された部分は自然に興奮してくる。このとき、練功者の身体のある部分が動きはじめるが、練功者は練功に効果があったと思い、注意力をさらに外動に集中させてしまうので、大脳皮質の運動中枢はさらに興奮する。そのため練功者の外動はそれに応じて強まり、一定程度まで行ってしまうと、自分でコントロールできなくなってしまう。したがって、外動不已は偏差といわれているのである。

❸……外動不已の矯正

外動不已が始まると練功者は一日中動きを止めることができない。いったん動きを止めても、コントロールできない運動が自然に発生してしまう。このような状況がいったん形成されると、大脳皮質の特殊な条件反射がすでに固定されているので、すぐに解除できるものではない。人によっては半年や一年の矯正でやっと少しずつ解除されており、長い間この痕跡を持ち続けた人もいる。もちろん、大多数の人々は短い期間は動いたが、それを続けようとはしなかったので、取り除くのも比較的簡単であった。また、練功の姿勢を改め、とくにあぐらを避け、両目を開き、外界の風景や物を注視し、揺動を意守せずに、他のものに意守を転化させるなどの正しい措置をとれば、揺動は自然に停止する。そのため、本当の偏差を形成するのはごくわずかである。外動不已の偏差を矯正するには主に次のようなものがある。

①練功を停止し、緊張した意識や情緒を解きほぐし、意識を外に向ける。
②全身をリラックスさせるよう努め、身体の各部分の筋肉の緊張を解く。

③立式の下押式を行い、両手の十本の指を思いきり開いて伸ばし、全身の緊張を指から指先に誘導集中させてから、腕を振り、手指を揺すって動かす。

④気功指導者は、外動不已の者に全身リラックスさせるか、下押式をさせる過程で、外動して自分でコントロールできない状態が現れたときに、突撃法を用いる。つまりその人の背中を突然打つかあるいは突然何か家具類で叩き、大声を出して停止させる。このようにすることにより、効果を収めることもある。

⑤気功指導員は外動不已の者に叩打法を行う。

⑥針灸、推拿治療を組み合わせる。

［4］走火

火とは、練功中における用意のことであり、用意により呼吸を把握することが、火候である。走火とは一般的には、強烈な意念、力強い呼吸を用いることによって「烹練《ほうれん》」が不適当になり生じた偏差である。

❶……走火の原因

昔の人々は火候を文火（トロ火）と武火（強火）に分けた。微弱な意念と柔和な呼吸を用いることを文火という。強烈な意念と力が入った呼吸を武火という。武火は発動の働きがあり、文火には温養の働きがある。練功中におけるこの両者は、臨機応変に交替して用いられ、また、「練養相兼」の原則も同時に貫かれなければならない。猛練習だけを知っていたり、発動だけを知っていただけならば、必ず生体のアンバランスをひきおこしてしまう。祖国医学のいう「陽平らかにして陰秘かなる」局面が破壊され、一連の陽亢の状況がひきおこされる。「亢ずれば害となる」。陽亢がまだ軽ければ、胸腹部の膨満疼痛や、頭がしめつけられたように重くなり、さらに症状が重くなれば内気が全身のすみずみにまで駆けめぐったり、外動が止まらなかったり、ひどければ狂乱状態がみられ収拾できなくなる。

❷……走火の矯正

走火の矯正は熄火、退火、散火による。

①静功を停止し、注意力を外に向け、外の風景を多く見るようにして火を熄《け》す。
②六字訣、とくに噓、呵、呬の字訣に重点を置き、火を散らす。
③攪海咽津を多く行い、滋陰降火をはかる。
④退火功を行う。
⑤操八卦のような動功を行う。
⑥気功指導者が叩打法を行う。
⑦針灸、推拿。
⑧火を取り去る瀉剤、熱を取り去る涼剤、精神安定をはかる鎮静剤などの中西医の薬物を用いる。

[5] 入魔

魔とは、練功中に幻景（現実でない情景）が生じることである。幻景を本物と信じると、精神錯乱や狂躁がひきおこるか、ひどければ精神病患者になってしまう。これが入魔である。これは練功中における深刻な偏差であるが極めて少ない。

❶……入魔の状況

古人は、入魔の原因は練功の不純だと考えていた。つまり雑念がまだ完全に消えていないのに無理に入静すると、入静の過程でこのような雑念がまた現れて、いろいろな幻景に変わるのである。そのため、幻景は基本的には練功者が日常見たり思ったり聞いたり期待する内容であり、一部の幻景は練功者の不純な考えや意識、異常な欲望と関連がある。

魔の状況は、明代の伍守陽の『天仙正理』の中で、「奇異なものを見たり聞いたり、または喜ぶべきことがあったり、恐るべきことがあったり、信じるべきことがあったり、心に妄念が生じたり、妖邪魔力がうろうろしたりする」などと描写されている。『鍾呂伝道集』の中では、十魔にまとめてある。十魔とは、六賊魔、富魔、貴魔、六情魔、恩愛魔、患難魔、聖賢魔、刀兵魔、女楽魔、女色魔である。『童蒙止観』の中では四種類に分けている。つまり煩悩魔、陰入界魔、死魔、鬼神魔である。ここでは比較的具体的な例をあげて説明している。「父母や兄弟、諸仏の姿、美しい男女、すばらしい世界を幻出して人の心を惑わせる。あるいは虎、狼、獅子、羅刹の形や、種々の恐しい姿を幻出して行者をおびやかす。あるいは種々の声音、香り、味、苦楽の境界などさりげないものを通して人の心を乱して、禅定できなくする。これらはすべて魔事である。そのありさまは非常に多いので、ここでは詳かく述べない」。

各種の幻景でわかるように、それらにはいずれも物質的な基礎はない。

❷……魔景に正しく対処する

入魔は幻景を本物と信じることからおこる。対処の方法は、逆らって行うことであり、信じないことであり、気にかけないことである。『天仙正理』では、三つの古人の話を引用しており、参考になる。つまり、『四十九章経』の、「群魔と競わないと群魔は自から戈《ほこ》を返す」、丁霊陽の「すべての境界の前では心に憎愛をおこさない」、兪玉吾の「その千変万化に任《まか》せ、一心動じなければ、万邪は自ら退く」の三つの話である。

明代の万尚父も随筆集「聴心斎客問」の中で、「およそすべての幻景は虚妄であり、自分で認識したことから変化したものである。もし心が乱れなければ、何かが見えても見えないのと同じで、自然に消滅し、入魔しない」と記している。

一言でいえば「奇怪なものが見えても奇怪と思わなければ、奇怪ではなくなってしまう」のである。これは幻境に対する最もよい方法である。

❸……入魔の矯正

入魔の矯正は以下のいくつかの方法を試るとよい。

①練功を停止し、外部叩打法を用いる。物事を理解できるときは説得する。

②針灸、推拿。

③精神病患者には、症状に応じて処理する。

④清代の張石頑『通氏医通』の中で言及している処方を参考にする。入魔走火には黄耆建中湯、天王補心丹を加減して用いる。

黄耆建中湯：黄耆、桂枝、白芍、甘草、生姜、大棗、飴糖

天王補心丹：党参、玄参、丹参、茯苓、五味子、遠志、桔梗、当帰、天冬、麦冬、柏子仁、酸棗仁、生地

第十節　配慮すべき問題

練功中、さらに時間配分、注意事項など解決すべきいくつかの問題がある。ここではこれらの問題について説明を加える。

［1］時間配分について

①仕事をもつ者は、毎日一、二回練功を行う。半日だけ仕事する者、退職者は二、三回とする。全日休んでいる者は三、四回とする。

②朝、午前、午後、就寝前、休憩時間で、あまり満腹でなくまた空腹でなく、ひどく疲れていないときに練功する。

③静功は毎回三〇～四〇分とし、いくつかの動功を結びつけるか、あるいは動功のみを一わたりするか、動功の一部を行う。

④汽車や舟に乗っているときの練功は意識を集中し、散漫にならないために、全身のリラックスをはかり、丹田を意守するなどを行う。

［2］練功前、練功中、練功後における注意事項

練功前の注意事項

しっかり準備し、練功中に雑念が現れるのを少なくし、練功の質を高め、練功が順調に行われる

ようにはかる。一般的には、練功の五～一〇分前に行う。もし非常に疲れた感じがあったり、心が落ち着かなくイライラするときには、しばらく練功をしない。

①まず心を落ち着かせ、今まで行っていた活動や思考を停止する。

②周囲の環境を静かにし、練功中に激しい音が発生しないように注意を払う。

③練功の場所の光線は、目を刺激しないようにするため強すぎないこと。空気の流れをよくしなければならないが、直接風に当たることは避ける。

④局部の痛みなど臨床症状がかなりはっきりしているものは、練功に影響を与えるのでまず対症的な措置をとる。

⑤練功をよりよく行わせるためのベッド、椅子は、できるだけ体に合ったものを探す。ベッドの寝板は木製がよく、椅子の高さは適当でなければならない。あぐらをかくときに臀部の下に敷く座布団は、身体をまっすぐ保ちやすく、正しい姿勢がとれるものがよい。

⑥必要があれば、あらかじめ大小便をすませておく。

⑦襟やベルトなど身体をしめつけるものを緩める。一わたりの動功を行うには衣服を整えなければならないが、その場合は緊すぎても緩すぎてもいけない。

⑧静功を行う前に三つの保健功、叩歯、攪海、摩腹を行うか、あるいはその外のいくつかの動功を行うなどして、意識の集中をはかる。

練功中の注意事項

①心を落ち着かせる。たとえば雑念が紛々とし、外に押しやることができなければ静功をしばらく停止し、静まってから始めるか、あるいはいくつかの動功を行うことにより、外に馳《は》せる雑念を

断つ。

②呼吸は柔和でなければならない。柔和で自然を基礎にしだいに各種の呼吸法を練習していく。呼吸の速さ、回数を強調しない。

③発生した感覚を追求せず、恐れず、とりあわない。ある特殊な感覚が生じたならば、練功後すぐに気功指導者に伝え解決をはかる。

④唾液が増えても吐き出してはならない。唾液がかなり溜まったら、口中で何回か漱《すす》ぐようにして何度かに分けて飲み下す。

⑤姿勢が不適当であれば、身体をすこし動かし調整してから再び始める。

⑥もし突然大きな音がしても慌ててはならない。静功しているときには突然立ち上がってはいけない。すこし落ち着いてから引き続き行うか、放松功の三線放松を行ってから静功を終える。動功のときはすこし落ち着いてから今までの功法を引き続き行う。

練功終了時の注意事項

①練功が終了したならば、ゆっくりと目を開き、身体をすこし動かしてから立ち上がる。

②一般的には静功後に、いくつかの保健功、あるいは動功を行うのがよい。動功が終了したら、散歩かあるいはすこし歩くとよい。

［3］　練功期間中における注意事項

①功を焦ってはならず、順序に従い少しずつ進める。身体の回復の過程では、興味や好みに依存して疲れ過ぎないよう、自分の活動量を適切に把握しなければならない。食欲が増進したときには、

適当な節制が必要である。また、「空腹になってから食べ、腹は八分目」という原則を守らなければならない。

②練功の質を高め、練功を順調に進め、そのことにより良い効果を収めるためには、練功における守るべき規律、つまり練功の要領を把握しなければならない。要領には、松静自然、動静結合、練養相兼、意気相依、準確活発、循序漸進などがある。（第七章参照のこと）

③自己の精神情緒を把握し、腹を立てたり突然怒ったり、あるいは憂鬱になったり悲しんだりしてはならない。もし問題があれば適切な解決をはかり、このような気持ちをもちながら練功してはならない。

④気候の寒暖の変化に注意し、感冒やその他の病症を防ぎ、ひどくなって練功に影響を及ぼさないようにする。

⑤女性は生理前には数日間練功を停止するか、腹式呼吸を自然呼吸に変え、胸部の膻中を意守して、生理期間の延長や、月経過多を防ぐ。

⑥一定期間練功を続け、健康状態が大幅に改善された頃に、遺精が現れる練功者がいるが、これは「精液が満ち自然に溢れる」のであり、正常な現象である。もし遺精が頻繁にあるがその他の状況がなければ、心配することはなく、「一擦一兜」[11]および「提撮抵閉」[12]の方法を用いる。

⑦自分の身体状況にもとづき性生活を把握しなければならない。もし身体の具合が好ければ、できるだけ減らすべきである。もし病状が重いか、身体が衰弱しているものはできるだけ性生活を絶つ。このことは病気療養にも練功にも一定の意義がある。性生活を行う当日の夜は、練功を停止する。

11――一擦一兜　固精法の一種。右手で陰嚢を包み、左手は臍の高さの腹部左角から斜下方に向かって右鼠径部までこすっていく方法。

12――提撮抵閉　提撮は会陰、肛門、尾閭を持ち上げること。抵は舌を上顎につけること。閉は閉目して上視すること。遺精やインポテンツの治療法の一つ。

⑧練功後、睡眠時間は減少するかもしれないが、元気に溢れ日常の仕事をやり続けられれば、これは練功が効果を収めたことを意味している。もし不眠がさらにひどくなり、元気がすっかりなくなり、仕事の能率も下る者は、その原因を究明し、すぐに処理しなければならない。

⑨煙草にはニコチンなど三〇種類近い毒素が含まれ、興奮作用があり入静に影響を与える。また、喫煙は練功場所の空気を汚染し、練功には適当でない。このため、少なくとも練功期間は禁煙にすべきである。

⑩練功期間は、常に気功指導者から具体的な指導を受けなければならない。このようにすれば無駄な廻り道を避け、ある種の副作用の発生も防げる。

⑪病状により、その他の必要な治療を組み合わせる。

第九章　気功の臨床応用

気功の臨床上の応用は、潰瘍性疾患の治療から始められたが、それ以後、しだいにその他の疾患へと広げられていった。一九五九年十月に北戴河気功経験交流会で紹介された臨床応用は二十五種の疾患にすぎなかったが、それ以後不断にその応用範囲は拡大されつづけてきた。疾患の種類では、消化器系、心循環器系、呼吸器系、さらに婦人科、眼科疾患などに及んでいる。急性虫垂炎への気功療法の応用も有効である。また針麻酔の補助的措置としても応用可能で、たとえば、上海中医研究所生理研究室は、「経絡気化理論の観点から針麻酔原理を探究する」という論文の中で次のように指摘している。「手術前の検査の過程で、放松功を会得した人は、刺針との併用で痛覚の閾値をより高めることができる」「どんな手術においても、放松功を主体的に行うことができて、針麻酔と組み合わせることができれば、針麻酔効果は顕著に高められる」と。

本章で紹介する十九種の疾患は、いずれも臨床報告にもとづいたものだが、中には症例が少なく、いまだ十分検討がなされていないものもあって、それらは紹介することを避けた。本書の性格から、病因病機などについては詳細に論述することはしない。それらについては、関連する各専門書を参照されたい。治療については、『諸病源候論』の「湯熨《とうい》については他の書物に正方が書かれているので、ここでは補養宣導についてのみ附す」との前例にならい、すべて簡略に説明しておく。

第一節　気功の弁証論治

気功療法は医療措置であって、単純な方術、神仙術の類ではない。だから、臨床応用にあたっては、病症を弁別する必要があるばかりではなく、さらに深く弁証と組み合わせることができれば、その治療効果はより顕著なものとなるだろう。なぜならば、同じ病気であっても、患者の病気の進み具合の相違、体質や感情の差異、季節や環境の変化によって、具体的病状の現れ方に違いが生ずるからである。だから、気功の臨床応用にあたっては、具体的状況にもとづいて弁証し指導するようにとくに注意しなければならない。

本節では、静功の姿勢、呼吸、意念および動功の四つの面に分けて紹介する。

❶……姿勢について

気功鍛練にあたっては、まず正しい姿勢をとることが要求される。そうすることによって、身体は無理がなく、のびやかな状態に調整されて、スムーズに放松入静の状態に入ることができる。同時に、病状の相違に応じて、それぞれに見合った異なった練功姿勢をとらなければならない。たとえば、『雲笈七籤《うんきゅうしちしん》』に掲載されている『王子喬導引法《おうしきょうどういんほう》』には「病が喉（あるいは頭）、胸中に在るときには枕の高さを七寸に、病が心下に在るときには四寸にして、病が臍下に在るときには枕をはずすべきである」との記述がある。つまり病が上部に在る者は頭を高く、病が下部に在る者は頭を低位に保つべきであると説いているのだが、このことは、我々が臨床で観察する事例からいっても実証されうることである。陽亢の者（たとえば高血圧症）は、気と血とが上昇して頭部の膨脹感、頭痛などの症状を示すが、このように病がすでに上部に偏ってしまった者は、練功時には頭部を高めに位置させた方がよい。だから、立式あるいは平坐式においては、つねに頭がより軽くなる感覚が得られる。とくに立式は、下肢に力をこめることになるので、気血を下に引きやすくて上実下虚の状態を改善するのに適している。また中気不足、気血下陥の者（たとえば内臓下垂）は、病が下に偏っているので、臥式をとればつねに他の姿勢をとるよりも身体が比較的楽に感じられるはずである。

臨床において常用される姿勢の弁証応用表を表1に示しておく。

❷……呼吸について

呼吸鍛練は、柔らかく自然であるとともに、病状の相違に応じた呼吸方法がとられなければならない。なぜならば、それぞれの呼吸方法にはそれぞれに異なった作用があるからである。たとえば、『王子喬導引法』には「口から気を出し、鼻で気を納めるものを補といい、口を閉じて気を温め、これを咽下するものを瀉という」とあり、『養性延命録』には「症状に適した呼吸方法を選んで病を治める。つまり、『吹』は熱を去らせ、『呼』は風を去らせ、『嘻』は煩を去らせ『呵』は気を下し、『噓』は滞を散らし、『呬』は極《つか》れを解く」とある。実際の臨床現場にあっても、陽亢火旺の者が呼気に注意して練功すれば、胸心部がゆるやかに舒《の》びてきて、頭もすっきりと明晰になってくるのを感じるが、気虚下陥の者が呼気に意を注ぎすぎれば、かえって頭はくらみ動悸が激しくなる。こうした場合、吸気をより注意深く行うようにすれば、舒びやかでゆるやかな感じをつかめるようになるはずである。

表１　常用姿勢の弁証応用

姿勢		応用する状況
坐式	平坐式	一般的に適用される
	靠坐（寄り掛かり）式	練功の初学者、体力が比較的不足している者、陽亢症状を伴う者
臥式	仰臥式	中気不足、脾胃虚弱、弱い体質で長い間坐ることに耐えられない者
	側臥式	脾胃虚弱、腹部脹満して不快感がある、運化不健、胸やけ、げっぷ等の症状及び腹式呼吸初学者
	三接式	体質虚弱、中気下陥の患者
	半臥式	気陰不足、陽亢症状、あるいは気逆の喘咳を伴う患者
立式	三円式	心肝火旺、肝陽上亢、顕著な頭痛頭重、体力が比較的強い者
	下押式	肝陽上亢、頭痛頭重して体力のやや劣る者

〔表１　訳注〕

陽亢症状……陽熱が過度に亢進してもたらされる症状。
高熱、無汗、呼吸があらくなる、煩燥、口乾などの症状としてあらわれる。

中気不足……脾胃の気が不足してその機能が低下すること。
消化機能低下、さらには全身的機能低下となってあらわれる。

運化不健……脾胃の機能が低下して、飲食物の消化吸収活動が鈍ること。

中気下陥……脾気の虚によって臓器が下垂する症状があらわれること。
脱肛、子宮脱など。

気陰不足……熱性病の過程で常見され、多汗、呼吸促迫、口渇、多飲多喝、自汗、潮熱などの症状があらわれる。
また慢性の消耗性疾患にも見られる。

火肝火旺……心熱、肝熱旺盛の病症。
心火旺では、煩熱、不眠、口渇、鼻血などの症状があらわれる。
肝火旺では、頭痛、眩暈、眼の充血、眼痛、顔面紅潮などの症状があらわれる。

肝陽上亢……肝陰不足または肝血不足により生ずる。頭痛、眩暈、煩燥、怒りやすい、耳鳴、口苦などの症状を呈する。

表2　常用呼吸方法の弁証応用

呼吸方法	応用する状況
練呼を主とする方法	肝陽上亢、胸腹脹満、頭重頭痛などの患者
練吸を主とする方法	気虚下陥、中気不足、眩暈して動悸がするなどの患者
自然呼吸	練功の初学者一般
腹式呼吸	脾胃虚弱、脾気腎気ともに不足する者、木旺剋土などの患者
提肛呼吸	脾気下陥、軟便で脱肛などの患者
数呼吸	心血不足、胸部に不快感があって落ち着かないなどの患者
聴呼吸	気血不足、眩暈感、心神不安などの患者
嘘字訣	肝陽上亢、肝鬱、胸脇部が脹って痛むなどの患者
呵字訣	心火上炎、心中煩悶して不眠、胸内苦悶、心臓部に不快感があるなどの患者
呼字訣	脾の運化機能失調、胃の受納機能のとどこおりによる食欲不振や腹部膨満などの患者
呬字訣	胸内苦悶して不快、せきが頻発して頻呼吸などの患者

〔表2　訳注〕
気虚下陥……中気下陥に同じ
木旺剋土……五行学説の相剋関係により説明されるもので、木に属する肝木が亢進して土に属する脾胃機能に影響をもたらす関係をいう。
脾木下陥……中気下陥に同じ。
心血不足……心血の不足によって眩暈、顔面蒼白、動悸、心煩、不眠、健忘などの症状を呈すること。
心火上炎……心の虚火が上昇し、舌の炎症、心煩、不眠などの症状を示すこと。

常用される呼吸方法の弁証応用表を表２に示しておく。

❸……用意について

練功時の用意は、一般的には、身体が緊張から解き放たれてゆるんでくることをイメージして、ある字句を頭の中で黙読してから、身体の内外のある部位に意を注ぐ方法がとられる。そうするとゆっくりと、意念を集中していって、雑念を排除して入静状態に入っていくことができる。それには、まず三線放松を行ってから、次に臍中に意を注ぐ方法が一般的にとられる。しかし、陰虚火旺のためにイライラして気持ちが落ち着かない者は、臍中に意を注ぐのは難しいであろうし、また、上盛下虚が病因であるために、もっと低い部位に意を注いだ方が、より良好な効果をあげうるといったケースが当然おこってくるであろう。だから、用意においても、具体的な病状にもとづいて弁証してから指導を行うようにしなければならない。

常用される意守部位の弁証応用表を表３に示しておく。

❹……動功について

気功鍛練では、必ず動と静とは結合されなければならず、相互に促進し合うものでなければならない。もし、選択した動功方法が適切であれば、その効果はさらに良好なものとなる。

常用される動功の弁証応用表を表４に示しておく。

表3　常用注意部位の弁証応用

注意部位	応用する状況
臍　　中	一般に適用される
命　　門	腎陽不足、命門火衰、悪寒して腰が痛むなどの患者
少　　商	肺気不足、せきが頻発する、喘息などの患者
中　　衝	心気不足、動悸がして精神不安定などの患者
足　三　里	脾胃の運化機能失調、腹部が脹満して痛むなどの患者
大　　敦	肝陽上亢、心肝火旺などの患者
湧　　泉	肝腎不足、陰虚火旺、上盛下虚、頭重頭痛、夜熟睡できないなどの患者
外　　景	心肝火旺、不快感があって落ち着かない、身体部位に意を集中するのが難しい患者

〔表3　訳注〕

腎陽不足……腎陽は腎の生理機能の推進力を意味する語なので、その不足は腎の生理機能低下をあらわしている。主な疾状は、身寒、腰のだるさ、遺尿、頻尿など。

命門火衰……腎陽不足の程度の比較的重いもの。

肺気不足……肺機能の低下。主な症状は、顔面蒼白、自汗、呼吸促迫、音声低弱など。

心気不足……心血管系機能の低下。主な症状は、心悸亢進、息切れ、胸内苦悶、自汗など。

肝腎不足……肝、腎機能の低下
陰虚火旺……陰精がそこなわれて虚火が亢盛してもたらされる病理的変化のこと。性欲亢進などの症状を示す。

上盛下虚……「上実下虚」ともいう。邪気が上に実し、正気が下に虚している証候をいう。

表4　常用動功の弁証応用

症　状	応　用　方　法
頭重頭痛	頭を軽く叩く、額を擦る、頭頂を軽く叩く、頭皮を揉む、合谷を捏む、印堂を軽くはたく
耳鳴	鳴天鼓、耳の穴から気を抜く、耳の穴に指を差し込んでから引っぱるようにして抜く、耳をたたく
眩暈	眼角を揉む、眼をしごく、眼球を左右に回す
鼻づまり	鼻を擦る、鼻を刮り下す、鼻尖を摩する
胸内苦悶	胸を摩りながら呵気訣を行う、胸をしごいて気を順わせる、双手斉伸開（両手を左右に開く）、強肺呼
動悸	神門穴、内関穴の按摩
側胸痛	胸肋を摩りながら嘘気訣を行う
腹部脹満	摩腹（腹部摩擦）、転轆轤（轆轤を回す）、托天（天をささえる）、足三里穴の按摩
腰部のだるさ、腰痛	擦腹（腹部按摩）、腰、股の動きをよくする、腰を回転する、腰を軽く叩く、双手攀足（両手で足をつかむ）、揺動拖腰（腰部を引いて揺動する）
肩背部のだるい痛み	両肩を揺すって楽にする、手を挙げて耳をなで下す、転轆轤、開天闢地
膝関節のだるい痛み	膝を擦る
不眠症	三陰交穴の按摩、湧泉穴の摩擦
便秘	尾骨部を軽く叩く、摩腹、迎香を摩る

第二節　気功の臨床治療

❶……胃潰瘍、十二指腸潰瘍

気功方法

①放松功：三線放松。主に臍部を意守し、補助として足三里穴を意守。

②腹式呼吸：腹部を起伏させる。臍中に意識を集中する。呼気時に「松」を黙想し、吸気時に「静」を黙想する。

③内養功

④嘘字訣、呼字訣

⑤常規保健功：摩腹をとくに念入りに行う。

⑥足三里穴の按摩

❷……胃下垂症

気功方法

①放松功：三線放松。臍部意守。

②腹式呼吸：自然に、穏やかに行う。呼気で緊張をゆるめ、吸気で心を鎮める。臍部を意守する。腹部膨満のときには逆式呼吸で行う。泥状便のときには提肛呼吸を組み合せる。内養功も良い。

③常規保健功：摩腹、擦腰をとくに念入りに行う。

④下垂功：下垂功には次の七節がある。

A、摩腹　腹部膨満は一〇〇回〜三〇〇回。
B、擦腰　腰部にだるさを感ずるときには、擦腰回数を増やす。
C、托天　腎下垂を併発しているときには、後で托天をつけ加える。
D、単双挙腿　平臥する。左大腿を起こして垂直に上げ、そして下ろす。次に右大腿を同様に行う。左右交互に一〇回ずつ。続いて、両大腿を同時に垂直に上げ、再び下ろす。これを五回行う。上に上げるときには、できるだけゆっくりと行う。回数は最初は少なく、徐々に増やしていくようにする。
E、双脚轆轤　平臥して両脚を持ち上げ、空中で自転車をこぐ動作をする。つまり、片方をまっすぐ伸ばしたら、片方は曲げて、交互に行う。一〇〜二〇回（左右で一回）行う。
F、単双抱膝　平臥し、左脚を起こして膝を曲げたらできる限り胸腹部に近づけ、両腕で左膝をしっかり抱え、それから下ろして元に戻す。次に右脚を同様に行う。各十回。再び、両脚を同時に曲げて胸腹部に着けるようにし、両腕で両膝を抱える。これも一〇回行う。
G、仰臥起坐　平臥し、両手を組んで後頸部に当てたら、両脚を動かさずにゆっくりと起き上がって坐る。最初は両腕の力をかりて、身体を支えるようにして起き上がってもよい。五〜一〇回。

❸……幽門粘膜脱出症

気功方法

①放松功
②腹式呼吸
③内養功
④常規保健功：摩腹をとくに念入りに行う。

⑤足三里穴の按摩
⑥姿勢は、右側臥位をできる限り避ける。

❹……慢性肝炎

気功方法

①放松功：三線放松。肝区局部放松。
②腹式呼吸：呼気で緊張を緩め吸気で心を鎮める。主要には臍部を意守し、それに大敦穴意守を加える。
③側臥位をとるとき、肝腫大の症状がなく痛まないときには右側臥位を、肝腫大の症状があり圧痛があるときには左側臥位をとるようにする。
④嘘字訣
⑤常規保健功
⑥足三里穴の按摩、摩肋嘘気

❺……高血圧症

気功方法

①放松功
②調息功：呼気で「松」を黙想し、吸気で「静」を黙想して、臍部を意守する。
③臍部、湧泉穴を意守してから、外景を仮借する。
④立式：三円式、下押式。
⑤嘘字訣、呵字訣

るなど。

⑥常規保健功

⑦頭を叩く、頭頂を叩く、額をこする、頭皮を揉む、印堂穴を軽く握り拳で叩く、風池穴をこするなど。

⑧上海市高血圧研究所で常用されている十節の動功

A、浴面（動功の項参照）

B、揉頭皮（動功の項参照）

C、鳴鼓（動功の項参照）

D、撫頭頚　両手の指を組んで頚部の後に当てる。頭をやや後に倒して仰向きかげんにしたら、両手で頚項部を左右に軽く押さえながら撫でさすって往復する。一度に一六〜三二回。頚部の硬ばりと痛みを改善する。

E、撫胸脇　右手を左胸に当てる。左手で左側の腎臓の位置を上から下へと押しながら、繰り返し按摩する。反対側も同様に行う。一度に一六〜三二回。胸くるしさ、腰の重だるさを軽減する。

F、平血　身体をまっすぐにして立ち、両脚を肩幅よりやや広く開く。両腕を左右に伸ばして肩の高さに上げたら、肘をわずかに屈して掌心を上に向ける。息を呼きながら、まず腰を右側に徐々に、弯曲させていき、右腕もそれにしたがってゆっくりと下に下ろしていく。左腕は動作にしたがって上に上げていく。両腕は一直線を保持する。頭と身体は、前後に倒したりしないようにする。息を吸いながら、元の姿勢に戻す。続けて右側と同じ動作を左側にも行う。繰り返し八回。鎮定心神、頭脳清醒の効果がある。

G、平気　身体をまっすぐにして立ち、両脚を肩幅よりやや広く開く。息を吸いながら両腕を体側から弧を描くようにして身体の正中の上方にもっていき、吸気し終わったら両手掌が喉頭の高さにあるようにする。速度は各人の速さに合わせ、動作は柔らかくゆっくりと調和をとって。続いて、息を呼きながら、両手掌を下に向けたら胸の前正中線に沿って徐々に下ろしていき、呼気し終えるころに両手が臍部の高さにあるようにする。それから、両手を左右に分けてまたゆっくりと上に上げていく。一回の呼吸でこれらの動作を行い、繰り返す。八回。呼吸を調え、気血を下げる効果がある。

H、搓棍　両脚をまっすぐにして立ち、肩幅の広さに開いたら腰をややおとす。肘を中程度に曲げたら両腕を前にさし出し、あたかも棍棒を握るような気持ちで両手掌の間隔を約三〇㎝ほどあける。それから両手で棍棒をこするような気持ちで、繰り返し両手を前後させる。上体と腰は両足の中心点を軸にして、両手の動きにしたがって左から右へ、また右から左へと繰り返し回す。動作はゆるやかに、各動きは協調させるようにする。一度につき、腰を左から右へ、右から左へ回して八回行う。腰と脚を強健にし活動力を増強する効果がある。

I、雲手　両脚をまっすぐにして立つ。両脚を肩幅の広さに開いたら膝をわずかに曲げる。まず身体を左に四五度回転させて、左手を上に右手を下にして、手掌を向かい合せて、球を抱える格好をとる。それから、身体を徐々に右に回転させていき、それにしたがって、右手は前上方に上げて左手は後下方に下ろしながら、弧を描きつつ右へと動かしていく。両脚は身体の回転にしたがって動かしていきながら、重心を徐々に右脚に移動させていって、左虚右実（足の位置は元のまま）にする。身体が右に四五度回転したとき、右手はちょうど喉頭の高さで前方約三〇㎝ほどにもっていき、左手は左腰に垂らす。次に、両手を動かして左手掌を上向きに、右手掌を下向きにして球を抱え、ひきつづき同様の動作を続ける。八～一六回。全身を活動させて、筋腱を舒ばして経絡を活発化する効果がある。

J、撃腹　身体をまっすぐにして立ち、両脚を肩幅の広さに開く。両手を軽く握って交互に前後して下腹部と腹背部を軽くたたきながら、同時に両脚も交互に後ろに曲げてもち上げたら、トンと床に下ろす。六～八回。全身を活発に動かして緊張を緩める効果がある。

❻……心臓病

気功方法

①放松功：三線放松。臍部、中衝穴の意守。

②調息功：呼気で緊張を緩め吸気で心を鎮める。臍部の意守。

③姿勢：主に臥式、坐式をとる。

④呵字訣

⑤決まった時間に行う練功以外でも、狭心症などの発作時にはすぐ練功するようにし、条件が許せば主要となる功法をとくに念入りに行ってよい。心不全のときには、養生を第一に考えて臍部を意守するにとどめる。

⑥常規保健功

⑦神門穴、内関穴の按摩、摩胸呵気

❼……肺結核

気功方法

①放松功：三線放松。臍部意守。

②腹式呼吸：自然腹式呼吸から始めて、さらにゆるやかな呼吸にすすむ。呼気で緊張をゆるめ、吸気で心を鎮める。臍部を意守する。
③内養功
④呬字訣
⑤常規保健功
⑥鼻孔の両側を上下にこする〔擦鼻〕、人差し指を鈎型に曲げて鼻梁から鼻端にかけて軽くこする〔刮鼻〕、手掌のつけ根で鼻尖をぐりぐり押しながら円を描く〔摩鼻尖〕、湧泉穴をさする、三陰交穴をさする。

❽……慢性肥大性肺気腫

気功方法

①放松功：三線放松。臍部意守。
②腹式呼吸：呼気で緊張を緩め、吸気で心を鎮める。口で呼気して鼻で吸気し、先に呼気して後で吸気し、呼気は吸気よりも時間をかける。無理に力を入れずに細く呼気して深く吸気し、自然に深く長く呼吸する。臍部意守。
③六字訣：呬字訣をとくに念入りに行う。
④常規保健功：このなかでも、双手斉伸開、転轆轤、左右托天の三節は、呼吸と組み合わせることができる。双手斉伸開は、両方の拳を左右両側に分け開いていくときに呼気し、胸の前に戻すときに吸気する。転轆轤は、前方に向かって円を描いて回すときに呼気し、元の位置に戻してくるときに吸気する。左右托天は、片方の手を上に押し上げていくときに呼気し、下に戻してくるときに

吸気する。

⑤保肺功：上海中医学院付属龍華医院の邵長栄などによって編み出されたものである。功法を次に紹介する。

A、開肺納気　両手をしっかり握って拳をつくり、体側につける。両脚は肩幅に開く。息を吸いながら両拳を上に上げていき、上げきったら吸気し終える。両足の踵を上げて爪先立ち、息を吐きながら両拳を開く。続いて、拳をつくって下に下ろしていき、再び体側にしっかりつけて息を吐ききる。続けて三回。

B、静息坐功　椅子に浅く腰かける。両脚を肩幅に広げ、胸をそらさず腹部は伸ばす。両手を腿の上にそっとおき、全身の筋肉を緩めて、心を落ちつけ丹田を意守する。目は半ば開けて鼻尖を見、耳をすまして呼吸音を聞き、舌尖を上顎につける。ゆっくりと吸気して丹田に納めて、納め終えたら呼気する。続けて二一回。

C、静息立功　立位。右手は腹部に、左手は胸部におく。呼吸の仕方は静息坐功と同じで、腹式呼吸を鍛練する。続けて七回。

D、開合斂肺　立位。両足を八の字にして肩幅に開く。両手を重ねて丹田におく（合）。息を吸い、吸気し終えたら息を吐きながら両手を両側に広げる（開）。再び息を吸い、両手は上に向かって円を描いて動かし、手を上げきったら、息を吐きながら両手を下ろしてきて、横隔膜の位置の両側に虎口（母指と示指の間）を広げてあてる（合）。このときまた十分に息を吐き、吐ききったら息を吸う。吸気しながら両手で前方に円を描き、手を上げきったら拳をつくって、次に体側に収める（開）。十分に息を吐ききるようにすること。続けて七回。

E、双手拍腹　立式の姿勢はDと同じ。両手を左右両側の下腹部においたら、息を吸いながら外に大きく広げていき、呼気とともにポンと腹を叩く。続けて七回。

F、健中理気　立位の姿勢はDと同じ。両手を垂らし、息を吸いながら上に上げていき、上げきったところで息を吐きながら下ろしていく。両手の手指を組んで胸の前を抱えるようにしたら、次に胸の両脇、脇腹をきゅっとしめる。と同時に上半身をやや前傾して思い切り息を吐ききる。続けて七回。

G、寛胸利膈　立位の姿勢はDと同じ。両手を垂らす。息を吸いながら両手を上に上げていき、上げきったら息を吐きながら下ろしていく。虎口を広げて腰にあて、横隔膜部の両脇をきゅっとしめる。と同時に上半身をやや前傾して思い切り息を吐ききる。続けて七回。

H、転身抱膝　立位。足を八の字にして、両脚を空手の突き拳の姿勢と同じ程の広さに開く。息を吸いながら両手を上に上げていき、上げきったら息を吐きながら左下方に弧を描きながら下ろしていく。と同時に上半身を同じ側にうつ向けながら傾ける。さらに、左の膝は曲げ、右脚をまっすぐ伸ばしたら両肘で膝下を抱えて息を呼ききる。それからまた息を吸う。右側へも同様に行う。左右続けて四回ずつ。

I、俯蹲帰元　立位。両足を寄せてそろえる。息を吸いながら両手を上に上げていき、上げきったら息を吐きながら両手を下ろしていく。上半身は前傾させていってかがみこみ、両手で膝下を抱えて息を十分に吐ききる。続けて七回。

J、舒筋活絡

調気・・続けて三回

甩手《しゅつしゅ》(シュアイショウ)・・続けて三回
揉胸・・続けて七回
拍背・・続けて七回
環腰・・続けて七回
松肩・・続けて七回
踏歩・・続けて七回

〈保肺功解説〉

・各節の呼吸はいずれも　Bと同じである。腹式呼吸を行って、十分に息を吸い、十分に吐ききらなければならない。
・呼吸に際しては、調気以外は鼻から吸い鼻から出す。
・A～Cが準備功、D～Iが主功、Jは収束功である。

集団で練功を行うときの注意点だが、Bだけは個人でまず先に練功しておかねばならないし、患者に自分でマスターさせるようにしなければならない。暇な時間を利用するか朝晩それぞれ一回ずつ行うかして、必ず毎日欠かさず行う必要がある。このBは呼吸鍛錬の基本功である。十節の中の小節はどれも、主功と主功の間に組み入れて行ってもかまわない。ただし、主功をすべてやり終えたら、再度順番通りに行うようにしなければならない。

❾……珪肺症

気功方法

①放松功・・三線放松。肺部局部放松。臍部の意守。

②調息‥呼気で緊張を緩め吸気で心を鎮める。臍部を意守する。
③腹式呼吸‥肺気腫と同じ。
④内養功
⑤六字訣‥呬字訣をとくに念入りに行う。
⑥常規保健功‥なかでも双手斉伸開、転轆轤、左右托天の三節は呼吸と組み合せて行うようにする。
⑦保肺功

⑩……気管支喘息

気功方法

①放松功‥三線放松の後、気管局所放松を行う。陽虚の者は臍部か丹田の意守、陰虚の者は湧泉穴の意守を行い、さらに少商穴の意守をつけ加えてよい。陽虚の者は「放」を少なく「守」を多く、陰虚の者は「放」を多く「収」を少なくすることを心がけるとよい。喘息発作時には、主要な功法をとくに念入りに行うこと。
②腹式呼吸‥呼気で緊張を緩め吸気で心を鎮める。臍部を意守する。
③常規保健功
④呬字訣
⑤擼胸順気など

⑪……子宮下垂・子宮脱

気功方法

①放松功：三線放松。臍部意守。

②提縮呼吸法：左手を右手の上に重ねて腹部にあてたら吸気する。同時に、会陰穴を中心にした前陰、後陰を大便をこらえるようにきゅっとつぼめて持ち上げる。それから、両手を分け開いて上方、両側へと弧を描くように回し、同時に自然に呼気する。両手をまた腹部に当てたらしばらく休んで再び以上の動作を続けて行う。計十回。

③常規保健功：摩腹、擦腰、単挙托天、双手攀足をとくに念入りに行う。

④子宮下垂按摩功

A、左手中指を会陰に押し当て、手掌のつけ根を恥骨結合の上においたら、一呼気の間に中指を三回押し上げる。三呼吸したら、右手に換えて同様に三回行う。

B、左手掌のつけ根を恥骨結合の上においたら、上に押し上げるようにして円を描く。一〇回。次に右手に換えて同様に一〇回行う。

C、左右の手を両側の鼠径部に当てて、主に中指に力を込めて斜上外方に向かってこすり上げる。一〇回。

D、まず左手を右鼠径部に当てて、中指に力を込めて斜左上方に向けて腸骨稜まで一〇回こすり上げる。次に右手に換えて同様に一〇回行う。

子宮下垂按摩は、坐式、臥式のどちらでもよい。

⓬……妊娠高血圧

気功方法

①放松功：三線放松。臍部意守。

②腹式呼吸：口呼鼻吸、先呼後吸。吸気のときには、「静」を黙って念じ、舌を上顎につけ、腹をふくらませる。呼気のときには、「松」を黙って念じ、舌尖を上顎からはなして下におき、腹を収縮させる。約十五分行った後、臍部に意識を集中する。

③常規保健功

④拍頭、揉頭皮、擦頚

⓭……慢性内性器炎

気功方法

①放松功：三線放松。臍部意守。

②腹式呼吸：呼気で緊張を緩め吸気で心を鎮める。腹を自然に起伏させて、臍部を意守する。

③常規保健功

④摩少腹：両手を恥骨結合の上の下腹部におき、両手同時に小さな円を描くように回しながら鼠径部へとさすっていく。次に同様にして鼠径部から下腹部へと戻していく。計二四～三六回。局所の気血の流れを円滑にさせて痛みを緩解する効果がある。

⓮……糖尿病

気功方法

①放松功：三線放松。臍部意守。

②腹式呼吸：呼気で緊張を緩め吸気で心を鎮める。腹は自然に起伏させる。臍部意守。

③常規保健功

④足三里穴の按摩、湧泉穴をさする。

⑮……神経衰弱

気功方法

①放松功：三線放松。臍部または湧泉穴の意守。

②立式：三円式または下押式。湧泉穴の意守または外景を仮借する。

③調息功：呼気で緊張を緩め吸気で心を鎮める。臍部意守。

④六字訣

⑤常規保健功

⑥神門穴、内関穴、三陰交穴の按摩、湧泉穴をさする。

⑯……遺精・インポテンツ

気功方法

①放松功

②内養功

③常規保健功

④三陰交穴の按摩、湧泉穴のさすり、活腰股（腰・股の動きをよくする）など。

⑤陰嚢を手で包み丹田をさする。坐式または臥式をとり丹田を意守する。片手で陰嚢を包み、もう一方の手でぐるぐる回しながら丹田をさする。一八回。手を換えて同様に行う。

⑥固精法：口訣に「一に擦《さす》り一に兜《つつ》む。左右の手を換えて、九九（八一回）行えば功あり、真陽走《にげ》ず」という。坐式か臥式をとる。丹田を意守して、右手で陰嚢を包み、左手は臍の高さの腹部左角から斜下方に向かって右鼠径部までさすっていく。計八一回。次に手を換えて、左手で包み右手

で同様にさする。

固精法は四字訣と組み合せて行うと、よりいっそう効果があがる。

⑦四字訣：撮・抵・閉・吸。撮は引き上げる意味で、会陰、肛門、尾閭を持ち上げる、抵は舌を上顎に抵《つ》ける、閉は閉目して上視する、吸は吸気を延ばすことをそれぞれ意味している。坐式をとり、丹田を意守する。舌を上顎につけ、吸気と同時に目を閉じて上視し、会陰、肛門、尾閭を引き上げる。しばらくそのまま我慢したら、ゆっくり息を吐き出す。以上を七回行う。単独で行ってもよいし、固精法に続けて行ってもよい。

⑧鉄襠功《てっとうこう》（鉄丹功）：これは鍛錬することで睾丸、陰茎を強くし、それでインポテンツを治療するという功法である。鉄襠功の中には、子供の頃から鍛錬し始める「硬鉄襠」と呼ばれるものと、成人後に鍛錬する「軟鉄襠」と呼ばれるものがある。ここで紹介するのは唐山市気功療養院によって整理された軟鉄襠である。この功法を鍛錬するに際しては、むやみに自己流で練功しようとせずに、この功法を実際に体得した先達の具体的な指導を受けるようにしなければならない。

A、陰茎の根元を捻る：両手の人差指、中指で二本の精索をしっかりつまみ、力を入れて捻る。約三〇～五〇回。

B、睾丸を円形を描くように揉む：まず右手で陰茎の根元を握りしめる。左手の四指をそろえて、手のひらの真ん中を睾丸の上からあててやや力を加え、円形を描くように左から右へと揉む。計三〇～五〇回。

C、睾丸を上下に揉む：両手の四指をそろえて睾丸を下から押し支える。それから、両手の親指を睾丸の上におき、やや圧しながら上下に揉む。三〇～五〇回。

D、睾丸をつまむ‥両手で二つの睾丸を固定してから、親指と人差指で副睾丸と痛みのはっきりしている所を軽くつまみながらひねる。

E、睾丸を支える‥両手で二つの睾丸を固定したら、端を恥骨に向けて押し上げる。上げ下げを一回として計三回。

F、れんがをぶら下げる‥柔らかい布きれを陰茎の根元にしっかり結びつけ、普通使われているれんがをぶら下げる。まず半分のれんがから始めて徐々に重くしていく。うまくぶら下げることができるようになったら、両脚をほぼ肩幅に開き、それから膝を曲げたり伸ばしたりしてれんがを前後に揺り動かす。ただし、揺り動かし過ぎてはならず、最大限前後九十度以内にする。揺り動かす回数は十回から始めて五十回までだんだん増やしていく。毎日一～二回行う。この段階は鉄襠療法の中でも重要な一節なので、順序をふんで漸進するという原則をしっかりとらえるように注意しなければならず、不良反応の発生を避けるために、絶対にあせって功法を進めることのないようにしなければならない。

G、襠《とう》を叩く‥両脚を肩幅よりやや広く開き、上半身を前方に少し弓なりに曲げる。それから、片方の手を握って拳をつくって背中の後にあて、もう一方の拳の側面を睾丸に接触させて叩く。次に手を換える。叩くのに力を入れすぎても適当でなく、十分我慢できる程度にしなければならない。三〇～五〇回。

H、臀を叩く‥両脚を肩幅に開く。両手を軽く握ったら、両側の臀の部分を同時に軽く叩く。三〇～五〇回。

I、背を通わす‥Hと同じ姿勢。両手を自然に軽く握り全身の緊張を解いてゆったりさせる。それから両手を前方に向けて交互にぶらぶら揺り動かす。三〇～五〇回。

J、膝をまわし動かす：両足をそろえる。両手を膝蓋の上に当てて膝を曲げ、まず左回りに回し動かし、次に右回りに回し動かす。一〇回。繰り返し行うが、ふつう五〇回までとする。

K、棍棒を転がす：椅子に平坐し、両脚を少し開き、直径二～二・五寸（一寸は約三・三cm）、長さ一・五尺（一尺は三分の一m）の楊《かわやなぎ》か柳の棍棒の上に足をおき、前後にゴロゴロ転がす。回数は徐々に増やしていく。毎回一～二回。

上海の歯科医師・謝映齋の経験によると、鉄襠功は易筋経から取り入れられたものなので、鉄襠功にとりかかるには、まず易筋経や[1]文気、小気、大気（龍気）、盤龍気を一二〇日間練功する必要があるという。

⑰……原発性緑内障

気功方法

①放松功：三線放松。眼部局所放松。臍部、湧泉穴の意守。
②立式：三円式。両眼を開けて外景を仮借する。
③六字訣：嘘字訣をとくに念入りに行う。
④常規保健功
⑤眼角を揉む。眼をこする。両眼をくるくる回す。湧泉穴をさする。

⑱……急性虫垂炎

気功方法

①放松功：三線放松の後、全身放松。主要な功法をとくに念入りに行う。二〇分間くり返し行う。

1――文気、小気、大気、盤龍気　これらが何を指すのか、何に登場するものなのかなど、訳者不明。

②常規保健功

⓳……腫瘍

気功師の指導にしたがって、現在さまざまに行われている気功法の中から選んで応用する。中でも、郭林の「新気功治癌法」はその専門書で参考になる。

第Ⅲ部 練丹術

気の周流

I――大・小周天

大・小周天は中国道教の主要な練功方法である。小周天は三関、任脈・督脈に気を通じ、大周天は奇経八脈のすみずみまで気を通じさせるものであると一般的に考えられている。この二つの功法は、「内丹術」と総称される。その歴史は古く、とくに宋・元代以後に、著作を成して理論展開したり、伝播に努めたり、修練してその術の完成に努めたりする多彩な道教人士が輩出して、「内丹術」の影響はいっそう広泛なものになった。明代の大薬物学者である李時珍もこの影響を受けた一人で、『奇経八脈考』の中で「内丹術」に論及している。こうして、「内丹術」を鍛練する人は現代にいたるまで連綿と存在しつづけてきた。

新中国成立後に出版された書籍のうち、北京の秦重三は彼の著作『気功療法と保健』の中で、「陰陽の循環は、一つは小周天であり」「一つは大周天である」と述べるとともに、その後北京市職工気功指導員訓練班でこの方法を教授してもいる。「大・小周天」を中国気功の三大流派の一つに数える者もいるし、この方法をテーマとした文章も発表されている。しかし、否定的にとらえる人も当然いて、たとえば、李立知は「この方法には科学的根拠が全然なく荒唐無稽な伝説にすぎないことは明らかで」「神経錯乱を惹起し、『気が頭に激しく突き上げる』などの極めて大きな弊害をひきおこすことになるだろう」と述べている。しかし、この方法は依然として社会に広く伝播している。これは秘伝であるから「秘訣」を明かすことはできないとしながらも、他方では無上の妙法であるとおおげさに言いふらす者もいる。このような有様であるから、教えを求めたり、「免許皆伝」を求めたりする人々が至る所に出てきた。さらに、似て非なることを口から出まかせに喋りまくったり、さらにはそれを盲目的に追求したりする人がいて、偏差（副作用）に悩むという人々さえいる。このような事情を考慮して、ここでは大・小周天の功法をより系統的に紹介し、この功法の経緯を簡略に説明するとともに、この功法についての我々の見解を述べることにする。

第一節　大・小周天功法の発展過程

大・小周天功法は、元来古代の統治階級が長生不老と成仙上天の道を追い求めた結果の産物であった。中国の歴史からみて、「翼化成仙」[1]を追求した経緯は三つの段階を経てきた。

［1］第一段階　神仙・仙薬の探求

春秋戦国時代に燕、斉両国の沿海一帯に、神仙にまつわる荒唐無稽な説をことさら唱える者や、自ら不思議な力を発揮する術を身につけていると称する「方士」[2]と呼ばれる一群の者たちが出現した。彼らは海中に「不死薬」を求める、と吹聴してまわった。統治者たちは大量の人力、財力、物量を費やし、多くの有名な方士を招聘するのだが、いかなる手段を弄してもやはり目的を達するこ

1――翼化成仙　羽翼が生じて仙人となり天にのぼること。羽化登仙と同義。
2――方士　神仙の術、つまり方術を行う人。道士と同義。

とはできなかった。顧頡剛《こけつごう》は『秦漢の方士と儒生』の中で次のように記述している。

漢の武帝は五十年にわたって神仙を求めつづけた。多くの方士を登用する一方、多くの方士を殺した。娘を方士に嫁がせることさえしたが、結局不死薬を手にすることはできなかった。そこで、漢の武帝は建章宮北側の泰液池(3)に蓬莱(4)《ほうらい》、方丈(5)《ほうじょう》、瀛州(6)《えいしゅう》と名づけたいくつかの島を築いて、不死への願いを絵に画いた餅で充たすほかなかった。晩年になってやっと彼は、「天下に仙人なんぞはいるものか。節食、服薬の方がまだ病を少なくするのには役立つ」と悔やんだ。

[2] 第二段階　不死薬を練る——金丹

ちょうど漢の武帝が神仙薬を追い求めていた頃、李少君という有名な方士が煉丹術《れんたんじゅつ》を提唱した。この話は『史記』封禅書にも記載されている。精煉して「丹砂を黄金に変化させ、その黄金で飲食器を作れば長寿に役立つ。長寿となれば東海の蓬莱の仙人に見《まみ》えることもできよう。その上で、封(7)《ほう》禅《ぜん》という祭祀をすれば、不死を得る」と李少君は漢の武帝にむかって吹聴した。そのときに李少君が精煉した金丹はまだ直接服用されるものではなく、ただ神仙に会うための道具立てを整えるものにすぎなかった。だが、李少君本人はまもなく病に倒れて死んだ。これと時を同じくして、漢の武帝の父方の従弟にあたる淮南《わいなん》国の王である劉安《りゅうあん》も大勢の方士を招致して煉丹術を研究していた。『漢書』淮南王劉安伝には、「方術士数千人を礼を尽くして招聘し、内書二十一篇、外書多数を編んだ。また中篇八巻も編まれて、そこには神仙黄金術が記述されていて、二十余万言を費やしている」と記述されている。『漢書』劉向伝《りゅうきょうでん》の中では、淮南王・劉安を賞讃して、「彼の編んだ『枕中鴻宝苑秘書《ちんちゅうこうほうえんびのしょ》』という書物は、不可思議な力で金を造り出す術を述べてある」と記している。これらのことから、

3——泰液池　漢の武帝が造営した庭園の中の池の名。

4——蓬莱　東海上にあって仙人が住み、不老不死の地とされる霊山。

5——方丈　神仙の住む海中の島。

6——瀛州　三神山の一つ。東海上にあって神仙が住むとされた海島。

7——封禅　封は土を盛って壇をつくり天を祭ること。禅は地をはらって山川を祭ること。中国古代に泰山で天子が行った祭礼。

後世の人は劉安の『枕中鴻宝苑秘書』はおそらく『中篇』八巻であろうと考えた。たとえば、『抱朴《ほうぼく》子《し》』論仙篇には「金を作ることは神仙だけがなしうることだ。淮南王がそれらから抄録して成ったのが『鴻宝枕中書』である」という記述がある。『枕中鴻宝苑秘書』が煉丹術の最初の専門書であることは広く認められている。後に、淮南王・劉安は謀叛を企てたとして殺害され、『漢書』劉向伝の記載によると、この『枕中鴻宝苑秘書』は劉向の手に渡ったが、劉向が罪を犯して後にその行方がわからなくなってしまったという。

煉丹術の主要な原料は丹砂である。丹砂は別に朱砂とも呼ばれる赤色の硫化水銀である。当時煉丹に用いられたので、中国医学の最初の薬物学書である『神農本草経』の中でも丹砂は上品(8)の第一に数えられていて、「身体五臓の百病を主《つかさ》どる。精神を養い、魂魄を安んじ、気を益し、目を明らかにし、魅邪悪鬼を殺すのにすぐれている。久しく服用すれば神明に通じて老いることはない」と記述されている。丹砂を鉛や硫黄などとともに溶解、精煉して、その中からとり出されるものが「黄金丹」である。それゆえ、煉丹術は「煉金術」とも呼ばれ、煉成されるものが「金丹」と称された。金丹はまた薬金とも呼ばれた。この金丹は天然の黄金と同一の物質であると考えられ、更には不死薬としての効用があると考えられた。漢代から人工的に煉成されはじめていた金丹は、唐代になると「外丹」と一般に呼ばれるようになる。

後漢末になると、多くの方士たちの辛苦に満ちた試みをまとめて、魏伯陽が『周易参同契《しゅうえきさんどうけい》』という一冊の書物に集大成した。この書物は、たとえば、乾《けん》・坤《こん》の二つの卦を「鼎器」(9)に、坎《かん》・離《り》の二つの卦《か》を「薬物」に、また爻《こう》象を仮借して「火候」を喩えるというように、主に『周易』の概念にもとづいて煉丹の過程を説き明かしている。ただ、説明されている内容は煉丹の過程での化学原理と

8――上品　『神農本草経』は薬の種類を上品・中品・下品と三区分し、上品には丹砂以下百二十種を挙げている。『抱朴子』仙薬篇は上品は仙を得るもの、中品は性を養うもの、下品は医療の薬としている。

9――鼎器　薬物や食物を煮る金属製の容器。内丹術における鼎器の意味については本文後出。

各種の試みの方法に限られる。『周易参同契』は「薬草である巨勝（胡麻）でさえ寿命を延ばすことができるのだ。まして還丹《かんたん》を口に入れることができれば長生きができないことがあろうか。金性は朽ちることはない。だから万物の宝であって、術士がこれを服用すれば寿命はさらに長く久しいものとなる」と述べて、金丹の効用をしきりに強調している。いずれにせよ『周易参同契』は、現存するもののうちで世界最古の煉丹文献であり、世界化学史上である程度の価値を有しているといえる。

煉丹を行う方士は、煉丹という方術を修得し、また方術は当時「道術」とも呼ばれたために、方士はまた道士とも称せられた。だが道士たちはこれといった宗教理論もなく、宗教組織を形成することもなかった。道士がもっぱら道教徒を指す名詞となるのは、南北朝時代に道教を公認宗教とするのに力のあった寇謙之《こうけんし》の時からで、道教徒を意味する道士という言葉の使い方は、戦国時代から漢代に至る方士という意味合いを含んだ道士とは明らかに異なる。しかし、のちに道教徒も煉丹術を受けつぐようになって、各種の道術を講じた煉丹術も、彼らが行うものの範疇に属するようになると、道士という言葉の意味あいは混淆しはじめた。

晋代の神仙道教の基礎を定めた葛洪《かっこう》は、金丹を服食して、神仙を求めることを大いに広めた。彼が著した『抱朴子』は、後漢から魏晋時代に至る煉丹術の集大成の書である。この中で、彼は金丹の説明に多くの紙幅を費やしていて、たとえば次のように記述している。

煉丹の原料には、丹砂、雄黄、白礬《はくばん》、曽青、慈石などがある。一転[10]の丹を服せば三年にして、二転[10]の丹を服せば二年にして、さらに九転[10]の丹を服せば三日にして仙人になることができるように、金丹を服用すれば長生不老、成仙上天できる。なぜなら「五穀はよく人を活かし、人はこれを得て

10――一転、二転、九転　「転」は「還」と同義。初めに還って煉りなおす意。丹砂から水銀、水銀から丹砂への質的転換を行うこと。

生きている。これが絶えれば死ぬのである。ましてや上品である神薬であれば、その人に益するところ五穀のいく万倍かでなかろうはずがない。この丹なる物は、時間をかけて焼けば焼くほど、ますますその変化は絶妙さを増す。黄金は火に入れて百煉しても消えず、この世の畢《お》わりまでという長い間埋めておいても朽ちることはない。金丹を二つ服せば人体を煉《ね》る。だから、不老不死をもたらすのだ」。実際には、自他をも騙す話であって、彼らのいうように金丹を服せば、正に「白日に飛昇した」のである。つまり実は金丹に含まれる劇毒によってあっという間に中毒死するのであった。

だが、唐代においては、外丹術は依然として盛大に行われた。統治者の階層に金丹を服用する風潮が形成された。当時、梅彪《ばいひょう》によって書かれた『石薬爾雅《せきやくじが》』巻下の中にでてくる丹薬の名称だけに限っても、方法があって製造可能なものが七十余にも及び、名称のみで製造方法のないものが二十八種もある。しかし、この時期になって、外丹術は大失敗を犯すことになる。清代・趙翼《ちょうよく》（一七二七～一八一二）の『二十二史箚記《さつき》』十九巻の「唐諸帝多く丹薬を餌す」の記載によると、唐の太宗、憲宗、穆《ぼく》宗、敬宗、武宗、宣宗がことごとく丹薬を服用して中毒死してしまうのである。臣下では杜伏威、李道古、李抱真などがやはり金丹を服用して中毒死している。また五代時代の蜀国の何光遠によって書かれた『鑒誡録《かんかいろく》』にも、五代の梁の太祖朱全忠は、方山道士龐九経が奉った金丹を服用したところ、「眉や髪がすぐ抜けて、頭や背中に癰ができ、ついには臨終となり、穎《えい》王により殺された」との記載がある。

こうしたことから、宋代の医家張杲《ちょうこう》は、その著書『医説』の中で『金石薬之戒《きんせきやくのいましめ》』と題して外丹を服食して死に至った具体的資料を多く捜集して載録している。こうして、唐代以後、外丹術は衰退し始める。

同時に、宋代から、内丹術が発展し始める。清代の方維甸《ほういでん》は『校刊抱朴子内篇序』で、「宋、元代に至って、『周易参同契』の炉火の説[11]にもとづいて内丹を説くようになった。それは、陰陽を煉養し、元気を混合する。服食（服薬法）、胎息は小道であり、金石、符咒《ふじゅ》は旁門であり、黄白玄素（練金術）は邪術であるとしてこれらを斥けた。ただ性命を交流して調えることだけが、谷神が死なず、また羽化登真する秘訣なのである。内丹は、広く禅宗を渉猟するとともに、それらに易の原理をつけ加えて微妙にいく重にも重ね合わせ、さらに儒教的解釈をもとり込んで、一体化することを説く。漢・晋代より伝承されてきた神仙説は、これより以後ついにその姿を一変させた」と指摘している。むろん、宋代から明代までの間にも、外丹を煉る人々もいたが、彼ら自身がもはや外丹の効用を信じてはいなかった。たとえば、宋代の張邦基は『墨荘漫録』の中で、張安道の「一たび丹を錬り、火が衰えないようにすることを数十年にして丹はでき上がるが、服用する気はない」という言を記述している。張安道はみずからも「長い間火を絶やさずしてできあがった丹を服用しても、大した効用はない。かえって必ず大毒があるからすみやかに服用を止めるべきである」と指摘している。この張安道と同時代を生きた蘇東坡《そとうば》は、張安道にあてた手紙の中で、鍛練を主要なものとする養生訣を紹介して、「自己鍛煉は、初めのうちはその効果はさほど感じられないが、百余日鍛練を積んでいくと、その効用ははかりしれないほどで、服薬の百倍もの効果がある」と記している。ここでいう薬とは金石薬のことで、つまり外丹に外ならない。蘇東坡は遠回しに外丹服用を否定したわけである。

内丹を行う人々は、さらに明確に、きっぱりとした言い方で外丹を攻撃した。たとえば、宋代の張伯端が『悟真篇』の中で「草木金石は滓である」「草木を捜し求め牙を焼くことを学ぶ必要がどこ

11——炉火の説　『周易参同契』は煉丹の法を易の卦象に喩え、外丹の冶錬過程の形象を借りて論述している。そこでは乾坤を鼎炉とし、坎離を薬物とし、余りの六十卦を火候とし内丹運火の法を説いている。

にあろうか」と述べているのは、その一例にすぎない。

［3］第三段階　内丹術の興隆

内丹という言い方を、他に先駆けて言い出したものに、隋代の蘇元朗がいる。蘇元朗は羅浮山（広東省）の青霞谷に居をかまえて、青霞子と称していた。『図書集成』に『羅浮山志』から引用した次の一節がある。

「蘇元朗は青霞谷に住み、大丹を修練していた。朱と名のる真人が芝を服して仙人となったと、弟子たちが旅人から聞き及んだ。そこで、霊芝についてあれこれと議論となった。春は青芝、夏は赤芝、秋は白芝、冬は黒芝がある。ただ黄芝だけは高い山々に産出して、そのあまりの珍しさゆえに手に入れることができない。この議論を耳にした元朗は、笑いながら答えた。[12]霊芝はおまえたちの八景[13]の中にあるのだ。どうしてそれを黄房（丹田）に求めようとしないのか。昔から言い伝えられているではないか、天地のどこにも霊草なんてものはない。ただ一心に平静を保つことによって産みだされる宝をこそ霊草というのだ、と。そこで、『旨道篇』なる一書を著してこの論を示した」。

これより、内丹が道教徒の中に知れわたることとなった。唐代に編まれた『通幽訣』には「気で内部を平静に落ち着かせるものを内丹という。薬で形《からだ》を固めるものを外丹という」との記述をみることができる。隋唐時代をとってみると、この時代はまだ内丹術の萌芽期であったというべきであって、その方法は比較的簡単で、胎息を基礎として、導引を加えたものにすぎなかった。唐代かあるいは宋代に編まれたと思われる『上洞心丹訣』中の『修内丹法秘訣』に記載されているものによると、胎息を行って気を行きわたらせた後に、何をなすべきかを次のように述べている。「さらに精

12――霊芝　サルノコシカケ科の茸。別名まんねんだけ。

13――八景　『黄庭経』では人体を上、中、下の三部に分け、その各部ごとにそれぞれ八景があって、またその景にはそれぞれ司る神が居ると考えている。これを「八景二十四真」という。景は彩色のこと。

気を尾閭、夾脊から脳に運び入れる。尾閭は脊椎の第十九節に、夾脊は第十二節にある。補脳法はまず仰臥する。第三節の大椎穴をしっかり閉じて気を通さない。その前に先ず夾脊穴をしっかり閉じて気を通過させない。したがって、大椎を上関、夾脊を中関という。それから、ゆっくりと精気を脳に満たしていくと、丹は自ら玄膺（咽の中央）より下りる。その味は甘く、香気に満ちている。こうして内丹は完成するに至るのだ」。

もともと外丹を主眼に論じている『周易参同契』は、西晋東晋時代および南北朝時代には少しも重要視されることがなかったのだが、この時期になって内丹術の指導書として崇められ始めるようになった。唐代の明帝時代の劉知古が、文献に記載されているものの中では、『周易参同契』を推奨したおそらく最初の人物であろう。『照徳先生群斎読書後志』に「古より言い伝えられている神仙大薬を知るには、『参同契』よりすぐるものはない」との記載がある。五代になると、彭暁が『参同契』理解の手がかりを提供するものとして『周易参同契分章通真義』を著した。北宋の真宗の代に至ると、高先によって編纂された『金丹歌』で、『参同契』は「古くからの多くの丹書の中で最高の書」であるとうたわれ始める。この後、たとえば、南宋時代の陳顕微の『周易参同契解』にある「序」で、王夷《おうい》が「古今の仙人の多くは『参同契』を丹法の祖と尊んでいる」と書き、また明代の楊慎が『古文参同契』序の中

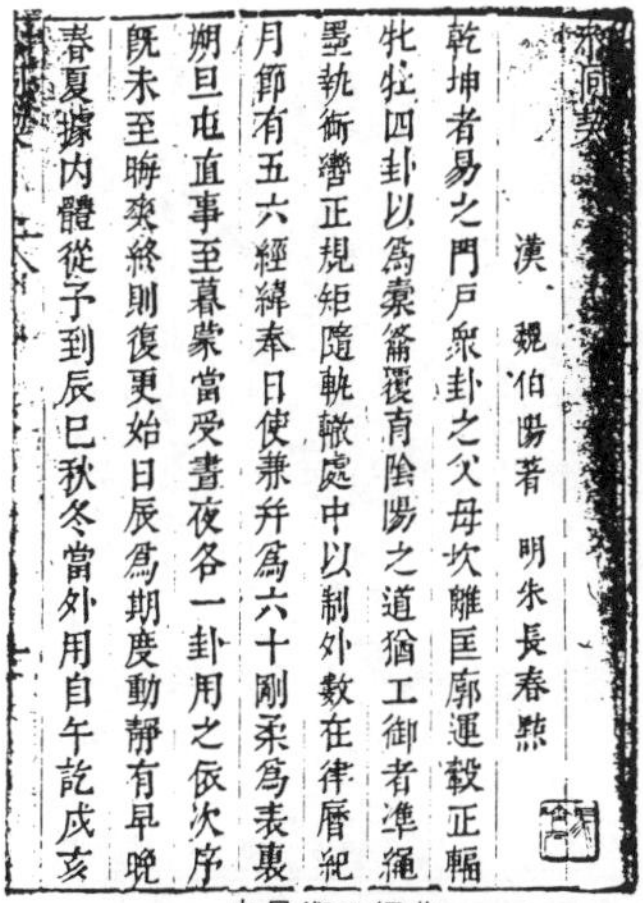
參同契
漢 魏伯陽著 明朱長春熙
乾坤者易之門戸衆卦之父母坎離匡廓運轂正軸
牝牡四卦以爲橐籥覆冒陰陽之道猶工御者準繩
墨執銜轡正規矩隨軌轍處中以制外數在律曆紀
月節有五六經緯奉日使兼并爲六十剛柔爲表裏
朔旦屯直事至暮蒙當受晝夜各一卦用之依次序
既未至晦爽終則復更始日辰爲期度動靜有早晩
春夏據内體從子到辰巳秋冬當外用自午訖戌亥

内丹術の経典
『周易参同契』（明版）の本文第１頁

で『参同契』は丹経の祖である」と述べているなど、いくつもの讃辞が書かれることとなる。魏晋代に書かれた『黄庭経』《こうていきょう》については、内丹術の生理解剖の書であって、方法の説明が少なく、系統性に欠けているので参考価値としては、『参同契』より低いものであると一般に評価されている。

大・小周天内丹術の基礎をうち固めた人物は、北宋の張伯端である。宋代の神宗の時代に彼が書いた『悟真篇』は、後世の丹術家によって『参同契』とともに並び称されて尊ばれた。たとえば、元代の陳致虚は『金丹大要』で「無知な者が先賢の名をかたっていたずらに丹書を成しているが、けっして信じてはならない。『参同契』『悟真篇』の二書こそもっとも主要なものとして尊ぶべきである」と書いている。張伯端は名は用成、字は平叔といい、天台の人である。宋代の神宗の時、元豊五年（九八四～一〇八二）に死亡し、ときに九十九歳（一説に九十六歳）であった。一部の丹術家の考証によると、『悟真篇』のほかにも数多くの著作があって、彼の名前を名のったものが広く普及していた。張伯端に関しては、彼の『悟真篇後序』や一一六九年に陸彦孚《りくげんふ》（思誠）によって書かれた『悟真篇記』によって知ることができる。張伯端本人は道教徒というわけではなく、道術を追求するのをたしなんだ儒者の一人であった。さらに、彼は仏教禅宗の影響をも受けていたので、その著作は、三つの宗教が混然一体となった傾向を帯びたものとなった。言い伝えによると、宋の神宗の熙寧二年（一〇六九）に、彼は成都である仙人に

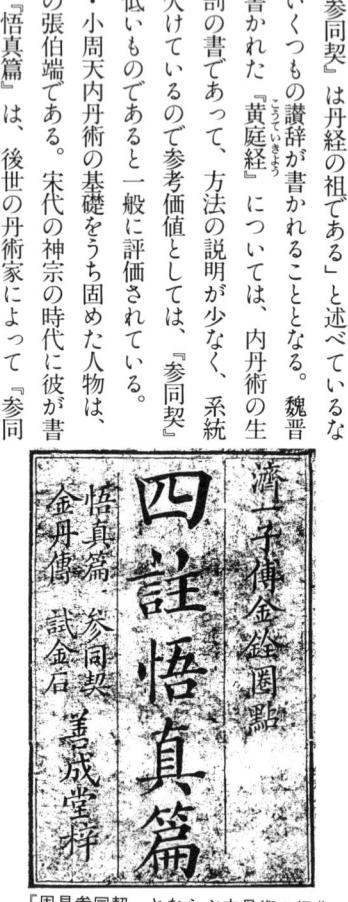

『周易参同契』とならぶ内丹術の経典
『悟真篇』（清版）の扉頁

めぐり会って丹訣を伝授され、その後巻き添えを食って嶺南に流刑された。そのとき『悟真篇』を完成させたという。この書は、詩の形式で内丹功を叙述している。後に張伯端は、道教南宗の五祖の首として尊敬され、紫陽真人と呼ばれるようになった。また、彼が天台の人であったために、南宗は天台宗とも呼ばれた。一方、南宗の真の創立者は南宋時代の白玉蟾《はくぎょくぜん》（一一九四～一二二九）であるとの説もある。白玉蟾は、本名を葛長庚、号を白叟といい、瓊州の人で、青年時代に血気にはやって人をあやめ、出家し道士となった。南宗は、張伯端から石泰へ、石泰から薛道光《せつどうこう》へ、薛道光から陳楠《ちんなん》へ、陳楠から白玉蟾へと受け継がれていったもので、この五人が南宗の五祖である、と一般的に考えられている。しかし、元代の兪　は『席上腐談《せきじょうふだん》』で、この伝授の系統に疑問を抱いて、「張紫陽の『金丹四百字』、石杏林の『還源篇』はその文体の格調が玉蟾のそれと異なるところがない。おそらく、玉蟾が張、石の名前をかりて書いたものであろう。陳泥丸《ちんでいがん》の作といわれる『翠虚篇《すいきょへん》』も玉蟾の著である」と異をさしはさんでいる。

　同じように内丹術を唱えたものに道教北宗がある。その創立時期は白玉蟾の時代よりもやや早く、創立者は王喆《おうてつ》である。王喆は本名を中孚といい、後に世雄と改めたのだが、入道してから喆と名のるようになった。咸陽の人である。金の世宗の時代、大定十年（一一七〇）に享年五十八歳で没した。北宗を創立したのは晩年になってからである。言い伝えによると、一人の真士から修練の秘訣を伝授された後、一一六七年には山東の寧海州で馬鈺《ばぎょく》・譚処端《たんしょたん》・劉処玄・邱処機《きゅうしょき》・郝大通《せきだいつう》・孫不二（女性）の六人の弟子を相前後して受け入れていたという。これら七人の師弟が北宗の七真と尊称される。彼らは金・元統治下の北方で活躍したため、北宗と呼ばれる。また、全真庵で道を説いてこの教派を創立したので、全真派とも称せられる。

これら南宗、北宗両派の内丹術の功夫上の違いは、性功から着手するか、それとも命功から着手するか、にある。たとえば、清代の知几子《ちきし》は『悟真篇集注』の中で、「北宗は邱長春《きゅうちょうしゅん》の時に隆盛であった。その法は性から入り、後に命を行う。南宗は張平叔《ちょうへいしゅく》が創立したもので、その法はまず命から入り、後に性を行う」と記述している。また、明代の陸潜虚の『玄膚論《げんぷろん》』の中に「性とは神である。命とは精と気にほかならない」とあり、『遵生八牋《じんせいはっせん》』には「上丹田は性根であり、下丹田は命蒂《めいてい》（命の根本）である」と述べている。こうしたことから、南宗は命功を主どる、すなわち下丹田の精気から着手し、北宗は性功を主どる、すなわち上丹田の元神から着手するものと、一般に考えられている。しかし、北宗の一人であると考えられている元代の陳致虚が、『金丹大要』の中で『周易参同契』と『悟真篇』を尊ぶべきものとしてあげているばかりではなく、『悟真篇』の注解を自ら加えていることにみられるように、実際には、南宗、北宗両派の違いはさほど明確なものではなかった。

内丹術は、宗・元の二代を経る間に、その道理が明らかにされ、また広く普及した。明末になってさらに伍沖虚《ごちゅうきょ》（守陽）が現れ、『天仙正理』、『仙仏合宗《せんぶつがっしゅう》』などの書物を著してその基本となる型が定まった。

第二節　大・小周天功法の概略

内丹術をその内容とする書物を、丹書あるいは丹経という。明代の『道蔵』には、百二十～三十もの丹書が収録されている。術語が繁雑で、意味が明瞭でないために読解が容易ではないことが、内丹書に共通する特徴である。錯綜する文意を解きほぐして、内丹術功法を整理し、その本来の姿を再構成してみたい。

内丹術功法は、三段階に分けることができる。すなわち、練精化気、練気化神、練神還虚の三段階である。「仙人道士はもともと神を有しているわけではない。精を積み気を累《かさ》ねて真人となるのだ」との『黄庭経』の記述が、その主要な根拠となっている。丹書によると、この三段階の功法を完成させるには、たとえ順調に事を運んでも十年以上の時間がかかるという。

練精化気[14]、すなわち小周天で、初関ともいうが、これに約百日。練気化神[15]、すなわち大周天で、中関ともいい、これに約四年前後。練神還虚、上関ともいわれるが、これに約九年の時間がかかる。たとえば、兪琰の『周易参同契発揮』[16]に「短時間のうちに胎[17]が成って後、百日にして功法は効果をあらわす。十か月にして胎は十分に整い、一年にして小成し、三年にして大成する。九年にいたるや功法が完成する」とある。また、『天仙正理』にも、「小周天は…これを積むこと百日を超えなければ、精は満たず、気を返すことになる。……七日にわたって天機[18]を口受して、その大薬[19]を採る。……

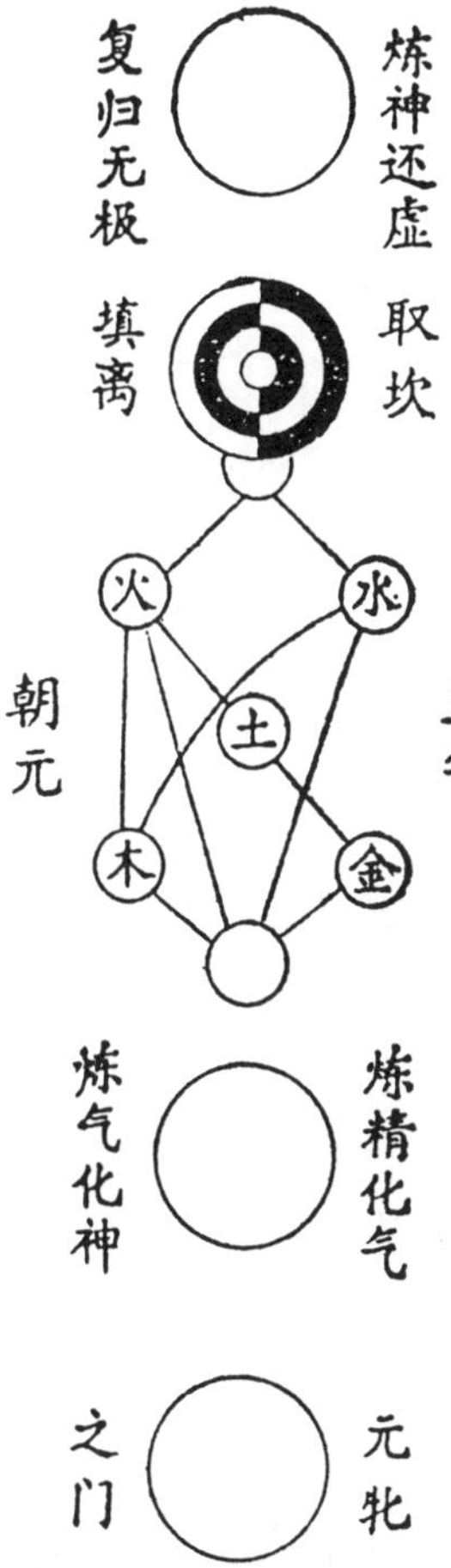

宋初・陳摶の『無極図』。上から下へ内丹術功法の全ステップを表している。

14――練精化気　小周天功法を指し、煉己、調薬、産薬、採薬、封炉、煉薬の六段階からなる。

15――練気化神　大周天功法のこと。練精化気を基礎に神と気を結合させ、「長寿還童」をはかるものである。

16――練神還虚　練精化気、練気化神の鍛練過程は意（神）が主導的役割をになったが、この段階になると、条件反射的に周天をまわすことができるようになる。そしてこの鍛練が完成すると一切は元に帰し仙人になるとする丹法の最高の境地である。

17――胎　薬。懐胎十ヵ月にして人が生まれること。気穴（丹田）に薬が生じて丹に変化する過程をたとえたもの。

18――天機　薬産の時が至ること。薬産は気が化して薬となることを指す。

19――大薬　大周天の種子とする薬。つまり小周天で煉成した丹。

大周天は……十月という時間を周天して、懐胎し練気化神する。……さらに三年にわたって哺乳し、九年にして大定し、練神して虚[20]となる」との記述がみえる。

この三段階の功法を具体的にどのように行うかについては、それぞれの丹書によって異なっている。たとえば、『瓊琯真人集《けいかんしんじんしゅう》』の『丹法参同十九訣』は、採薬、結丹、烹煉、固済、武火、文火、沐浴、丹砂、過関、分胎、温養、防危、工夫、交媾、大還、聖胎、九転、換鼎、太極の十九段階に分け、『悟真篇集注』でも「悟真篇摘要七条」として凝神定息、運気開関、保精練剣、採薬築基、還丹結胎、火符温養、抱元守一にわけて七段階にまとめあげている。本書では小周天（練精化気）、大周天（練気化神）の二つの功法について、広く関連する書にあたって資料を収集するとともに、それらを自身の体験に照らし合わせ、要点をかいつまんで述べることにする。第三段階の練神還虚については、鍛練功法が難解で、また全くの成仙上天説に当たるものなので、本書では省略する。

第三節　大・小周天の三要素

鼎器、薬物、火候が、大・小周天功法の鍛練過程での不可欠の三要素である。内丹術では「内丹三要」といわれる。たとえば、元代の陳虚白は『規中指南』で「内丹の要は三つある。すなわち、玄牝《げんぴん》、薬物、火候がこれである」と述べている。玄牝とは鼎器を意味する。この三つの名称はいずれも外丹術にならってつけられたものである。

20——虚　虚空のことで、天地と合一になり、宇宙と一体となった状態。

［1］鼎器《ていき》

鼎器には、鼎、炉の二つがある。内丹術では、内丹鍛練に鼎炉は欠かすことができないと考えられている。またもちろん、この鼎炉は鍛錬者自身の身体に存在するものでなければならない。だから『悟真篇』には「手間をかけて泥で丹竈《たんそう》を築くことはない。煉薬するには、偃月《えんげつ》炉（偃月は鼎の意）である身体に薬を求めればよい。その中には、もともと天然の真火[21]が育っているのだ。柴炭を用いたり、息を吹きかけたりして火をおこす必要がどこにあろう」と、また『中和集』にも「では、何を鼎といい炉というのか。身と心こそは鼎と炉である。身体の外側に炉をすえつけ鼎を立てさせることは、あやまりである」と指摘している記述がみえる。

だが、多くの丹書の中には、鼎炉についてさまざまな名称がたくみにつけられていて、『金丹大要』に収集されているものだけをみても、乾坤鼎器、坎離匡廓、玄関一竅、太乙神炉、神室黄房、混元丹鼎、陽炉陰鼎、玉炉金鼎、偃月炉、懸胎鼎、二八炉、朱砂鼎、上下釜、内外鼎、黄金室、威光鼎、東陽造化炉などがある。

一般的には、『悟真篇』の「まず乾坤を鼎器とする」の記述にもとづいて、『周易』の乾☰、坤☷両卦を鼎器に代えて用いる。さらに練功という動作に適うように、乾坤の両卦を鼎炉と組み合わせてそれぞれ異なった部位に配置する。乾は首部であって鼎とし、坤は腹部であって炉と考える。実際にあっては、乾坤、鼎炉、玄牝はいずれも丹田を意味する代名詞である。

丹田という名称は、早くは晋代の皇甫謐《こうほひつ》の『針灸甲乙経』にみることができて、臍下二寸に在る石門穴を指している。やや後になって『黄庭経』の中に、[22]「（気は）紫を回り黄を抱いて丹田に入る」

21――真火　神火のことで心を指す。元神、真意と同義。

22――紫を回り黄を抱いて丹田に入る　清代、柳華陽の「金仙証論」には「上は崑崙に透り、紫府に還る」とあって紫府を丹田の意としている。また黄については、「竅は即ち丹田なり。上は乃ち金鼎、鼎の稍《やや》上即ち黄庭」という記述が見える。またアンリ・マスペロの「西暦初頭数世紀の道教に関する研究」には、各丹田は九宮からなっていて、それぞれには神が住み、またそれには別棟があって、「紫戸」「黄闕」などがあると述べられている。これらからして「紫」も「黄」も広義の丹田ととらえてよいと思われる。

「盧〔鼻〕を通して呼吸し、気を丹田に入れる」、との記述がある。これも晋代のことだが、葛洪が『抱朴子』内篇・地真篇で「臍下二寸四分に在るは下丹田である。心下に在るは絳宮、金闕の中丹田である。両眉間から奥に入ること一寸は明堂、二寸は洞房、三寸は上丹田である」として、丹田を上・中・下に分け、洞元子は『内丹訣』で「上丹田を泥丸、中丹田を絳宮、下丹田を気海または鼎と呼ぶ」と述べているが、現在ではこの説が多く採用されている。すなわち、上丹田は両眉の間の泥丸宮、中丹田は両乳間の絳宮、下丹田は臍下に在る、と考えられている。しかし、下丹田がつまるところ臍下のどこに在るかは、諸説があって意見の一致をみない。臍下一寸三分、臍下一寸五分、臍下三寸などという説や、臍内に在るという説もある。『金丹大要』の次の一節には啓発されるものがある。「内鼎とは下丹田をいう。臍の下で、臍の後、腎の前に在る。道をわきまえた者は、かならず下丹田の中心となる所――神気帰蔵の府――を基準にして、その四方四寸をとって位置を確定しなければならない。一名、太中極ともいう。太中極とは、一身の上下四方の中心をいう。一身の血気を貯蔵するために、太海ともいう」。この一節からすると、丹田の部位は比較的範囲が広く、四寸四方ということになる。こうしたことから、位置の上下に違いが生ずるのは当然のことで、いたずらに拘泥する必要はない。結局、下丹田の最終的な位置は、人によって異なるのだから、練功者自身が模索して確定しなければならないのである。

玄牝の二字については、「谷間に宿る神霊は永遠不滅である。それを玄牝という。玄牝の門は、天地を生み出す生命の根源である。綿々と太古より存在しているもののようだ。その働きは疲れを知らず不死身である」とあるように、もともと『老子』にみえる。これにならって『悟真篇』では「谷神が長生して不滅であるためには、玄牝に凭《よ》って生命の根源を立てなければならない」と玄牝のはたらきを強調している。

玄牝とは一つには陰陽を意味する。たとえば白玉蟾の『紫清指元集』では「玄とは天であり、陽である。牝とは陰であり、地である」とし、『悟真篇正義』においては「玄とはすなわち天地の形相であって、これをもって陽をなぞらえる。牝とは万物の生命を畜《やしな》う母であり、陰を喩える」と述べている。したがって、玄牝とは陰陽であり、陰陽は乾坤であって、すなわち上鼎下炉に外ならない。また他方、玄牝は下丹田だけを意味すると解釈する場合もある。『黄庭経』の「腎神玄冥は嬰児を孕み育てる」との記述がそうである。ここにある玄冥も玄牝のことである。玄とは玄武であり、玄武は北方にある七つの星宿の総称である。北方は人体にあっては腎部をいう。また玄冥は水神の名でもある。腎は水である。したがって、玄牝（玄冥）とは、腎をその中心とする下丹田であると理解される。このことは『金丹四百字』とその「序」の中でさらに具体的に論じられていて、「身体中の一竅を玄牝という」「この竅はありふれた竅ではない。乾と坤とが合一して成ったもので、神気穴とも名づけられる。内に坎離の精を蔵している」と記述されている。陳虚白は『内丹三要』で、これとは別に「規中」という名称をつけているが、この「規中」も玄牝を意味している。

谷神についても、二とおりの意味がある。『紫清指元集』に谷神に論及した記述がある。一つは上丹田を指すとの説で、「頭に九宮がある。これらは上方の九天に対応している。その中の一宮は泥丸と呼ぶ。また黄庭、崑崙、天谷などとも呼んで、それを呼ぶ名称はすこぶる多い。いずれにせよ、元神の住む宮である。そこは谷間のように空間がひろがり神がそこに住む。だから、これを谷神と呼ぶのだ」と記述されている。もう一つの説は、三つの丹田を指すとの説で、「人身の上部に天谷泥丸があり、藏神の府である。中部に応谷絳宮があり、藏気の府である。下部に霊谷関元があり、藏精の府である」と述べている。ここでの天谷、応谷、霊谷はいずれも谷神をそう呼んだものである。

上・中・下の三丹田については、それぞれの練功段階に応じて、異なった効用があると考えられていて、「三丹田のはたらきを順序だてていえば、下丹田は練精化気、中丹田は練気化神、上丹田は練神還虚の効用がある」と、『修真弁難』は論じている。

[2] 薬物

『玉皇心印経』には「上薬に三品がある。神・気・精である」とあり、『規中指南』には「採薬とは、身中の薬物を採取することである。身中の薬とは、神・気・精である」とある。精・気・神こそは人身の三宝であり、内丹術における薬物である。だが、また精・気・神は火候にも関係している。

精・気・神は、後天のものを用いず、内薬といわれる先天的なものでなければならないことが強調される。『金丹四百字』序は、「練精とは元精を練るのであって淫泆によって感応する精を練るのではない。練気とは元気を練るのであって、口鼻による呼吸の気を練るのではない。練神とは元神を練るのであって、心意による思慮の神を練るのではない」と論述している。淫泆の精、呼吸の気、思慮の神は後天的な外薬であって、内丹術の用には適さない。だが、実際には、先天・後天のこの二つのものは表われる形は異なっていてもその内実は同じもの（一而《にして》二、二而一）であって、互いに促進し合うものである。たとえば、「外薬についていえば、まず交感の精はもらしてはならず、さらに呼吸の気は微かでなければならず、思慮の神は安静の中におかなければならない。内薬については、練精とは元精を練るのであり、こうして坎（腎）中の元陽を引き出すのである。元精が固まれば交感の精はおのずと泄漏することはなくなる。練気とは元気を練るのであって、こうして離（心）中の元陰を補うのである。元気が住《とど》まれば、呼吸の気はおのずと出入りすることはなくなる。練神とは元神を練るのであって、坎と離とが合体して乾元に復するのである。元神が凝らされれば、思慮の神は自然に落ちつき定まる」と、『性命圭旨』は論及している。つまりは、先天的なものを練ることによって先天が後天に影響を及ぼすというわけだが、実際においては、やはり後天的なものから着手する。とりわけ、精神が安寧したなかで後天的な呼吸の気をとり入れることによって、更に先天と後天との相互の影響関係は促進される。

　薬物について、丹書の中には、これに代わって用いられる数多くの名称がさらに見受けられる。

❶……坎《かん》、離《り》

坎、離は『周易』の坎卦（☵）、離卦（☲）を指す。これらが内丹術の中で重要な位置を占めているところから、『周易参同契』は「坎・離この首たる地位にあるもの」とまで称して、概して薬物を指していっている。

『悟真篇』に、「坎位の心中の実〔陽〕を取り出し、離宮の腹内の陰に小さな印を加えて陰爻（⚋）を陽爻（⚊）に変える。こうして、乾健（☰）へと変成する。陽気が地下に潜みかくれるも、飛躍するもすべて心に由る」とあるが、これは大・小周天の核心的内容を論じている。坎卦（☵）、離卦（☲）は、先天の乾卦☰、坤卦☷の中の陰爻⚋、陽爻⚊の両爻がその占める位置を相互に入れ換わることによって後天的なものとなったものである、と内丹術では認識される。内丹術の目的は坎卦☵の陽爻⚊を、離卦☲の陰爻⚋の占める位置にふたたび復して、もともと占めていた位置へ戻し、離卦を純陽の乾卦☰へと変質せしめて功夫を完成させることに他ならない。先にあげた『悟真篇』

の一文が指摘していたのはこのことである。功夫では、これを「取坎塡離（坎より取り出して離に補塡する）」という。

さらに丹書の中では、坎卦☵の中の陽を「嬰児」とも、離卦☲の中の陰を「姹女」とも称する。したがって、『金丹大成集』で「嬰児は腎に、姹女は心に居る」として、単に「坎男離女」とも表現され、『金丹四百字』序では「胎気が凝《こ》れば、嬰児はその相《かたち》を顕わす」といわれている。『入薬鏡』の中では、坎と離との交媾あるいは心と腎との交わり、すなわち取坎塡離のことを「黄婆に托して、姹女との中を媒介する」と述べている。黄婆とは用意を意味しているが、これについては後で論及する。

また、ときには、坎・離がただ呼吸だけを意味している場合もある。『黄庭経』の「出を日とし入を月として呼吸して生きながらえる」とあるのがそうである。『周易』に「離は火であり日である。坎は水であり月である」との記述がある。したがって、離卦は日であって呼を代表し、坎卦は月であって吸を代表しているのである。

坎・離を人身におきかえていえば、それぞれ腎と心とを代表する。したがって、以上をまとめる

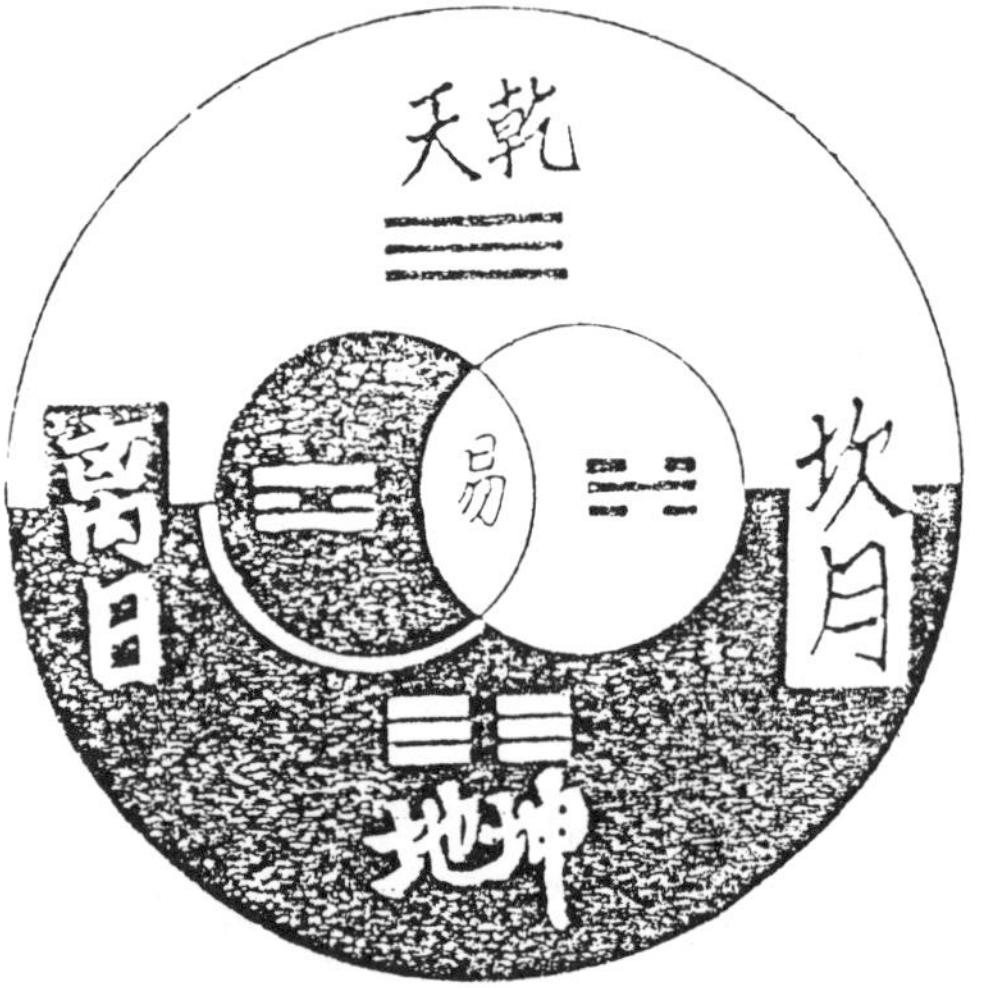

薬物図　明初回楼類の『周易参同契薬物火候図説』より。この図はこれまで発表されたことがなく、本書への掲載が最初である。

と、次のようになる。

離☲――日――火――南――呼――心――元神
坎☵――月――水――北――吸――腎――元精
　　　　　　　　　　　　　　　　　　　元気

❷……龍虎、鉛汞《えんこう》

龍虎、鉛汞はいずれも薬物を、つまり坎離を意味する言葉でもある。鉛汞は外丹術の名称を借りて名づけられたものである。『周易参同契発揮』に「龍は南方の離龍である。虎は北方の坎虎である」とあり、『性命圭旨』には「離日は汞である。中に己土《つちのとつち》が有る。しいて名づければ龍である。坎月は鉛である。中に戊土《つちのえつち》が有る。しいて名づければ虎である」と記述されている。以上によると、次のように表記できる。

龍――汞――離――元神
虎――鉛――坎――元精、元気

さらに、離は心であり南方丙丁火《ひのえひのと》に属して色は紅、坎は腎であり、北方壬癸水《みずのえみずのと》に属して色は黒であることから、内丹術では、またよく赤龍、黒虎、朱砂、黒鉛とも呼ばれる。

『悟真篇』に「一たび陽が動いて丹を作るとき……抽添[23]運用にあたっては、必ず危きを防がねばならない」と記述されている。これは丹書で「抽鉛添汞〔鉛から抽き出して汞に添加する〕」といわれるものである。『悟真篇中補注』の中で知几子は「抽鉛添汞はまた取坎塡離ともいう。およそ進火退符[24]はいずれも抽鉛を行い、そうして自らに薬を添える。陳氏は、進火を抽鉛とし、退符を添汞とみなしているが、そうではない。翁氏は鉛尽汞乾〔鉛は尽きて汞は乾となる〕を抽添と考えている

23――抽添　抽鉛添汞のこと。抽鉛は下丹田の真気を上昇させること。添汞は鉛が頂上に至ったら金精に化して脳海に入れること。また抽鉛を督脈に沿って真気を上昇させ、添汞を任脈に沿って真気を下降させ気(炁)穴に戻すこととする説などもある。

24――進火退符　進火は丹田から督脈に沿ってのぼる火の意。退符は退陰符のことで、周天の火が下降の路を取り丹田に戻ることを指す。

が、これは丹が完成してからの話で、また別の意味である」と説いている。鉛汞は坎離にほかならないから、知几子による解釈も可能である。

❸……火候

これまで、火候は秘伝とされてきた。万巻の丹書のどこをさがしても、系統的でまともな記述がみあたらない。かつて火候に的を絞って論じた『火記六百篇』が存在したといい伝えられるが、すでに失われてしまった。したがって、薛道光は『還丹復命篇』で「聖人は薬を伝授して火を伝授せず。だから火候を知っているものが少ないのだ」と述べている。火が伝授されざる秘伝と考えられてきたのは、次に述べる二つの理由による。

①火候は内丹術の最も重要な位置を占めている。鼎器、薬物を理解し、厳しく鍛練しなければならないことを知っても、火候を知らなければ、それは空論になってしまう。これについて、『悟真篇』も「朱砂や黒鉛を知っても、火候を知らなければムダである」と指摘している。重要であるからこそ、易々と伝授することを許さないのである。

②人それぞれによって練功状況がさまざまなために、いろいろに解釈ができて単一の方法を確立することが困難である。そのために、炉に臨んで指摘する、つまり現場指導が強調されるとともに、さらに自らによる悟り、自己体得が強調される。

ここで火候に関する主な問題を次のように分析してみる。

〈火とは何か〉

『規中指南』には「神は火である。気は薬である」、また『金仙正論』にも「火は神である。汞、日、烏、龍ともいうが、いずれも自らの中の真意をいう」と述べられている。したがって、『真詮』

に「火候はつねに心神に在ってこそ力を発揮する」とあるように、火とは神であり、練功において意念を用いることにほかならない。

〈火候とは何か〉

神すなわち意念を用いて呼吸をコントロールすること、これが火候である。『規中指南』には「火候口訣口伝の要諦は、とりわけ真息の中にこれを求めなければならない」とある。ここでいう真息は呼吸を意味している。したがって『金仙証論』では、「およそ小周天の始終はまったく槖籥《たくやく》の風による。だから槖籥は金丹の要である」と強調している。槖籥も呼吸を意味している。さらに、『周易参同契発揮』に「寸分の狂いなく時々刻々と巡りくる時候ではなく、自身の身中の天然の気候でなければならない」と説かれているように、火候の掌握は、練功を行う人の具体的状況に基づいて決定されなければならない。

〈文火、武火とは何か〉

火候すなわち呼吸を行うときには、文火を用いるのか、あるいは武火を用いるのか、適切に運用するように注意する必要がある。『修道全指』では「武火とは、呼吸の気が激しく、深く勢いよく吹き出す呼吸であり、採取、烹煉するのに用いる。一方、文火とは微やかに軽く気を導き入れる呼吸であり、沐浴、温養に用いる」と説明している。また武火は陽息と称されて六陽時（子、丑、寅、卯、辰、巳）の陽火を進めるときに用いられ、文火は陰消と称されて六陰時（午、未、申、酉、戌、亥）の陰符を退くときに用いられる、と丹書の中で説明されている。実際においては、強く烈しい呼吸が武火であり、軽く微かな呼吸が文火である。ひとわたりの練功の前半段階では武火を用い、後半段階では文火を用いる。

〈沐浴《もくよく》とは何か〉

元代の戴起宗《たいきそう》は『悟真篇注疏』で「子《ね》の陽火を進める過程で、火をとめることを沐浴といい、午《うま》の陰符を退く過程で、符を停めることをまた沐浴という」と述べ、明代の彭好古《ほうこうこ》は『金丹四百字注』で「火を増しもせず減しもしないことを沐浴という」と説明している。すなわち、子の時から武火を用いて進火を行い始め、午の時から文火を用いて退火を行い始めるが、その途中の卯《う》の時には火を増進させず、また酉《とり》の時には火を減退させないで、原状を維持する。内丹術では、この状況を沐浴と称する。

〈子、午、卯、酉とは何か〉

大・小周天においては、子・丑・寅・卯・辰・巳・午・未・申・酉・戌・亥の十二時辰で練功過程を比喩する。子・午・卯・酉は最も重要であり、また東・南・西・北の四方位に位置するために、「四正」とも称される。清代の知几子は『金丹四百字補注』で「金丹火候では、子より後の六時を陽とし、午よりの後の六時を陰とする。とくに亥、子の節目には一陽来復し、冬至と名づける。卯月、酉月には木気、金気が旺んとなって、沐浴するきまりになっている」と説いている。したがって、子・午・卯・酉の四時は的確に掌握しなければならない時機である。

これまでにあげてきた丹書に記された進火、退火、沐浴と子、午、卯、酉、の関係を次に図示する。

〈起火すべきときはいつか〉[25]

大・小周天では、子時に一陽が生じて火を起こし始める、と強調される。このために、子時（夜十一時から翌午前一時）に進火の練功を開始すると誤解する人がいる。また、冬至の時節に一陽が

25――起火　周天を始める時。

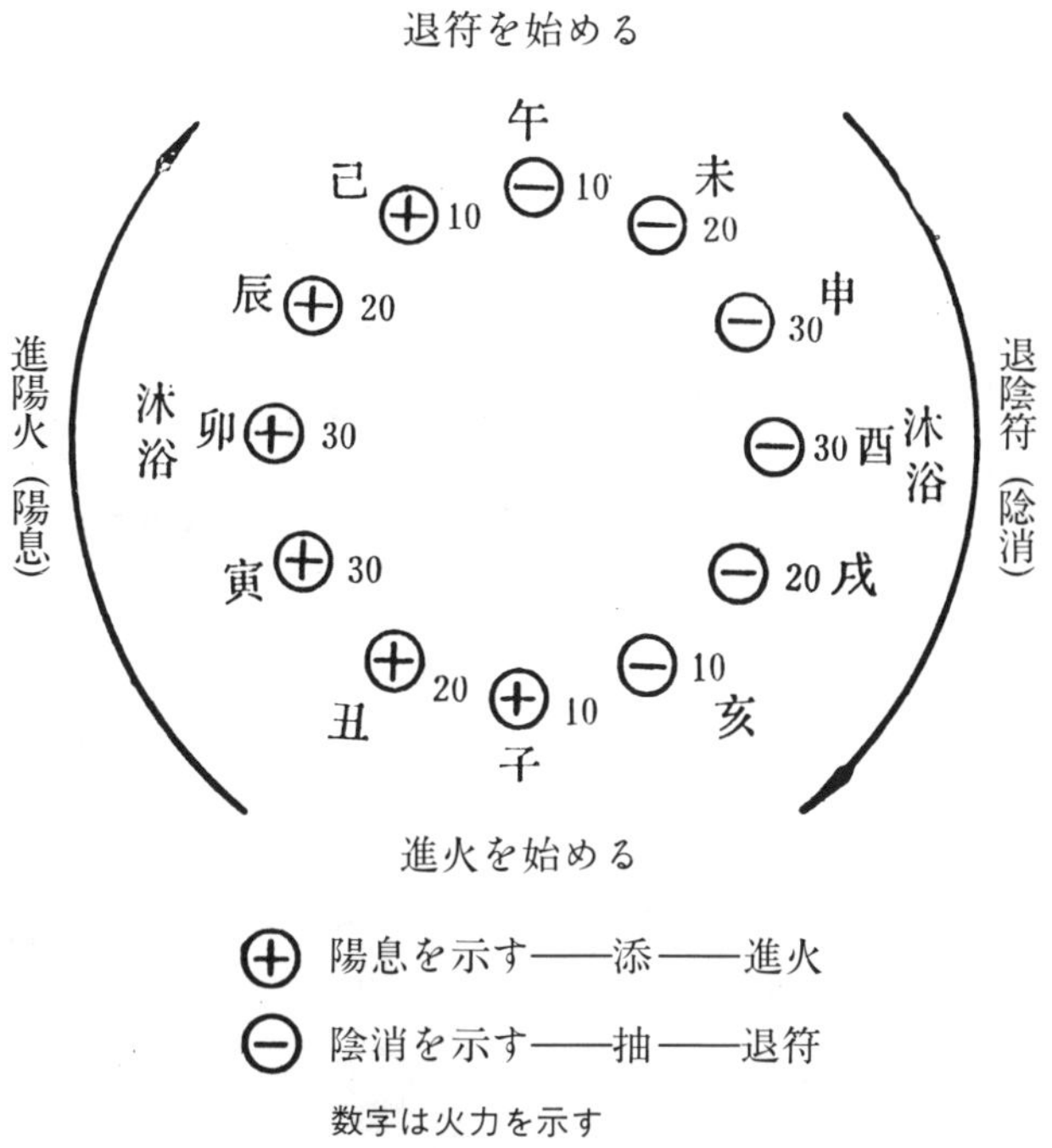

生じはじめ、さらに丹書では、この冬至はよく子によって代わりに表されるためもあって、冬至の時節に進火の練功を行うと考える人もいる。しかし、実際上は、子時も冬至も一つの喩えにすぎない。『金丹四百字』には「火候は時間に拘泥しない。冬至は子に在るというわけではない。沐浴法も、卯や酉にあわせるのは無益である」とある。だから、火を起こすべき子時にいつ到るのかは、それぞれの練功過程で生起する景象に基づいて掌握されなければならない。たとえば、『還丹復命篇』では、「煉丹は冬至を

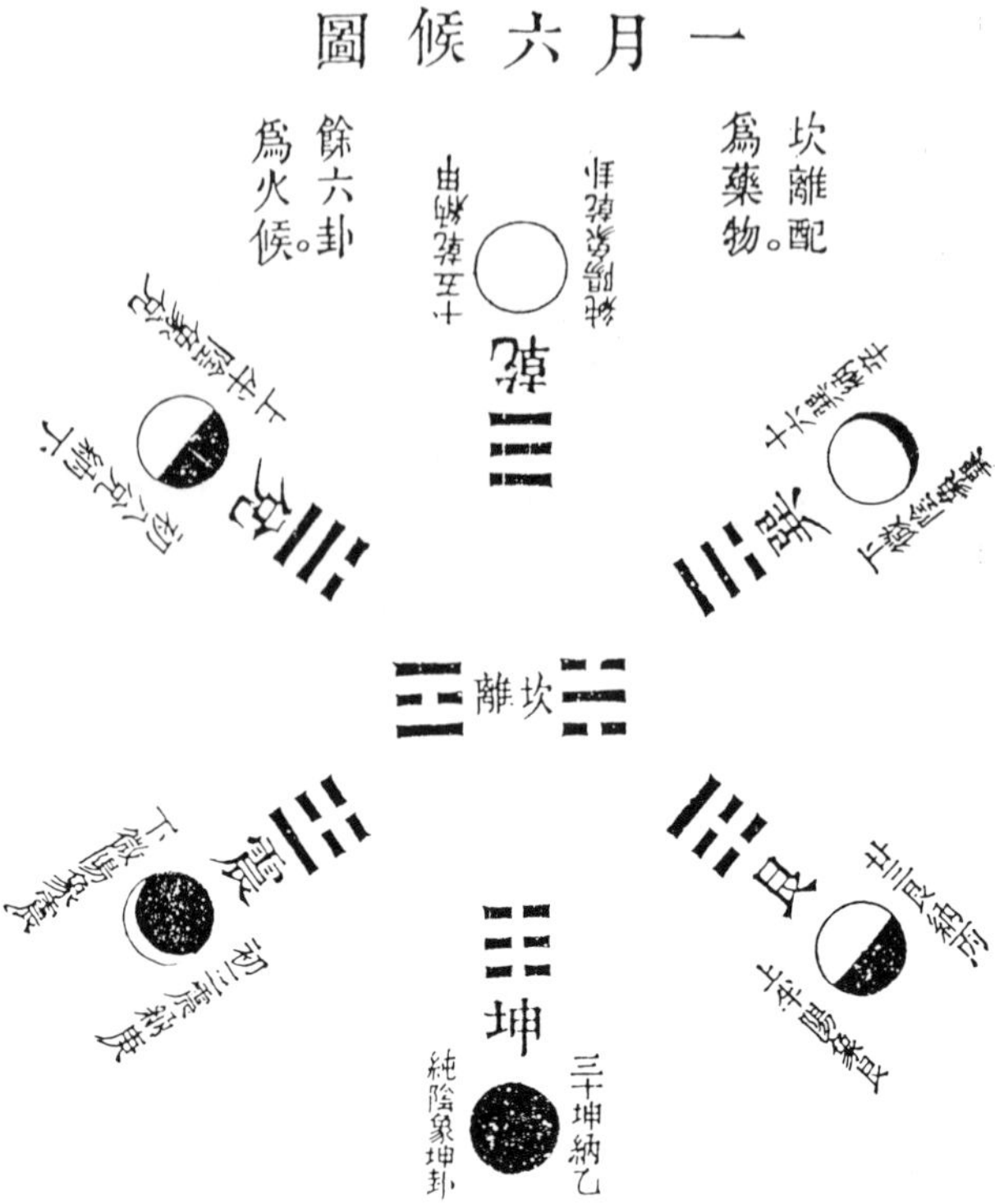

『古参同契集註』（清初）より。各種の卦図で火候の過程を比喩している。次頁の「十二月卦律図」、「六十卦火候図」もまた同様である。

尋ね求める必要はない。身中に自ずと一陽は生ずるのだ」と説明されている。これによれば、練功の過程で一定の景象が生起したときがすなわち子時、冬至であり、進火を行ってよいときである。したがって「一日の内の十二時、意到ればいつであろうと行ってよい」のであって、固定的なときではなく活《い》きた子・午・卯・酉を掌握しなければならない。

十二月卦律圖

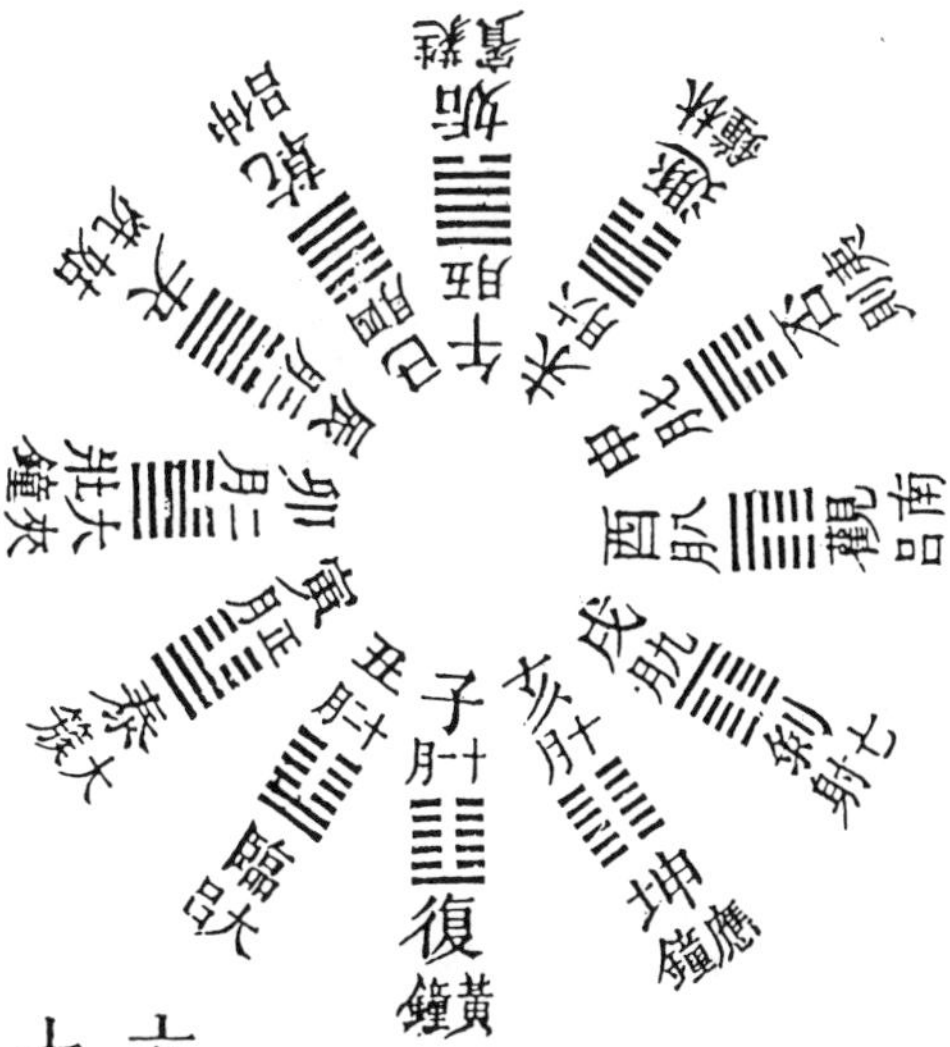
子 十一月 復 黄鐘
丑 十二月 臨 大呂
寅 正月 泰 太簇
卯 二月 大壮 夾鐘
辰 三月 夬 姑洗
巳 四月 乾 仲呂
午 五月 姤 蕤賓
未 六月 遯 林鐘
申 七月 否 夷則
酉 八月 觀 南呂
戌 九月 剥 無射
亥 十月 坤 應鐘

『古文参同契集註』（清初）より

六十卦火候圖

三十卦數。
上下顚倒。
每日兩卦。
乃成六十。

乾坤坎離。
鼎器藥物。
四卦居中。
餘作火符。

起自屯蒙。
終於既未。
右旋逆行。
周而復始。

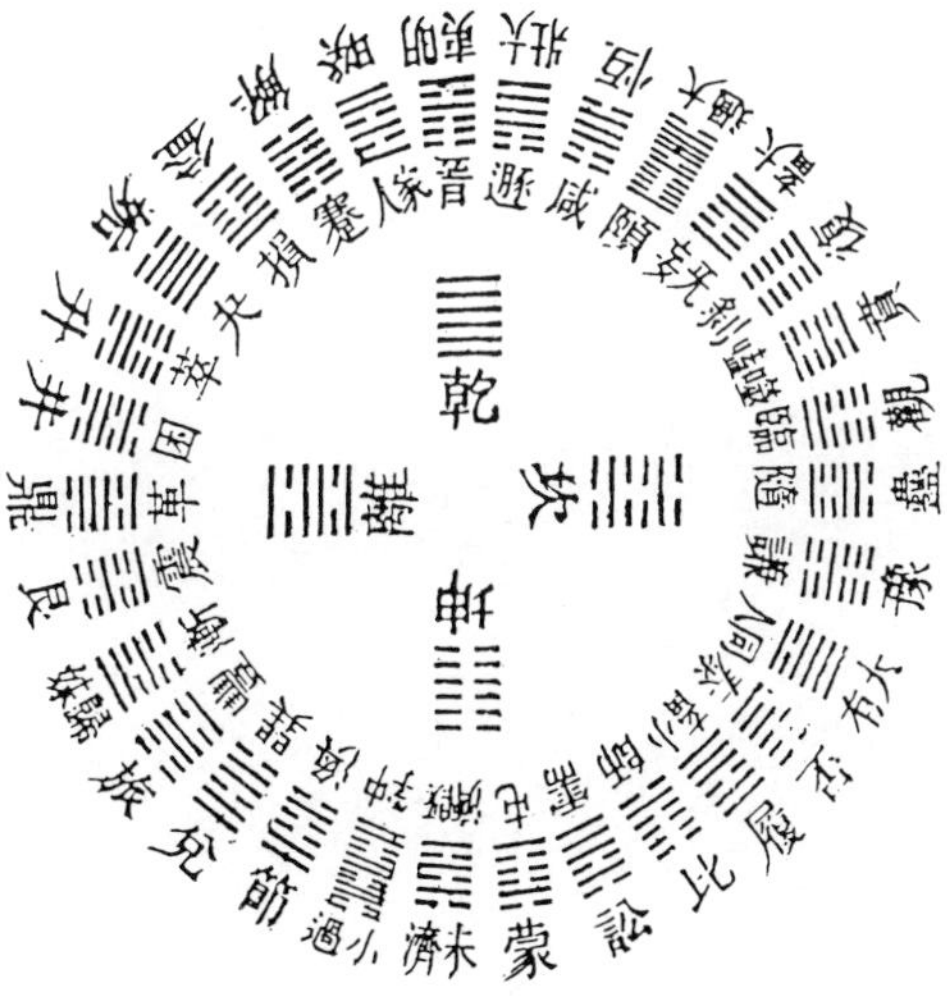
乾
坎
坤
離

『古文参同契集註』（清初）より

第四節　小周天の鍛練

小周天功夫は、内丹術における第一段階の練精化気にあたる功夫である。丹書では百日築基[26]とも呼ぶ。

［1］小周天のあらまし

❶……周天と小周天

古代の天文学者は天体を球形に象り、その表面に日・月・星を配列した。この球面の中には周囲無限大で、ここに大圜と称する一帯を仮にあるものとして設定した。これは黄道ともいわれる。黄道は一周三百六十度で、この黄道の両側八度内を黄道帯として、二十八星宿がそこに配されているように、それぞれの星宿を配列した。孔穎達《くえいたつ》の『礼記《らいき》』月令篇疏《がつりょうへんそ》は「およそ二十八宿および諸星はいずれも一日一夜をかけて左回りに天を一周する」と注釈している。したがって、周天とは黄道の一循環を意味している。

「小周天は、子・丑・寅などの十二時にのっとって、天地の一日の周りになぞらえて表わされたものである」と『天仙正理』にある。実際にあっては、小周天とは、下丹田の精が化して生じた暖気の感覚が人体の任脈・督脈の二つの経脈上を動いて循環することをいう。

人は成年になると、先天の精は物欲によって消耗・損傷されてすでに不足している。このため先天の元気で先天の精を温煦《おんく》して充実させ、さらにそれを再び先天の精気に返さなければならない。

26——百日築基　築基は煉丹の基礎を築く修法のことで、小周天を指す。百日は丹ができるまでの期日。

これが小周天の練精化気の目的にほかならない。このように丹書では考えられている。したがって、『天仙正理』では「小周天は練精時における火候を総称したものである」と述べられている。丹書の説くところによると、この功法を完全にやりとげれば、疾病を防止し治癒することができるという。

❷……任脈・督脈について

任脈・督脈は小周天の運行の道である。だから、小周天を練功しようとするなら、まず任脈・督脈についてかなりの程度理解しておかなければならない。中医学の経絡学説によると、人体には十二本の正経と八本の奇経がある。この奇経八脈とは、督脈、任脈、衝脈、帯脈、陰蹻脈、陽蹻脈、陰維脈、陽維脈である。この奇経八脈は内丹功夫と密接な関係にある。そのため、李時珍はその著『奇経八脈考』で次のように論述している。「八脈については、多くの書物に散見されるが、いずれも概略で詳しくはない。医家がこれに無知ならば病機を探ることはできず、仙者がこれを知らないとすれば炉鼎を安んずることはできない。わたしは明敏ではないが、諸説を参考に収集して、仙者、医家のために手引書として役立てばと思い、これを供する。

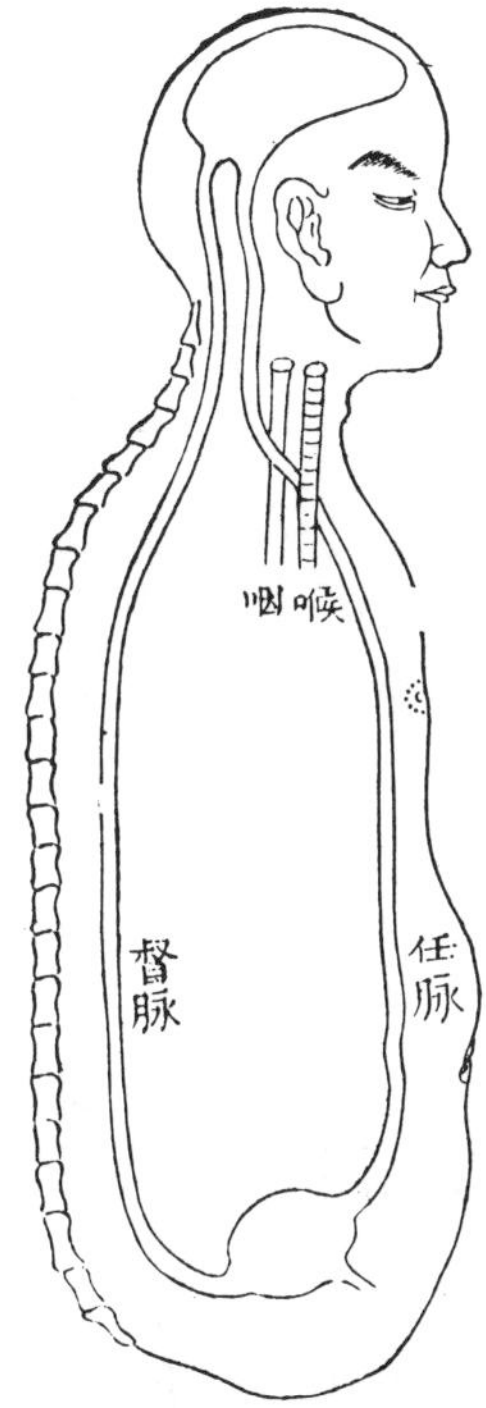

任督二脈図

この奇経八脈の重要性については、李時珍は張紫陽の名をかたって著された『八脈経』の一文を引用して「すべての人に八脈がある。いずれも陰神に属していて、閉じて開かれることはない。ただ神仙だけが陽気を衝って開けることができる。だから、神仙は道を修得できる」と説いている。

しかし、八脈を通じるには、まず任脈・督脈を通じさせなければならない。李時珍は次のようにその理由を説明している。「任・督両脈は人身における子であり午である。すなわち丹術家の陽火陰符昇降の道は坎と離・水と火が交媾する処である。……『参同契』を注釈して兪琰は『人身の血気は往来し循環して昼夜をわかたず停まることはない。医書に、任と督との両脈を能く通せば、百脈みな通ずる』という。『黄庭経』は『心内において昼夜を問わず天経を運行すれば、ことごとく自から長生する』という。天経とはすなわち我が身の黄道である。呼吸して往来する道である。鹿は尾閭に運んで能く督脈を通じ、亀は鼻より息を納れて能く任脈を通じるので、この二つの動物はいずれも長寿である。かさねて説かれているように、どの丹術家も河車を運行するのに巧妙である」と。ここにある黄道・天経・河車はいずれも任脈・督脈という一循環を表わす代名詞である。

河車については、明代の陸潜虚が『玄膚論』で「河車の路、すなわち自らの身体の前後をはしる任督両脈を知らなければならない」と記述している。大・小周天を行うときの内気運搬を、丹書では「河車搬運」という。河車についてはまた三車の説もある。たとえば、清代の李潜虚が著した『三車秘旨』には、「三車とは三つの河車である。第一は運気である。小周天で子・午に従って運火するのをいう。第二は運精である。玉液を河車に従って運水し温養するのをいう。第三は精・気ともに運ぶのをいう。すなわち大周天で先天の金・水を運ぶのをいう」と説明されている。

任脈・督脈を通じると、その他の六脈および十二正経はそれに従ってよく通じるようになる。これは、任・督の両脈とその他の各経脈とは互いに通じあっているからである。「督脈は会陰《えいん》に起こって背部を循って身体後部を行き、陽脈の総督である。故に陽脈の海という。任脈は会陰に起こって腹部を循って身体前面を行き陰脈の任を承る。故に陰脈の海という」と『奇経八脈考』にある。

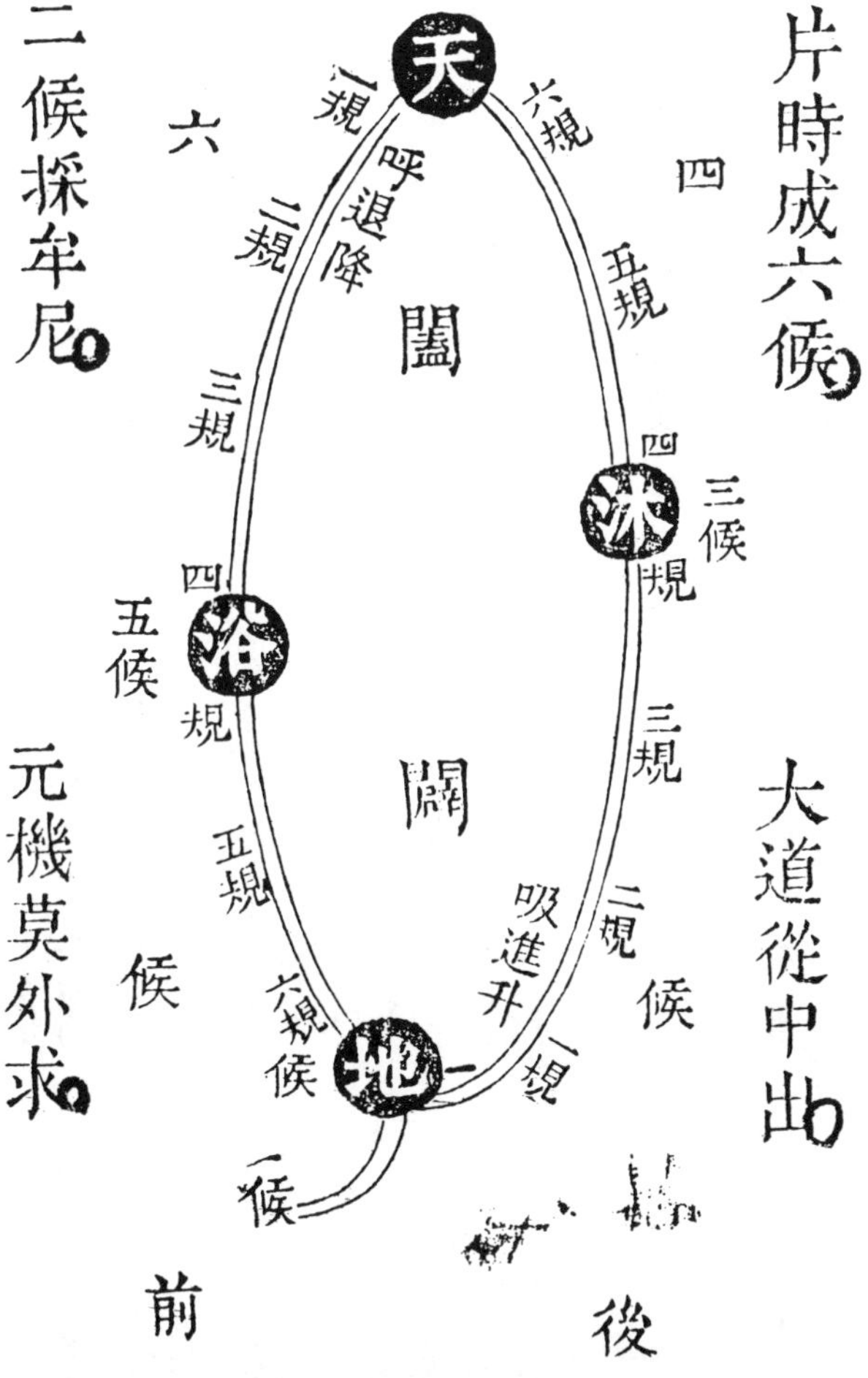

法輪六候図　法輪は周天河車を意味する。清・乾隆帝時代の『慧命経』より。

督脈が「諸脈を総督する」とか「陽脈の海」といわれるゆえんは次の理由による。

①督脈は背部正中を循行して、その脈気が十二正経の手三陽、足三陽の計六本の陽経すべてとたびたび交会する。そのもっとも集中する部位は大椎穴で、このあたりで手足三陽経は左右がすべて交わる。

②帯脈は第二腰椎から出ていて、陽維脈は督脈と風府、瘂門《あもん》で交会する。このようにして督脈は統率作用をはたしている。

任脈が「陰脈の海」といわれるゆえんは次の理由による。

①任脈は胸腹正中を循行して、中極穴、関元穴で足三陰経と交会し、天突穴、廉泉穴で陰維脈と交会し、陰交穴で衝脈と交会する。

②足三陰経は上行して手三陰経と接続する。このようにして、任脈は六本の手、足三陰経すべてと通じることができる。

❸……小周天は子午周天である。

『金丹大成集』に次のような記述がある。「子午とは何か。これに答えて曰く。子午とは天地の中心である。天においては日月、人においては心腎、時においては子午、卦においては坎離、方位においては南北にあたる」。この記述は、八卦図を使って明らかにすることができる。

この場合の卦式は後天八卦である。小周天は、後天から先天へ立ち返り、後天八卦式から先天八卦式（先天八卦は後出）へと練成させようとする功法にほかならない。先天八卦図では、子午の位置上にあるのは乾坤であるが、後天八卦図では坎離両卦が子午にあたる。だから、小周天を子午周天と称するのである。ふつう取坎塡離、坎離交媾とも呼び、また水火既済、心腎相交とも称するこ

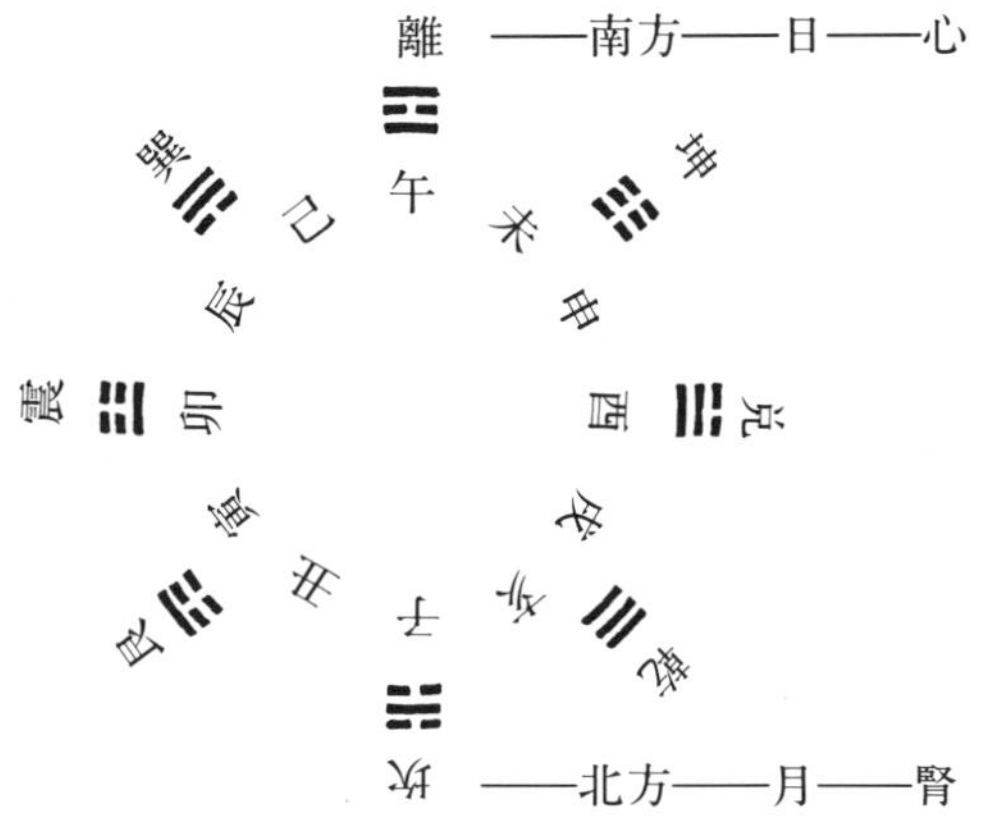

後天八卦図

とは、すでに前述したとおりである。

❹……小周天は活子時に起火する

火を起こすべきときはある一定の景象が生じてからであるということは、すでに前で述べておいた。小周天で景象が生じる時を活子時と総称する。活子時の景象については、後に詳しく述べることにするが、ここで簡単に述べておくと、覓元子《べきげんし》がいうように「外腎（陰茎）が挙がろうとするときこそが身中の活子時である」。

［2］小周天功法

小周天功法は百日築基と総称される。具体的な練功方法については、ふつういずれも物にたとえていわれるが、謎めいていて曖昧である。総じていえば、六つのステップに分けられる。すなわち、煉己《れんき》、調薬、産薬、採薬、封炉、煉薬の六ステップである。それぞれの過程を簡略にまとめると次のようになる。

姿勢を正しくとり、雑念を排除して形（身体）神（心）を安静に保ち、注意を集中する。これが煉己である。そののち、もっぱら念を身中に帰し、神を凝らして気穴（下丹田）に入れる。さらに、緩やかに調息して呼吸を細くして短い息づかいを長くする。そうして後天の呼吸を先天の気穴に接《つなげ》る。これが調薬である。神が身中に返れば、気は自ずから回る。このとき、外に散失していた気は再び気穴へ返さなければならない。さらに、静が極へと至るや、動ずる兆しが生じて、恍惚杳冥とした中で丹田で気が動くのを覚える。これが産薬である。はっきりいっておかなければならないことは、この気の動きは「意識して動かすのではなく、動いてそれを覚える」のであって、けっして主観的に気を動かそうとしてはならないということである。気を主観的に動かせば、それは真機ではない。気動いて神それを知るという機であれば、これこそ練精化気の真機である。いったん気機が発動したなら、それは先天の精となる。またややもすると変化をとげて後天の交媾の精となる。そのときには、練功者は撮、抵、閉、吸の四字訣を運用して火を逼《せま》らせて金を行《めぐ》らせる[27]（火逼金行）。これが採薬である。つづけて武火で烹煉する、これが封炉[28]である。さらにその後、意と気を互いに従わせて意を尾閭に引き下げ、つぎに尾閭から背骨に沿って泥丸まで上行させる。これが陽火を進

27――火逼金行　火は心、神を指す。金は精が化した腎中の精気をいう。逼《せま》るは促すの意。つまり火逼とは心息をもって気をめぐらすこと。

28――封炉　採薬によって炉（下丹田）に帰らせた精気を呼吸の火をもって温養すること。

めるときである。再び泥丸より前面の絳宮を経て気穴に復帰させ、陰符を行らせ退《しりぞ》く。これは後天の呼吸の文火の作用によって薬物を烹煉することである。

いわゆる築基とは、小周天のこの段階をいい、ただ後の二つの段階の功夫のための基礎を固めるにすぎない。また、「百日」は単なる比喩で、百日修練すれば必ずこの段階の功夫が完成するというわけでは決してない。全三段階の功夫のうちで、この功夫が相対的に比較的短期間で済む、といっているにすぎない。実際には、多年の練功を重ねていっても、この功夫の要求するものを満たさずに終わってしまう者もいる。次にこの六ステップの功夫をそれぞれ紹介する。

❶……煉己

煉己は、内丹術に要求されるもののなかで、もっとも基本的で根本的な功夫である。また、大・小周天の全過程の中で一瞬たりとも切り離すことのできない功夫である。

何を煉というか。『天仙正理』に次の一文がある。「いわゆる煉とは、古より次のようにいわれている。その行うべきことを苦行するを煉という。その行うべきでないことをひとつたりとも行わないを煉という。精進して励みその必ず成すべきことを求める、これを煉という。貪欲を絶って欲望をあとに残さずを煉という。古くからしみこんだ習慣を禁じて世俗の習わしにまったく染まらずを煉という」。この一文は、世俗的関係や嗜好を排除して誠心誠意刻苦して功夫を行なわなければならないことを、宗教的観点から要求したものだが、「煉」にはこのような意味が込められている。また、外丹術の治煉、洗煉の意味も取り入れられている。

何を己というか。『周易』の研究の中に「納甲法」があるが、これは、十の天干《てんかん》を八卦に配当したものである。清代の李道平の『周易集解纂疏《しゅうえきしゅうかいさんそ》』によれば、『周易参同契』でまっ先に論及されているのがこの納甲法である。納甲法は次のとおりである。

乾☰　納甲　　坤☷　納乙
艮☶　納丙　　兌☱　納丁
坎☵　納戊　　離☲　納己
震☳　納庚　　巽☴　納辛
乾☰　納壬　　坤☷　納癸

この納甲法から、「己」は離卦に納められているのがわかる。前述したように、離卦は人身では心にあたるから、己は人心を意味している。だから、『金仙証論』は「己は自分の心の中の念である」と説いている。したがって、この煉己という功夫は、いかに注意を集中して雑念を排除するか、にポイントをおく功夫ということになる。

この功夫はまた修心、煉性とも称せられる。たとえば『天仙正理』には「古よりいわれる。未だ還丹を煉ることができないものは、先ず煉性しなければならない。未だ大薬を修めることができないものは、先ず修心しなければならない」と説かれている。

〈練功に関連する三つの問題〉

煉己と意識

大・小周天功夫で第一に必要とされるのは、心を安静に保って注意を集中させることだと考えられている。煉己に意識が存在する余地があるかどうかに関していえば、答えは有るとも無いともいえる。いわゆる意識するとは、練功に必要とされる正念があるということであり、また意識しないとは、その他の雑念がないということを意味している。

練功中に、意識を練功に十分集中できるということ、これが正念であり真意である。真意は、程度についていえば、正念よりもさらに集中した状態を指す。内丹術では、真意を「土」と称し、さらに土は「黄婆」とも呼ばれるが、これは媒介するものという意味である。真意は、丹書の中でその他さまざまな名前で呼ばれている。たとえば、清代の柳華陽は『慧命経』で、「天心を中黄という。天の正中に位置する。天罡、斗杓ともいう。天に在っては天心であり、人に在っては真意である」と記述している。真意をしっかりと保たなければ、練功を行うことは難しい。

練功のなかで生じる雑念を、丹書ではよく「心猿意馬」と形容する。心猿とは、猿が跳びはねて遊び回るように、心が散りぢりに乱れることであり、意馬とは、狂ったように暴れ、疾駆する馬のように気持、意識が定まらないことを意味している。煉己とは、つまり徐々に心猿を適正な状態に戻し、意馬のたづなを引き締めて、雑念を制御することにほかならない。だから、『規中指南』は「意馬をしっかり捕え心猿を鎖でつないでおいて、ゆっくりと汞鉛の功夫[29]を行うのだ。先ず精神の動きを止める、これが筋道をおさえた行法である。気持ちを落ち着かせなければ徒労に帰すであろう」と説いている。

むろん、雑念が生じる事態を短時間に解決することは不可能である。だから、『就正録』にも「静逸な状態を招こうとするときには、意識を内部に収斂し、目を内部にやって視るのである。その中途には必ず心は入り乱れて停まることはない。では、どのようにしてこの事態を一掃したらよいのか。だが、それにかかわずらうことはない。この心というものは、どれをとっても何時いかなるときにも生じるありふれた偽意識なのだ。これを、どうして一時にきれいさっぱり取り除くことなどできようか」と記されている。ここにも記されているように、鍛練の過程においては、焦ってはな

29――汞鉛の功夫　汞は元神を指し、鉛は元陽の真気、先天の精を指す。汞鉛の功夫とは鉛汞を合煉し大丹をつくること。功夫は鍛煉あるいは鍛煉によって得られた力を指す。

らない。

雑念がある状態を、散乱ともいうが、『金華宗旨』に「もし静坐できていなければ、散乱が生じたとしても自らそれを覚知することはないだろう。いったん散乱を覚知すれば、それこそが散乱を滅却する機といえるのだ」とあり、『性命圭旨《せいめいけいし》』にも、「念がおこることに患うな。ただそれを自覚するに遅きを患え。念がおこることは病だが、それを除く薬はそれを持続させないことだ」とある。つまりは、散乱はもともと客観的存在であり、静坐しているときに反映されたとしても、適当な方法をとれば排除できるし、それを排除してしまうことは練功に対してやはり効果をもたらす、と説明している。

練功において正念、真意を保ちつづけることは、すなわち虚静でもある。虚静は『老子』の「虚の極致に達し篤く静を守ること」という一文にみられる言葉である。『性命圭旨』では、このいわゆる虚静を「心中に何ものも無きことを虚といい、情動のなきを静という」と説明している。このような状態に入ることができれば、煉己の功夫はすでにマスターされたといいえる。

煉己の方法

煉己とは、雑念を排除し注意を集中することだということはすでに明らかになった。だが、いかに煉己するかの方法については、丹書では煉己の重要性が強調されるばかりで、詳しい記述はなく簡略に終わってしまっている。しかし、鍵は雑念を排除し、なんとしてもあるものを雑念にとって代らせるということにあるのであって、またそうでなければ煉己は不可能となる。したがって、医家・沈金鰲《ちんきんごう》は「つまり、心を一つにあつめて、一所に専心する。そうすれば、必ず止念する」と『保生秘要』の一文を引用して『雑病源流犀燭《ざつびょうげんりゅうさいしょく》』で述べている。だが、どこに専心するのか？

①下丹田、すなわち気穴に意を注ぐ。いわゆる「凝神して気穴に入れる」である。これは実際には、すでに第二段階の調薬功夫に達したということになるが、煉己と調薬の二つの功夫は結合させて行うことができる。

②呼吸に意を注ぐ、すなわち意識を息に寄せる。『真詮《しんせん》』に、「およそ人の心・感情というものは、すでに久しいあいだ事物に執着してきているので、一旦その在所を離れるや自立できないものだ。暫く立つことができたとしても、またすぐに散乱してしまう。だから、心息相依法でこの心をつなぎとめ、粗から細へと呼吸して、はじめて心を在所から離すことができるのである」とある。この記述は調息法を用いるべきである、といっている。『金華宗旨』では、「坐して目は瞼を垂れてのち、照準を定めて一気に心をそれに向けて放つ。必ず心をそれに向けるように心がけなければならない。すなわち、聴息に心を寄せつづけるのである。耳で息の出入の声《おと》を聞くようであってはならない。聴くとはただその無声を聴くのである。一たび声があれば呼吸は粗く浮わついたものとなり、細い呼吸に入って行くことはできない。じっと軽やかで微細な呼吸であることを心がけつづけるのである。じっと聴きつづけていればますます微細な呼吸となり、微細になればそれにつれてますます静かな状態へと入って行くだろう」と述べて、聴呼吸というべきものを紹介している。『類修要訣』には数呼吸という方法が書かれていて、「息の出るのを数え、また息の入るのを数える。一から十まで、十から百までと、ただ一心に数えれば心を散乱させることはない。心息がともにぴったりと寄り添いあえば雑念は生じない。そうなれば数えるのを止めて、あとは自然に任せればよい」と説明している。

③権法の運用

内丹術では、首尾よく注意を集中したり、十分に煉己功夫を行ったりするための方法として、時には指折り数える、字を念じる、呪文を唱えるなどの方法がとられたり、しばらく外景を用いる、存想するなどの方法がとられたりすることもある。しかし、これらは「権法」と称せられる便宜的なやり方であって、臨時的な措置と考えられている。

煉己不純

内丹術では、首尾よく煉己功夫を行えないことを煉己不純と呼ぶ。一般的な煉己不純とは、雑念が次から次へと生じてきて排除しきれない場合や、かえって感情を無理やり圧えつけようとしたり、心猿を強いて追いやろうとした結果、頭痛や頭部の膨満感などの副作用が現れる事態を指しているにすぎない。しかし、最大の煉己不純は、丹書で「入魔」と呼ばれる大偏差で、これはないがしろにはできない。

❷……調薬

薬とは精・気・神であり、調は、調《ととの》え理《おさ》める意である。したがって、第二ステップの功夫である調薬は、いかにして十分な薬物を治煉（煉薬）に供給するかという功夫である。

精・気・神の三者の関係でいうと、神をもって精・気という薬を調えることが調薬にほかならない。精と気とは一而二《にして》、二而一なるものであり、その内容はそれぞれ同じである。なぜなら精は満ちて気に化し、気は満ちて精を生ずるからである。したがって調薬の内容を具体的にいうと、いかにして精・気を旺盛にするかということである。調薬が練功者自身の精・気にたよるもので、それを外力に求めることはできないのは無論のことである。だから、後天の精気が虚耗しすぎていたり、年老いて精が衰えていたりすると、その虚損の程度に応じて調薬時間を延長しなければならない。

『還丹復命篇』に、「かつて老師に親しく口授された。ただひたすら神を凝らして気穴に入れよ」とある。「神を凝らして気穴に入れる」とは調薬の方法をいっている。

凝神という二字が初見されるのは、『周易参同契』の「凝神して身軀と成る」の一節である。『張三丰全集』にさらに具体的な凝神にまつわる次のようないくつかの記述がみられる。「凝神とは、おのれの清心をあつめて内にとり入れることである」「心がいまだ清まないときにはみだりに眼を閉じてはならない。まず心が清んでくるように努めよ。清涼恬惔となってはじめて気穴に収まり入る。これを凝神というのである」「心を臍下に止める、これを凝神という」。

このように、煉己で雑念を排除したうえに、さらに注意力を集中させてより安静な状態の中に自分をおくことを指して、凝神という。『玄膚論』には「凝神は澄神に先んじない、これが凝神の要諦である。澄神は遺欲に先んじない、これが澄神の要諦である」とあり、『清静経』では「その欲をはらい除けば心は自ら静まり、その心を澄ませば神は自ら清む」と説明されている。『玄膚論』では、また「いわゆる凝とは、他と連動することなく、それだけで孤立して動かないというものではない。神を気穴の中に入れることと互いに結合しあって相即不離の関係にある」とも説かれている。だから、凝神は精神の安寧を基礎として行い、「（神を）気穴に入れる」はその必然的にもたらされる結果としてあるのである。

いわゆる気穴とは、「胎児がはじめて気を受けるときに、父母の精気を稟《う》けて成ったものである。すなわち、各人がそれぞれに具えている太極である。その名称は一つではない。気海・関元・霊谷・下田・天根・命蒂・帰根竅復命関などとも呼ばれる。これらは同じ場所を指していっている」と『玄膚論』で説明されている。この数ある名称はいずれも下丹田を指している。神を凝らして気穴に入れるとは、下丹田に注意力を集中することにほかならない。よくいわれる「意守丹田」とは、このことを指していっている。

「凝」はいかにしたらうまく体得することができるのであろうか。『天仙道程宝則』は「いわゆる『凝』は、まず心を集中すべき所に視線を注ぎ、微《ひそ》かに意をもって真気を収斂すれば、気盛んとなって回帰する」と説明している。これは内視を問題にしている。『陰符経《いんぷきょう》』は「機は目に在り」という。内丹術では、人身はすべて陰であり、ただ両眼のみが陽に属していて、この両眼による内視によってこそ、眼が至れば神は至り、意が至れば気は至る、と考えるのである。むろん、用意は過重であってはならず、有るか無きかごときでなければならない。

❸……産薬

「神を凝らして気穴に入れる」という鍛練によって、精気はしだいに旺盛になって行き、ついには小薬（大周天では大薬）が産出される。この小薬は真種子とも呼ばれる。たとえば『金仙証論』には、「調理によって薬物が産み出されるのを、神は知るだろう。この薬物を小薬といい、また真種子ともいう」と記されている。小薬が生じるときが、ふつういわれる活子時であり、一陽が生じる時にあたる。これは、練功過程に現れる一つの景象である。だが、産薬するときの景象について、丹書は省略して記述しないか、お定まりの形容ですましてしまっているかのどちらかで、明確に論じてあるものはたいへん少ない。これは、この種の景象は描写するのが困難か、はっきりと説明しようとしても、主観的追求に終わってしまいがちだからである。『周易参同契』に「その図を画くことはできない」と記してあるのは、このためである。ここで、宋儒の詩三首を紹介しておく。

復卦詩　邵康節《しょうこうせつ》

冬至子之半、天心無改移。
一陽初動処、万物未生時。
玄酒味方淡、太音声正希。
此言如不信、請更問庖犠。
　冬至子《ね》の半ば、天心は改まり移ることがない。
　一陽初めて動く処、万物未だ生ぜざる時。
　玄酒は味まさに淡く、
　太音は声まさに希《ま》れである。
　此の言をもし信じないのならば、更に庖犠《ほうぎ》(30)に問いたまえ。

恍惚吟　邵康節

恍惚陰陽初変化、氤氳天地乍回旋。
中間些子好光景、安得功夫入語言。
　恍惚として陰陽は初めて変化し、氤氳《いんうん》たる天地はたちまち回旋する。
　半ばにあるわずかな子のときのすばらしい光景よ。
　どうして功夫を言葉でいいあらわせよう。

朱熹《しゅき》

忽然夜半一声雷、万戸千門次第開。
若識無中含有象、許君親見伏羲来。
　夜半にわかに雷の音がして、万戸千門が次第に開く。

30――庖犠　伏羲と同名。

もし無の中に象《かたち》あるを識れば、君の親しく伏義《ふっき》[31]に見《まみ》え来るのを許す。

この三首の詩はいずれも産薬の景象をうたったものである。李時珍が『奇経八脈考』で「これを得ると、身体は軽く健やかになり、衰えた容貌は年若く元気盛んな頃に返る。酒に酔った如く、痴《たわけ》の如く目は昏み、どうしたらよいかわからなくなる。これはその験《しるし》である」と記述しているのも、この景象を指したものである。

丹書の中では、ふつう「先天の気、後天の気はそれを得ると常に酔ったようになる」という『入薬鏡』の中の一文がよく使われる。肖紫虚は『解注崔公入薬鏡』で「酔」の文字を「恍惚、杳冥《とうめい》として、自ら身心ともに和らいで暢び、それは痴の如く酔った如くとなる。皮膚はすき透って美しく輝く」と描写している。その他の記述はこの景象をさらに次のように描写している。

『金丹四百字』序には「泥丸に風は生じ、絳宮に月は明るく照らし、丹田に火は熾《さか》んとなり、谷海に波はおだやかに静まりかえる。夾脊は車輪の如く、四肢は山石の如く、毛竅[32]は湯浴みの直後の如く、骨脈は熟睡しているのかの如く、精神は夫婦の歓合の如く、魂魄は母子の留恋の如くなる。これはいつわりない境地であって、それは譬えようもない」と書かれている。

『性命圭旨』には、「俄に痒みが生ずる。毛竅肢体は綿の如くこまやかになる。恍惚感を覚えて、陽物が勃然と挙がる」とある。

『金仙証論』には、「覓《べき》元子は、『外腎が挙がろうとするときが身中の活子時に外ならない』という」とある。

この景象の全体像については、『瑣《さ》言続』が次のように記述している。「練功が閑寂の境地に入るか入らぬかのうちに、忽然[33]と内機の存在を覚え、そこでそれを手に入れるのである。これは活子の発

31――伏義　中国古代の三皇の一人で伝説上の人物。人首蛇身で、燧人氏にかわって帝王となり、初めて八卦、書契、網、琴梯をつくり、庖厨を教えて嫁娶の制を設けたとされる。

32――毛竅　竅は人体と外界とを結ぶ孔。毛竅はしたがって毛孔。

33――内機　煉丹の工程での体の内の動き。機ははたらきの意。

端である。つづけて、機が勃然と現れるのを覚える。すなわちこれが活子の正象である。機はゆったりと身内に浸透していって男根に達するや、ついに内気が充満する活子の時が到る」。この説明によれば、活子時は三段階に分けることができる。

第一段階　活子の発端――一陽初動する

丹田はときほぐされて和らぎ、十指から全身にいたるまでの緊張が弛み、むだな力が抜けて快い気分に包まれる。自然に身体はまっすぐに伸び、心は何も考えず落ち着く。毛竅に痒みが生じ、四肢は思いのままに動かすことができない。呼吸は停頓し、いまにも泄らさんばかりに杳冥、恍惚とした境地に入る。

第二段階　活子の正象――一陽来復する

恍惚杳冥の境地から抜け出て、精神・意識は力を回復し、想念も再びおきはじめ、呼吸もまた回復される。これが、小薬が産出されはじめるときである。

第三段階　内気充満する活子の時――一陽生ずる

丹田に暖気を覚え、竅中の気(34)は自ら下行して再びめぐり、毛際に行き、禁じがたい痒みが生ずる。光はまぶたを透過し、陽物勃挙する。任・督は自ら開く。小薬、すなわち真種子がすでに産み出されていて、このときにはじめてそれを採取し得るときが訪れたのである。

産薬の景象は、このように細分化できるが、時間の上からいえば、わずかな間の出来事である。さらに、この景象は、鶏が卵を抱くような忍耐心をもって、自ら産まれ出てくるのを待たなければならない。もしも主観の想像をもって無理やりそれを産み出そうとすれば、それは真機ではない。『天仙正理』には「真陽の気は自ら動く。意識して動くのではない、動いてからそれを自覚するの

34――竅中の気　竅は気穴を指す。竅中の気とは丹田の気のこと。

が真実である」と述べられている。

小周天功夫の過程で、あるときには、大薬が産出される正子の景象(35)が出現する場合があるが、これは六根振動といわれる事態である。そのときには、必ず鎮静させ、ひき続きもとどおりの功夫を行わなければならない。丹書によれば、そのときは功夫が一大飛躍をとげるときである。

ここで注意を要するのは、雑念などの原因によって、陽物が勃起した後にときとして精を泄らすこともあることである。これは、産まれたばかりのわずかな先天の精気が、後天の濁精へとまた化成したのである。このような予感がしたときには、一定の方法を採らなければならない。ここで、『玄微心印』の二つの方法を紹介しておく。

「任脈・督脈を守れ。およそ静坐功でも覆仰して交合するときでも、陽が旺して泄らそうとしたならば、督脈の起こる所に清心を固く守れば、その精は自ら回る。そうして、任・督を守って後に、なおしばらく亀(36)を守れば、はじめて不泄を得る」「泥丸宮を守れ。およそ陽が動き、陽が旺して泄らそうとしたなら、目を閉じて泥丸を上視してしばらくすると、気機は自ら回り、また泄らすことはない。この方法は任・督を守るよりも優れている。神が泥丸に到ると、精気もまたそれに随って上向し泥丸に赴く」。

❹……採薬

小薬が産出されたならば、時機をとらえて採薬しなければならない。しかし、採取の奥義は秘伝とされていた。たとえば、『金丹大要』には、「採とは何をいうのか。採とは、不採を採に変えることをいう。不採を採に変えるとは何のことか。鴻蒙《こうもう》（生まれたばかりの先天の元気）をひき擘《さ》き採ることである。これを、採とは不採を採に変えるというのである」と説かれているが、これは理解し

35――正子の景象　大周天の項を参照のこと。

36――亀　下丹田にあたる両腎の間には神亀が存在するとされるが、ここでの亀はこれを指すものなのか、あるいは実際の亀頭や陰茎を指すのか不明。

難い記述であって、実際もったいぶった難解めかしたもののいい方である。

『至道心伝』にも説明されていて、こちらはもう少し明解に記述されている。「後天の活子時にはすぐに着手しなければならない。これを、鉛が癸《みずのと》[37]の刻に及んで生じたなら急いで採取すべし、という。そうするには、龍頭（元神）虎尾（元気）を手にしっかりとつかみ、谷道[38]をきゅっとすぼめ、小腹を挟みこむように締め上げ、背骨をまっすぐにし、両目で泥丸をにらむのである。そうすれば、陽火は自ずから息づいて泥丸に上昇する」。

ここにみられる採取の奥義は、丹書の中で示唆される「火逼金行（火を逼《せま》らせて金を行《めぐ》らす）」にほかならない。火は心、神を指す。すなわち用意である。金は腎の中の精気を指す。これからすると、採薬には意識の働きを強化しなければならないということになる。意識を強化するには、上述した『至道心伝』の方法を採用してもよいが、そのほかに『性命圭旨』が提唱している「聚火の法」と呼ばれる方法がある。その方法は、「吸、舐、撮、閉の四字訣を用いる。吸は鼻腔による吸気で、これによって先天[39]に接《まじ》わる。舐は舌をまっすぐ立てて上顎につけるのである。こうして甘露[40]を迎える。撮は谷道を引き上げて中心を持ち上げる。そうすれば日月（元神・元気）は光り輝く頂上（頭頂）に上がる。閉は口を塞ぎまぶたを垂れて目をおおい、身体内部の音に耳を澄ます。しばらくして、神水[41]は黄庭（中丹田）に落ちる」というものである。

この四字訣は、『類修要訣』の中の小周天を講述した中では、「四字訣は、撮、抵、閉、吸である。谷道を撮《つま》みあげるようにして持ち上げ、舌を上顎に抵て、目を閉じて上視し、鼻で気を吸って呼気しない」とさらに簡明に要領よく述べられている。

これと同時に、後天の呼吸を運用しなければならない。また、採薬には必ず武火を用いなければ

37――癸　ここでは具体的時刻を指しているのではなく、生薬の景象があらわれた時の意で天癸と同義。
38――谷道　谷道は肛門ないし腸管を指す。
39――先天　先天の気。元始の祖気を指す。
40――甘露　甘露は普通、天酒のことで天から降るとされるが、この場合は唾液と思われる。
41――神水　内丹術で腎に達した肺液が抽鉛で泥丸に運ばれ、髄液とともに上顎からおちる。これを神水という。

ならない。すなわち、『性命圭旨』の中に、「橐籥《たくやく》を鼓して巽風を吹き、猛火でこれを鍛練する。火が熾んとなれば水は沸騰する。水が沸騰すれば河車を思いのままに扱うことができる」とあるが、こうしてこそはじめて採集して炉内（下丹田）に入れることができるのである。

採薬にあたって、さらに注意を要するのは、薬物の熟成の程度である。「嫩《わか》いものを採取すると、気が微かで霊力がなく、丹に結実しない。老熟なものを採取すると、気が散じていて霊力がなく、丹に結実しない」と丹書では考えられている。したがって、採取すべきときを見逃してはならない。採取すべきときは、「古人が喩えている。浴《ゆあみ》の直後のように暖気に包まれ気分が和らぎ身体が楽しんでいる」ときである。

❺……封炉

封炉は封固とも呼ばれる。「薬がすでに炉に帰したならば、必ず封固しなければならず、外に馳《は》せらせてはならない」と『玄妙鏡』には記述されている。封固の法については、引き続き前述の四字訣に基づき、さらに火逼金行をも続けて行って、精気が自然に督脈を上行するにまかせる。

❻……煉薬

封固し終わったら、そのまま火逼金行の方法をもって武火を運用しつづけていき、一本の暖流が自然に背部督脈を昇っていって三関を通り抜け、さらに頭頂——崑崙より下りるようにもっていく。前面を流注する任脈に接続したならば、文火を用いて下丹田へと帰す。これが煉薬である。

〈三関〉

いわゆる三関については、内丹術の三段階の功夫や三花聚頂[42]、あるいは頭、足、手を指して三関といっている場合がときたま見受けられるが、それ以外はすべて気が通過しにくい督脈上の三ヶ所

42——三花聚頂　三花とは精の玉花、気の金花、神の九花を総称したもので、練神還虚の段階でこの三つの花が上丹田に聚会することを三花聚頂という。

の部位を指して三関としている。

『金丹大成集』には、「背後の三関とは、脳後の玉枕関、夾脊の轆轤《ろくろ》関、水火の際の尾閭関をいう」とある。『寥陽殿問答篇』では、「人の尾閭は仙骨第三節にある。長強、三岔路、河車路、禁門などの名称がある。その下方には元関、前方には気海がある。ここは陰陽の変化するところであり、任・督の交会するところであって、丹書で尾閭関と呼ばれるのがこれである。人の背骨は二十四節あって、上は二十四気に対応している。二十四節の上端と下端の真ん中に関があり、別に双関ともいい、この関を通り抜けると直ちに頂門に達する。これが夾脊関である。人の後頭骨に、別に風池と呼ばれるところがある。その竅はもっとも小さくて開けるのが難しい。この竅を開けたいと思うなら、舌を上顎につけ、目を閉じて頂門をにらみ、神炉で火のゆらめきにすべてを託する。そしてひきつづき、一気にこの竅につき進めばこの関は開くだろう。この関を玉枕といい、また鉄壁とも呼ぶ」と三関の部位を具体的に記述している。

上記の記述を参照すると、次のようにまとめることができる。尾閭関は脊柱椎骨の最下段に位置していて、上で仙骨に接し下端は遊離し、肛門の後上方にあたる。別に骶《てい》端、橛《けつ》骨、窮《きゅう》骨とも称せられ、俗に尾椿《びちん》と呼ばれる。長強穴の位置に該当する。夾脊関は背部に在って、うつぶせになって両肘の先端を結んだ線の正中にちょうど位置する。玉枕関は後頭部の、あおむけになって寝たときにちょうど枕が当たる位置で、玉枕穴の下にあたり、両側にある風池穴の中間に位置する。

三関を通り抜けるときに、たいへんスムーズに通過する場合もあるし、また障碍に遭遇するときもある。次に、ことさら説明を加えず、丹書にみられる三関を通過するときの様子を描いた一文を引用して参考に供したい。

「……走り抜ける路がないために、下田に三宝[43]が充満するや、その勢いをかって尾閭関に向かって突き進み関は開けられる。太元関から逆流して、二条の暖気が穏々と腎堂に上がっていき、脊背を通過する。……だが、夾脊に達すると、道を修めることまだ日が浅く、その成果が豊富でない者は、一気に難渋することなく通り抜けて上昇することができようはずもない。速く通り抜けようと焦ってはならない。ただ日々行を積み、意識のうちにあって心の目で暖気を送りすすめ、微に提撮谷道法を用いるのだ。轆轤が回るように、自然に志が気に至って、時機が到来するや、またたく間に夾脊は自ずと開き、双関は自ずと辟《ひら》いて玉枕へと直上する。玉枕関は鉄壁といわれる。頭部の凹みに位置していて、高骨[44]がある。ここを通るのは、とくに難しい。必ず閉目して上視し、うつむいて意を用いる。この関をつき抜けると上向して泥丸に到達し、神と交合する。このときに雷鳴が轟いて電撃に打たれたかのような、あるいは火に焚かれて波が沸きたつような、いろいろな形相と音が入り混って、真か偽か区別がつかない景象がたち現れる。このときには、しっかりと身心を保持しておかなければならず、吃驚したり喜びに浸ったりしてはならない。ゆったりと自らの心を安定させていかなければならない。清冽な音色がさわやかに両耳に響き入る。泥丸、崑崙の間に一つの火の珠に似たものが生じてとどまることなく旋回して、やがて眉間に静かに現れる。それが、鼻内を下降して玄膺《げんよう》[45]へ、さらに自ずと気管へと下降していき、華蓋、絳宮を経て、丹田へと届くのを覚える。このとき、身心ともに言葉で喩え難い快楽に包まれる。いわゆる乾坤交媾し終えて一滴が黄庭に落つ、がこれであろうか」。『寥陽殿問答篇』

〈上・下鵲橋《じゃっきょう》〉

丹書では、人間は出生すると任脈・督脈の両脈はすでに中断されていると考えられるが、胎内に

43――三宝　精・気・神。
44――高骨　外後頭隆起。
45――玄膺　喉の中央。

居るときに、この両脈がもともと連接していた位置を鵲橋と称する。鵲橋は二か所あって、『入薬鏡』では「上鵲橋、下鵲橋」といっている。上鵲橋は印堂、鼻竅に位置していて、一つは実で一つは虚である。下鵲橋は尾閭、肛門に位置していて、これもまた一つは虚で一つは実である。上・下鵲橋を気が通過しようとするときには、漏出しないように注意しなければならない。上鵲橋で漏出するのは、ほとんどが大周天でのことである。小周天でおこりえるのは下鵲橋でのことで、放屁という現象で現れる。練功においては放屁してはならないと説いている丹書があるが、それはこの場合の放屁を意味している。実際においても、精気が谷道（肛門）を通過するときだけは、谷道をぎゅっと引き締めたり持ち上げるようにして、放屁してはならない。

〈三丹田〉

上丹田泥丸は、別に乾頂、天谷、内院と呼ぶ。中丹田絳宮は又の名を黄堂、土府、玄竅と呼ぶ。下丹田気海は、又の名を神炉、天根、坤炉、土釜《どふ》などと呼ぶ。これらのことはいずれも前述したとおりである。

後面の三関、前面の三田を通過する間に、上・下鵲橋、崑崙（頭頂）、十二重楼（気管）、華蓋（肺）、海底（会陰）、谷道を経過してひと周りの循環を成すが、これがすなわち小周天にほかならない。小周天循環図でそれを示しておく。

〈玉液還丹〉

煉薬の過程で、口中に唾液が増えて、それを咽み下すと清らかな香と旨さを覚えることがよくある。これが、玉液還丹で、丹術家はこれを極めて重視する。玉液[46]還丹について『黄庭経』は「口中の玉液を二十六回咽み下せば、八脈の血液は開通し始め、顔色は金玉《きんぎょく》の光沢を帯び、歯は堅固に髪

46――玉液　唾液。

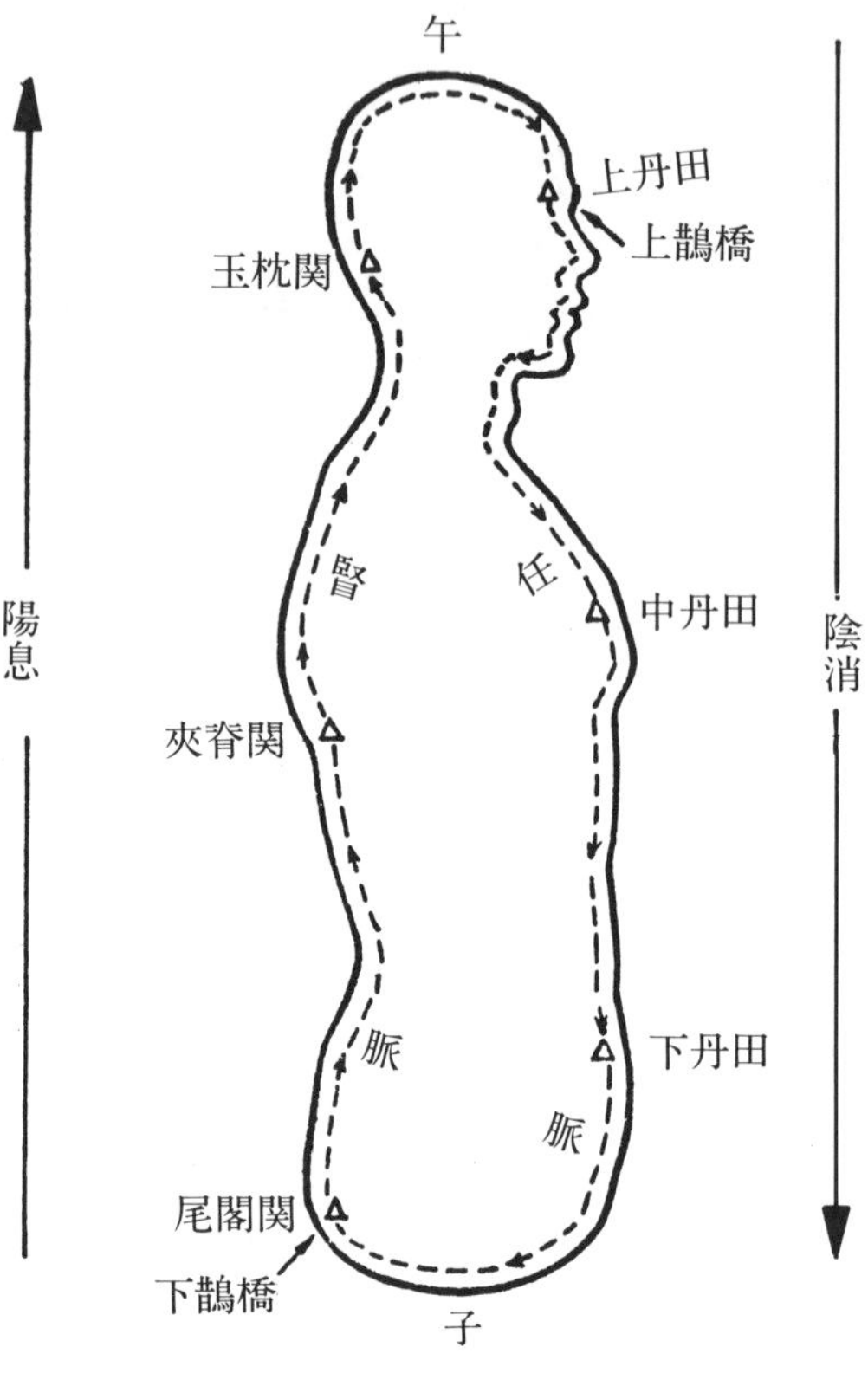

小周天循環図

は黒々として白くなることはない」と述べている。咽下の方法については『性命圭旨』の中で述べられていて、「……津液[47]が井水の湧き出るように口中に満ちてきたら、数回これを静かに漱ぎ、ついでゆっくりと重楼[48]、膻中尻尾、中脘神闕へとつぎつぎに意で誘導して下げていって、気海に到達したら止める」とある。玉液は、精気が玉池すなわち口と口中の玄膺を通過する際に産み出されるも

47――津液　この場合、唾液。
48――重楼　咽喉または気管。

のである。丹書によると、玄膺は舌下にあって、その舌下には左側に金津、右側に玉液と称せられる二つの竅が存在すると考えられている。玉液の名称はこれに由来する。いわゆる還丹とは、後面の三関、前面の三田を経て下丹田の中へ再び還った精気をいっていて、すでに質的変化をとげて元の丹とは異なっているので、これを還丹と称する、と丹書の中では考えられている。

[3] 小周天功法の体得

小周天をしっかり体得するには、以下の諸問題を明確に理解しておく必要がある。

❶……呼吸

丹書では、神を火に、呼吸の気を風に喩える。崔公の『入薬鏡』にある「巽風を起こし、坤火を運《めぐ》らす」がその例である。火で薬を煉るときに、後天の呼吸の気の風を起こすはたらきを助けとしていることから、呼吸はまた橐籥《たくやく》とも呼ばれる。たとえば、『金仙正論』に「橐籥は往来の呼吸をいう。古人は巽風に喩える。昇降はこの風によって運ばれる。もしこの風を得ることができなければ、車軸の寸法が合っていない車のように、肝心なものを欠くことになって滞りなく功をすすめることはできない。小周天の始めから終わりまですべてにわたって橐籥の風に頼るのであって、橐籥の風は金丹の枢機である」と記述されている。

活子時には、火逼金行を行う必要があるために、必ず武火を用いて吸気を強化しなければならない。すなわち、これが「陽火を進める」ことであることは、すでに前述したとおりである。だが、精気が泥丸を通りすぎてからは、文火に切り換えて軽微な呼吸を用いる。すなわち、陰符を退く、である。小周天功夫の三関、三田のすべてが疏通した後の呼吸のコントロールの仕方については、

「吸機の闔《と》じるに当たって、我は則ち方向を転じて乾へと到る。昇るをもって進とする。呼機の闢《ひら》くに当たって、我は則ち方向を転じて坤へと到る。降りるをもって退とする」と『天仙正理』にあるとおりである。また、「呼は天根に接《つら》なり、吸は地根に接なる」ともよくいわれる。ここでいう乾とは天根であり頭部である。坤とは地根であり下腹部をいう。したがって、呼吸のようすは次のようになる。吸気してちょっと止めると内気は督脈を上昇する。次に呼気すると内気は任脈を下降する。これを図式化して示してみる（下図）。

　このようにして、功夫に熟達してくると、吸気が終わるごとに気は百会穴に到着し、呼気が終わるごとに気は気海穴に帰還して小周天功夫は完成する。すなわち、一回の呼吸が一循環を成す。一度の練功のたびごとに、ふつう三百息前後の呼吸を行う。だが、これはあくまでも概数であって、回数に厳密にこだわる必要はない。

❷……用意

　用意は過剰であっても過少であってもならない。また、おろそかであってはならないし、意識し過ぎてもならない。おろそかにすれば不足し、意識し過ぎれば過剰となる。不足すれば、功夫の進歩は困難となる。過剰であれば、「追い求める」という事態を招来することになる。いずれの場合も自然に行うという範《のり》に反することなので、

（呼吸）	吸・止	呼	吸・止	呼
（内気の昇降）	地に接して 上昇する 地根より 乾に至る	天に接して 下降する 天根より 坤に至る	地に接して 上昇する 地根より 乾に至る	天に接して 下降する 天根より 坤に至る
	小周天一循環		小周天一循環	

小周天における呼吸図

あらかじめ注意が必要である。要するに、「中庸」という文字を掌握しなければならないのである。各段階の功夫のそれぞれの用意に即していえば、『玄妙鏡』の次の一文は参考になる。「築基は杳冥《とうめい》であってこそ精妙といえる。一陽初動するときはそれを意識に覚えてこそ精妙といえる。外薬を調えるのは猛火で烹て、できるかぎり煉ってこそ精妙といえる。産薬は凝神し招摂してこそ精妙といえる。封固は息・念ともに杳冥であってこそ精妙といえる。採取は、硬さ、柔らかさが適当であってこそ精妙といえる。運行は神と気とが肩を並べて行ってこそ精妙といえる。帰根大定は中和であってこそ精妙といえる。採薬はしっかり目視してこそ精妙といえる……」。

❸……姿勢

古代ではじかに地面に座って生活していたので、練功では多くの場合、盤坐式《ばんざ》をとる。仏教では盤坐を結跏趺坐と呼ぶ。女性には跨鶴式をとる姿勢がある。また丹術家の間には、南宋の陳翠虚にはじまって端坐式で練功を行ったとの言い伝えがある。このため端坐式《たんざ》も採用される。

姿勢をとるときに必要なことがらは、『真詮《しんせん》』の中の次の記述にみることができる。「……それから身体を正して端坐する。腰、脊柱、頭、項、骨節を柱のごとくまっすぐにし、耳と肩とが、鼻と臍とが同一垂直線上にくるように合わせる。舌を立てて上顎に着け、唇歯をぴったり合わせる。目は全閉することなく微に開けなければならない。身体は、仏陀のように平直に保たなければならない。左右に傾けたり、前後に曲げたり反ったりさせてはならない。椅子に寄りかかるなどして怠け心をおこしてはならない。坐すにあたっては身心を安静にして自然に任せなければならない。肩をそびやかし過ぎてはならず、そうでなければ正身を保ちつづけるのは難しい。急いではならない。急ぎすぎると中断し易い。要諦は中庸のなかにこそあるのだ」。

坐式では、身体を正しくまっすぐにすることがたいへん重要である。『瑣言続』の中で「なぜ身体を正しくまっすぐにする必要があるのか。任督両脈を知れば、わかるだろう。身体が端直でなければ気機は塞がる。身体が端直となれば、気機は阻まれず、百絡[49]は通利する」と説かれているように、端直な姿勢は任脈・督脈上を回る気機の運行を促す。

このほか『金丹四百字』序で指摘されているように、「眼光を含み、音に耳を凝らし、鼻息を調え、舌気を封じる」という四象がすべてそろっている調和された状態（和合四象）を生み出すように注意しなければならない。

❹……走火

走火とは火候の掌握が当を得ていないことをいう。煉己不純となり、そのために焦燥の感に駆られてむやみにつき進んで、結局事を台無しにしてしまうことがよくある。

火候とは練功における消と息にほかならない。消と息を簡潔にいえば、すなわち陰と陽、つまり陽息と陰消である。陽息の時には進火を、陰消の時には退符を行う必要がある。それらの間にあっては二回の沐浴をとる。つまりしばしの停頓をおかねばならない。仮りに一陽が生じてから後に、進火が速すぎたり過重であったりしたなら、それは厳寒の冬に金や石も溶け流れる酷暑の天気が突然訪れたかのようなものである。また、退火であるべきときに速すぎたり冷やしすぎたりすれば、それは酷暑の夏に雪が舞い霜が降りる厳寒の天気が、突然訪れたかのようなものである。『周易参同契』でいわれている「隆冬の大暑、盛夏の霜雪」はこのことにほかならない。これらが走火であり、偏差に属するとされる。

❺……陽光三現

49——百絡　絡脈は経脈から派生し網状に分布する気血の脈道。百絡は大小さまざまな絡脈のことで、小さな絡脈まで気血の流れが十分に行われるの意。

小周天の過程で、陽光三現の時には、小周天火候を停止しなければならない。陽光が発現する処とその時の景象は、『仙仏合宗』の中で、「陽光が発現する時、それはどこから現れるのか。両眉間の明堂と呼ばれる部位が陽光の発現する処である。陽光が発現すると、雷光のひらめきの如く瞬間恍然として心は空白となり無我の境地に入る」と書かれてある。

この陽光三現とは、練功の過程で閃光が三度きらめき現れることである。そのときの様子とそれにいかに対処すべきかについては、ひきつづき『仙仏合宗』の中で、次のように記されている。「丁度練精の時に陽光が射す一度目の景象が出現する。このとき、まだ火候は全うされていず、淫根もまだ縮んでいない。ひとたび陽が生じたなら、すぐ採取し煉って、周天を何回にもわたって運びつづけなければならない。幾度も周天を周らせ、安静にもっていくことを繰り返す。必ず巧みに三百回という限られた数に一回も欠けることなく完全に周天を周らせつづけなければならない。限られた数をやり遂げたら、ひたすら入定の境地に居なければならない。こうして真陽を培養すると、二度目の陽光の出現をみることができる」。身心が静まり安定した裡に、また突然に陽光の出現するのをみる。「三百回という規定の回数、巧みに周天を周らせ終えると、亀（淫根）は縮んで挙がらないという外景が次第に現れてくる。……たとえ動機がきざし、またその火を去ったとしても、更に入定の境地に居るようにしなければならない。こうして真陽を培養すると、陽光の三度目の出現を静観することができる」。三度目の陽光が出現するとき、「真陽はひとかたまりに聚まり、大薬は純乾となる。……火を止める時は、ただ陽光三現の時だけである」。これが陽光三現の時であり、また小周天火候の終束の契機である。

❻……黄芽白雪

丹書で「黄芽白雪」[50]とよくいわれる。たとえば、『悟真篇』には、「黄芽白雪は捜し求めるのが難しい。それに達するには徳に依って行を深めなければかなわない」とあり、『金丹四百字』には、「虚無が白雪を生じ、寂静が黄芽を発する」と記されている。黄芽白雪とは練功中に眼中に出現するのを感じとることができる光芒をいうのである。白雪は白光であり、黄芽は黄光である。彭好古は『悟真篇注』の中で、「黄芽白雪は二物ではない。煉して間もないと、土気が黄芽と成る。長い間煉を積んでいくと、金気を感じて白雪と成る」と述べている。だが、二物でないというのは正しいが、「煉して間もなく」と「長い間煉を積む」との順序は誤っている。『周易参同契』が「先に白、後に黄」と指摘しているように、このことは議論の余地なくすでに明らかである。黄芽白雪に出会って順を追ってみれば自ずと了解される。

❼……女丹法

女性の練功方法が女丹法である。丹書では「女丹経」と称されている。女性の練功方法が男性のそれと異なる点は、まず第一段階として、「斬赤龍」すなわち月経を断つ功夫を鍛練しなければならないところにある。ここでは参考に元代の陳致虚の著した『悟真篇注』の中から抜粋して引用しておく。「女性が仙を修めようとするならば、乳房を気が生ずる処と考えるべきである。その法はいたって手軽である。したがって、男性の修仙を煉気といい、女性の修仙を煉形という。女性が修煉するにあたっては、まず乳房に気を積んでから、炉を安んじて鼎を立てて太陰煉形の法を行うのである」。つまり、女性の練功は、まず両乳間の膻中に意守し、月経を断ってから小周天功夫を行うのである。女性の練功姿勢は、ほとんどの場合、跨鶴坐《こかくざ》を採用する。

50――黄芽白雪　黄芽は鉛汞が合煉してできた丹の最初のもの。これを育て完成した胎へと変えていく。白雪は黄芽ができた時にあらわれる光を喩えたものであろう。『太乙金華宗旨・逍遙訣』に「六月、俄かに白雪の飛ぶを看る」とある。

第五節

大周天の鍛練

小周天の鍛練は、築基煉己を基礎として行う。神を凝らして気穴に入れ、一陽初動する活子時が訪れて後、小薬を採取して任脈・督脈に通し、坎離が互いに交わって、杳冥恍惚とした状態の中で静の極致にいる感覚が生じてくる。

一方、大周天は小周天の火候をしっかり身につけたうえで行うものである。大周天の火候を行うことによって、神と気とを密接に結合させて、離れないようにする。これが練気化神である。丹書のいうところによれば、この功夫を完全にやり遂げると、「長寿還童」が可能である。本節では、大周天と小周天のいくつかの相違点を述べることにする。

❶……正子時と大薬（六根震動）

小周天では活子時が重視されるのに対して、大周天では正子時を重視する。心と息とが無意識のうちにぴったりと一致し、気息は息がないと思われるほどにまで微かに綿々とし、脈拍は無脈とみえるまでに正常になって、全身の力が抜けて柔軟になると、真気はますます盛んに、ますます累積されて、気が丹田に満ちる。だが、このような安らかさと静かさを保つ間にも、静は極点にまで達するや、再び動き始めて六種の景象が顕現する。ふつうこれを六根震動[51]と称する。『仙仏合宗』には、その様子が「大薬が生ずるときの様子を知っておかなければならない。先ず六根が自ずと震動する。丹田は火が熾んとなる。両腎は熱湯がわきたつ。眼は金光を射る。耳後は風が生ずる。脳後は鷲が鳴く。身体は勇み立ち鼻はひきつったようになる。どれも薬を得たときに現れる景象である」と

51——六根　六識を生じる眼・耳・鼻・舌・身・意。

描写されている。これが正子時と呼ばれる時であり、このとき産み出される薬を大薬という。

❷……上・下鵲橋での防漏（六根不漏）

大周天をはじめて、六根震動の景象が出現したなら、上・下鵲橋での漏出を防止しなければならない。上鵲橋での漏出は、鼻孔から白い粘液状の二本の鼻涕が垂れ下がる。丹書では、これを「柱双垂」という。これは精気の走り漏れたものである。上鵲橋の漏出を防止する主要な手立ては、平生から怒りを戒めることである。とくに練功前には、感情を愉快に保っておく必要がある。練功中に、気が印堂に達したら、舌をぴったり上顎にくっつけて気を下に引くようにしなければならない。下鵲橋での漏出、すなわち放屁を防止するには、主に意を用いて肛門でぐっとこらえて気を引き戻して漏れないようにする。『仙仏合宗』には、上下鵲橋をはじめとする六根不漏の方法を述べた次のような一文がある。「大薬が生まれ出ようとするときには、先ず六根震動の景象が出現する。六根が震動したなら、六根で漏出を防いで大薬の生機をかなえるようにしなければならない。……したがって、下にあっては、木製の座席をあてがって肛門をふさいで身根での漏出を防ぐ。上にあっては、木鋏で鼻孔をしっかりと封じて鼻根での漏出を防ぐ。両眼の眼光を含んで外視させないようにして、眼根での漏出を防ぐ。両耳を凝らし、外部の音を聞かないようにして耳根での漏出を防ぐ。唇歯をぴったりと合わせ、舌を上顎につけて舌根での漏出を防止する。不必要な考えが生じないようにし、俗に染まらないようにして意根での漏出を防ぐ。……木製の座席は饅頭のように綿を重ねて軟らかくして肛門にあてがってふさぐようにして坐る」。外力の助けは借りるが、その効力はさほどではなく、やはり主要には意を用いて気を引かなければならない。

❸……金液還丹

口中に唾液が増加するのは腎中の精気が上昇したためだ、と大周天においては考えられる。金は水の母であって、腎の中に金は存在するから、金液還丹と呼ぶのであり、ゆっくりと咽み下して丹田へ帰さなければならないのである。それには、目を閉じて臓腑を内視[52]するようにして、下へ下へと送っていかねばならない。だが、また大薬を金液還丹と称する場合もある。たとえば、『仙仏合宗』の中の「……金液還丹とも、金丹大薬ともいう」と記述されているのがそうである。

❹……卯酉周天

小周天では後天八卦図を用いたが、大周天は、図で示してある先天八卦図を用いる。先天八卦図では、南北の方位に乾坤両卦が配されているところから、大周天は乾坤交媾と称される。だが、実際には、丹家功夫は坎離両卦に着目するのがふつうなので、坎離両卦が卯酉の位置にあるところから、大周天はまた卯酉周天とも称される。

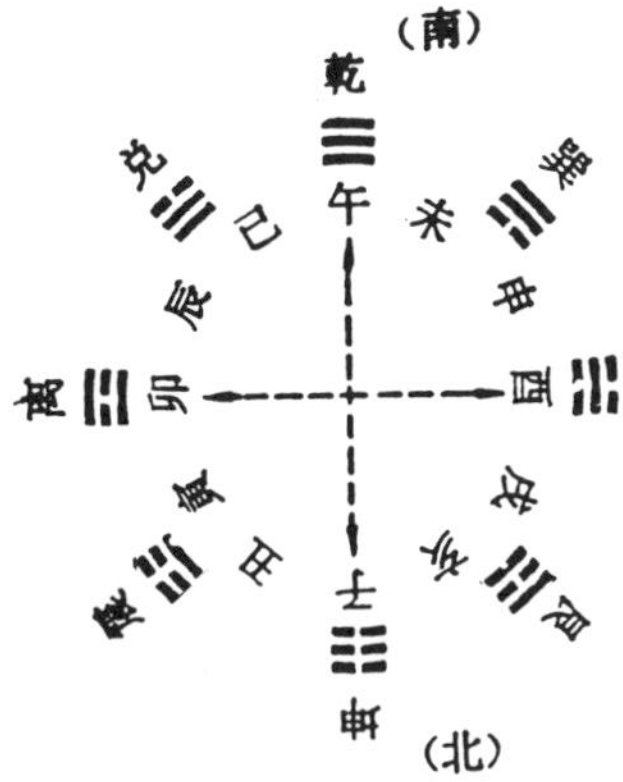

大周天先天八卦図

❺……八脈を通じる

李時珍は『奇経八脈考』の中で、八脈が丹家功夫のなかで果たす重要な作用を強調して、「陽維脈は一身の表を主り、陰維脈は一身の裏を主る。したがって、これを乾坤という。陽蹻脈は一身の左右の陽を主り、陰蹻脈は一身の左右の陰を主る。したがって、これを東西という。督脈は身後面の陽を主り、任脈、衝脈は身前面の陰を主る。したがって、これを南北という。帯脈は諸脈を横に束ねる。したがって、これを六合とい

52——内視　両目を閉じて身体の特定部位を窺うこと。

う。医家が八脈を知れば、十二経脈、十五絡脈の大要を得る所以である。また、仙者が八脈を知れば、龍虎[53]の昇降、玄牝の幽微の秘訣を得る所以である」と論じている。前述したように、後天の八脈はすべて閉じていて、督脈、任脈を通じさせた後に、続けて八脈すべてを通じさせなければならない、と丹術家は考える。これは、大周天を行うなかで実現される。しかし、大周天を行う中で、精気（暖気の流れ）が通達する経路が人によってそれぞれ異なるために、八脈に沿って走行する場合や、その他の一、二本の経脈に沿って走行するだけの場合もある。また、ときには十二正経の中のある幾本かの経脈に沿って走行することさえあり得る。だが、いずれの場合も、すべて大周天とみなされる。

❻……意守する部位

丹書の述べるところによると、大周天は第二段階の練気化神にあたり、意守すべき部位は中丹田の絳宮であるとされる。しかし、実際においては、意守するのは依然として下丹田である。

❼……九返七還

周天でいわれる「九返七還」説は、『周易参同契』を出典としている。この解釈の仕方をめぐっては、丹書の中でも諸説紛々としている。五行生成数から説明する説は次のとおりである。

天一は水を生じ、地二は火を生じ、天三は木を生じ、地四は金を生じ、天五は土を生ずる。これが生数である。地六は水を成し、天七は火を成し、地八は木を成し、天九は金を成し、地十は土を成す。これが成数である。だから、『金丹四百字』序の中で、「火はすなわち七数、金はすなわち九数である」といわれているように、九は金を、七は火を意味しているとされるのである。また、丹書の中でいわれる火は離卦☲の火すなわち汞を指し、金は坎卦☵の卦中の金すなわち鉛を指している。

53――龍虎　龍は心液中に生じる元神を、虎は腎気中の精を喩えている。

だから、『悟真篇』では「七返は朱砂が本に返り、九還は金液が真に還る」と記され、陳致虚の『悟真篇注』には「朱砂は汞、金液は鉛である」と説明されている。返還の意味については、『三車秘旨』の中で説かれている「汞は鉛を迎《むか》える」を七返還丹と考え、「鉛は汞に投ずる」を九還金液大丹とする説が妥当である。つまり、これは周天の前面で降りるときは汞が下がって鉛を迎えることを意味

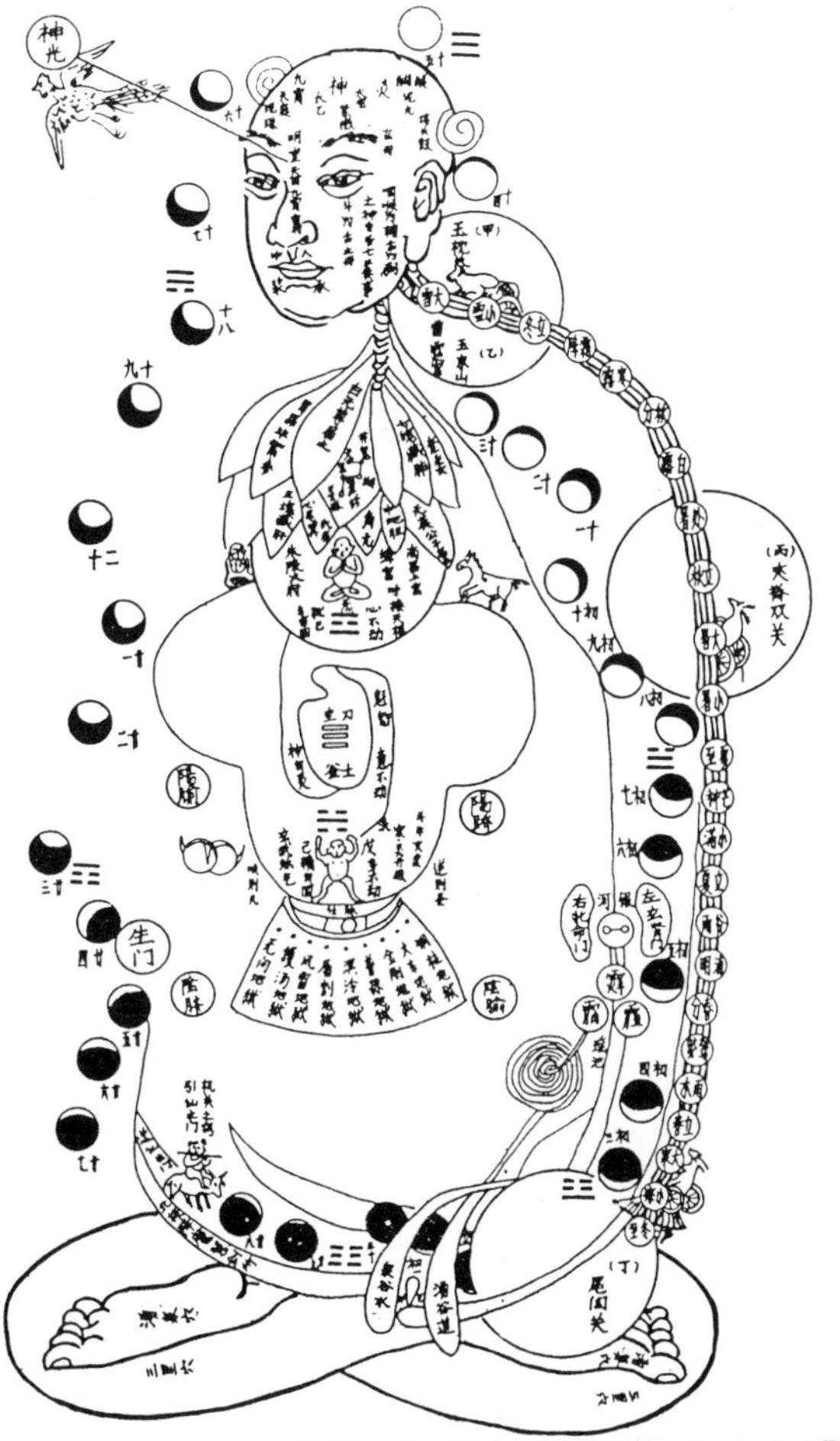

丹成九転図　この図と次頁の「内経図」とは周天功の過程を表している。この両者とも用いてかまわないし、またどちらか一方を選んで用いてもよい。我々は従来「丹成九転図」を用いている。文字が簡潔で要を得ていて周天過程を適確に表現しているからである。

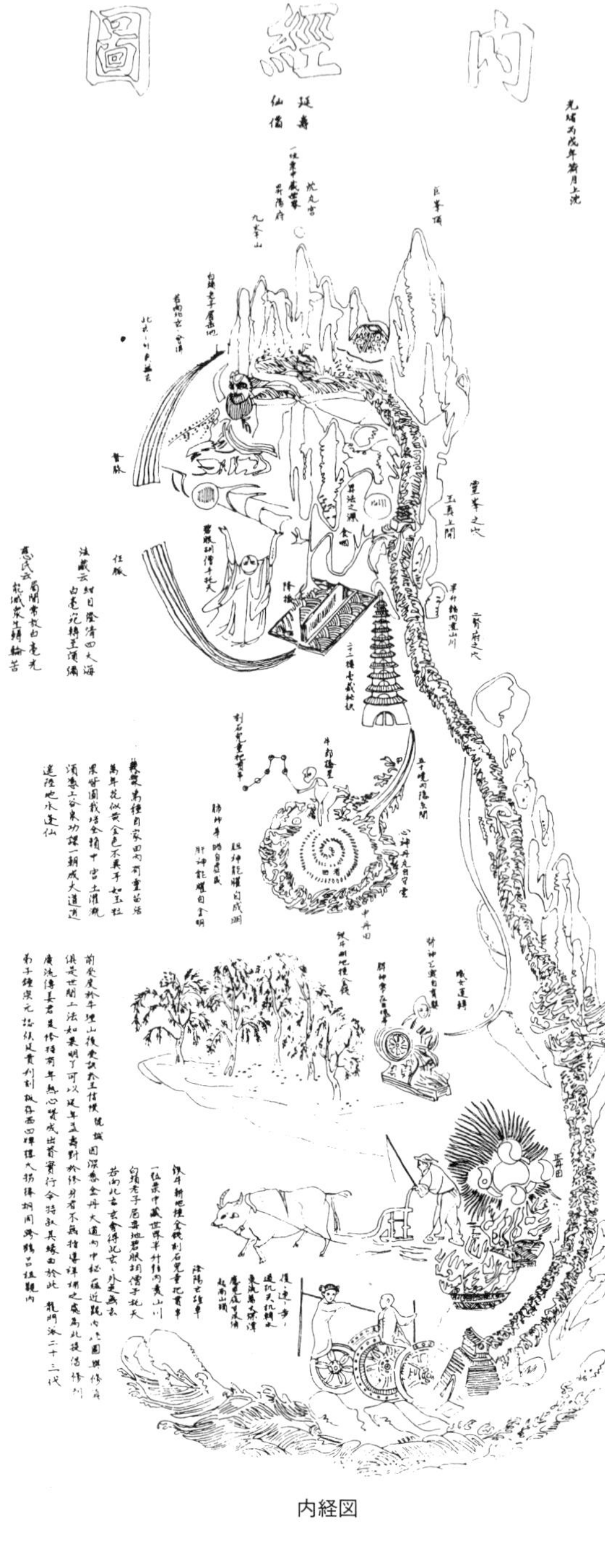

内経図

し、後面で上昇するときは鉛が上昇して汞の中に投じて収まることを意味しているとの説である。したがって、九返七還とは、実際においては、周天における上昇と下降の問題に外ならない。『金丹四百字』序に「心火で金を鍛練し、本に返り元に還る、これを金丹という」とあるところから、大周天以後の継続する周天の運行を意味すると解釈できる。数字だけに眼を奪われると、理解しにくい。

第六節　大・小周天をどうとらえるか

大・小周天は、正確に対処しなければならない。そうでなければ、思想のうえでも、方法のうえでも、迷路に迷い込んでしまうおそれがある。

①一種の神仙方術である

内丹術を目的に即していえば、それは宗教の分野での一種の神仙方術であって、現世の超脱と羽化登仙を目的とした修煉の方法であった。それはとうていかなえることのできない目的であったし、我々はそれを否定する。封建社会には、法、財、侶《とも》、地の四条件がそろっていても、一方では、やはりこの泥沼にはまりこんでしまって、依然として「仙となって天に上る」ことの到来を待ち望む者がいた。他方では、実際においては想像のなかの出来事に基づくのではなく、伝授されていたように現実をたのみとするものであったので、彼らは疑いを抱いて長い間矛盾にひき裂かれていた。彼らは至る所に師を求めて友を訪ねた。だが、「余計なことは語らず、余計なことは聞かず」という戒律にしばられて、やはり鍛練をやり遂げることはできなかった。つねに「真心がこもっていない」「縁がない」がとってつけられた原因であった。したがって我々は人民の革命意志を麻痺させるこの種の迷信思想に必ず反対しなければならず、無神論を必ず広めなければならない。

②感覚が大きな要素になっている

内丹術の中の大・小周天が成仙上天と結びつけられて考えられるのは、感覚がたいへん大きな要素となっているためである。古人は感覚が発生する原因を科学的に解明できなかったために、神秘

54――法・財・侶・地　法は手本とすべき指導者、財は経済力、侶は同好の士、地は地理的環境の意味と思われる。あるいは現世の権力を指す語か。

主義的観念を形成した。身体が軽くなり、フワフワした浮遊感覚が生ずると、「羽化登仙」ととらえて、上天できる兆しだと考えたり、眼を閉じていて発光するのを感覚すると、特殊な物質「丹」が身体内に産み出された徴候だとしたり、下腹部の発熱感覚を「炉中起火」ととらえる、等々いろいろである。特に、暖かい流れが任脈・督脈上を走り抜ける感覚は、いっそう重視された。そのような感覚が生ずるのは、実は、練功者が練功時に注意力を外部に向かわせるのではなく、自身の身体の上に、それも狭い一部分に集中するからである。有機体の外部に対する関係性がこのように減少すると、それによって有機体内部の感受性は高められる。さらに、意識がはっきりとしている状態の中で練功が行われるので、当然これらの感覚はさらにはっきりと体得される。これは、自然な現象であって、なんら神秘的なものではない。さらにいえば、種々の感覚は、練功において有機体が現わす現象、有機体がおこす変化として考えられ、研究されなければならないことがらである。

③鍛錬方法は全面的に否定するべきではない

内丹術の中の大・小周天は、鍛錬方法についていえば、全面的に否定すべきものではない。なぜなら、功夫は鍛錬しうるものであり、練功実践を通じたものならば、研究し参考にする価値をもっているからである。思わせぶりであったり、虚実が混淆して判然としなかったり、誇大であったりしても、その中に含まれるある真実の情況はどのようなかたちであれ何ものかが反映されたものであり、また、たとえそれが否定的な側面であったとしても、そこからは教訓を引き出すこともできる。

大・小周天の功法については、必ず実践を通して検討し、そうすることによって取捨選択していかなければならない。この功法は、もしすべてを手本通りにそっくりそのままに鍛錬するならば、順序どおりに完成させるのは難しい。内丹術の礎を築いた有名な人物である宋代の張紫陽は、その著『悟真篇』後序の中で「学ぶ者は多いが、きわめる者はごくまれである」と吐露している。他ならず、このことが丹書を「天書」[55]のように難解でとらえどころのないものにしている原因を成している。自分の功夫でさえ完成できずに、具体的な状況を反映させないままに書いている作者がいるからである。どちらかといえば具体的な内容を述べている丹書も一部にはあるが、それはこれらの作者が本当に体得していたからに他ならない。だが、ほとんどは断片的で、こまごましていて、系統性にかけている。本書は何人かの練功者が体得したものや、一部の丹書の内容を系統化したにすぎない。したがって、たいへん不完全なものであって、この功法を研究するための資料として提供しているだけである。

④『世間禅』にみる記述について

蔣維喬は『世間禅』の中において、尾閭、夾脊の「両関がいったん通じると、百病は除かれる……八脈がことごとく通じるや、四方八方に通じて、全身の気血は運行して滞ることがなく、そうすれば疾病がおこりようがない」という考え方を述べている。そこで、これをことさら吹聴する丹書が現れて人々を魅了するところとなり、この「佳景」を追い求める人々が現れてくるという事態を当然もたらした。だが実際には、この方法をマスターするのは容易ではないし、またそのことと百病を除き、病がおこらないこととは必ずしも正比例するものでもない。そればかりではなく、下手をすればかえって悪い結果をも招きかねない。これについては、本書の八章の「内気不止」の項目を参照してほしい。

以上のことから、この功夫は、必ず実事求是の心がまえをもって対処していかなくてはならない。

55――天書　道教で元始天尊の言葉を記した書。

考えもなく誇張したり、ほしいままに吹聴したりしてはならないし、盲目的に鍛練することは禁物である。必ず、経験を積んだ練功者の具体的な指導のもとで、さまざまな功法のなかから自分に適った功法を選択して採用し、そのなかから経験を汲み取っていかなければならない。こうして人民の健康に奉仕することが、この功法を紹介した目的にほかならない。

II——止観法

仏教が後漢の初めに中国に伝来して以後、多くの宗派が形成された。最初に禅宗が形成され、隋唐以後になると、インド伝来のものに基づいて三論宗、浄土宗、律宗、法相宗、密宗などの各宗派が形成された。また、中国の僧徒が独自に創立したもの、半ばオリジナルなものに天台宗と華厳宗などがある。

仏教各宗派の哲学思想、教典はそれぞれに異なっていて特徴があるが、坐禅修道を行わなければならないことは、いずれの宗派にも共通している。簡単な参禅のほかに、ほとんどの場合禅定を行わなければならない。

禅定。「禅」は梵語Dhyāna（禅那）の略称である。「定」は梵語Samadhiすなわち散乱する心と気持を、一定の方法で一処に集中して安定した境地に入らせることの意訳である。坐式を行うことから、坐禅ともいわれる。唐代の仏教学者の宗密の『禅源諸詮集都序』での記述によると、かつて禅定の方法は「閑静な処に身を置き、身と息とを調え、趺坐して黙し、心を安定させる。舌は上顎につけて心を一境地に集注させる」ものであった。南北朝時代の高僧達磨の坐禅はこれに比して簡単で、「理入」すなわち「壁観」という方法を提案した。天台宗の止観も禅の一種である。その鍛練方法は外に比べて具体的であるので、気功鍛練にいそしむ人々の参考になると思うので紹介する。

第一節　止観法概説

天台宗は、隋・唐時代の仏教のなかにあって重要な地位を占めていた宗派で、『妙法蓮華経』を教義としていたので、法華宗とも呼ばれる。『妙法蓮華経』を省略して『法華経』と呼ぶので、法華宗と称するのである。また、広く天台宗とも呼ばれるのは、その開祖である智顗が浙江省の天台山に居住していたところからきている。

天台宗の実質上の開祖である智顗（五三八～五九七）は、本姓は陳、穎川（現在の河南省許昌県）の人で、十八才で出家して僧侶となり、天台山で二十余年にわたって『法華経』を講じた。帝位に就く前の煬広すなわち後の隋の煬帝は智顗を尊称して「智者」と呼んだので、ふつう智者大師といわれた。

天台宗は止観を提唱する。止観は仏教修行の主要な法門の一つである。「止」は梵語Samatha（奢摩他）の、「観」は梵語VipdŚyaña（毗婆舎那）の意訳である。止とは定（止寂、禅定）である。観とは慧（宗教理論としての）である。止とは妄念を一掃して取り除き、一境に専心することをいうので、定慧、寂照、明静とも称する。観は、止の基礎の上に智慧を働かせて万法を観照することをいう。智顗自身は、止観を天台宗派の最高修養原則であると認めて、止観法門を特に重要視していたので、自ら幾つかの止観法を伝えている。その中で智顗本人の著書に『修習止観坐禅法要』（略称『童《どう》蒙《もう》止観』、『小止観』）、『六妙法門』（『不定止観』とも称せられる）があり、門徒が記録整理したものに『摩訶《まか》止観』（『円頓止観』、『大止観』）がある。これらの止観法は気功を鍛練する人々にある程度の参考資料として役立つことと思う。ここでは、主に智顗自身の二冊の著書に基づいて、それらの鍛練方法を紹介する。

止観法の内容のすべては、次の部分から構成されている。

①五縁を具《そな》えよ：持戒清浄であれ。衣食を具足せよ。静処に深居せよ。諸の縁務を息《やす》めよ。善知識《ぜんちしき》[1]に近づけ。

②五欲を呵《か》[2]せ：色欲を呵せ。声欲を呵せ。香欲を呵せ。味欲を呵せ。触欲を呵せ。

③五蓋《ごがい》[3]を棄てよ：貪欲の蓋を棄てよ。瞋恚《しんに》[4]の蓋を棄てよ。睡眠の蓋を棄てよ。悔の蓋を棄てよ。疑の蓋を棄てよ。

④五和を調えよ：食を調えよ。睡眠を調えよ。身を調えよ。息を調えよ。心を調えよ。

⑤五法を行ぜよ：欲、精進、念、巧慧《ぎょうえ》[5]、一心《いっしん》[6]、分明《ぶんみょう》[7]。

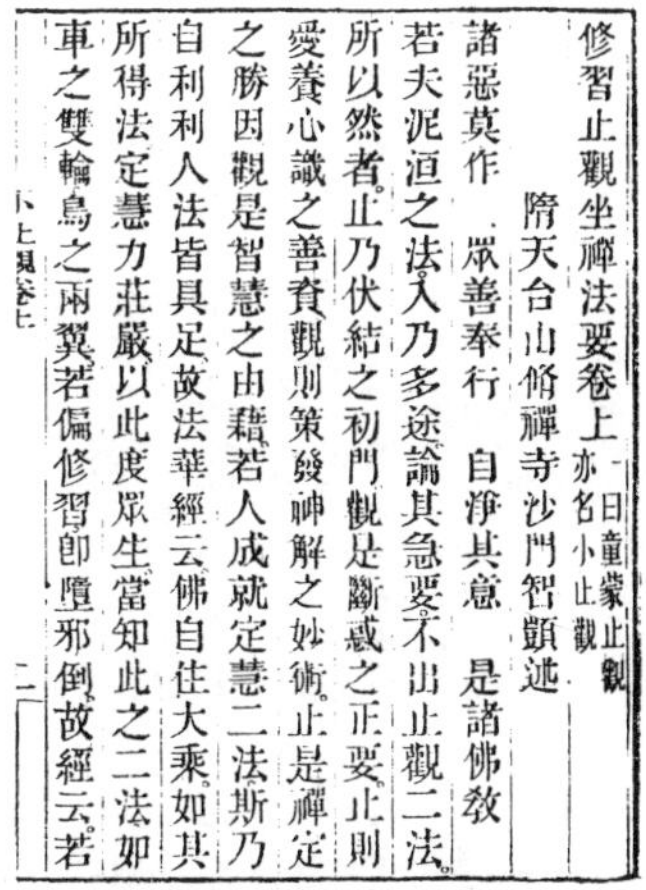
修習止観坐禅法要巻上　一日童蒙止観　亦名小止観
隋天台山脩禅寺沙門智顗述
諸悪莫作　衆善奉行　自浄其意　是諸佛教
若夫泥洹之法入乃多途論其急要不出止観二法
所以然者止乃伏結之初門観是断惑之正要止則
愛養心識之善資観則策發神解之妙術止是禅定
之勝因観是智慧之由藉若人成就定慧二法斯乃
自利利人法皆具足故法華經云佛自住大乘如其
所得法定慧力荘厳以此度衆生當知此之二法如
車之雙輪鳥之兩翼若偏修習即墮邪倒故經云若
小止観巻上　二

『修習止観坐禅法要』の本文第１頁

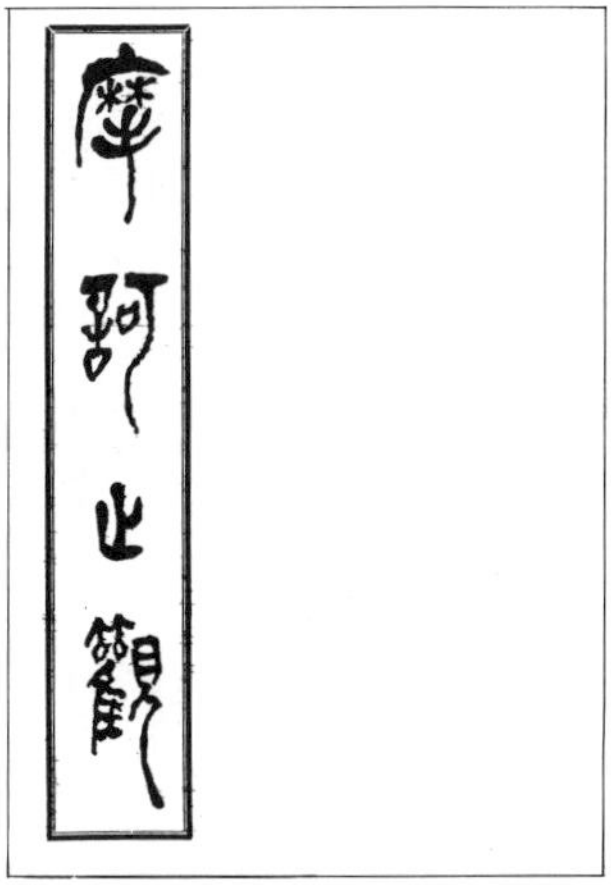

『摩訶止観』の表紙

1――善知識　善知識とは正しい道に導く賢者のこと。『天台小止観』に「善知識に三種あり。一には外護《げご》の善知識なり。供養を経営し、よく行人を将護し、あい悩乱せず。二には同行《どうぎょう》の善知識なり。ともに一道を修し、たがいにあい勧発し、あい擾乱せず。三には、教授の善知識なり。内外の方便《ほうべん》、禅定の法門をもって示教し利善す。」とある。

2――呵す　呵責つまりしかりせめること。

3――五蓋　心を覆う五種類の煩悩。五つの障害。

4――瞋恚　怒り憎むこと。

5――巧慧　世間の楽と禅定智慧の楽との得失軽重をおしはかること。

6――一心　世間は患うべく悪むべきものであり、禅定・智慧の功徳は尊むべく貴むべきものであると識って、動揺することなく止観を修業すること。

7――分明　はっきりとみること。

以上の止観法は、総称して「二十五方便」と呼ばれる。これらには、準備段階及び進行時での鍛練方法、また日常での注意事項が含まれている。止観法を行っているときには、安静な環境の下で正常な生活を営んで、一切の不必要な俗事にかかずらう心と雑念を棄て去って精神を集中し、調身、調息、調心の方法をもって不断に鍛練し、行を深化させ得ることが要求される。

第二節　止観法門

調身、調息、調心は、止観法の主要な鍛練の内容である。止と観とでは、その要求されるものに相違がある。ここに、それぞれ別々に説明してみる。

[1] 調身、調息、調心

❶……調身

調身とは止観時に身体姿勢を調整することをいう。姿勢については、仏教では、ふつう結跏趺坐をとるようにいわれている。たとえば、天台宗の重要な教典である『大智度論』巻七に、「問う。坐法には多種あるが、何故仏教ではただ結跏趺坐のみを用いるのか。答えていう。結跏趺坐は最も安穏であり疲労しない。これは坐禅する者の坐法である。手足を一所にとり集めれば、心もまた散ずることがない」とあり、『禅秘要法経』巻上にも「沙門法《しゃもんぼう》(8)は、静かな場所に結跏趺坐し、衣服を調えて正身端坐しなければならない。左手を右手の上につけ、閉目し、舌は上顎につけて、心を一つ所に落ち着けて動かさず分散させてはならない」と述べられている。跏趺坐とは盤坐《あぐら》である。跏趺坐

8――沙門法　仏道の修行法。

の長所は、動揺することがなく安定した状態で坐りつづけることができるために、雑念を減らして思念を集中することができるところにあると考えられている。

『童蒙止観』には、調身に際して要求されることがらが比較的詳しく述べられている。次に、一つ一つ分けて述べることにする。

「まず坐処に安んじなければならない。つねに安穏な状態におけば、長い間妨げがない」。

堅めの床か四角な腰掛けに軟らかい敷物を敷いて臀部に当て、臀部をやや高めにする。そうすると、坐法に入ってから、両大腿の前後が平らとなって長い間動揺することなく落ち着いて坐りつづけることができる。

「次に脚を正しく保たなければならない。もし半跏坐ならば、左脚を右脚の上に置いて身体に牽き近づけ、左脚の指と右のももをきちんとそろえ、右脚の指と左のももとをきちんとそろえなければならない。もし全結跏を行おうとするならば、右脚を左脚の上に置かねばならない」。

両脚を折り曲げて交叉させて坐る方法が跏趺坐である。半跏坐は単盤で、左足を右ももの上にのせるか、右足を左ももの上にのせる。全跏は双盤で、左足を右ももの上にのせると同時に、右足も左ももの上にのせる。上にのせた足は少し身体にひきつける。女性は両膝を折り曲げて交叉させる坐り方をしても良く、これを俗に跨鶴坐という。以上の坐式はいずれも各人の習慣によったり、自分がやり易い方式を選んでかまわない。

「次に、衣帯を解き寛《ゆる》め、周《あまね》く正しくして、坐時に脱落させないようにしなければならない。」

衣服は少しゆるやかにしなければならない。きつすぎるのは調息の妨げとなるし、また練功中に衣服が脱げ落ちることのないようにゆるやかにしすぎてもならない。

「次に、手を安んじなければならない。左手掌を右手の上に置き、手を重ねて相対させ、左脚の上にとめ置き、牽きつけて身体に近づけ、心を安んじなければならない」。

手の置き方は、左手を右手掌の上に重ねて左ももの上に自然に置いてから、下腹部に引きつければよい。また、片方の手で他方の四本の手指を軽くつかんで、両拇指を交叉させ、下腹部にくっつけてもよい。左手を右手掌の上にそっと置いて手掌を上に向け、腹部の近くにゆったりと置いてもよい。

「次に、必ず身体を正しくしなければならない。まず、その身体ならびに諸関節を七回、八回と反らし、揺り動かさなければならない。按摩法のようにして、手足に差異があるようにしてはならない。もし、端直にしたなら、脊骨《せぼね》を曲げたり聳《そび》やかしてはならない」。

調身を行うときには、まず、身体と両腕を左右同じように七、八回揺り動かしてから、身体を端正にし、脊骨は前に曲げたり、聳やかしたり反ったりしてはならない。腰部は真っ直ぐに整え、胸部をやや内に含むようにしなければならない。

「次に、頭頚を正しくしなければならない。それには、鼻と臍とを相対させればよい、そうすれば頭頚は偏らずかたむかない。面《おもて》は低くくせず、仰ぐこともないようにしなければならず、平らかにして正しく坐すようにしなければならない」。

鼻と臍とを上下で一直線上に在るようにすることが、頭部、頚部を調整して正しく保つ鍵である。そうすれば頭・頚は偏らず斜めにも傾かない。頭をあおむけたりうつむけたりさせず、姿勢を端直にして坐さなければならない。

「次に、口を開き濁気を吐かなければならない。口を開いて気を放つには、粗急であってはならず、気を綿々と恣《ほしいまま》に出し、身体のなかの百脈の通じない処を想い、息を放てば気に随って出《い》でる。出し尽くしたら口を閉じて鼻で清気を納入する。三度このように行い、もし身息が調和したのなら、一度でもまた足りる」。

口で濁気を吐き、鼻から清気を吸入する。呼吸は粗く急であってはならず、細く緩やかでなければならない。呼吸時には、身体の経脈の通じていない部位を黙想するのもよい。このように、三度行う。もし調身の基礎ができあがって呼吸も粗く急でなくなれば、一度の呼吸ですましてもよい。

「次に、口を閉じなければならない。唇と歯とをわずかにあい柱《ささ》え著《つ》け、舌を上顎に向ける」。

軽く口を閉じ、上下の唇歯を合わせて、舌を上顎につける。

「次に、目を閉じなければならない。わずかに外光を断つのである」。

「軽く両目を閉じて、外光が眼に入らないようにすればよい。もし微細な一条の光が入る程度であれば、更によい」。

「奠《さだ》めた石の如くに端身正坐しなければならない。身首四肢はみだりに動揺させてはならない」。

あたかもどっしりと安定した石のように、しっかりと落ち着いて坐さねばならない。頭身四肢を動揺させてはならない。

「調身の法は要するに、寛ならず急ならざる、である。これが身の調える相である」。

調身の要領は、不寛不急、すなわち緩めすぎず、緊張せずにある。

❷……調息

調息とは、呼吸を調え、練ることである。呼吸の状態については、後漢末の仏教翻訳家・安世高の訳書『大安般守意経』巻上で、「息に四事がある。一に風《ふう》、二に気《き》、三に息《そく》、四に喘《せん》。有声なるものが風、無音なるものが気、出入が息、気の出入して尽きないものが喘である」と指摘されている。智顗もこの論法を引用して『童蒙止観』の中で「息に四相がある。一に風、二に喘、三に気、四に息」と述べている。さらに智顗はもっと具体的に描写して次のように記述している。

「何を風の相というのか。坐の時に鼻中の息の出入に声が有るのを覚える。これが風の相である。何を喘の相というのか。坐の時に息には声がないけれども、出入が結滞して通じない、これが喘の相である。何を気の相というのか。坐の時に息には声がなく、また結滞もしないけれども、出入が細ではない、これが気の相である。何を息の相というのか。声がなく、結せず、粗ならず、出入綿綿として存するがごとく亡《な》きがごとく、神を資《たす》けて安穏に、情に悦予《えつちょ》（たのしみ）が有る、これが息の相である」。

「風を守れば散じ、喘を守れば結し、気を守れば労し、息を守れば定まる」から、したがって「前の三つは不調の相であり、後の一つは調相である」。

すなわち調息の目的は、風相、喘相、気相をいかに調節して息相にするか、にある。具体的方法として、『童蒙止観』は次の三条をあげている。

「一には、下に著けて、心を安んぜよ」、つまり、情緒をしっかり落ち着け、考えを安定させて「静」をしっかりと体得しなければならない。「二つには、身体を寛放せよ」、つまり、身体を緩めて緊張させないようにして「松」をしっかりと体得しなければならない。

「三つには、気が毛孔に偏《あまね》く出入りし、通洞して障《さえぎ》ることなしと想え」。つまり、あたかも皮膚呼吸のように、全身の毛孔から気が出入りすることを呼吸にさいして黙想するのである。

「渋ならず滑ならず、これが息の調える相である」。これが調息の要領にほかならない。渋・滑とは、風、喘、気相であり、呼吸が粗く乱れ、あるいは短くせわしいことである。これにひきかえ、調息の相とは、柔軟で細く、深く長い呼吸をいう。

❸……調心

調心とは心情を調え安定させることをいう。『童蒙止観』の記述に従って、三つの段階に分けることにする。

第一段階　入定

入定に要求されることがらは、「一には、乱相を調伏してほしいままにせしめず。二には、沈、浮、寛、急に所を得せしむべし」である。乱相を調伏する、は容易に理解できる。だが、沈、浮、寛、急のくだりには専門的な意見が含まれている。また、それの解除の方法にも論及して、『童蒙止観』には次のように述べられている。「沈の相とは何か。もし坐の時に心中昏暗として記録するところがなく、頭が好んで低垂する、これが沈の相である。その時には、念を鼻端につなげ、心を縁の中に住在させて、意を分散させないようにすれば、沈を治めることができる」。沈相とは、「意識朦朧」と一般に言われるものである。鼻端、両目の間を意守すれば、正すことができる。

「浮の相とは何か。もし坐の時、心が好んで飄動し、身もまた安んぜず、外の他事に心をはしらせる、これが浮の相である。その時にはよろしく心を下に向けて安んじ、縁を臍の中にかけよ。心が定まり住すれば、心は容易に安静となる」。浮相とは、「散乱」と一般に言われるものである。臍中を意守すれば、正すことができる。

「心の急なる病相とは、坐のなかに心を撮《あつ》めて念に在らしめ、これによって入定するに由る。この故に（気は）上に向かい、胸臆が急に痛むのである。その心を寛放し、気が皆流れ下るを想え。

患はおのずから差《い》えるにちがいない」。急相は用意過剰や呼吸過重のために胸脇部が痛むものである。身心の緊張を解いて緩め、気が下へ流れるのを想えば、取り除かれる。

「心の寛なる病相とは、心志は散漫にして、身は透迤《いい》たるを好み、あるいは口中より涎《よだれ》を流し、あるときには暗晦となる。その時には、身を斂《おさ》め念を急にして、念を縁の中に住まわせて、身体を相持すれば治まる」。寛相は用意が不十分なために昏睡状態に陥ってしまうもので、その時には、しばらく身体を端正にして、想念をしっかりつかみとって、両目の間に意を注げば、これを正すことができる。

「要するに、沈ならず浮ならざる、これが心の調相である」。したがって、調心の要領は、意識の朦朧状態と散乱を克服することにあるということになる。

第二段階　住定

住定とは、（身・息・心の）三事を調えている時に不調和な部分が発現したなら、随時、心（意）を用いて不適当なところを正さねばならないことを指して言う。『童蒙止観』の中で、「もし坐す時に、向《さき》に調身し終わっても、その身があるいは寛あるいは急、あるいは偏あるいは曲、あるいは低あるいは昂で、身が端直でないことを覚えたならば、随時それを安穏にして、中に寛急がなく、平直にして正しく住《とど》めよ。またつぎに、坐しているうちに、身は調和しているが、しかし気は不調和なことがある。不調和の相とは、上に説いたように、あるいは風あるいは喘、あるいはまた気が急で身中に脹満することを言う。その時には、前に述べた法で随時これを治めねばならない。つねに息道を綿綿として、有るがごとく無きがごとくにしなければならない。また次に、坐しているうちに、身・息は調ったけれども、心はあるいは浮あるいは沈にして定まらないことがある。もしそれを覚えたならば、前に述べた法を用いて、中適に調え合わせねばならない。この三事に後先はない。調わないものが出現しだいそれを調えて適《かな》うようにして、一坐の中に身・息・心の三事を調適し、それぞれがそむきたがうことがないようにして、融和させ一つにしなければならない」と説明している。前に述べたことと合わせて考えてみれば、この記述は容易に理解できることである。

第三段階　出定

止観法の修練を終えるに際しては、必ず「出定調身息心方法」にもとづいて行い、慌てずに静から動へとゆっくりと移行していって、不良な結果を生み出さないようにすることを、出定という。『童蒙止観』は、これについて比較的詳しく述べていて、「行人がもし坐禅をまさに終わろうとして定を出ようとする時には、必ずまず心を放って異縁し、口を開いて気を放ち、（息が）百脈より意に随って散ずるを想え。その後に微かずつ身を動かし、次に肩・臂・手・頭・頚を動かす。次に二足を動かして、ことごとく柔軟にする。次に手で遍《あまね》く諸々の毛孔を摩す。次に手を摩して暖め、両目を掩ってから眼を開ける。身の熱汗がやや歇《や》むのを待ってから意に随って出入しなければならない。もしそうでなければ、坐はたとえ住《とど》まることを得ても、にわかに心の出ずることを促すと、細法がいまだに散ぜずに身中に住まって、頭痛を起こし、百骨節は強ばり、風労《ふうろう》[9]のごとくになる。後の坐中においても、煩燥して安坐できない。だから、心が定を出ようとするには、つねに意を在《お》くべきである」とある。

❹……三者の関係

調身、調息、調心の三者はそれぞれその鍛練法が異なるが、練功を行う中では、『童蒙止観』が「三者は合わせて用いなければならず、別けて説くことはできない」と指摘しているように、三者をそ

9――風労　労は気の損耗によっておこる喘息や発汗。風労は労によって発汗したところに風を受け腎が傷られた病症。

れぞれ関連させて行なわなければならない。さらに、その中でも、調息と調心との関係はより密接なものである。『童蒙止観』は「（もし）その心を細にすれば、息は微《ひそ》かなものになる。息が調えば、衆《おお》くの患いは生ぜず、その心は定まり易い」とも指摘しているが、これは両者が相互に促進しあうことを説いているにほかならない。

［2］止法と観法

止とは停止であり、練功を始めるに際して、散乱する想念を調えて克服することである。止が首尾よく行えないときには、観法を運用する。したがって、『童蒙止観』の中に「行者が初めて坐禅をする時には、心は粗乱である。それが故、止を修してこれを除破しなければならない。止がもし破すことができなかったならば、すぐに観を修するべきである」とある。観とは閉目して返観するをいい、分析推理の方法で想念を克服するのである。止観の内容については、『童蒙止観』の中で詳細に分類して述べられているが、しかし具体性には欠ける。これは智顗の著作に見られる特徴であって、憶測で記述し、誇張的で煩瑣になりがちなスコラ哲学とみなされる所以でもある。したがって、以下では、まず止観の名称を配列しておくことにする。その内容は、具体性を持たないので省略する。後で、いくつかの止観法を選択して解釈を施して紹介する。

❶……修止観の名称

〈坐禅の中の修止観〉

A　初心の粗乱を対治する修止観

①止を修す…繋縁守境の止、制心の止、体真の止

②観を修す

・対治《たいじ》の観：不浄観、慈心観、界分別観、数息観

・正観《しょうかん》

B　心の沈浮の病を対治する修止観

C　便宜に随う修止観

D　定中の細心を対治する修止観

E　定慧を均斉にする修止観

〈縁に歴《わた》り境に対する修止観〉

A　縁に歴る修止観

①行中の修止、行中の修観

②住中の修止、住中の修観

③坐中の修止、坐中の修観

④臥中の修止、臥中の修観

⑤作中の修止、作中の修観

⑥語中の修止、語中の修観

B　六根門中の修止観（境に対する修止観）

①眼に色を見るときの修止

眼に色を見るときの修観

②耳に声を聞くときの修止

耳に声を聞くときの修観
③鼻に香を嗅ぐときの修止
鼻に香を嗅ぐときの修観
④舌に味を受けるときの修止
舌に味を受けるときの修観
⑤身に触を受けるときの修止
身に触を受けるときの修観
⑥意に法を知る中の修止
意に法を知る中の修観

❷……応用可能な止観法のいくつか

〈修止法〉

①繫縁守境の止法

「心を鼻端・臍間等の処に繫いで、心を散じないようにする。故に、経に言う。猿を鎖につなぐように、心を放逸にしない」という方法である。

散乱する想念には必ず対象がある。何か事柄を想ったり、何か事物を想ったりするものである。その対象となる事柄、事物がすなわち縁である。したがって、繫縁とは、心をどこに附けるか、を指している言葉である。心を専一にして意を注ぐ守境方法で、心・意をとどめることができる。守るべきところは、鼻端か臍中であるのがふつうである。これは、猿を木杭に鎖で繫ぎとめるに似ている。

②制心の止法

「心の起こるところに随って、即ちこれを制止して馳散せしめないようにする。故に、経に言う。この五根は心をその主とする。この故に、汝等はよく心を制すべきである」という方法である。

繫縁守境の止を有効に行って、心情が比較的安静になったら、再び鼻端、臍中を守る方法を用いずに、方法を改めて想念の対象となっているものを手がけて、想念の起こる処をはっきり見きわめて、随時それを制止すればよい。眼、耳、鼻、舌、身、意が六根である。根とは「生を能《よ》くする」の意味であり、その中でも心が主なるものである。だから、この主要な部分をしっかり把握してから着手しなければならないのである。

③体真の止法

「真の所念に随って一切の諸法あり、ことごとく因縁より生じて、自性《じじょう》なきことを知れば、心に取らず、もし心に取らなければ、妄念の心は息《や》む。故に止と名づける」、これが方法である。

体は体得、真は真実である。この法は前の二法を基礎とした上で、たまに起こる想念にだけ分析的方法を用いてそれが真実なものかどうかを見きわめる。こうして、その想念がことごとく偶然に生じた虚妄であることを理解して、すべて捨て去ってしまえば妄念は自然に止む。

〈修観法〉

①空観法

雑念の中に現れる各種の事・物は、それが外在的であるか、内在的であるかにかかわりなく、すべて刻々変化する時間の中にあって、いささかも実在的、固定的な要素はなく、虚偽で不実なものである。このような精神のありようを樹立して、空しい相を観ることを「空観」と呼ぶ。

②仮観法

雑念の中に現れる各種の事・物は、それが外在的であるか、内在的であるかにかかわりなく、実質的な内容はそこにはなく、すべて想像によるもので、仮象であるから、それに執着してはならない。このような精神のありようを樹立して、これらの仮相を観ることを「仮観」と呼ぶ。

③中観法

雑念の中に現れる各種の事・物について、それが外在的であるか、内在的であるかにかかわりなく、それは空であることを観照して空に執着しようとせず、仮であることを観照して仮に執着しようとせずに、さらに空と仮との統一であることを観照する。そうすれば心は純粋無垢ですべてを明瞭に洞察する境地に到達する。これを「中観」と呼ぶ。

以上の止観法を簡約すると、想念を一処に帰すことが「止」であり、明瞭に知ることが「観」である。両者は、交互に用いられたり、同時に用いられて、それぞれが相互に促進し合う関係にあって、はっきり区別されるものではない。

第三節　六妙法門

六妙法門は、六種の止観法である。智顗は六妙法門を十種に分けている。

①歴別に諸禅に対する六妙門
②次第相生の六妙門
③便宜に随う六妙門

④対治に随う六妙門
⑤相摂の六妙門
⑥通別の六妙門
⑦旋転の六妙門
⑧観心の六妙門
⑨円観の六妙門
⑩証相の六妙門

このうち、その内容からいって、次第相生の六妙法門がもっとも重要なものだととらえられている。したがって、『六妙法門』の冒頭で、智顗は「釈迦は始めて菩提樹に詣でると、その下に結跏趺坐して瞑想し意を用いて呼吸した。一に数、二に随、三に止、四に観、五に還、六に浄。こうして、万物の真理は明らかとなり、邪な意識は除かれて悟りの道を拓いたのである」と書いている。ふつう六妙法門というときには、この数・随・止・観・還・浄を指している。次第相生の六妙法門以外の九つの法門は、どれも禅宗を布教するための内容が柱になっているので、本書では省略する。

この六妙法門は、調心と調息を結びつけた修練方法の一つである。また、これは、智顗が釈迦に仮托して創り出したものではあるが、これに類した言葉は、もっとも初期のものでは、『安般守意経』にみることができて、「仏に六結意がある。それは、数息、相随、止、観、還、浄である」とある。西晋の竺法護《ちくほうご》が訳出した『修行道地経』巻五では、六結意が四種にまとめられていて、「数息守意には四種ある。一に数息、二に相随、三に止観、四に還浄である」と書かれている。智顗はこの「六結意」を改めて六妙門と呼んだのである。六妙門はどの法門も修と証との二つの部分から成っている。

次に、それぞれの法門ごとに原文を引用し、それに簡単な解釈を付け加えることにする。

❶……数

「修数とは、行者が気息を調和するのに、滞らずまた滑らず、ゆっくりと落ち着いて数を数えていくことをいう。一から十まで、数えることに心を集中して、他に気を散らさないことを修数と呼ぶ」。

修数は数呼吸にほかならない。一から十まで、ときには一から百までと数を数えていき、数え終えたら、また一から数え始めるというようにする。あるいは、十から一へ、百から一へと逆に数えていってもよい。大切なことは、呼吸を数えることに意識を集中して、雑念を排除することにある。

「証数とは、一から十まで数えるのに、意識を動くままに任せて、ことのほか無理をせずとも意識は呼吸に集中しているのを覚えるという境地をいう。呼吸は微《かすか》となり、意識はそれにともなって徐々にわずかとなっていく。数えることに患わず、数えようという意識は失せてくる。このとき、行者は『数』から修随へとすすむ」。

証数は修数の修得が基礎となる。感情は次第に落ち着いてきて、呼吸は一から十まで自然に乱れず、軽く微となっている。このときに、いちいち呼吸を数えるまでもない境地に達していれば、修随へと進むことができる。

❷……随

「修随とは、数法をやめて、ただただ息が自然に出入りするのに任せるのをいう。精神を呼息吸息に集中させ、息の出入りを感覚する。ひたすら精神を息縁に向かわせて離さず、意識を散らさない、これを修随と呼ぶ」。

数息に精通すると感情、意識は落ち着き、もはや呼吸を数えるまでもなくなる。そうして、ひたすらに呼息吸息の出入りのままに任せるのである。

「意識は微で落ち着いていて乱れることはなく、息の長さと、全身で呼吸していることを自覚する。これを証随という。心と息とはあるがままに連れ添い、意識は静かで落ち着きはらっていて、随息という意識さえもが薄れているのを覚える。心は充ち足りて何ものにも動かない。疲れきって何よりもまず睡眠を欲するときの境地と似ている。このとき、行者は随を捨て修止に入っていかねばならない」。

心はもはや安静で乱れない。しかも、呼吸の長さを感じたり、さらには全身で呼吸しているのを感覚する。このときには、意識は寂然として静まり、ときには睡眠欲さえ覚えることがある。こうなれば、修止の段階へと進むべきである。

❸……止

「修止とは、あらゆる事象に心を動かすのをやめ、数も随も行わず、精神を集中して安静な境地にもっていく、これを修止とよぶ」。

随息に熟達すると、呼息吸息の出入りに随わずとも、意識、心情はきわめて安静な状態を保つようになる。

「心身が無きが如く覚え、入定《にゅうじょう》[10]する。内と外の相貌《すがたかたち》は見えず、法によって心を保って、動きに任せつつも動かず——これが証止である」。

このとき、心身のすべてが存在しないかのように感じ、高度な入静状態にあるのを覚える。

10——入定　禅定に入ること。心を一処に定めて、身、口、意の三業をとどめること。

❹……観

「修観とは、定心《じょうしん》[11]の中に在って、慧《え》[12]を以て出息入息の相《すがた》を微細に観ることである。それは空中の風の如く、皮肉筋骨といった三十六物（人の身体を構成する三十六種の物）は芭蕉《ばしょう》[13]の如くに不実である。心は無常を知って刹那も住《とどま》らず、自分に執着することはない。身受[14]・心法《しんぽう》[15]のいずれにも自性《じしょう》[16]が無く、人法《にんぽう》[17]を得ずして、禅定に何の依るべきところがあろうか。これを修観とよぶ」。

修観は高度の安静状態にあって自分の呼吸の様子を仔細に見極めることである。呼吸は空中を吹く風のごとくであり、身体は芭蕉に似て少しの実在感もない。

「観のとき、息は全身の毛孔より出入りしているかのように覚える。心眼はしっかりと開いて三十六物とすべての虫戸を見届ける。内と外の不浄なるものは瞬時に変易し、心には悲喜が生じ、四念処（智慧をもって対境をよく観察し、そこに思いを留めること）を得て四顚倒（浄・楽・常・我）を破る。これを証観とよぶ」。

証観では、自分の呼吸の一息一息が全身の毛孔より出入りしていて、自分の内臓をのぞいているかのようにも思われてくる。

❺……還

「修還とは何か。すでに観は心より生じることを知ったが、もしほしいままに境（認識の対象）をひとしくしては本源に到ることはできない。たちかえって観心（観ずる自己の心そのもの）を冷徹に観察しなければならない。この観心は何より生じるのであろうか。観心より生じるのか、また非観心より生じるのか。もし観心より生じるのであれば、すでに観は存在していたということにな

11——定心　心を一つの対象にとどめて散乱させないこと。

12——慧　道理を選び分ける判断をする心作用。事物や道理を識知、判断、推理する精神作用。

13——芭蕉　バナナの木。その実の皮をむいていっても結局何も得られないので、事物実体がないことにたとえられる。

14——身受　身体による快、不快の感受。

15——心法　心の本体。

16——自性　それ自体の定まった本質。

17——人法　個人存在とそれを構成していると考えられるもろもろのダルマ。ダルマは法、真理、本体の意。

り、これは事実に合致しない。なぜなら、数・随・止の三法には、観はまだ存在していなかったのだから。もし不観心より生じるとしよう。では、不観心は滅して生じるものであろうか、それとも滅しないで生じるものであろうか。もし滅しないで生じるものであれば、観心と不観心との二心がともにあることになる。もし滅するものであるとしたところで、滅すればすでに無く、観を生じることはできない。もし滅といい不滅といっても、あるいは非滅といい非不滅といったところで、それは当を得ないだろう。観心はもとより、生じはしないのだということを知らなければならない。生じないのだから存在せず、存在しないのだから即ち空であり、空であるから観心は無である。もし観心が無であれば、どうして観境があろうか。境智ともに亡ぶ。これが還源の要である。これを名づけて修観相という」。

これは、要点をまとめると、心をもって呼吸を観察すること、すなわち、観察しうる心、観察しうる呼吸状態にある段階にすでに達したからには、心の根源そのものに立ち戻らなければならない、ということである。

「証還とは何か。心慧《しんえ》(18)は開発し、不必要な手だてをするまでもなく、心の動くままにして自ら能く破折し本源にたち戻る。これを証還と呼ぶ」。

高度な安静状態の中にあって、心の統制能力は一段と高まり、どのような環境・状態におかれようが、心を思うがままに働かすことができる。これが証還である。

❻……浄

「修浄とは何か。色(物質一般・身体)の浄(妄想の起こらないこと)なることを会得して、妄想分別を起こさないことである。受・想・行・識(色・受・想・行・識を五蘊《ごうん》という。このうち、

18——心慧　心に貪りがなくなり慧が生ずること。

受・想・行・識は精神的なものである。受は感覚作用。想は表象作用。行は意志作用。識は認識作用）も同様である。妄想垢《こう》[19]を息めることを修浄という。分別垢を息めることを修浄という。取我垢を息めることを修浄という。要するに、心が能く本浄であることを保てば修浄というのである。また、能く修しようとしたり浄であるか不浄であるかにとらわれないことを修浄と呼ぶのである」。

浄とは、どんな妄想もおこさず、心が全く澄みわたっていて少しの雑念もないことにほかならない。

「証浄とは何か。このように修するとき、妄想から解き放たれて広々とした境地に達して心慧は相い応じ、何ものにもとらわれずに淡々としている。三昧《さんまい》[20]の世界に遊んで、心は何の依るべきものもない――」。

このとき、心は止水のように澄んで、毫の妄想もおきない。

第四節　止観治病

身・息・心の三事を適度に調える止観法などを行うと、禅定の境地に到達できるだけでなく、ある種の病症をも治療できる。このことは、『童蒙止観』の「治病」という一節に述べられている。「治病」の節では、「善く身・息・心の三事を調適することができず、内外に違犯するところがあると、病患が発する」ので、病を治すには、「一には病の発する相を明かし、二には治病の方法を明かす」ことが必要である、と最初に指摘している。そこで、ここでは二つに分けて述べることにする。

身・息・心を調えて緊張を解く方法は、一定の治病保健の効果があり、この一例証として、唐・湛然の『止観輔行伝弘訣』巻八の二に、毛喜、蔣添文、呉明徹などの陳朝（五五七～五八九・南北

19――垢　けがれのこと。くとも読む。

20――三昧　心が静かに統一されて安らかになった状態。禅定と同義。

21――四大の増損　人は地、水、火、風の四大の要素を持ち、それらが和合し、人身を成するのであるが、その一大が不調であれば百一の病が生ずるとされ、四大あわせて四百四の患を生ずるとする。

22――地大　一切の物質を構成する四大元素である地、水、火、

朝の一つ）の要人が智顗から息法（上述の調身法、調息法、調心法）を修習したところ、いずれも健康になるという実益があったと述べられている。さらに、『摩訶止観』の中で、智顗はこう嘆いている。「世間の医薬は財を費やし工を用い、また苦渋で服み難く、いろいろの禁忌が多い。命を惜しむ者は必死の思いで餌を求める（あらゆる方法・手段を尽くして服薬すること）。いまは一文も費やさず、半日の時間をも無駄にせず、口に苦いという憂いもなく、意のおもむくままに飲み啖《くら》う。しかし人はみなこれを行うことを聞き入れない。凡人は貨（ものの価値）を弁別せず、貴重なものには和すものが寡《すく》ない。私は甚々このことを心配する」。

［1］　病症分類

『童蒙止観』は病症を二種類に大別している。

❶……四大《しだい》[21]の増損《ぞうそん》の病相

「地大《ちだい》[22]が増すと、腫結、沈重、身体枯瘠などの病患が生ずる」。

「水大《すいだい》[23]が増すと、痰飲[24]、脹満、飲食不消化、腹痛、下痢、などの病患が生ずる」。

「火大《かだい》[25]が増すと、煎寒壮熱[26]、すべての肢節の痛み、口気[27]、大小便の痢や不通などの病患が生ずる」。

「風大が増すと、身体虚懸[28]、戦掉疼痛[29]、肺悶脹急[30]、嘔逆気急[31]などの病患が生ずる」。

❷……五臓より患を生ずるの相

「心より患を生ずると、身体寒熱、頭痛口燥などの病患を生ずる。心は口を主《つかさど》るからである」。

「肺より患を生ずると、身体脹満、四肢煩疼、心悶[32]、鼻塞などの病患を生ずる。肺は鼻を主るか

風の一つ。大は元素を表わす語。地大は物質の堅さを保持する作用をもつとする。
23——水大　四大元素の一つ。水大は湿性をおさめ集める作用をもつ。
24——痰飲　水液が体内の一定部位に停留しておこる病証。
25——火大　四大元素の一つ。火大は熱性によって物資を成熟させる作用をもつ。
26——煎寒壮熱　煎は急迫するの意。悪寒発熱が強まること。
27——口気　口臭。
28——虚懸　虚は不足の意。懸は掛けることなので、身体が消耗して揺れることを指すと思われる。
29——戦掉疼痛　戦は戦慄。掉は頭が震動すること。
30——肺悶脹急　胸部の膨満苦悶感や咳嗽など肺気の阻滞による症状。
31——嘔逆気急　胃気と肺気の上逆でおこる嘔吐、咳嗽。
32——心悶　胸中の煩悶感。

らである」。

「肝より患を生ずると、多く喜心なく、憂愁して楽しまず、悲思し、瞋恚《しんに》（怒り恨む）する。頭痛、眼暗、昏悶などの病患を生ずる。肝は眼を主るからである」。

「脾より患を生ずると、身体顔面上に游風[33]が現われ、全身がよく痒みを帯びて疼痛し、飲食しても味を覚えなくなるなどの病患を生ずる。脾は舌を主るからである」。

「腎より患を生ずると、咽喉噎塞《えつそく》[34]し、腹脹して耳聾するなどの病患を生ずる。腎は耳を主るからである」。

［2］病患を治療する方法

病症の治療も、止法での治療と観法での治療との二つに分けられる。

❶……止法を用いる治療

『童蒙止観』には、次のように述べられている。

「心を安んじて病処に住《とど》めれば、病を治すことができる」。

「臍下一寸を憂陀那《うだな》と名づけ、ここを丹田と呼ぶ。もし心をそこに止めてこれを守って散じないようにできれば、しばらくして治ることが多い（『摩訶止観』は、丹田を臍下二寸半としている。また上気胸満、両脇痛、背膂急[35]、肩井痛[36]、心熱懊痛[37]、煩不能食[38]、心腫臍下冷、上熱下冷、陰陽不和、気嗽[39]など十二種の病症を治す、としている）。

「常に心を足の下の方に止めて、行住寝臥を問うことがなければ、病を治すことができる」。

「もし心を安んじて下に在《お》けば、四大は自然に調ってきて衆病は除かれる」。

33――游風　別名赤游風。血管神経症性浮腫のこと。

34――噎塞　飲食物が喉から下におりていかないこと。

35――背膂急　膂は背骨のこと。脊背部の強直。

36――肩井痛　鎖骨上窩から肩上部付近の痛み。

37――心熱懊痛　心部の熱感、苦悶感、名状しがたき不快感を指す。

38――煩不能食　胸中に煩悶感があって飲食できないこと。

39――気嗽　胸膈が膨満して咳嗽すること。

「寂然としているだけで、治ることが多い」。

「心を息めて和悦させれば、衆病は差《い》える」。

『摩訶止観』にも次のように記されている。

「心を両脚の間に縁ずれば、頭痛、眼睛赤疼、唇口熱、[40]繞鼻胞子、腹卒痛、両の耳聾、頸項強の七種の病症を治すことができる」。

❷……観法を用いる治病

①六種気

『童蒙止観』に次のようにある。「六種の気とは何か。一には吹（チュイー）、二には呼（フー）、三には嘻（シー）、四には呵（コー）、五には嘘（シュイー）、六には呬（シー）である。この六種の呼吸法は、いずれも唇口で心をはたらかせて工夫し、細く長く微かに行う。その功をいうと、心は配して呵に属し、腎は吹に属し、脾は呼に属し、肺は呬に属しているので、通達すれば、みな治る。肝臓熱秘（熱がうっ結する）は嘘字を至らせ、三焦処《ところ》を壅《ふさ》ぐときには嘻をいう」。また、『摩訶止観』には、「呵は肝を治し、呼と吹は心を治し、嘘は肺を治し、嘻は腎を治し、呬は脾を治す」とある。これについては、前に述べてある。五臓が主る病は、上述した「五臓より生ずる病患」を参照すればよい。

②十二息

『童蒙止観』の中に、十二種の呼吸法で十二種の病症を治療することが記述されているとともに、「よくこの息を用いれば、偏《あまね》く衆患を治すことができる」と指摘されている。それによると、次のとおりである。

40——繞鼻胞子　鼻を中心にしたふきでものの類。

「上息は沈重を治し、下息は虚懸を治し、満息は枯瘠を治し、焦息は腫満を治し、増長息は羸損《るいそん》を治し、滅壊息は増盛を治し、暖息は冷えを治し、冷息は熱を治し、衝息は壅塞不通を治し、持息は戦動を治し、和息は通じて四大の不和を治し、補息は四大の衰を資補する」。

この十二息[41]をどのように具体的に操作するのかについては、残念ながら突っ込んだ説明が見受けられない。ただ、「冷を患ったときに、身中に火が起こることを想うと、病を治すことができるようなものだ」と、おそらく暖息を指しているのであろう一例が紹介されているだけである。この例からみてとれるように、これは「善《よ》くその意を得る」という方法で一種の「仮想観」の方法である。

③出息、あるいは入息を偏用する

出息の偏用とは呼気を練ることを主とすることであり、入息の偏用とは吸気を練ることを主とすることである。その作用を、『摩訶止観』は次のように述べている。「偏《ひと》えに出息を用いると、腫結沈重、身体枯瘠、痰飲脹満、飲食不消、腹痛下痢などの病を治す。偏えに入息を用いると、煎寒壮熱、支節皆痛、身体虚懸、肺悶脹急、嘔逆気急などの病を治す」

［3］病患を治療するときの注意点

病患を治療するときには、「十法を兼ね具え」てはじめて、「効あって虚しからざる」ものとなる。十法とは、次のとおりである。

①信：「この法は必ずよく病を治すと信ぜよ」。

②用：「ときに応じて常に用いよ」。

③勤：「これを用いることに専精して息《や》まず、差《いえ》るのを待って限度となせ」。

41――十二息　疾病を治す十二種類の呼吸法。上息、下息、満息、焦息、増長息、滅壊息、暖息、冷息、衝息、持息、和息、補息の十二種で、これらはいずれも観想の心から生ずるものとする。

④常に縁の中に住す：「細心に念念に、その法に従い、しかも異なったものに心を移すな」。
⑤病の原因を別《わきま》えよ：「上に説けるが如く」病因をさぐり出せ。
⑥方便《ほうべん》[42]：「吐納《とのう》[43]、運心《うんしん》[44]、縁想《えんそう》[45]、善く巧みにこれを行って、その宣しきを失うな」。
⑦久しく行う：「もしこれを用いて未だ益がなくても、日月を計《かぞ》えず、常に習ってやめさせるな」。
⑧取捨を知る：「益あるを知ればすなわち勤め、損があればすなわち捨て、微細に心を用いて治療に努めよ」。
⑨持護：「よく異縁犯触《いえんぼんそく》[46]を識れ」。
⑩遮障：「益を得ても外の人に向かって説かず、いまだ損せざれば疑謗を生ぜざれ」。
以上の内容は理解し難いので、一つ一つ解釈を施さないことにする。

第五節　感覚、幻覚、幻境

止観法を行っていて、身心が安静な状態にあるときに、いくらかの感覚、幻覚、幻境が出現することがあるが、そのときには、正しく対処して良くない結果をひきおこさないようにしなければならない。

❶……感覚（八触）

止観法を行って、身心が安静し、ある処を意守すると、いくらかの感覚が生ずる場合があるが、『童蒙止観』の中ではそれを、「息道の善根が発する相」と呼んで、好ましい現象とみなしている。「行者がよく止観を修するが故に、身心は調適し、妄念は止息し、これによってその心漸漸と定に

42――方便　方法、手段。
43――吐納　仏語では普通、議論のことを意味するが、ここでは呼吸のこと。
44――運心　心を寄せることで、意識を集中すること。
45――縁想　対象に心を向けること。
46――異縁犯触　異縁は他のものを思い浮かべていること。犯は罪を犯すこと。触は抵触するの意。

入るのをおのずから覚える。……定の中において、忽ち身心が運動し、八触《はっそく》(47)が発するのを覚える。八触とは、いわゆる身の痛、痒、冷、暖、軽、重、渋、滑などを覚えることをいう。触が発するときには、身心は安定し、虚微悦予し、快楽にして清浄なことは喩えようもない」。

「触」とは、自己感覚が生ずることである。上述した八触の他に、掉《とう》(48)、猗《い》(49)、冷、熱、浮、沈、堅軟を八触とする説があるところから、両者を合わせて十六触と称する場合もある。動触が発動するとき、ときとして一種類の動触が絶えることがなく発して次第に深く細かになっていくことがある。これを称して「堅発」という。またときには、一種類の動触が発しても一定程度に達しないうちに、さらにその外の動触を発動することがあるが、これを称して「横発」という。また、動触は、発するときもあるし、発しないときもあり、局部的なときもあるし全身に及ぶときもあり、ときには上部から、ときには下部から、ときには腰部から発するというようにさまざまである。動触がいったん自然に生じたなら、自然に任せておかなければならない。仏教で動触が十種の功徳を生みだすことができると説かれているからといって、いたずらに追求したりして妄念を生みだしたり、本来の止観修練を捨て去ってしまうようなことをしてはならない。

❷……幻覚（邪偽）

止観を行っていると、いくらかの幻覚が出現するときがある。『童蒙止観』ではそれを「邪偽」と呼ぶ。その様子を次のように描写している。

「あるいは身が掻動し、あるときは身の重いこと物が鎮圧するが如く、あるときは身の軽く飛ばんと欲し、あるときは身が縛られた如く、あるときは逶迤《いい》(50)し垂熟《すいじゃく》(51)し、あるときは煎寒し、あるときは壮熱し、あるときは種々の諸の異なる境界《きょうがい》(52)をみ、あるときはその心が暗蔽し、あるときは諸の悪

47――八触　初禅定を得ようとする時、身中に生じる動触、痒触、軽触、重触、冷触、暖触、渋触、滑触の八種類の感触をいう。動触は体の上部、あるいは下部、または腰のところから動揺がおこり、次第に全身に広がっていくもの。痒触は全身の力が脱けて気持ちよく、痒みが生ずること。軽触は体が軽く、あたかも空を飛んでいるような感覚を覚えること。重触は体が盤石のごとく重くなり、いささかも揺るぎない感じを覚えること。冷触は体が水のように冷たいこと。暖触は体が熱いこと。渋触は皮膚が木皮のようにざらつく感じを覚えること。滑触は皮膚が乳のように滑らかになる感じを受けること。

48――掉　体が震えること。

49――猗　身心が柔軟で軽やかなこと。

50――逶迤　逶迤は川が蛇行していることであるが、ここでは横に長く寝そべっている様をあ

覚をおこし、あるときは外の散乱する諸雑の善事を念じ、あるときは歓喜し、躁動し、あるときは憂愁悲思し、あるときは触を悪《にく》んで身毛驚竪《きょうりつ》(53)し、あるときは大いに楽しみ昏酔する」。

邪偽はどのように処理するべきか。『童蒙止観』は、「すぐこれを却《しりぞ》くべきである。いかにこれを却いたらよいか。もし虚誑なりと知って、心を正しくして受けず着けなければ、まもなく謝滅するであろう。正観を応用してこれを破れば、すなわち滅するであろう」と指摘している。つまり、幻覚はすべて空虚なものであるととらえ、心を正して方法を守って行い、幻覚を意に介さないでそのままにしておけば、自ずと解除されるであろう、というわけである。

❸……幻境（魔事）

幻境は、邪偽よりさらに進んだ幻覚である。「魔」とふつう呼ばれていて、『童蒙止観』によれば、止観の最中に出現して「人心を動乱して禅定を失わせる」種々の幻境は、すべて魔である。『童蒙止観』は煩悩魔《ぼんのうま》、陰入界魔《おんにゅうかいま》、死魔《しま》、鬼神魔《きじんま》の四種に魔を分類している。前の三者は「みな世間の常事が人に及び自らの心が生みだすもので、自らの心を正してこれを除遣しなければならない」、すなわち、自己のつね日頃の考えやありふれた事柄が練功中に反映されるもので、平時に考えを正すようにしておけば避けることができる。一方、鬼神魔については、『童蒙止観』はより多くの記述をしている。魔が出現する形はさまざまなので、実際「その相は衆多で、いま具《つぶさ》には説かない」でおく。「魔事は衆多である。説けども尽くすことはできない」し、一つ一つ引用する必要もないであろうから、いくつかの魔をはらい除ける方法を紹介するにとどめる。

①「止を修してこれを却ける。およそ一切の外の諸の悪の魔境をみては、ことごとく虚誑なりと知って憂えず恐れず、また取らず捨てず、妄に分別を計らず、心を息して寂然としていれば、彼は

らわしている。
51——垂熟　熟睡のことか？
52——異なる境界　妄想心が起動するにしたがって境界を映現する意志的作用がはたらくと諸々の境界があらわれる。
53——驚竪　身の毛をさかだてる。

おのずから滅するであろう」。心の中で、それは虚妄で人をまどわすものであるから、恐れずとどめおきもしないと思い定めればおのずと消滅する、と説かれている。

②「観を修してこれを却ける」。これは「止を修してこれを却ける」法を用いても無効のときに採用する。

・「返って能見の心を観ずべきである。処所を見なければ、彼はなんの悩ますところであろうか。かくのごとくに観ずるとき、尋《つ》いで常に謝滅する」。すなわち、帰観内照し、注意力を自己の身体中に集中させる。

・もし魔が「遅遅として去らなければ、ただ心を正して懼想を生ずることなく、駆命を惜しまず、念を正しくして動ぜないようにすれば、……魔境は自然に消滅する」。すなわち、幻境に対して恐れおののく心を生じないように、練功中の気持ちが幻境に引き込まれてしまわないようにする。

・もし魔が「年月を経ても去らなければ、ただ心を端し念を正して堅固にし、身命を惜しまず憂懼を懐くことのないようにすべきである。大乗方等の諸経の治魔の呪を誦し、黙してこれを念誦すべきである。……邪は正を干《おか》さず、久久にしておのずから滅するであろう」。これはある一つの思念を幻境にとって代わらせる方法である。経呪を読むことのほかに、ある文章や詩詞を黙読することも幻境にとって代わらせることができる。

幻境に対して注意すべきことは、「心に驚怖を生じ、および貪著をおこし、これに因って心乱れて定を失し、狂を発し、おのずからその患を致す。これはみな行人が無智にして患を受けるものである。魔の為すものではない」。幻境を恐れたり喜んだりすると、練功から逸脱する事態を招いたり、自己の思想活動を思いのままに操ることができなくなり、良くない結果を生み出してしまうことになって、おのずから患を招く結果になるのである。正確に対処しさえすれば、幻境が悪い結果をひきおこすことはない。

訳者付記・・『童蒙止観』『摩訶止観』の引用文の訳出に際しては、その多くを『天台小止観』関口真大訳註、『摩訶止観上・下』関口真大校注（以上は岩波書店刊）、『現代語訳天台小止観』関口真大訳（大東出版社刊）によった。

解題

津村　喬

気功をめぐる情報環境は、数年前とは様変わりしてしまった。中国でも、気功は相当なブームといってよい。大きな病院で気功科ができていくなど、医療体制にしっかりと定着してきたというだけでなく、体育、教育などさまざまな分野に浸透し、社会全体に関心が広がっている。公園で保健のために毎朝気功を欠かさないという人は、一千万人という人もいるし、三千万人と数える人もいる。とくに気功に関連して「特異功能」(日本でいう超能力)が大きくもてはやされている。大衆が一種の英雄願望でもてはやしているだけでなく、中国政府の指導者たちも大いにもてはやしているようでもある。

全体としてそれが人間の持っている潜在的な能力をもっと開いていこう、よりよく進化していこう、ということに向かうならば、それは結構なことといえるだろう。もともと気功は単に健康のためだけでなく、宗教や芸術や武術などのさまざまな形を通じて、人間がその精神の可能性を広げていくためのものである。しかし、こうしてワッとブームが起こるときには必ずゆがみが出てくる。もてはやす心の引き起こすゆがみである。

気功の功という文字は、こつこつと積み上げていく実力というニュアンスが含まれている。超能力は人間精神の潜在的な力、その可能性を垣間見せてくれるものだが、そればかりに関心が行くと、自分の心やからだと向き合って少しずつ自分の人生を練り上げていくことではなしに、天から降ってくる奇蹟のようなものを期待してしまうことになる。そういう怠惰の別名である神秘主義はちょっと耐えがたいところがある。

いまの中国の気功界には、一方に神秘学なき神秘主義があり、他方に科学革命への展望のない「科学」があって、国際会議などやると、方法論のはっきりしないデータが並べられる一方で、本音のところではもっと面白い見せ物はないかと探しているような雰囲気があって、疲れてしまう。そういう人ばかりではなく、もっと目立ちにくいところで自分の世界を育てている人が少なくないことももちろんではあるが、状況としていえばそうである。

日本の気功もその影響を受けないはずがない。超能力者が少ないだけ熱狂も少なく、むしろ健全なところがあるといえるかも知れない。いまでも日本の気功の主流は、じっくりと自分の生を養っていく養生気功といえると思う。けれども、マスコミが取り上げるときにはやはり派手な外気治療や硬気功に関心が向かってしまう。中国気功界の浮わついた部分とつながって、看板ばかり華やかに掲げてしまうところも、この商業主義万能の世の中であるから当然に出てくる。本来、自分の体内にこそ師があると考え、だからこそ金儲けにはまったく向かないはずの気功の断片を、法外な金をとって教えるところも出てきた。

気功のカナメのひとつは、気を丹田に落として、ゆったりとして静寂の境地を味わうことのはずである。気功の周辺がひたすら騒がしく、気が舞い上がってしまうというのは、一種の「偏差」（副作用）というほかない。気功の社会的副作用をどうしたらいいか、ということが語られなければならない時節になってしまった。それだけ気功というものが認められ、影響力をもってきたためでもある。

気功をめぐる情報環境ということをスケッチすれば、こうなる。その中で馬済人氏の『中国気功学』はどういう位置を占めるものであろうか。結論からいうと、これは実に落ち着いた、浮ついたところのない、信頼できる本である。若干硬くて、わくわくするようなところに欠ける一方、レベルが高すぎるとも思うかも知れないが、標準的な教科書としては実に頼りになる。これはしばらく前に書かれて、中国で出た気功の総合的教科書としては定評を得てきたものだが、先に述べたような状況のなかでは、この落ち着いた姿勢はさらに価値を増しているように思う。

この本の特徴をいくつかあげてみると、次のようになる。

①医学気功に限定しているが、気功の伝統の精華をなす宗教気功についても目配りしている。ほかに例をみないほど総合的、体系的である。

②文献解釈には議論の余地は残るが、古典の気功についての記述を過不足なく一覧できるようになっている。

③医学気功のなかでも、自分でしていく養生気功を全面的に中心にしている。気功はセルフコントロールの方法だという点で徹底している。

④気功を中医学と結びつけて論じていて、中医学のある角度からの入門としても読める。

⑤歴史と理論、功理と功法の実際とを結合した全面的な教科書になっている。

まとめていえば、本書はセルフコントロールを中心にすえた養生気功の、総合的・体系的な教科書として他に例をみないものである。気功のすぐれた教科書のなかには、自分の経験にもとづいて、自分の体系を書いているものが多い。胡耀貞『静動気功』、周潜川『釈密・眉十二庄』、郭林『新気功療法』、劉貴珍『気功療法実践』、馬礼堂『養気功健身法』、焦国瑞『気功養生学概要』など、どれもそうである。それはその人の生涯の練功経験に密着しての体系化であって、その点がすばらしいわけだが、中国気功界全体を展望したいというときには、別の記述方法が求められるのは当然である。林厚省らの『気功三百問』（邦訳『中国気功法』）は上海気功研究所の研究活動全般をふまえて、一流派に偏らない総合的な記述をしているともいえるが、実践面では林厚省気功以外はないし、理論面ではやや啓蒙的すぎて突っ込んで研究したい人には物足りない。この『中国気功学』は、その点で、中国気功の全貌を一望するためにもっともよい入口となるように思う。上にあげたようないくつかのすばらしい文献も、こうした全体的展望のなかで研究してこそよく理解できるはずである。

この本の中で「外気」については原文で一ページ半ほどの分量しか与えられていないのは、いかにも不自然という印象があるかも知れない。上海や北京の代表的な研究機関でやられた外気についての実験調査のデータを簡潔に紹介しているが、まだこの本が書かれた時点では現在のように外気測定は盛んではなく、外気治療を主とした病院での「気功科」の存在もみられなかった。ここ二、三年のあいだに急速な変化があったのである。しかし、では現在の時点でなら著者は外気にもっとページを割くだろうか。記述が多少はふえるだろうが、それが大きな一章をなしたりすることは多分ないだろう。「馬済人体系」はあくまで養生気功の体系なのである。

その姿勢は大切なことと思う。針灸や湯液は「医者の医学」だが、医学としての気功はあくまで「患者の医学」である。

患者が一歩一歩自分の心身と対話を重ね、自分の心身を制御できるようになり、バランスを調えていくことで病気を治療していく。患者だけではそれができないときに医師が援助する。気功なり食養なりの「自己管理の医学」があって、それを補うものとして針灸湯液がある、というのが本来の中国医学の構想であるはずである。外気治療ばかりが強調されると、気功医学というものも、医師の専門技術の新しい一分野ということに落ち着いてしまいかねない。気功は西洋医学がそうであるような、また専門家の技術としてのこれまでの中医学がそうであるような、患者をただ客体としてとらえる医学なのではない。気功がほかならぬ今、あらためて注目されているのは、この「養生」ということのラディカルな意義によってにほかならないのだ。

気功功法というものは、自分の心身と対話していくためのひとつのメディアである。功法によって、心身が変化していく状態がわかり、変化によって心身を掌握できるのだ。その立場からいうと、外気治療とは何だろうか。それは気の場というものをメディアとして患者に自分の心身の変化を実感させるやり方である。実際に治すのは患者本人がしているので、ただそれを推進する自己認識のメディアとして外気を用いるというだけである。両者は対立するものでなく、養生気功の中に功法を用いるものと外気を用いるものとがあると考えてもよい。

外気が何か不思議な力であると考えるよりも、意識的に気の場を利用する「ふたり気功」である点に注目したい気もする。養生気功であっても、実際は「ひとり気功」であるだけでなく、「ふたり気功」であったり「集団気功」であったりする。このへんは気功の指導方法の原理にもかかわるところだが、まだこれから本格的に論議になるところだろう。

原著の「気功の指導」という章は、枚数の関係で割愛されている。これは私が『気功懇談会報』33号に全訳して、日本の気功指導の現状と結びつけて議論しているので、興味のある方は問い合わせてほしい。

医学気功と宗教気功ということについて一言述べておく。

この本の中では、宗教気功だからといってすべてがでたらめというわけでないとかなり控え目に書かれているが、中国では今でも宗教に対して批判的な見方をする人が少なくない。それでも最近は宗教的なものへの再評価が進んでいて、著者ももっと別の書き方をするかもしれない。馬済人氏は早くから道教、仏教の伝統と医学気功との関連を深く研究してきた一人であり、それがこの本にもふくらみを与えている。

同じ気功である医学気功と宗教気功は何が違い、どう関連しているのだろうか。医学気功の目的は病気の予防、治療、回復などにあるが、宗教気功の目的は精神的な能力の拡張、人格の完成などにある。中国の伝統文化の内実をなす儒教、道教、仏教はそれぞれに気功を主な心身修行の手段としてきた。儒教には「坐忘」などの方法があって、脳力をさらに高めるために脳を深く休める静坐法が実践されてきたし、気功との結びつきがもっとも強く、全面的である道教は宇宙の永遠の生命と合体するためにそれを探求してきたし、仏教は自分の深い内部の仏性に出会うために密教や禅などの形をとった気功をしてきた。医学というものは、さしあたり病気を治療することが問題であって、病気の治った人が何をしようがどんな価値観をもとうが問題にならない。つまりアンバランスがあればバランスさせる、「陰陽平衡」ということが医学気功のテーマである。だが、たとえば道教系の用語でいえば、道教気功のテーマは「純陽追求」であって、陰としての肉体が宇宙の純粋の光といった意味合いの純陽の中に融けてしまう状態をイメージする。当然に人格や価値観が問題にされる。

それは誇張された偽りのイメージをかきたてるものだという人もいるだろうが、実際にはそうしたイメージ運動を通じて、人々の心理的な解放や脳の使い方の転換について現代の精神科学がとても及ばないほどの豊富な経験を蓄積してきたのが、これらの宗教気功なのである。だから、虚心にみれば、21世紀を迎えようとしている現代のわれわれにとっても、宗教気功は人間の高次の自己コントロールのための理論と実践の宝庫であるし、また心身一体の医学の立場からすれば、そうした視野があってはじめて治療できる病気というものもあるのだから、宗教気功それ自身だけでなく、その医学への応用ということも大きな課題になってきているということができるのである。

馬済人氏は最近の気功雑誌に禅や密教、仙道、内丹についての研究を次々と発表しておられる。この『中国気功学』からそちらのほうに展開していく流れがあるということで、とくにここに触れておきたい。日本においても、仏教や神道と気功の関係はだんだんと大きなテーマになりつつあるのである。

上海市気功研究所がスタートするときに、蔣維喬が上海で気功講座を開いたときの失敗の経験の再検討から出発した、という一節が本書の「解放後の気功の発展」および「放松功」の節にみられる。

蔣維喬は因是子の号で知られ、二十世紀前半の中国でもっとも大きな影響力をもった気功指導者の一人だった。『因是子静坐法』を著してとくに禅の豊かな伝統を現代人に親しみやすい健康法としてやっていけるように紹介した。通信教育を全国的に組織したために、その影響力は広かった。日本の岡田式静坐も高く評価して紹介し、自ら翻訳したのは日中気功交流史の大切なひとコマである。

その蔣維喬があまり高く評価されないできたのは、ひとつは毛沢東がごく若いころに書いた『体育の研究』のなかで「最近は静坐がはやっているが、やはり動功が大切だ。座っていて革命ができようか」という意味のことを書いて当時すでに大家だった蔣維喬を批判したためだという人がいる。毛はこのなかで導引の系譜を引いているとみられなくもない六段運動というのを提案している。毛の体育論も決して悪くはないが、彼が政治的に成功したために蔣維喬が評価されなくなった面があるとすれば、いささか不公平である（本書の動功編にある六段運動が『体育の研究』そのままである。毛が「独自に作った」と書いているのに、著者がそれに触れもしないのがむしろ興味を引く）。

しかしそれだけでなく、蔣維喬の指導によって病気が解決しなかったり、かえって悪くなった例というのはいろいろな人が書き残している。何がよくなかったかというと、こうした失敗の例はほぼすべて静功時の緊張状態と結びついていた。それでリラックスの重要性があらためて認識され、「姿勢が調い、呼吸が調い、心が調う」と止観のなかでいわれているまさにそのことが、静功を始める前にある程度実現していなければならないと考えられるようになった。そのために「放松功」とよばれる、主として意念によるリラクゼーションを作って、気功に入る前に必ずこれをするようにさせ、大きな成果をあげるようになった、というのである。

これは気功をすればするほど調子が悪くなるという「偏差」の問題とかかわっている。たとえば仙人になる本などというのを買い込んで一生懸命にやって体をこわしたりノイローゼになるというような例は決して少なくないらしいが、その原因として推測されるのも、体や心をリラックスさせる基本的な方法も掌握できないうちに、刺激の強い呼吸法や意念集中をして心身のバランスをこわしてしまうことにあるように思われる。禅で「禅病」といわれるのも同じようなことで、蔣維喬は禅を深く研究しながら禅によって病気になる例にはあまり注意を払わず、同じ誤りを繰り返したと見られる。白隠禅師がひどい禅病を病んで、軟酥の法と呼ぶまさしく放松功を作りだしてそれから救われたという歴史があるが、上海の研究者たちも同じ結論に達したわけである。

せっかくすばらしい禅やヨーガに親しみながら、緊張がとれないために、もうひとつ深い境地がわからないどころか、かえって具合が悪くなっていくというケースは多々あるように思われる。気功をしていくにしても、とくに一知半解のまま独学でやったり、あまり質の高くない先生についたりすると、緊張による偏差が出やすい。本書は「気功をやって何か悪いことがあるか」という問いをくぐりぬけて成立しているだけに、教科書としても優れているのである。

この本の実技の部分は、本当はこんな出し方をするのがもったいないので、ここから何冊もの立派な実技教本が出せる。出版社の都合からいうのでなく、使うほうもそのほうが使いやすそうだ。内容的には静功と按摩功が中心になっており、動功についてはやや詳しく解説している「保健操」を除けば、ほとんどここに書かれているだけの説明では独学は無理だろう。翻訳進行の途中で、これらすべてを写真テキストとして作る計画もあったが、実現しなかった。本書の売れ具合によっては改めて作れるかもしれない。

ここにあるのは五禽戯や六字訣のような古典気功と、あとはたぶん上海の研究所かその周辺で古典から編集された簡易功法である。劉貴珍は上海の気功界と縁が深かったので、その体系の主要部分がここに取り入れられている。全般に、比較的やさしく、おだやかで、病気の人やお年寄りに向いた功法が多い。元気な人にとってもそういう領域は基礎を築いていくうえで重要である。

気功を学ぶ人のあいだで、どうも功法が多すぎて何をしていけばいいのかと困っている人が多い。それは別に困ることではないので、自分にいちばん合ったものをしていけばいいのである。なにがベストかわからない場合でも、とりあえず自分ができるなかで、今の自分にとっていちばん意義があると思われるものを一つか二つ中心にすえて、ほかのものは参考にしながら研究していき、その参考にしていたひとつが、学ぶにつれて、あるいは自分の体が変化するにつれて中心に据えたい功法になってくれば重心をずらしていけばいい。一つの体系を深くやりたい人はそうすればいいが、それでなければ学べないということはまったくない。

ただ、今までそれがやりにくかったのは、気功の全体像を見渡す語り口が確立していなかったからである。とにかくどの先生も、自分のだけが正しい、このやり方がもっともよい、私がもっとも正統だ、というのだから、全体像を把握したうえで、ひとつのことをしていく、ということが大切なのだと思う。

その意味で、せめて、というと口はばったいが、本書の内容程度が日本で気功を学ぶすべての者にとって当然の常識として踏まえられるようになることを、切に望むものである。そしてまた、この本の読者のなかから、『日本気功学』というべき書物を書いてみようかという人が現れることを。

坂出祥伸・小林和彦（訓注）　谷口書店　1986
『煉丹修養法』：伊藤光遠（著）　坂出祥伸（解説）　谷口書店　1987
『頤身集』（内攻図説）：元・邱処機等（編著）　清・潘霨（編）　人民衛生出版社　1982
『寿世伝真』：徐文弼（編）　呉林鵬点（校）　中医古籍出版社　1986
『陸地仙経』：清・馬斉（著）王雅菊（点校）　中医古籍出版社　1988
『気功精華集』：李遠国（編著）　巴蜀書社　1987
『気功医療経験録』：李志如等（著）人民衛生　1986
『気功集錦』：陶秉福（著）人民衛生　1984
『站桩』：于永年（著）　知識出版社　1982
『気功療法実践』：劉貴珍（著）　華北科技出版社　1985
『気功療法集錦』（1.2）：　陶秉福・楊衛和（著）　1981・6～1982・6　人民衛生出版社
『中国古代気功与先秦哲学』：張栄明（著）　上海人民出版社　1987
『真気運行法』：李少波（著）　甘粛人民出版社　1979
『気功精選』：人民体育出版社　1981
『中国古代延年益寿術』：李士信（著）　黒龍江人民出版社　1986
『気功強身法』：焦国瑞（著）　学林書店出版
『中国気功法』：林厚省（著）　杉充胤（訳）　たま出版　1986
『図説気功法』：星野稔・津村喬（著）柏樹社　1984
『気功法』：高橋賢（著）　新星出版社　1983
『驚異の超人気功法』：高藤聡一郎（著）　学研　1985
『中国科学の流れ』：J.ニーダム（著）牛山輝代（訳）　思索社　1984
『気流れる身体』：石田秀実（著）平河出版社　1987
『気の思想』：小野沢精一・福永光司・山井湧（著）　東大出版会　1978
『黄金の華の秘密』：湯浅康雄・定方昭夫（著）　人民書院　1980
『生理学』：真島英信（著）　文光堂　1979
『仏教語大辞典』：中村元等（著）東京書籍
『中日大辞典』：愛知大学中日大辞典編纂処編
『新字源』：角川書店
『大漢和辞典』：諸橋轍次（著）　大修館書店
『漢方用語大辞典』：創医会学術部（主編）　燎原書店
『医用日語外来語辞典』：吉林人民出版社
『中日英医学用語辞典』：中日英医学用語辞典刊行委員会
『医学大辞典』：南山堂
『中国医学大辞典』：謝観（著）　商務印書館　（台湾）
『中医大辞典』（医史文献分冊）：中医大辞典編輯委員会（著）　人民衛生出版社　1981
『中医大辞典』（針灸推拿気功養生分冊）：中医大辞典編輯委員会（著）人民衛生出版社　1986
『簡明中医辞典』：中医辞典編輯委員会（著）　人民衛生出版社　1979

訳者主要参考文献

『素問注釈匯粋』（上下）：程士徳（著）　人民衛生　1982
『黄帝内経概論』：龍伯堅（著）丸山敏秋（訳）　東洋学術出版社　1985
『黄帝内経素問』：柴崎保三（著）雄渾社　1979
『意釈黄帝内経素問』：小曾戸丈夫（著）　築地書館　1971
『難経解説』：南京中医学院（編）戸川芳郎（監訳）　東洋学術出版社　1987
『易経』（中国の思想）：丸山松幸（著）　徳間書店　1965
『易経』（上下）：高田貞治（著）　後藤基巳（訳）　岩波書店　1969
『書経』：新釈漢文大系（著）　明治書院
『大学』：新釈漢文大系（著）　明治書院
『論語』：金谷治（訳注）　岩波書店　1963
『孟子』（上下）：小林勝人（訳注）岩波書店　1968
『老子』：小川環樹（訳注）　中央公論社　1973
『老子』（全釈漢文大系　15）：斉藤晌（著）　集英社　1982
『荘子』（全釈漢文大系　16）：赤塚忠（著）　集英社　1982
『老子』（上）（中国古典選 10）：福永光司（著）　朝日新聞社　1978
『荘子』（1 ～ 4）：金谷治（訳注）岩波書店　1971 ～ 1983
『列子』（上下）：小林勝人（訳注）岩波書店　1987
『抱朴子』：石島快隆（訳注）　岩波書店　1978
『淮南子』（新釈漢文大系　第 54 巻）：楠山春樹（著）　明治書店　1986
『論衡』：新釈漢文大系（著）　明治書院
『文心雕龍』：新釈漢文大系（著）明治書院
『道教』（東洋文庫 329）：アンリ・マスペロ（著）　川勝義雄（訳）平凡社　1986
『道教大辞典』：李叔還（編）　天道社（香港）　1980
『道教の養性術』：アンリ・マスペロ（著）　持田季未子（訳）　せりか書房　1987
『道教』第 1 巻（道教とは何か）：福井康順ほか（監修）　平河出版社　1983
『道教』第 2 巻（道教の展開）：福井康順ほか（監修）平河出版社　1983
『天台小止観』：智顗（著）　開口真大（訳注）　岩波書店　1985
『摩訶止観』（上・下）：智顗（著）開口真大（校注）　岩波書店　1966
『現代語訳天台小止観』：開口真大（訳）　大東出版社　1987
『新纂大日本續蔵経』（第 55 巻）：西義雄・玉城康四郎（監修）　河村孝照（編集主任）㈱国書刊行会　1985
『周易参同契』（中国古典新書）：鈴木由次郎（著）　明徳出版社　1987
『導引體要』：喜多村利且（編著）

『黄庭経講義』：近代・除櫻寧
『指導真詮』：近代・楊中一
『意気功詳解』：近代・王竹林
『因是子静坐法衛生実験談』：蔣維喬　1954年香港版
『気功療法実践』：劉貴珍　河北人民出版社　1957年版
『気功療法講義』：上海市気功療養所　科技衛生出版社　1958年版
『気功科学常識』：陳濤　科技衛生出版社　1958年版
『内養功療法』：唐山市気功療養院　人民衛生出版社　1959年版
『道蔵源流考』：陳国府　中華書局　1963年版
『奴隷制時代』：郭沫若　人民出版社　1973年版
『漢唐佛教思想論集』：任継愈　人民出版社　1973年版

原著主要参考文献

『黄帝内経』：戦国
『道徳経』：戦国・太史儋
『荘子』：戦国・荘周
『呂氏春秋』：秦・呂不韋
『馬王堆導引図』：漢
『淮南子』：漢・劉安
『太平経』：漢・于吉
『周易参同契』：漢・魏伯陽
『黄庭経』：晋・魏華存
『抱朴子』：晋・葛洪
『養性延命録』：南北朝・陶弘景
『諸病源候論』：隋・巣元方等
『修習止観坐禅法要』：隋・智顗
『六妙法門』：隋・智顗
『備急千金要方』：唐・孫思邈
『摂養枕中方』：唐・孫思邈
『天隠子』：唐・司馬承禎
『外台秘要』：唐・王燾
『医心方』：日本・丹波康頼
『雲笈七籤』：宋・張君房
『悟真篇』：宋・張伯端
『金丹四百字』：宋・張伯端
『蘇沈良方』：宋・蘇軾
『医説』：宋・張杲
『経済総録』：宋・太医院
『保生要録』：宋・蒲虔貫
『素問玄機原病式』：金・劉完素
『馬丹陽語録』：元・王頤中
『金丹大要』：元・陳致虚
『規中指南』：元・陳虚白
『中和集』：元・李道純
『周易参同契発揮』：元・兪琰
『金丹大成』：元・肖廷之
『修齢要旨』：明・冷謙
『遵生八牋』：明・高濂
『古今医統大全』：明・徐春圃
『奇経八脈考』：明・李時珍
『針灸大成』：明・楊継洲
『東医宝鑑』：朝鮮・許浚
『類経』：明・張介賓
『類経図翼』：明・張介賓
『景岳全書』：明・張介賓
『紅爐点雪』：明・龔居中
『王陽明全集』：明・王陽明
『赤鳳髓』：明・周履靖
『養生四要』：明・万全
『養生膚語』：明・陳継儒
『摂生三要』：明・袁黄
『類修要訣』：明・胡文煥
『玄膚論』：明・陸潜虚
『保生秘要』：明・曹元白
『天仙正理直論』：明・伍冲虚
『頤生微論』：明・李中梓
『高子遺書』：明・高攀龍
『寿世青編』：清・尤生洲
『周易参同契集注』：清・仇兆鼇
『悟真篇集注』：清・仇兆鼇
『図書集成』（医部全録）：清・陳夢雷等
『雑病源流犀燭』：清・沈金鼇
『金仙証論』：清・柳華陽
『修真辨難』：清・劉一明
『九層煉心法』：清・李涵虚
『道竅談』：清・李涵虚
『内功図説』：清・王祖源
『因是子静坐法』：近代・蒋維喬
『内外功図説輯要』：近代・席錫蕃
『静坐法精義』：近代・丁福保

索引

監訳者略歴

浅川　要

1946年　東京都生まれ。
1971年　早稲田大学第一文学部東洋史学科卒，中国通信社勤務。
1975年　東京高等鍼灸学校卒，横山瑞生氏に師事。
1976年　鍼麻酔訪中団として医療訪中，富士見病院勤務。
現　在　東京医療福祉専門学校講師，東京中医鍼灸センター院長。
訳　書　『針灸学』『針灸配穴』（刊々堂），『経絡反応帯療法』『吸玉療法』『針灸経穴辞典』『難経解説』『中医針灸学の治法と処方』（東洋学術出版社）など多数。
著　書　『針師のお守り』（東洋学術出版社）

翻訳者略歴

植地　博子

1946年　北海道生まれ。
1977年　東京鍼灸柔整専門学校卒。
1980～1982年　神奈川県衛生部漢方講座の通訳。
1982～1985年　北京中医学院に留学，中医内科と針灸学を学ぶ。北京市中医医院，天津中医学院などで臨床実習。
1987年　中目黒中医針灸を開業。
訳　書　『朱氏頭皮針』（東洋学術出版社）

加藤　恒夫

1946年　静岡県生まれ。
1971年　早稲田大学第一文学部中国文学科卒。
1985年　関東鍼灸専門学校卒。
1990年　加藤鍼灸治療院を開業。
訳　書　『捏筋療法と拍打療法』（オフィス・アオキ刊行・共訳），『朱氏頭皮針』『中医針灸学の治法と処方』（東洋学術出版社）

塩原智恵子

1960年　松本市生まれ。
1984年　早稲田大学第一文学部中国文学科卒。
1987年　東京衛生学園針灸マッサージ科卒。学校法人・後藤学園中医学研究部に勤務。
2005年4月逝去。
訳　書　『針灸経穴辞典』（東洋学術出版社）『朱氏頭皮針』（同社）

解題執筆者略歴

津村　喬

1948年　東京生まれ。
1970年　早稲田大学第一文学部中退。在学中より評論活動，現在に至る。
現　在　関西気功協会代表。
著　書　『しなやかな心とからだ』（野草社1979），『図説気功法』（柏樹社1984），『太極拳第一歩』（JICC出版1988），『気功・心の森を育てる』（新泉社1989），『気功宇宙』（アニマ21 1989），『はじめての人のための気功入門』（JICC出版1990）等多数。

著者略歴

馬　済人（1928～1996）

1928年　浙江省慈渓市生まれ。
1948年　上海新中国医学院卒。
1951年　上海大夏大学卒。

50年代より気功を専業とし，上海市気功療養院医師，上海市気功研究所外来主任，文献研究室主任，文献情報研究室主任，学術委員会委員，研究員を歴任。

その他，中華全国中医学会医学気功研究会理事，中国気功科学研究会功理功法委員会顧問，文献委員会委員，上海市気功科学研究会理事，『中国医学百科全書・気功学』副編集長，『中華気功』雑誌特約編輯，『中国気功』雑誌顧問，『気功』雑誌特約記者，中国社会科学院哲学研究所道教通論専門グループ顧問等を兼任した。

『中国気功学』について

本書の中国語原本は1983年初版以来5版を重ね，中国国内で15万部が発行された。近30年間における最も科学性，系統性，実用性の富んだ気功学術書として評価され，上海市中医薬研究院から科学研究成果第二等奨を与えられた。香港，台湾で発行された他，英語版，フランス語版も翻訳出版される。

その他の著書

『実用医学気功辞典』，『気功自学門径』，『気功，養生叢書』（50巻），『医用気功学』，『建国40年中医薬科学技術成果』等『現代中医名人志』『上海高級専家名録』『当代中国気功家和気功研究家介紹』に紹介されている。

中国気功学

1990年3月29日　第1版　第1刷発行
1998年5月1日　第5刷発行
2001年11月12日　第2版　第1刷発行（並製）
2014年7月2日　第4刷発行

■著　者　馬　済人
■監　訳　浅川　要
■訳　者　植地博子　加藤恒夫　塩原智恵子
■製　作　現代フォーラム
■発行者　井ノ上　匠
■発行所　東洋学術出版社

本　社　〒272-0822　千葉県市川市宮久保3-1-5
編集部　〒272-0021　千葉県市川市八幡2-11-5-403
電話 047（335）6780　FAX　047（300）0565
e-mail　henshu@chuui.co.jp
販売部　〒272-0823　千葉県市川市東菅野1-19-7-102
電話 047（321）4428　FAX　047（321）4429
e-mail　hanbai@chuui.co.jp
ホームページ　http://www.chuui.co.jp

印刷・製本―――丸井工文社

ISBN978-4-924954-69-4　C3047